心血管疾病用药相关问题

——病例与评析

（第二版）

翟晓波　李晓蕾　著

世界图书出版公司

上海·西安·北京·广州

图书在版编目(CIP)数据

心血管疾病用药相关问题：病例与评析/翟晓波，
李晓蕾著. —2 版. —上海：上海世界图书出版公司，
2018.11

ISBN 978 - 7 - 5192 - 5158 - 1

Ⅰ.①心… Ⅱ.①翟… ②李… Ⅲ.①心脏血管疾病
—用药法 Ⅳ.①R540.5

中国版本图书馆 CIP 数据核字(2018)第 228859 号

书　　名	心血管疾病用药相关问题——病例与评析(第二版)
	Xinxueguan Jibing Yongyao Xiangguan Wenti —— Bingli yu Pingxi(Di-er Ban)
著　　者	翟晓波　李晓蕾
责任编辑	胡冬冬
装帧设计	南京展望文化发展有限公司
出版发行	上海世界图书出版公司
地　　址	上海市广中路 88 号 9 - 10 楼
邮　　编	200083
网　　址	http://www.wpcsh.com
经　　销	新华书店
印　　刷	杭州恒力通印务有限公司
开　　本	787mm×1092mm　1/16
印　　张	21.75
字　　数	530 千字
版　　次	2018 年 11 月第 1 版　2018 年 11 月第 1 次印刷
书　　号	ISBN 978-7-5192-5158-1/ R · 464
定　　价	220.00 元

翟晓波，同济大学附属东方医院药学部临床药师，专业研究方向是临床药学和医院药学。作为一名临床药师，从事临床药学工作20余年，积累了丰富的临床医学和药学知识，担任《药学服务与研究》等专业杂志的编委。1999年因肿瘤药敏方面的研究获上海市科技进步三等奖。在"智能化用药监控警示互动系统"和"CPM‑抗生素理想曲线版"的研发及成功应用方面取得了很好的成效。在心内科、消化内科等科室与医师面对面讨论案例近200例，揭示出使患者病情恶化、死亡背后存在的用药相关问题。在科研方面，以第一作者发表SCI论文3篇，在各种核心期刊上发表论文48篇，以课题负责人获得上海市卫计委等各种科研立项10项。获2015年"上海市十佳医技工作者"称号。

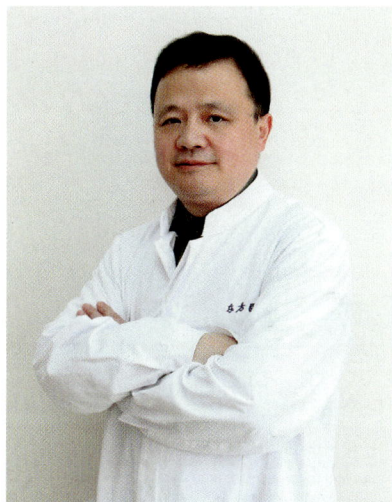

李晓蕾，临床药师，中国药科大学临床药学博士生，上海交通大学医学院附属上海儿童医学中心主管药师。获全国临床药师培训基地"心血管专业"带教教师资质，国内首个专注于儿童安全用药公益微信公众号"龙猫药师"与"龙猫药师公益基金"创始人，畅销科普书《龙猫药师漫话儿童用药安全》作者，首届十大网络影响力药师，中国医疗自媒体联盟第一批正式成员，上海市合理用药先进个人，上海交通大学"优秀青年药师""青年岗位能手"，致力于推广"安全用药"理念。

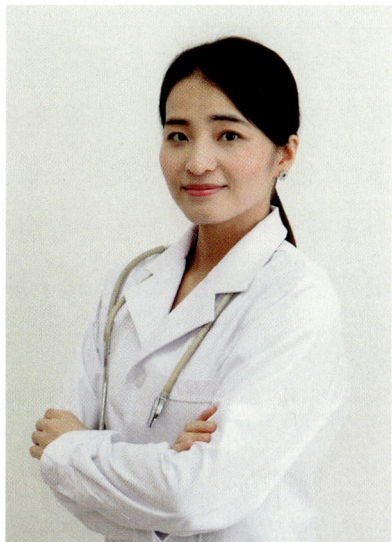

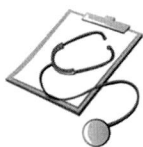

前　言

医师因相信经验用药、缺乏用药知识等各种原因,有时开具的医嘱与药品说明书、教科书、各种指南不符。我们不否认在某些特殊情况下有其合理性,但多数情况下会出现用药相关问题(drug – related problems)。用药相关问题是指在药物治疗过程中所发生的对患者治疗效果和健康结果有任何不良影响或潜在不良影响的事件。包括用药适应证不适宜、给药剂量过大或过小、疗程过长或不足、违反禁忌证、配伍禁忌、有害的药物相互作用、药物不良反应等。患者疾病越复杂、病情越严重,用药就越多,与此相对应,用药相关问题的发生率也就越高。用药相关问题可能延长住院时间、提高住院费用、增加死亡风险。发现用药相关问题并说服医师改正,是临床药师的职责所在。

本书第一版收录了 70 多个病例,均是作者作为心内科专业的临床药师在长期实践中亲身遇到的。转眼来到了 2018 年,作者在与心内科医师一起查房、审查医嘱、讨论的过程中又发现了很多新的病例。我们针对死亡或在药物治疗过程中病情加重的病例,对其原因进行深入分析,并找出用药相关问题,提供给广大医师、药师参考。为使第二版不要过于臃肿,我们删减了第一版中作者认为可能争议相对较大的 24 个病例,同时增加了 31 个新的病例。用药相关问题是客观存在的,且发生率不低。作者的目的是期望引起重视,并通过各方努力,将其发生率降至最低。

翟晓波

2018 年 2 月

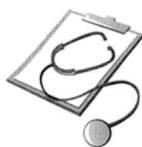

目　录

Part 1

2013 年临床病例用药分析

Part 2

2014 年临床病例用药分析

Part 3

2015 年临床病例用药分析

Part 4

2016 年临床病例用药分析

Part 5

2017 年临床病例用药分析

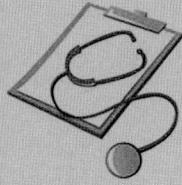

Part 1
2013 年临床病例用药分析

1. 频发室性期前收缩和短阵室性心动过速且感染致死

（2013 年 2 月 8 日）

【概述】

一例扩张性心肌病合并冠心病患者，因频发室性期前收缩、短阵室性心动过速、慢性支气管炎急性发作而入院。入院后患者频发室性期前收缩和短阵室性心动过速，经胺碘酮等抗心律失常治疗效果不佳，心力衰竭加重，另外患者感染进行性加重，最终导致死亡。通过此病例分析，探讨以下两点：① 患者频发室性期前收缩和短阵室性心动过速、心力衰竭加重的主要原因；② 肺部感染进行性加重致死的主要原因。

【病史介绍】

患者 76 岁，男性，有扩张性心肌病合并冠心病史 3 年多。2010 年 9 月因频发室性期前收缩、短阵室性心动过速在某医院行 CRTD（心脏再同步化并植入复律除颤器）植入术。有高血压史 30 多年，慢性支气管炎史 10 多年。2012 年 10 月确诊中段食管癌，在某医院行 γ 刀治疗。

2012 年 12 月 1 日患者发生无明显诱因下咳嗽、咳痰，体温最高 39℃，伴心悸，CRTD 放电约 20 多次。患者因冠心病合并扩张性心肌病、频发室性期前收缩、短阵室性心动过速、CRTD 植入术后、食管中段癌放疗后、高血压 3 级（极高危组）、慢性支气管炎急性发作于 2012 年 12 月 3 日被收入院。查血红蛋白 122.0 g/L（131.0～172.0 g/L），血小板计数 105.0×10⁹/L（100×10⁹/L～300×10⁹/L），白细胞 15.25×10⁹/L（3.69×10⁹/L～9.16×10⁹/L），中性粒细胞百分比 93.3%（50%～70%），CRP＞160 mg/L（0～8 mg/L），BNP 4 092 ng/L（＜450 ng/L），肌酐 102 μmol/L（71～133 μmol/L），肝功能正常。心率 70 次/min，律不齐，可闻及干湿啰音。

【临床经过】

12 月 3 日予孟鲁司特钠 10 mg qn po（12 月 3 日—12 月 26 日）平喘，**甲磺酸倍他司汀 6 mg tid po（12 月 3 日—12 月 26 日）**抗眩晕，呋塞米 20 mg qd po（12 月 3 日—12 月 21 日）利尿，螺内酯 20 mg qd po（12 月 3 日—12 月 10 日）保钾利尿，胺碘酮 0.2 g bid po（12 月 3 日—12 月 6 日），后来减量为 0.2 g qd po（12 月 6 日—12 月 18 日），又加量为 0.2 g bid po（12 月 18 日—

12月24日)抗心律失常,**吗啡缓释片 10 mg q12h po**(12月3日—12月26日)镇痛,复方氨基酸(18AA-Ⅱ)250 ml qd iv gtt(12月3日—12月20日)静脉营养,**头孢哌酮舒巴坦钠 1.5 g bid iv gtt**(12月3日—12月15日)抗感染。

12月6日,予美托洛尔 6.25 mg bid po(12月6日—12月16日)12.5 mg bid po(12月16日—12月18日)减慢心率。

12月7日,患者仍有咳嗽咳痰,心率 60 次/min,律齐,右下肺可闻及少量干湿啰音,血红蛋白 119.0 g/L(131.0～172.0 g/L),血小板计数 149.0×10^9/L(100×10^9/L～300×10^9/L),白细胞 9.48×10^9/L(3.69×10^9/L～9.16×10^9/L),中性粒细胞百分比 89.3%(50%～70%),CRP>20 mg/L(0～8 mg/L)。

12月10日,血红蛋白 124.0 g/L(131.0～172.0 g/L),血小板计数 144.0×10^9/L(100×10^9/L～300×10^9/L),白细胞 15.05×10^9/L(3.69×10^9/L～9.16×10^9/L),中性粒细胞百分比 93.4%(50%～70%),CRP 6 mg/L(0～8 mg/L)。予甲钴胺 0.5 mg tid po(12月10日—12月26日)营养神经。

12月11日,CT 示两肺慢性支气管炎、肺气肿伴炎症,双侧胸膜增厚、粘连。**予左氧氟沙星 0.3 g qd iv gtt**(12月11日—12月15日)加强抗感染。

12月14日,白细胞 10.35×10^9/L(3.69×10^9/L～9.16×10^9/L),中性粒细胞百分比 85.4%(50%～70%)。

12月15日,患者夜间发作 2 次短阵室性心动过速,CRTD 放电 2 次,予胺碘酮 300 mg 静脉推泵。患者感染好转,**停头孢哌酮舒巴坦钠,停可能延长 Q-T 间期的左氧氟沙星**。

12月18日,患者心率 60 次/min,律齐,右下肺可闻及少量干湿啰音,**体温 38.2℃,近几日频发室性心动过速**。血红蛋白 114.0 g/L(131.0～172.0 g/L),血小板计数 140.0×10^9/L(100×10^9/L～300×10^9/L),白细胞 10.27×10^9/L(3.69×10^9/L～9.16×10^9/L),中性粒细胞百分比 88.1%(50%～70%),CRP 46 mg/L(0～8 mg/L)。予琥珀酸美托洛尔 23.75 mg bid po(12月18日—12月21日)抗心律失常,二羟丙茶碱 0.25 g+生理盐水 100 ml iv gtt(12月18日—12月20日)平喘。

12月19日,体温 38.3℃,18:30,再次短阵室性心动过速发作,予胺碘酮 450 mg iv。

12月20日,白细胞 14.02×10^9/L(3.69×10^9/L～9.16×10^9/L),中性粒细胞百分比 91.5%(50%～70%),CRP 81 mg/L(0～8 mg/L)。6:20,再次短阵室性心动过速发作,予胺碘酮 450 mg iv,仍为室性心动过速,予胺碘酮 150 mg 4 次 iv(7:10,8:57,13:06,22:20)。8:50,**予 25%硫酸镁 20 ml+生理盐水 250 ml iv gtt**。体温 38.4℃,**予哌拉西林他唑巴坦钠 4.5 g q8h iv gtt**(12月20日—12月24日)抗感染。

12月21日,查钙 1.78 mmol/L(2.15～2.55 mmol/L),镁 1.09 mmol/L(0.65～1.05 mmol/L)。16:00,予右侧锁骨下静脉穿刺,测 CVP 正常。体温 38.3℃。予门冬氨酸钾镁口服液 10 ml tid po(12月21日—12月26日)补充钾镁离子,琥珀酸美托洛尔缓释片 23.75 mg qd po(12月21日—12月24日)11.8 mg qn po(12月21日—12月25日)减慢心率,呋塞米 20 mg bid po(12月21日—12月24日)利尿。

12月22日,**体温 39℃**,予一般物理降温(12月22日—12月26日)。白细胞 11.08×10^9/L(3.69×10^9/L～9.16×10^9/L),中性粒细胞百分比 90.0%(50%～70%),CRP>160 mg/L

（0～8 mg/L）。12:40，予 25% 硫酸镁 20 ml＋NS 250 ml iv gtt。

12 月 23 日 10:06，心率 60 次/min，起搏心率，右下肺闻及干湿啰音。14:00，午餐后腹泻 3 次，予盐酸小檗碱口服。18:00，体温 38.6℃，18:30，予吲哚美辛栓 50 mg 纳肛。患者反复发作短阵室性心动过速，频发室性期前收缩。测血钾 3.1 mmol/L（3.5～5.3 mmol/L），予补钾。共予胺碘酮 600 mg iv。

12 月 24 日 10:07，频发室性期前收缩，白细胞 15.45×10⁹/L（3.69×10⁹/L～9.16×10⁹/L），中性粒细胞百分比 94.8%（50%～70%），CRP＞160 mg/L（0～8 mg/L）。予艾司洛尔 0.2 g iv。12:15，再次室性心动过速发作，予胺碘酮 450 mg 静脉推泵效果不佳，发作 5 min 后，患者意识不清，予胸外按压，同步 200 J 电复律，室性心动过速终止。14:30，予 5% 碳酸氢钠 100 ml iv gtt，二羟丙茶碱 0.25 g＋NS 50 ml 静脉推泵。

18:00，呼吸内科会诊后停哌拉西林他唑巴坦钠，予利奈唑胺 0.6 g bid iv gtt（12 月 24 日—12 月 26 日）抗感染。

12 月 25 日 10:08，心电图示 Q-T 间期长，停胺碘酮。12:02 患者诉胸闷，予硝酸甘油后症状缓解。

12 月 26 日 00:15，患者突发胸闷、气促，血氧饱和度 75%，血压 110/60 mmHg，心率 90 次/min，双肺可闻及哮鸣音及湿啰音。予甲泼尼龙琥珀酸钠 80 mg iv，二羟丙茶碱 0.25 g＋NS 50 ml 静脉推泵，呋塞米 40 mg 静脉推注。但患者血氧饱和度下降至 50%～60%，2:00 出现意识模糊，血压 70/40 mmHg，经抢救无效，4:05 死亡。

【病例用药分析】

一、患者频发室性期前收缩和短阵室性心动过速、心力衰竭加重的主要原因

患者 12 月 3 日入院后频发室性期前收缩和短阵室性心动过速，经胺碘酮等抗心律失常治疗效果不佳，另外心力衰竭加重，其主要原因如下。

（1）患者有冠心病合并扩张性心肌病、CRTD 植入术后、食管中段癌放疗后、高血压 3 级（极高危组）、慢性支气管炎急性发作，而且感染控制不佳并不断加重，有引发严重心律失常和心力衰竭的疾病基础[1]。

（2）患者为冠心病合并扩张性心肌病、高血压 3 级（极高危组），并有严重心律失常。根据《中国高血压防治指南 2010》[4]，高血压合并冠心病，需应用小剂量阿司匹林（100 mg/d）进行二级预防，阿司匹林不能耐受者可以应用氯吡格雷（75 mg/d）代替。阿司匹林可有效降低严重心血管事件风险 19%～25%。而实际上未口服阿司匹林肠溶片，可能加重心肌缺血，诱发严重心律失常和心力衰竭。

（3）患者为冠心病合并扩张性心肌病，心力衰竭不断加重。根据《2007 中国慢性心力衰竭诊断和治疗指南》[5]，血管紧张素转换酶抑制药（ACEI）是被循证医学证实能降低心力衰竭患者死亡率的第一类药物。所有心力衰竭患者，都必须使用 ACEI，而且需要终身使用，除非有禁忌证或不能耐受。39 个应用 ACEI 的临床试验，死亡危险率下降 24%[5]。该患者血压正常，肾功能正常，没有使用 ACEI 的禁忌证，但却没有使用 ACEI。可能使心力衰竭加重，诱发严重心律失常。

二、肺部感染进行性加重致死的主要原因

患者因冠心病合并扩张性心肌病、频发室性期前收缩、短阵室性心动过速、CRTD植入术后、食管中段癌放疗后、高血压3级(极高危组)、慢性支气管炎急性发作,于2012年12月3日被收入院。经头孢哌酮舒巴坦钠1.5 g bid iv gtt(12月3日—12月15日),左氧氟沙星0.3 g qd iv gtt(12月11日—12月15日)抗感染等治疗后,肺部感染好转,但在12月15日停用抗生素后,频发室性心动过速。12月18日体温38.2℃,12月20日予哌拉西林他唑巴坦钠4.5 g q8h iv gtt(12月20日—12月24日)抗感染。12月22日体温39℃,感染进行性加重,但直到12月24日18:00,才停哌拉西林他唑巴坦钠,予利奈唑胺0.6 g bid iv gtt(12月24日—12月26日)抗感染。12月26日凌晨死亡。

肺部感染没有得到有效控制,并且进行性加重的主要原因有:

(1) 患者高龄,近期食管癌放疗后,慢性支气管炎急性发作,冠心病合并扩张性心肌病,严重心律失常等疾病使免疫功能低下[1]。

(2) 予吗啡缓释片10 mg q12h po(12月3日—12月26日),该药常见不良反应是使咳嗽减少,支气管痉挛,呼吸抑制(见萌蒂制药有限公司药品说明书);予甲磺酸倍他司汀6 mg tid po(12月3日—12月26日),该药为组胺受体激动剂,可能会通过影响H1受体而导致呼吸道收缩(见卫材药业有限公司药品说明书)。予25%硫酸镁20 ml静脉滴注(12月20日8:50,12月22日12:40),镁离子抑制运动神经-肌肉接头乙酰胆碱的释放,降低或解除肌肉收缩作用,有呼吸抑制作用(见上海旭东海普药业有限公司药品说明书)。上述药物作用可使呼吸道防御功能下降,增加肺炎的发生率,并且使肺炎较难控制[1]。

(3) 予头孢哌酮舒巴坦钠1.5 g bid iv gtt(12月3日—12月15日),左氧氟沙星0.3 g qd iv gtt(12月11日—12月15日)抗感染治疗后,患者咳嗽咳痰好转,12月14日白细胞10.35×10⁹/L,中性粒细胞百分比85.4%。12月15日发作2次短阵室性心动过速,停抗生素。对肺炎抗生素疗程存在争议,但对于金黄色葡萄球菌、铜绿假单胞菌、克雷伯菌、厌氧菌等容易导致肺组织坏死的致病菌所致的感染,建议抗菌药物疗程在2周以上[1]。患者近期食管癌放疗后,且有慢性支气管炎等严重疾病,使肺部感染控制较为困难,故12月15日停抗生素是否适宜值得商榷,可能使肺部感染复发。

(4) 在12月15日停抗生素后,12月18日体温38.2℃,提示肺部感染复发或新发,加上患者伴有严重基础疾病,按照指南应及早开始正确的经验性抗生素治疗,不然可增加死亡率[2],但实际上直到12月20日才给予哌拉西林他唑巴坦钠4.5 g q8h iv gtt(12月20日—12月24日)抗感染。

(5) 头孢哌酮舒巴坦钠为广谱抗生素,对革兰阴性杆菌作用强,对产超广谱β-内酰胺酶细菌作用不及碳青霉烯类,对抗甲氧西林金黄色葡萄球菌、表皮葡萄球菌等无效;左氧氟沙星也是广谱抗菌药,对革兰阴性杆菌作用强,对衣原体、支原体、军团菌、抗酸杆菌均有作用,对产超广谱β-内酰胺酶细菌作用不及碳青霉烯类,对抗甲氧西林金黄色葡萄球菌、表皮葡萄球菌等无效。哌拉西林他唑巴坦钠抗菌谱及抗菌效力与头孢哌酮舒巴坦钠差别不大,与左氧氟沙星差别不是太大(见辉瑞制药有限公司、扬子江药业集团有限公司、惠氏制药有限公司药品说明书)。因此先前予头孢哌酮舒巴坦钠+左氧氟沙星抗感染效果不佳,之后予哌拉西林他唑巴坦钠是否适宜值得商榷,可能使肺部感染控制不佳甚至加重。

（6）予哌拉西林他唑巴坦钠 4.5 g q8h iv gtt（12 月 20 日—12 月 24 日）后，12 月 22 日体温 39℃，提示感染加重，应及时更换更强力抗生素（严重疾病基础上并发的肺部感染，抗感染 2～3 天效果不佳应及时更换抗生素[2]），而实际上直到 12 月 24 日 18:00，才停哌拉西林他唑巴坦钠，换用利奈唑胺。延误了控制感染的时机，可能增加死亡率。

（7）碳青霉烯类抗生素适用于产超广谱 β-内酰胺酶的菌株、产氨基糖苷类钝化酶、多重耐药菌引起的严重感染、混合感染、院内感染，以及应用 β-内酰胺类、氨基糖苷类、喹诺酮类抗菌药物疗效不佳的患者。万古霉素、替考拉宁、利奈唑胺适用于抗甲氧西林金黄色葡萄球菌和表皮葡萄球菌感染[3]。患者有近期食管癌放疗后、慢性支气管炎急性发作、严重心力衰竭等疾病基础，12 月 22 日体温 39℃，12 月 24 日白细胞 $15.45×10^9$/L，中性粒细胞百分比 94.8%，CRP>160 mg/L，中心静脉置管，插导尿管，呼吸机辅助通气，长期卧床。结合症状体征，病情危重，肺部感染较难控制，符合降阶梯治疗条件[2]。先后予头孢哌酮舒巴坦钠、左氧氟沙星、哌拉西林他唑巴坦钠抗感染效果不佳，通常应予碳青霉烯类（亚胺培南、西司他丁钠或美罗培南）＋（万古霉素、替考拉宁、利奈唑胺），估计真菌感染可能者联合应用抗真菌药物如氟康唑、伏立康唑、伊曲康唑、米卡芬净等[3]。而实际上 12 月 24 日 18:00 予利奈唑胺 0.6 g bid iv gtt（12 月 24 日—12 月 26 日）抗感染，有可能不能覆盖可能致病菌。对危及生命的感染，早期治疗若能覆盖所有可能致病菌，死亡率为 9%～38%；若不能完全覆盖所有可能致病菌，死亡率显著增加至 29%～61%。因此，12 月 24 日 18:00 只予利奈唑胺值得商榷，有可能增加死亡率。

【病例总结】

（1）患者为严重疾病基础上并发肺部感染，应及早开始正确的经验性抗生素治疗，早期治疗若不能覆盖所有可能致病菌，死亡率显著增加。为保证早期抗生素治疗的正确性，需要联合应用广谱抗生素，覆盖耐药革兰阴性杆菌和革兰阳性球菌。该患者常见致病菌可能有铜绿假单胞菌、抗甲氧西林金黄色葡萄球菌（MRSA）、不动杆菌属、肠杆菌属细菌和厌氧菌等，可选择氟喹诺酮类或氨基糖苷类联合头孢菌素类、广谱 β-内酰胺类、β-内酰胺酶抑制药、碳青霉烯类；估计金黄色葡萄球菌感染可能者联合应用万古霉素、替考拉宁、利奈唑胺；估计真菌感染可能者联合应用抗真菌药物如氟康唑、伏立康唑、伊曲康唑、米卡芬净等[3]；抗感染 2～3 天效果不佳应及时更换抗生素。

（2）患者为冠心病合并扩张性心肌，高血压 3 级（极高危组），应口服阿司匹林肠溶片预防严重心血管事件。患者有严重心力衰竭，只要没有禁忌证就应口服 ACEI 以降低死亡率。

（3）患者有老年性慢性支气管炎，而吗啡对支气管哮喘、肺源性心脏病代偿失调者禁用；甲磺酸倍他司汀通过影响 H_1 受体而导致呼吸道收缩；25% 硫酸镁对呼吸系统疾病患者禁用。

未遵守上述用药注意事项，可能与患者死亡有相关性。

参 考 文 献

［1］陆再英,钟南山.内科学[M].第 7 版.北京：人民卫生出版社,2011,5-38,282-395,814-820.

［2］梁德雄.重症肺炎抗生素降阶梯治疗使用策略[J].中国医学文摘·内科学,2005,26(4)：484-487.

［3］刘洋,孟彦苓,杜斌.呼吸机相关肺炎［J］.协和医学杂志,2010,1(1)：103-107.

［4］中国高血压防治指南修订委员会.中国高血压防治指南2010.中华心血管病杂志,2011,39(7)：579-616.

［5］中华医学会心血管病学分会,中华心血管病杂志编辑委员会.2007中国慢性心力衰竭诊断和治疗指南.中华心血管病杂志,2007,35(12)：1-28.

2. 治疗中痰咳不出感染致死

（2013 年 5 月 12 日）

【概述】

一例急性前间壁心肌梗死合并糖尿病患者，曾多次发生心室颤动，此次因反复胸闷 3 个月，加重伴咳嗽、气促而入院。入院后患者出现痰咳不出、神志不清，出现点头样呼吸、瞳孔散大的症状，且肺部感染控制不佳。通过此病例分析，探讨以下几点：① 患者痰咳不出、神志不清的主要原因；② 感染得不到有效控制的主要原因；③ 患者治疗方案用药不恰当分析。

【病史介绍】

患者 81 岁，女性，有糖尿病病史约 30 年。2013 年 1 月 7 日因急性前间壁心肌梗死住院，住院期间曾多次发生心室颤动，予电除颤后可复律，此后长期服用胺碘酮。因反复胸闷 3 个月，加重伴咳嗽、气促 1 周，于 3 月 7 日再次入院，诊断为冠心病，近期前间壁心肌梗死，心功能 Ⅲ 级（NYHA），心律失常（室颤），肺部感染？2 型糖尿病，胆囊结石，慢性肾功能不全。查体神清，气平，咳嗽咳黄白色黏痰，不易咳出。双肺可闻及少许湿啰音，血压 138/60 mmHg，心率 90 次/min，律齐，双下肢无水肿。查肌酐 192 μmol/L（59～104 μmol/L）。血红蛋白 101.0 g/L（131.0～172.0 g/L），血小板计数 202.0×10^9/L（100×10^9/L～300×10^9/L），白细胞 5.65×10^9/L（3.69×10^9/L～9.16×10^9/L），中性粒细胞百分比 86.3%（50%～70%），CRP<1 mg/L（0～8 mg/L），BNP 4 907 ng/L（<450 ng/L），肝功能正常，抗凝血酶Ⅲ活性 109.70%。血气分析基本正常。CT 机平扫提示两肺慢性支气管炎，左上肺少量陈旧性肺结核。

【临床经过】

2013 年 3 月 7 日予阿托伐他汀钙 20 mg qn po（3 月 7 日—3 月 10 日）稳定斑块，氯吡格雷 75 mg qd po（3 月 7 日—3 月 10 日）、**西洛他唑 50 mg qd po（3 月 7 日—3 月 10 日）**抗血小板聚集，比索洛尔 2.5 mg qd po（3 月 7 日—3 月 10 日）减慢心率，胺碘酮 0.2 g qd po（3 月 7 日—3 月 10 日）抗心律失常，呋塞米 20 mg tid po（3 月 7 日—3 月 10 日）利尿，螺内酯 20 mg tid po（3 月 7 日—3 月 10 日）保钾利尿，格列齐特缓释片 30 mg qd po（3 月 7 日—3 月 10 日）、**二甲双胍 500 mg bid po（3 月 7 日—3 月 10 日）**降血糖治疗。另外，**予复方可待因（新泰洛其）溶液 10 ml tid po（3 月 7 日—3 月 10 日）**止咳。

3 月 8 日，患者仍有咳嗽、咳痰，痰不易咳出。查体神情，气促，双肺可闻及散在哮鸣音，心率 87 次/min,律齐,肌酐 102 μmol/L(71～133 μmol/L)。**予头孢噻肟钠 1 g bid iv gtt(3 月 8 日—3 月 10 日)**抗感染,二羟丙茶碱 0.5 g 每日 1 次静脉推泵(3 月 8 日—3 月 10 日)、孟鲁司特 10 mg qn po(3 月 8 日—3 月 10 日)平喘。

3 月 9 日,患者咳嗽咳痰明显,痰不易咳出。查体神情,气略促,双肺可闻及少量哮鸣音,心率 67 次/min,律齐,双下肢无水肿。予氨溴索 30 mg bid iv 化痰,注意翻身、拍背帮助排痰。

3 月 10 日 1:30,患者咳嗽、气促,听诊双肺可闻及大量哮鸣音,未闻及湿性啰音,予甲泼尼龙琥珀酸钠 40 mg 静脉推注后略有好转。

3:12,患者出现痰咳不出,神志不清,呼之不应,随即出现点头样呼吸,瞳孔散大,对光反射基本消失,血压测不出。立即予胸外按压、吸痰,请麻醉科医师行气管插管,并予多巴胺、尼可刹米、异丙肾上腺素、阿托品、洛贝林等兴奋呼吸、心跳药物治疗。后患者出现自主呼吸,频率 13～15 次/min,有自主心律,窦性心律合并完全性右束支阻滞,心率 101～104 次/min,血压 100～83/54～18 mmHg,但患者仍无意识,呼之不应,双侧瞳孔散大 4 mm,对光反射消失。患者可能出现脑死亡不能恢复意识,患者家属商议后决定放弃进一步抢救。

7:29,患者支气管通畅下降,痰液增多明显。

8:30,患者血氧饱和度 75%,血压 75/46 mmHg,心率 125 次/min,神志不清,点头样呼吸,瞳孔散大。

10:37,患者呼吸、心跳停止,心电图呈一直线,宣告临床死亡。

【病例用药分析】

一、患者痰咳不出、神志不清的主要原因

3 月 10 日 3:12,患者出现痰咳不出,神志不清,随即出现点头样呼吸,瞳孔散大,其主要原因可能是:

(1) 患者有慢性支气管炎,气道纤毛清除功能下降,年老体弱,有肺部感染,近期前间壁心肌梗死,心功能Ⅲ级(NYHA),2 型糖尿病,慢性肾功能不全等众多基础病,且长期卧床,可导致无力咳嗽,排痰困难[1]。在 3 月 7 日入院前即有咳嗽咳黄白色黏痰,不易咳出。

(2) 予复方可待因(新泰洛其)溶液 10 ml tid po(3 月 7 日—3 月 10 日)。每毫升复方可待因包含可待因 1 mg,麻黄碱 0.6 mg(见珠海联邦制药股份有限公司中山分公司药品说明书),因此予复方可待因溶液 10 ml tid po,相当于每日口服 30 mg 可待因,可待因镇咳成人常用量一日 30 mg 口服,对延髓的咳嗽中枢有选择性地抑制,镇咳作用强而迅速。能抑制支气管腺体的分泌,可使痰液黏稠,难以咳出(见国药集团工业股份有限公司药品说明书)。有痰咳不出,痰堵在气管很容易引起急性气道堵塞,黏痰滞留在肺部使感染加重,最后会引发气道堵塞窒息而死。患者冠心病,近期前间壁心肌梗死,而复方可待因(新泰洛其)冠状血管疾病者禁用。予复方可待因(新泰洛其)溶液 10 ml tid po,相当于每日口服麻黄碱 18 mg。麻黄碱成人口服常规剂量每次 15～30 mg,每日 45～90 mg[2],可见患者剂量已接近此剂量的一半。麻黄碱对肾上腺素 α 受体和 β 受体均有激动作用,可使皮肤、黏膜和内脏血管收缩,血压升高,增加心脏负荷和心肌耗氧量,从而加重心力衰竭,诱发严重心律失常[3]。

二、感染得不到有效控制的主要原因

患者入院时 CT 片未提示存在急性肺部感染,可能是气管炎,之后因痰咳不出及其他基础疾病,可能进展为肺部感染。

患者为严重疾病基础上并发肺部感染,应尽早开始正确的经验性抗生素治疗(通常应在入院后 5 小时之内开始抗生素治疗),早期治疗若不能覆盖所有可能致病菌,会显著增加死亡率。为保证早期抗生素治疗的正确性,需要联合应用广谱抗生素,覆盖耐药革兰阴性杆菌和革兰阳性球菌。该患者常见致病菌可能有铜绿假单胞菌、抗甲氧西林金黄色葡萄球菌(MRSA)、不动杆菌、肠杆菌属细菌和厌氧菌等,可选择氟喹诺酮类、氨基糖苷类联合头孢菌素类、广谱 β-内酰胺类/β-内酰胺酶抑制药或碳青霉烯类;估计金黄色葡萄球菌感染可能者联合应用万古霉素、替考拉宁、利奈唑胺;估计真菌感染可能者联合应用抗真菌药物如氟康唑、伏立康唑、伊曲康唑、米卡芬净等[4];抗感染 2～3 天效果不佳应及时更换抗生素。

而实际上予头孢噻肟钠 1 g bid iv gtt(3 月 8 日—3 月 10 日)抗感染,并且是在 3 月 8 日,距离入院已有 24 小时以上。头孢噻肟钠为第三代头孢菌素,对肠杆菌科细菌有强大抗菌活性,但对阴沟肠杆菌、铜绿假单胞菌、金黄色葡萄球菌等院内条件致病菌基本无抗菌活性(见华北制药河北华民药业有限责任公司药品说明书)。另外,头孢噻肟钠对严重感染一日最高剂量不超过 12 g,血肌酐清除率低于 20 ml/min 时,头孢噻肟钠应减半(见华北制药河北华民药业有限责任公司药品说明书)。该患者肌酐清除率在 20 ml/min 以上,因此予头孢噻肟钠 1 g bid iv gtt 剂量偏小,可能达不到抗菌疗效。因此在入院后第二天才选择头孢噻肟钠 1 g bid iv gtt,有可能使肺部感染得不到有效控制,甚至加重。

三、患者治疗方案用药不恰当分析

(1)患者为冠心病,近期前间壁心肌梗死,心功能 Ⅲ 级(NYHA),只要没有禁忌证就应口服 ACEI 以降低死亡率[5]。只要没有严重过敏反应、双侧肾动脉狭窄、有症状性低血压、严重肾衰竭等禁忌证,都必须使用 ACEI。一般肌酐＞265 μmol/L 才考虑不用 ACEI[5],而该患者 192 μmol/L,未超过。

(2)患者近期前间壁心肌梗死,心功能 Ⅲ 级(NYHA),予西洛他唑 50 mg qd po(3 月 7 日—3 月 10 日),该药可能使患者长时间出现血压心率积明显升高,使心率增加而诱发心绞痛。另外,该药具有磷酸二酯酶 3(PDE3)抑制作用,可能使心力衰竭加重(见浙江大冢制药有限公司药品说明书)。有口服西洛他唑后发生充血性心力衰竭、心肌梗死、心绞痛、室性心动过速的报道。西洛他唑心功能 Ⅲ 级以上患者禁忌(见浙江大冢制药有限公司药品说明书)。

(3)患者有心力衰竭、严重肺部感染、肺功能不全,可能有糖尿病肾病,而予二甲双胍 500 mg bid po(3 月 7 日—3 月 10 日)。二甲双胍主要以原形由肾脏排泄,故在肾功能减退时可使二甲双胍在体内蓄积,引发高乳酸血症或乳酸性酸中毒(见深圳市中联制药有限公司药品说明书)。二甲双胍对心力衰竭、严重肺部感染、肺功能不全、可能有糖尿病肾病患者禁用(见深圳市中联制药有限公司药品说明书)。

【病例总结】

(1)患者存在慢性支气管炎及肺部感染,而复方可待因(新泰洛其)对下呼吸道疾病患者禁用。患者本身咳痰困难,予强力镇咳药可能造成痰液堵塞气管而窒息。

（2）头孢噻肟钠不适用于院内肺部感染。

未遵守上述用药注意事项,不排除与患者死亡有相关性。

参 考 文 献

［1］陆再英,钟南山.内科学［M］.第 7 版.北京:人民卫生出版社,2011,17－42,282－395,814－820.

［2］杨世杰.药理学［M］.北京:人民卫生出版社,2001,194－195.

［3］贾公孚,谢惠民.药害临床防治大全［M］.北京:人民卫生出版社,2002,357－362.

［4］刘洋,孟彦苓,杜斌.呼吸机相关肺炎［J］.协和医学杂志,2010,1(1):103－107.

［5］中华医学会心血管病学分会,中华心血管病杂志编辑委员会.急性心力衰竭诊断和治疗指南.中华心血管病杂志,2010,38(3):195－208.

3. 肾功能不全患者发生腰大肌血肿且感染控制不佳死亡

（2013 年 4 月 19 日）

【概述】

一例合并多种基础病的冠心病患者，存在长期的慢性肾功能不全，此次因发生左下肺炎症而入院。入院检测时提示少许感染，在治疗过程中进行性加重，另外还发生了腰大肌血肿，最终导致死亡。通过此病例分析，探讨以下几点：① 抗血小板药物、抗凝药物与患者腰大肌血肿的相关性分析；② 低分子量肝素钙的错误应用；③ 患者感染控制不佳，应升阶梯还是降阶梯治疗的分析。

【病史介绍】

患者 71 岁，男性，既往有高血压病史 20 年，肾结石史 10 多年，前列腺增生史 6 年，痛风史 5 年，慢性胆囊炎史 2 年多，有慢性肾功能不全史，具体不详。2012 年 12 月 26 日体温 38.9℃，有畏寒寒战，咳嗽咳白色黏液痰，夜间阵发性呼吸困难，胸闷气促，心前区压榨样疼痛。自服安乃近和麝香保心丸不能缓解，来院急诊，胸片示左下肺少许炎症。诊断冠心病、急性非 ST 段抬高型心肌梗死、心功能 II 级、左下肺炎症、慢性肾功能不全，于 2012 年 12 月 27 日被收入 ICU 病房。

【临床经过】

12 月 27 日，患者体温 37.4℃，血压 86/39 mmHg，心率 107 次/min，氧饱和度 85%，双肺未闻及明显干湿啰音，肌酐 391 μmol/L（59～104 μmol/L），肝功能基本正常。予阿司匹林肠溶片 100 mg qd po（12 月 27 日—1 月 8 日）、氯吡格雷 75 mg qd po（12 月 28 日—1 月 8 日）抗血小板聚集，**低分子肝素钙 0.4 ml（4 100 U）q12h ih（12 月 27 日—1 月 8 日）**抗凝，呋塞米 20 mg bid po（12 月 27 日—1 月 8 日）、螺内酯 20 mg bid po（12 月 27 日—1 月 9 日）利尿，磷霉素钠 4 g q8h iv gtt（12 月 27 日—12 月 28 日）抗感染，辛伐他汀 40 mg qn po（12 月 28 日—1 月 10 日）稳定斑块，美托洛尔 6.25 mg bid po（12 月 28 日—1 月 8 日）减慢心率，培哚普利 2 mg qd po（12 月 28 日—1 月 10 日）改善心肌重构，复方异丙托溴铵溶液 2.5 ml tid 雾化吸入（12 月 27 日—1 月 4 日）、特布他林 0.5 mg tid 雾化吸入（12 月 27 日—1 月 4 日）平喘。另外，予法莫替丁、兰索拉唑、吉法酯抑酸护胃等治疗。

12月29日,磷霉素钠抗感染效果不佳,换用头孢噻肟钠 2 g q8h iv gtt(12月29日—12月30日),后来减量为 1 g q12h iv gtt(12月30日—1月4日)抗感染。查肝功能基本正常,肌酐404 μmol/L(59~104 μmol/L)。

2013年1月4日,患者神清、气平,精神尚可,心率 92 次/min,血压 120/80 mmHg,双肺未闻及明显干湿啰音,血氧饱和度 99%。肌酐 330 μmol/L,肝功能基本正常,肺部感染被控制。转心内科继续治疗。血红蛋白 94.0 g/L(131.0~172.0 g/L),血小板计数 240.0×10^9/L(100×10^9/L~300×10^9/L),白细胞 7.76×10^9/L(3.69×10^9/L~9.16×10^9/L),中性粒细胞百分比 69.9%(50%~70%)。CRP 32 mg/L(0~8 mg/L)。BNP 17 405 ng/L(<450 ng/L)。给予单硝酸异山梨酯缓释片 40 mg qn po(1月4日—1月5日)、硝酸甘油 20 mg 静脉推泵(1月5日—1月6日)扩冠。

1月7日21:30,患者出现左下腹疼痛,予东莨菪碱 10 mg 一次肌内注射未缓解,血压 148/90 mmHg,予哌替啶 25 mg 肌内注射。肛肠科医师会诊认为应排除外肠系膜血管栓塞。

1月8日10:45,患者腹痛不缓解,伴胸闷气促,体温 37.4℃,双肺未闻及明显干湿啰音。腹部 B 超提示左肾下方血肿可能。CT 平扫示左侧腰大肌血肿。15:05,胃肠外科医师会诊考虑腹膜后血肿明确,予腰带束缚,制动。泌尿外科医师会诊考虑血肿与肾脏无关,如血肿增大建议手术治疗。17:17,患者诉胸闷不适伴出汗,心率 130~145 次/min,血压 129/70 mmHg,血氧饱和度 84%~86%,予无创呼吸机辅助通气。**转 CCU 治疗,停阿司匹林、氯吡格雷、低分子肝素钙**。

1月9日,心率 119 次/min,血压 16/12 kPa(120/90 mmHg),双肺底可闻及少量湿啰音,肌酐 311 μmol/L(59~104 μmol/L),血红蛋白 101.0 g/L(131.0~172.0 g/L),**血小板计数 434.1×10^9/L(100×10^9/L~300×10^9/L)**,白细胞 19.00×10^9/L(3.69×10^9/L~9.16×10^9/L),中性粒细胞百分比 87.9%(50%~70%),CRP>160 mg/L(0~8 mg/L)。予右侧颈内静脉穿刺,测 CVP 24 cmH_2O(5~10 cmH_2O)。**予莫西沙星 0.4 g qd iv gtt(1月9日—1月14日)抗感染**。

1月10日,患者气促、胸闷,心率 148 次/min,血压 84/64 mmHg,血氧饱和度 84%。予 BiPAP 呼吸机辅助通气(1月10日—1月17日)后症状缓解。予地高辛 0.13 mg qd po(1月10日—1月14日)强心,阿托伐他汀钙 20 mg qn po(1月10日—1月17日)稳定斑块。

1月11日,患者烦躁、胸闷、气促,心率 125 次/min,血压 105/64 mmHg,氧饱和度 97%,双肺底闻及少量湿啰音。BNP>35 000 ng/L(<450 ng/L),血红蛋白 86.0 g/L(131.0~172.0 g/L),**血小板计数 449.1×10^9/L(100×10^9/L~300×10^9/L)**,白细胞 13.84×10^9/L(3.69×10^9/L~9.16×10^9/L),中性粒细胞百分比 86.8%(50%~70%)。予多巴胺及多巴酚丁胺静脉推泵对症治疗(1月11日—1月17日),氨溴索 30 mg bid iv(1月11日—1月17日)化痰。

1月12日,患者胸闷、气促,咯血性痰,肌酐 322 μmol/L(59~104 μmol/L),**肌酸激酶同工酶(CK-MB)909 μg/L(0.1~4.94 μg/L)**,降钙素原 1.04 μg/L(0.051~0.5 μg/L),肌红蛋白 77.7 μg/L(28.0~72.0 μg/L),高敏肌钙蛋白 1.99 μg/L(0~0.014 μg/L)。

1月13日,患者胸闷、气促,咯血性痰,心率 138 次/min,血压 96/60 mmHg,左肺底闻及少量湿啰音。

　　1 月 14 日,患者胸闷、气促,仍有咳嗽,多次吸出血性痰,心率 140 次/min,血压 96/62 mmHg,呼吸 28 次/min,双肺底闻及少量湿啰音,血氧饱和度 97%。患者存在难治性低氧血症,考虑急性呼吸窘迫综合征(ARDS),予气管插管接有创呼吸机辅助通气(1 月 14 日—1 月 17 日),**停莫西沙星,予利奈唑胺 0.6 g bid iv gtt(1 月 14 日—1 月 17 日)抗感染**。患者血色素下降,输入血浆 100 ml,红细胞 200 ml。

　　1 月 15 日,患者胸闷、气促,气管内多次吸出血性痰,口鼻腔内多次吸出大量黄脓痰。

　　1 月 16 日,患者昏睡,气管内多次吸出血性黄脓痰,多次咳出血性黄脓痰。肌红蛋白 81.0 μg/L(28.0～72.0 μg/L),CK - MB 2.1 μg/L(0.1～4.94 μg/L),高敏肌钙蛋白 5.64 μg/L(0～0.014 μg/L),血红蛋白 139.0 g/L(131.0～172.0 g/L),血小板计数 248×10^9/L(100×10^9/L～300×10^9/L),白细胞 9.51×10^9/L(3.69×10^9/L～9.16×10^9/L),中性粒细胞百分比 83.1%(50%～70%),总胆红素 24.1 μmol/L(6～20 μmol/L),直接胆红素 24.3 μmol/L(0～6 μmol/L),丙氨酸转氨酶 133 U/L(0～60 U/L),γ-谷氨酰转肽酶 157 U/L(8～61 U/L),肌酐 333 μmol/L(59～104 μmol/L)。予替米沙坦 40 mg qd po(1 月 16 日—1 月 17 日)改善心肌重构。

　　1 月 17 日,患者神志清,昏睡,呼之能应,心率 98 次/min,血压 118/75 mmHg,多次吸出淡血性黄脓痰。21:03,患者突发心室颤动,经抢救无效,23:00,宣告临床死亡。

【病例用药分析】

　　一、抗血小板药物、抗凝药物与患者腰大肌血肿的相关性分析

　　1 月 8 日患者发生腰大肌血肿的主要原因:

　　(1)阿司匹林抑制血小板血栓素 A2 而抑制血小板聚集,可能增加出血的风险。阿司匹林吸收后迅速降解为水杨酸,经肝脏代谢,经肾脏排泄。患者存在严重的肾功能不全,可能使水杨酸在体内蓄积,造成水杨酸过量,使出血的风险显著增加(见拜耳医药保健有限公司药品说明书),包括腹膜后血管出血,使血液在腹膜后间隙扩散形成腰大肌血肿。

　　(2)氯吡格雷选择性地抑制二磷酸腺苷(ADP)与它的血小板受体的结合及继发的 ADP 介导的糖蛋白 GPⅡbⅢa 复合物的活化,因此可抑制血小板聚集。氯吡格雷与阿司匹林之间存在药效学相互作用,使出血的危险增加,包括腹膜后出血。所以两药合用应注意观察(见深圳信立药业股份有限公司药品说明书)。

　　(3)低分子肝素钙主要抑制Ⅹa 发挥抗凝作用,引发出血包括形成腹膜后腰大肌血肿。低分子肝素钙主要通过肾脏清除,严重肾功能损害患者血浆清除率降至 50%(见葛兰素史克有限公司药品说明书)。治疗非 ST 段抬高型心肌梗死按体重 50～59 kg 应为 0.5 ml bid ih,但患者肌酐清除率约 16 ml/min,通常剂量应减半,即 0.5 ml qd ih。而实际予 0.4 ml bid ih,相对于肾功能剂量过大,使形成腹膜后腰大肌血肿的风险增加。

　　(4)低分子肝素钙治疗血栓性疾病使用时间一般不应超过 10 天(见葛兰素史克有限公司药品说明书),而实际予低分子肝素钙 0.4 ml q12h ih(12 月 27 日—1 月 8 日)共 13 天,使形成腹膜后腰大肌血肿的风险增加。

　　(5)治疗非 ST 段抬高型心肌梗死,因同时使用了阿司匹林、氯吡格雷,考虑到低分子肝素钙在体内过量与氯吡格雷和阿司匹林之间的药效学相互作用,使出血的危险大大增加(见深圳

信立药业股份有限公司药品说明书),故药品说明书规定:治疗非 ST 段抬高型心肌梗死,当肌酐清除率小于 30 ml/min 时,低分子肝素钙应禁用(见葛兰素史克有限公司药品说明书)。实际上使用了低分子肝素钙,使形成腹膜后腰大肌血肿的风险大大增加。

(6)患者因外力的作用致腹膜后器官和血管损伤出血后,血液在腹膜后间隙扩散形成血肿的可能性被排除。

二、患者感染控制不佳,应升阶梯还是降阶梯治疗的分析

患者 2012 年 12 月 27 日被收入 ICU 病房时,诊断为冠心病、急性非 ST 段抬高型心肌梗死、心功能 Ⅱ 级、慢性肾功能不全,胸片示左下肺少许炎症,体温 37.4℃。提示感染不是很严重,采用传统的升阶梯方法是适宜的。

12 月 27 日—12 月 28 日,予磷霉素钠 4 g q8h iv gtt,磷霉素钠对耐药葡萄球菌显示优异的抗菌作用,对铜绿假单胞菌、大肠埃希菌等革兰阴性菌也有较强抗菌作用,可与万古霉素合用治疗抗甲氧西林金黄色葡萄球菌(MRSA)感染。严重感染可增至一日 16 g,分 2~3 次静脉滴注(见东北制药集团沈阳第一制药有限公司药品说明书)。因此磷霉素钠剂量是适宜的。

磷霉素钠抗感染效果不佳,12 月 29 日—1 月 4 日,换用头孢噻肟钠 2 g q8h iv gtt(12 月 29 日—12 月 30 日)1 g q12h iv gtt(12 月 30 日—1 月 4 日)。头孢噻肟钠属于第三代头孢菌素,对大肠埃希菌等肠杆菌科革兰阴性菌有强大抗菌活性,但对铜绿假单胞无抗菌活性,对革兰阳性球菌抗菌活性相对于第一、第二代头孢菌素差。严重感染每次 2~3 g,每日 3~4 次静脉滴注。肌酐清除率低于 20 ml/min,剂量减半(见华北制药河北华民药业有限责任公司药品说明书)。因此予 1 g q12h iv gtt(12 月 30 日—1 月 4 日)剂量可能偏小。

在发生腹膜后腰大肌血肿后,1 月 9 日,患者心力衰竭加重,白细胞 19.0×10^9/L,中性粒细胞百分比 87.9%,CRP>160 mg/L,中心静脉置管,插导尿管,气管插管,呼吸机辅助通气,肾功能不全加重,长期卧床。结合症状体征,患者病情危重,肺部感染较难控制,**符合降阶梯治疗条件**[1]。为保证早期抗生素治疗的正确性,需要联合应用广谱抗生素,覆盖耐药革兰阴性杆菌和革兰阳性球菌。该患者常见致病菌可能有铜绿假单胞菌、抗甲氧西林金黄色葡萄球菌(MRSA)、不动杆菌、肠杆菌属细菌和厌氧菌等,可选择氟喹诺酮类或氨基糖苷类联合下列药物之一:① 抗假单胞菌 β-内酰胺酶类,如头孢他啶、头孢哌酮、哌拉西林等;② 广谱 β-内酰胺类/β-内酰胺酶抑制药,如头孢哌酮/舒巴坦钠、哌拉西林/他唑巴坦等;③ 碳青霉烯类如亚胺培南/西司他丁钠和美罗培南;估计金黄色葡萄球菌感染可能者联合应用万古霉素、替考拉宁、利奈唑胺;估计真菌感染可能者联合应用抗真菌药物如氟康唑、伏立康唑、伊曲康唑、米卡芬净等[2]。

碳青霉烯类抗生素适用于产超广谱 β-内酰胺酶的菌株、产氨基糖苷类钝化酶、多重耐药菌引起的严重感染、混合感染、院内感染,以及应用 β-内酰胺类、氨基糖苷类、喹诺酮类抗菌药物疗效不佳的患者。万古霉素、去甲万古霉素、利奈唑胺适用于抗甲氧西林金黄色葡萄球菌和表皮葡萄球菌感染[2]。由此可见,若 1 月 9 日立即予亚胺培南西司他丁钠及利奈唑胺,有可能控制感染。

而实际上予莫西沙星 0.4 g qd iv gtt(1 月 9 日—1 月 14 日)。莫西沙星为第四代新型超广谱喹诺酮类,与其他喹诺酮类相比,具有抗菌谱更广、抗菌活性更强的特点,尤其对革兰阳性球

菌抗菌活性强,对军团菌、衣原体、支原体、分枝杆菌、铜绿假单胞菌、不动杆菌等有效,但同样对产超广谱 β-内酰胺酶细菌和厌氧菌作用差,对抗甲氧西林金黄色葡萄球菌和表皮葡萄球菌无效[1]。可见莫西沙星一种抗生素不能覆盖产超广谱 β-内酰胺酶细菌、抗甲氧西林金黄色葡萄球菌和表皮葡萄球菌。

此后,患者感染进行性加重,咳出或吸出大量脓性血性痰,心力衰竭进行性加重。1 月 14 日,出现难治性低氧血症,考虑急性呼吸窘迫综合征。停莫西沙星,予利奈唑胺 0.6 g bid iv gtt(1 月 14 日—1 月 17 日)。若能加上亚胺培南西司他丁钠,也许情况会好一些。

1 月 9 日,未根据患者基础疾病和感染严重程度采用抗生素降阶梯方法,可能与患者感染不断加重有相关性。

【病例总结】

(1) 低分子量肝素钙的错误应用。在此需要指出的是,治疗非 ST 段抬高型心肌梗死,通常予阿司匹林及氯吡格雷,若低分子量肝素钙在体内过量可使出血的危险大增,故规定:治疗非 ST 段抬高型心肌梗死,当肌酐清除率小于 30 ml/min 时,低分子肝素钙应禁用。患者存在严重肾功能不全,故使用低分子肝素钙违反了禁忌证。

低分子肝素钙严重肾功能损害患者应减量,实际未减量。

低分子肝素钙治疗血栓性疾病使用时间一般不应超过 10 天,而实际使用了 13 天。

不遵守上述低分子肝素钙禁忌证、给药剂量、疗程规定,可能与患者 1 月 8 日发生腹膜后腰大肌血肿有相关性。

(2) 可能危及生命的严重感染,在细菌培养及药敏结果出来之前,应予降阶梯治疗。为保证早期抗生素治疗的正确性,需要联合应用广谱抗生素,覆盖耐药革兰阴性杆菌和革兰阳性球菌。

未遵守上述用药注意事项,与患者死亡有相关性。

参 考 文 献

[1] 梁德雄.重症肺炎抗生素降阶梯治疗使用策略[J].中国医学文摘·内科学,2005,26(4):484-487.

[2] 刘洋,孟彦苓,杜斌.呼吸机相关肺炎[J].协和医学杂志,2010,1(1):103-107.

4. 治疗中发生焦虑谵妄、容量不足、急性左心衰竭

（2013 年 5 月 1 日）

【概述】

一例合并多种基础疾病的肥厚型心肌病患者，此次因冠心病和急性下壁心肌梗死入院。患者治疗过程中发生焦虑谵妄、容量不足、多次急性左心衰竭，通过此病例分析，探讨以下几点：① 患者发生焦虑谵妄的可能原因；② 患者发生容量不足的主要原因；③ 患者多次发生急性左心衰竭的可能原因；④ 严重左心衰竭患者的感染判断和治疗。

【病史介绍】

患者 80 岁，男性，既往有高血压病史 30 多年，2 型糖尿病史 10 多年，慢性肾功能不全史 4 年。2000 年某医院诊断为皮肌炎，服用激素类药物 3 年后停药，目前病情稳定。2012 年 12 月 25 日某医院诊断为非梗阻性肥厚型心肌病。2013 年 3 月 19 日因冠心病，急性下壁心肌梗死，心功能 Ⅱ 级（NYHA），非梗阻性肥厚型心肌病，高血压 3 级（极高危组），2 型糖尿病，慢性肾功能不全被收入院。**心电图示 Q－T 间期延长**，心率 89 次/min，绝对不齐，血压 140/72 mmHg，意识清，精神可，双侧中下肺可闻及细湿啰音。右侧颈内静脉穿刺，测 CVP 正常。查 CRP 33 mg/L（0～8 mg/L），白细胞 7.98×10^9/L（3.69×10^9/L～9.16×10^9/L），中性粒细胞百分比 81.0%（50%～70%）。

【临床经过】

3 月 19 日予阿司匹林肠溶片 100 mg qd po（3 月 19 日—4 月 3 日），氯吡格雷 75 mg qd po（3 月 19 日—4 月 14 日）抗血小板聚集，阿托伐他汀钙 20 mg qn po（3 月 19 日—4 月 14 日）稳定斑块，阿卡波糖 50 mg tid po（3 月 19 日—3 月 21 日）（3 月 25 日—3 月 28 日）减少血糖吸收，比索洛尔 2.5 mg qd po（3 月 19 日—3 月 23 日）（3 月 25 日—4 月 3 日）减慢心率，孟鲁司特钠 10 mg qn po（3 月 19 日—4 月 14 日）平喘，**泮托拉唑钠 60 mg qd iv gtt（3 月 19 日—3 月 28 日）抑酸护胃**，阿普唑仑 0.4～0.8 mg qn po（3 月 19 日—4 月 14 日）助眠。另外，予胺碘酮 300 mg 一次静脉推泵（14:40），**二羟丙茶碱 0.25 g 一次静脉推注**（16:10），呋塞米 50 mg 二次静脉推泵（14:40,16:10）。

3 月 20 日 9:30，予胺碘酮 0.2 g tid po（3 月 20 日—3 月 30 日）抗心律失常，氯化钾缓释片 1 g bid po（3 月 20 日—3 月 24 日）补钾。另外，予二羟丙茶碱 0.5 g 一次静脉推泵（00:40），**胺**

碘酮 300 mg 1 次静脉推泵(2:00),呋塞米 50 mg 2 次静脉推泵(2:00,6:00),**托拉塞米 50 mg 3 次静脉推泵(9:05,17:30,3 月 21 日 1:00)**。

3 月 21 日,患者仍有间断胸闷不适,血压 135/83 mmHg,心率 118 次/min,心律绝对不齐。心电图示 Q-T 间期延长。查 BNP 11 841 ng/L(＜450 ng/L),尿素氮 14.98 mmol/L(3.2～7.1 mmol/L),肌酐 229 μmol/L(71～133 μmol/L),钠 148 mmol/L(137～145 mmol/L),钾 3.3 mmol/L(3.6～5.0 mmol/L)。予精蛋白生物合成人胰岛素(诺和灵 30 R)早餐前 16 U 皮下注射,晚餐前 12 U 皮下注射。另外,予呋塞米 50 mg 2 次静脉推泵(8:45,19:50),**胺碘酮 150 mg 1 次静脉推注(10:30),胺碘酮 300 mg 2 次静脉推泵(10:30,23:50),奥美拉唑肠溶胶囊 20 mg 1 次口服(19:45)**。

3 月 22 日 9:00,心率 53 次/min,窦性心律,血压 124/43 mmHg。10:13,患者仍有间断胸闷不适,血压 138/80 mmHg,心率 67 次/min,窦性心律。患者近期情绪激动,烦躁焦虑,临床心理科医师会诊,考虑焦虑状态? 谵妄状态? 23:00,心率 59 次/min,血压 142/87 mmHg。予呋塞米 50 mg 2 次静脉推泵(00:30,11:00),胺碘酮 0.2 g 1 次口服(9:00),硝酸甘油 50 mg 1 次静脉推泵(11:00)。

3 月 23 日 2:00—4:15,患者突发胸闷、气促,血压 190/95 mmHg,心率 100 次/min,反应较迟钝,查体欠合作,双肺布满肺湿啰音,少许哮鸣音。7:28,仍有胸闷气促,血压 168/75 mmHg,心率 85 次/min,双肺闻及湿啰音及哮鸣音。9:25,经抢救患者胸闷气促好转,血压 152/69 mmHg,心率 78 次/min,查肌酐 302 μmol/L(71～133 μmol/L),CRP 16 mg/L(0～8 mg/L),白细胞 15.23×10^9/L(3.69×10^9/L～9.16×10^9/L),中性粒细胞百分比 93.8%(50%～70%)。予硝苯地平片 30 mg bid po(3 月 23 日—4 月 14 日)降压,呋塞米 20 mg bid po(3 月 23 日—3 月 26 日)利尿。

另外予**硝普钠 50 mg＋NS 50 ml 6 次静脉推泵(3:00,8:05,11:00,15:00,19:00,23:00)**,呋塞米 100 mg 1 次静脉推泵(3:00),呋塞米 60 mg 静脉推泵(8:05,16:00)。

3 月 24 日,予硝普钠 50 mg＋NS 50 ml 2 次静脉推泵(3:00,7:00),硝酸甘油 30 mg 3 次静脉推泵(8:20,14:30,22:25),呋塞米 50 mg 静脉推泵(9:30)。

3 月 25 日 1:00,予呋塞米 50 mg 1 次静脉推泵。4:00,予硝酸甘油 20 mg 1 次静脉推泵。5:00,**测 CVP 1 cmH$_2$O(5～10 cmH$_2$O)**,予乳酸钠林格注射液 250 ml 1 次静脉滴注。7:00,CVP 4 cmH$_2$O(5～10 cmH$_2$O),予乳酸钠林格注射液 500 ml 1 次静脉滴注。15:30,CVP 4 cmH$_2$O(5～10 cmH$_2$O)。

3 月 26 日 00:45,CVP 4.5 cmH$_2$O(5～10 cmH$_2$O),予乳酸钠林格注射液 500 ml 1 次静脉滴注。2:43,心率 143 次/min,房颤心律,血压 141/57 mmHg,予胺碘酮 450 mg 1 次静脉推泵。6:00,CVP 10 cmH$_2$O(5～10 cmH$_2$O)。9:00,心率 122 次/min,房颤心律,予胺碘酮 300 mg 1 次静脉推泵。

12:00,心率 60 次/min,窦性心律。

13:33,患者心力衰竭反复发作,再次出现房颤,查白细胞 8.96×10^9/L(3.69×10^9/L～9.16×10^9/L),中性粒细胞百分比 83.7%(50%～70%),CRP 27 mg/L(0～8 mg/L),降钙素原(PCT)2.75 μg/L(0.051～0.5 μg/L),肌酐 222 μmol/L(59～104 μmol/L),丙氨酸转氨酶 38 U/L(0～60 U/L)。PCT 和 CRP 均有升高,胸片示右肺斑片状渗出影,**考虑肺部感染,经**

验性予莫西沙星 0.4 g qd iv(3 月 26 日—4 月 3 日)抗感染。

16:00,心率 65 次/min,窦性心律,予胺碘酮 300 mg 一次静脉推泵。

3 月 27 日,患者胸闷不适较前好转,血压 125/63 mmHg,心率 69 次/min,双侧中下肺可闻及细湿啰音。

3 月 28 日 11:00,患者出现嗜睡,呼之能应,未进食,测血糖 2.7 mmol/L(3.6～6.1 mmol/L)。予 50% GS 60 ml 静脉滴注,并予 10% GS 500 ml+50% GS 60 ml 静脉滴注后复测血糖 11.4 mmol/L(3.6～6.1 mmol/L),但患者仍嗜睡,考虑阿普唑仑可能性不能除外。神经内科医师会诊考虑脑梗死不能除外,予前列地尔 2 ml qd iv gtt(3 月 28 日—4 月 2 日)改善微循环。另外,予托拉塞米 10 mg bid po(3 月 28 日—4 月 14 日)利尿,**多潘立酮 10 mg bid po(3 月 28 日—4 月 3 日)**改善胃动力,可乐定 75 mg bid po(3 月 28 日—4 月 14 日)降压,**停泮托拉唑钠**,予雷贝拉唑钠 10 mg qd po(3 月 28 日—4 月 3 日)抑酸护胃。

3 月 29 日,患者嗜睡好转,呼之能应,仍有阵发性胸闷不适,心率 56 次/min,血压 116/55 mmHg。

3 月 30 日,心率 60 次/min,血压 119/50 mmHg,心电图示 Q-T 间期延长,**暂停胺碘酮**。

4 月 1 日,MRI 示双侧基底节区、半卵圆区及双侧小脑半球多发腔梗,较陈旧。患者病情较前好转,转普通病房。

4 月 3 日,停莫西沙星,予头孢克洛分散片 125 mg tid po(4 月 3 日—4 月 14 日)抗感染。

4 月 5 日,心率 138 次/min,心电图示房颤心律。予胺碘酮 300 mg 静脉推泵后心率 78 次/min,转为窦性心律。

4 月 14 日,患者无胸闷胸痛,无嗜睡,精神较前好转,血压 126/69 mmHg,心率 73 次/min,双肺可闻及细湿啰音,BNP 3 306 ng/L(<450 ng/L),肌酐 185 μmol/L(71～133 μmol/L)。予出院。

【病例用药分析】

一、患者发生焦虑谵妄的可能原因

3 月 22 日患者出现情绪激动,烦躁焦虑,心理医师会诊考虑焦虑状态? 谵妄状态? 经利培酮等治疗后好转。患者发生焦虑、谵妄的可能原因有以下几个方面。

(1)临床原因:患者因急性心肌梗死、严重心衰竭、急性左心衰竭、脑梗死后、严重肺部感染、低氧血症等躯体疾病引起精神障碍不能除外,心理医师会诊认为可能处于谵妄状态。该患者高龄(一般认为随着年龄的增长,大脑神经细胞的衰亡或退行性病变,使大脑功能降低等)、脑部病变(MRI 示双侧基底节区、半卵圆区及双侧小脑半球多发腔梗)、**肺部感染(细菌毒素作用)**、电解质紊乱(有高钠血症,3 月 21 日钠 148 mmol/L)、肾功能不全(入院后血肌酐进行性上升)是住院患者出现谵妄状态的常见原因。

(2)药物原因:① 入院后予泮托拉唑钠 60 mg qd iv gtt(3 月 19 日—3 月 28 日);3 月 21 日 19:45 予奥美拉唑肠溶胶囊 20 mg 1 次口服。泮托拉唑钠推荐剂量 40 mg qd iv gtt,老年及肾功能不良者每日剂量不应超过 40 mg。泮托拉唑钠属于质子泵抑制剂,已有引发失眠、兴奋、抑郁等精神症状的报道。当大剂量使用时可出现心律失常、氨基转移酶升高、肾功能改变等不良反应(见 Nycomed GmbH 药品说明书)。与泮托拉唑钠类似的奥美拉唑钠、埃索美拉唑、兰索拉唑均有引发可逆性精神错乱、激动、攻击性行为、抑郁和幻觉的报道。奥美拉唑肠溶胶囊严重肾功能不全者禁用(见阿斯利康制药有限公司、悦康药业集团有限公司药品说明书)。② 予孟鲁司特钠 10 mg qn po(3 月 19 日—4 月 14 日),该药有引发精神系统紊乱的报道,包括烦躁不安、兴奋、焦虑、幻觉、失眠等(见杭州默沙东制药有限公司药品说明书)。③ 3 月 19 日 16:10 二羟丙茶碱 0.25 g 1 次静脉推注,3 月 20 日 00:40 予二羟丙茶碱 0.5 g 1 次静脉推泵。患者高龄肾功能不全,可能促使茶碱在体内蓄积,可引发中枢兴奋所致的烦躁不安、失眠等症状[1]。④ 3 月 23 日予硝普钠 50 mg＋NS 50 ml 6 次静脉推泵(3:00,8:05,11:00,15:00,19:00,23:00),3 月 24 日予硝普钠 50 mg＋NS 50 ml 2 次静脉推泵(3:00,7:00)。硝普钠最大剂量为 3.5 mg/kg,患者体重按 70 kg 计算,为 245 mg。而该患者在 24 小时内共输入 350 mg 硝普钠,已超过极量,加上患者存在严重肾功能不全,可能引发硫氰酸盐超量,使谵妄状态加重(见北京双鹤现代医药技术有限责任公司药品说明书)。

二、患者发生容量不足的主要原因

3 月 25 日 5:00 测 CVP 仅 1 cmH$_2$O(5～10 cmH$_2$O),发生容量不足,主要原因有:

(1) 患者嗜睡,精神状态不佳,摄入水量可能不足。

(2) 患者有脑梗死史,可能损害口渴中枢,会丧失渴感[3]。

(3) 患者因严重感染,严重心力衰竭,呼吸频率加快,有出汗,可使水丧失过多[3]。

(4) 3 月 23 日—3 月 26 日,予呋塞米 20 mg bid po。3 月 19 日,予呋塞米 50 mg 2 次静脉推泵(14:40,16:10);3 月 20 日,予呋塞米 50 mg 2 次静脉推泵(2:00,6:00),托拉塞米 50 mg 3 次静脉推泵(9:05,17:30,3 月 21 日 1:00);3 月 21 日,予呋塞米 50 mg 2 次静脉推泵(8:45,19:50);3 月 22 日,予呋塞米 50 mg 2 次静脉推泵(00:30,11:00);3 月 23 日,呋塞米 100 mg 1 次静脉推泵(3:00),呋塞米 60 mg 静脉推泵(8:05,16:00);3 月 24 日予呋塞米 50 mg 静脉推泵(9:30),3 月 25 日 1:00,予呋塞米 50 mg 1 次静脉推泵。呋塞米和托拉塞米均为强效利尿剂,人体试验证实,10 mg 托拉塞米的利尿作用与 20～40 mg 呋塞米相同。强效利尿作用可使患者体液丢失,引起循环血量不足(见南京新港医药有限公司和上海禾丰制药有限公司药品说明书)。其中托拉塞米注射液对充血性心力衰竭者每日最大剂量不超过 40 mg,治疗肾性水肿每日最大剂量为 100 mg(见南京海辰药业有限公司药品说明书),而 3 月 20 日使用了 150 mg。

根据内科学第 7 版教科书,对急性左心衰竭,予呋塞米 20～40 mg 静脉推注,疗效可持续 4 小时,4 小时后可重复 1 次,总剂量在起初 6 小时内不超过 80 mg,起初 24 小时内不超过 200 mg[3],但患者为急性心肌梗死基础上并发的急性左心衰竭,根据《急性心肌梗死诊断和治疗指南》[4],可使用适量利尿剂,Killip Ⅲ 级时静脉注射呋塞米 20 mg,Killip Ⅳ 级时未规定需要使用利尿剂。根据内科学第 7 版教科书,急性心肌梗死基础上发生的急性左心衰竭的处理,可使用呋塞米,但未规定具体剂量[3]。药品说明书又规定,急性心肌梗死患者,过度利尿可促发休克。呋塞米可降低抗凝药物和抗纤溶药物的作用,主要原因是利尿后血容量下降,致血中凝血因子浓度升高,以及利尿使肝血液供应改善,肝脏合成凝血因子增多。故急性心肌梗死者呋塞米应慎用(见上海禾丰制药有限公司药品说明书)。因此予呋塞米 100 mg 静脉滴注对急性心肌梗死基础上发生的急性左心衰竭可能剂量偏大(见上海禾丰制药有限公司药品说明书)。

三、患者入院后多次发生急性左心衰竭的可能原因

患者3月19日入院后心力衰竭进行性加重,3月23日多次发生急性左心衰竭,主要原因:

(1)患者存在急性下壁心肌梗死,非梗阻性肥厚型心肌病,高血压3级(极高危组),2型糖尿病,慢性肾功能不全等诱发心力衰竭的疾病基础[3]。

(2)患者为高血压Ⅲ期合并冠心病、急性心肌梗死,按规定,应选择 ACEI,改善心室重构[4]。患者为高血压Ⅲ期合并心功能不全,按规定应选择 ACEI[5]。ACEI 可显著降低心力衰竭患者死亡率,凡心力衰竭患者只要没有严重过敏反应、双侧肾动脉狭窄、有症状性低血压、严重肾衰竭等禁忌证,都必须使用 ACEI[5]。患者3月20日肌酐 229 μmol/L($71\sim133$ μmol/L),没有达到严重肾衰竭的程度,故按规定可以从小剂量开始使用 ACEI,但实际上没有,可能使心力衰竭加重。

(3)患者存在肺部感染,而在入院后没有被关注。直到3月26日发现 PCT 高,胸片示肺部炎症时,才予莫西沙星静脉滴注。肺部感染未被控制,这可能是诱发急性左心衰竭的主要原因[3]。

四、严重左心衰竭患者的感染判断和治疗

遇到严重心力衰竭很难控制,而体温正常,白细胞和中性粒细胞增高不显著甚至正常的患者,如何判断是否存在细菌感染?而严重心力衰竭患者白细胞、中性粒细胞可有反应性增高。另外,急性心肌梗死患者有吸收热并伴有白细胞、中性粒细胞增高,若严重心力衰竭很难控制,要判断是否存在细菌感染难度更大。

如果不加鉴别地均使用抗生素,则很可能滥用,诱发耐药菌产生,造成毒副反应;如果因判断失误而不用抗生素,则又很有可能造成患者死亡。

建议经常监测 PCT 和 CRP。PCT 可作为全身细菌感染早期诊断的指标,其敏感性和特异性均较高[6]。CRP 在组织损伤、非感染性炎症反应、应激反应的情况下也会增高,故特异性不是很高,但如数值很高时也可作为细菌感染的参考[6]。

患者存在急性下壁心肌梗死,非梗阻性肥厚型心肌病,心功能不全,高血压3级(极高危组),2型糖尿病,慢性肾功能不全等疾病基础,长期卧床。3月23日多次发生急性左心衰竭且较难控制,予 BiPAP 辅助通气,中心静脉置管。故应考虑感染因素,如当时就测定 PCT 等指标作为参考,以判断是否存在细菌感染,就可能早些使用抗生素。

该患者存在比较严重的肺部感染,结合严重的基础疾病,**符合降阶梯治疗条件**[7]。为保证早期抗生素治疗的正确性,需要联合应用广谱抗生素,覆盖耐药革兰阴性杆菌和革兰阳性球菌。该患者常见致病菌可能有铜绿假单胞菌、抗甲氧西林金黄色葡萄球菌(MRSA)、不动杆菌、肠杆菌属细菌和厌氧菌等,可选择氟喹诺酮类或氨基糖苷类联合下列药物之一:① 抗假单胞菌 β-内酰胺酶类,如头孢他啶、头孢哌酮、哌拉西林等;② 广谱 β-内酰胺类/β-内酰胺酶抑制药,如头孢哌酮/舒巴坦钠,哌拉西林/他唑巴坦等;③ 碳青霉烯类如亚胺培南、西司他丁钠和美罗培南;估计金黄色葡萄球菌感染可能者联合应用万古霉素、替考拉宁、利奈唑胺;估计真菌感染可能者联合应用抗真菌药物如氟康唑、伏立康唑、伊曲康唑、米卡芬净等[8]。

碳青霉烯类抗生素适用于产超广谱 β-内酰胺酶的菌株、产氨基糖苷类钝化酶、多重耐药菌引起的严重感染、混合感染、院内感染,以及应用 β-内酰胺类、氨基糖苷类、喹诺酮类抗菌药

物疗效不佳的患者。万古霉素、去甲万古霉素、利奈唑胺适用于抗甲氧西林金黄色葡萄球菌和表皮葡萄球菌感染[8]。

莫西沙星为第四代新型超广谱喹诺酮类,与其他喹诺酮类相比,具有抗菌谱更广、抗菌活性更强的特点,尤其对革兰阳性菌球菌抗菌活性强,对军团菌、衣原体、支原体、分枝杆菌、铜绿假单胞菌、不动杆菌等有效,但对产超广谱 β-内酰胺酶细菌和厌氧菌作用差,对抗甲氧西林金黄色葡萄球菌和表皮葡萄球菌无效[7]。可见莫西沙星一种广谱抗生素,不能覆盖产超广谱 β-内酰胺酶细菌、抗甲氧西林金黄色葡萄球菌和表皮葡萄球菌。

莫西沙星因可延长 Q-T 间期,故规定禁止与胺碘酮联合使用(见赛诺菲制药有限公司药品说明书),患者心电图示存在 Q-T 间期延长。故当时不使用莫西沙星,而改用第三代或第四代头孢菌素,或者使用碳青霉烯类抗生素,可能更合理些,使患者承受的风险可能比较小。

【病例总结】

(1)泮托拉唑钠推荐剂量 40 mg qd iv gtt,老年及肾功能不良者每日剂量不应超过 40 mg,严重肝功能损害者每日剂量应减至 20 mg。泮托拉唑钠大剂量可引发精神症状,肝肾功能损害。

(2)严重肾功能不全者禁用奥美拉唑肠溶胶囊。

(3)硝普钠最大剂量为 3.5 mg/kg,超过极量,加上患者存在严重肾功能不全,可能引发硫氰酸盐超量,使谵妄状态加重。

(4)托拉塞米注射液充血性心力衰竭者每日最大剂量不超过 40 mg,治疗肾性水肿每日最大剂量为 100 mg。急性心肌梗死患者,过度利尿可促发休克,急性心肌梗死者呋塞米应慎用。

(5)ACE 抑制剂可显著降低心力衰竭患者死亡率,凡心力衰竭患者只要没有严重过敏反应、双侧肾动脉狭窄、有症状性低血压、严重肾衰竭等禁忌证,都必须使用 ACE 抑制剂。

(6)严重心力衰竭可能伴有感染因素,如不加鉴别均使用抗生素,则造成滥用;如确有感染而不用抗生素,则又很有可能造成患者死亡。对体温、白细胞等均正常的严重心力衰竭者,建议经常监测降钙素原和 CRP 以帮助判断。

(7)莫西沙星禁止与胺碘酮联合使用。

(8)多潘立酮禁止与可延长 Q-Tc 间期的 CYP3A4 酶强效抑制剂胺碘酮合用。

未遵守上述用药注意事项,不排除与患者病情加重有相关性。

参 考 文 献

[1]杨宝峰.药理学[M].第 7 版.北京:人民卫生出版社,2008,85-95.

[2]陈主初.病理生理学[M].北京:人民卫生出版社,2001,106-108.

[3]陆再英,钟南山.内科学[M].第 7 版.北京:人民卫生出版社,2011,282-395,814-820.

[4]中华医学会心血管病学分会,中华心血管病杂志编辑委员会.急性心肌梗死诊断与治疗指南.中华心血管病杂志,2001,29(12):705-720.

[5]中华医学会心血管病学分会,中华心血管病杂志编辑委员会.急性心力衰竭诊断和治疗指南.中华心血管病杂志,2010,38(3):195-208.

［6］胡可,刘文恩,梁湘辉.降钙素原在细菌感染中临床应用的研究［J］.中华医院感染学杂志,2011,21(1)：30-33.

［7］梁德雄.重症肺炎抗生素降阶梯治疗使用策略［J］.中国医学文摘·内科学,2005,26(4)：484-487.

［8］刘洋,孟彦苓,杜斌.呼吸机相关肺炎［J］.协和医学杂志,2010,1(1)：103-107.

5. 治疗中发生心搏骤停和严重低血糖

（2013 年 5 月 3 日）

【概述】

一例高血压合并糖尿病患者,此次因冠心病,不稳定型心绞痛,心律失常,Ⅲ度房室传导阻滞而入院。治疗过程中发生心搏骤停、严重低血糖,通过此病例分析,探讨以下几点:① 患者发生心搏骤停的可能原因;② 患者发生严重低血糖的可能原因;③ 高血压合并糖尿病患者的优化联合治疗方案。

【病史介绍】

患者 85 岁,女性,有高血压史 30 多年,最高 180/100 mmHg,近期服用氨氯地平,自诉血压控制可。有糖尿病史 20 多年,近期服用阿卡波糖、格列苯脲,血糖未监测。有慢性支气管炎史 30 年。

2013 年 2 月 23 日患者开始无明显诱因出现嗜睡,精神不佳。3 月 21 日出现胸闷不适,并有水样腹泻。3 月 23 日来院急诊,心电图示窦性心律,Ⅲ度房室传导阻滞,完全性右束支传导阻滞,频发室性期前收缩,ST - T 异常。BNP 595 ng/L(<450 ng/L),CK - MB 24.93 μg/L(0.1~4.94 μg/L),高敏肌钙蛋白 0.182 μg/L(0~0.014 μg/L),肌红蛋白 536.7 μg/L(25.0~58.0 μg/L)。**肌酐 104 μmol/L(62~106 μmol/L)**,血糖 11.85 mmol/L(3.6~6.1 mmol/L)。拟冠心病,不稳定型心绞痛,心律失常,Ⅲ度房室传导阻滞,心功能Ⅱ级(NYHA),高血压 3 级(极高危组),2 型糖尿病收入院。

【临床经过】

3 月 23 日 16:50,患者神清,对答切题,心率 43 次/min,血压 230/64 mmHg。急诊带入**异丙肾上腺素 1 mg＋NS 50 ml 静脉推泵(5 ml/h)**。

16:55,患者突然两眼上翻,呼之不应,突发心搏骤停,心电监护示心率 20 次/min。立即心外按压,心率恢复至 40 次/min,逸搏心律。

17:00,患者呼之能应,心率 51 次/min,血压 199/57 mmHg,急行床边临时起搏器植入。

17:30,心率 60 次/min,血压 187/68 mmHg,予呋塞米 20 mg 1 次静脉推注。停用异丙肾上腺素。

17:47,予培哚普利 4 mg qd po(3 月 23 日—3 月 25 日)改善心肌重构,呋塞米 20 mg tid po(3月23日—3月25日)利尿,螺内酯20 mg tid po(3月23日—3月25日)保钾利尿,阿托伐他汀钙10 mg qn po(3月23日—3月25日)稳定斑块,阿卡波糖(拜糖平)50 mg tid po(3月23日—3月24日)减少糖吸收,格列吡嗪控释片(瑞易宁)5 mg qd po(3月23日—3月24日)降血糖,低分子肝素钙0.2 ml q12h ih(3月23日—4月2日)抗凝。

18:00,心率60次/min,血压175/62 mmHg,予硝酸甘油20 mg静脉推泵。

19:00,心率60次/min,血压153/67 mmHg,血糖9.6 mmol/L(3.6～6.1 mmol/L)。

22:00,心率60次/min,血压150/57 mmHg,血糖8.3 mmol/L(3.6～6.1 mmol/L)。

3月24日4:00,予硝酸甘油20 mg静脉推泵,血压140/65 mmHg。

13:00,血糖4.3 mmol/L(3.6～6.1 mmol/L)。

14:30,予硝酸甘油20 mg静脉推泵,呋塞米50 mg静脉推泵。

16:30,患者嗜睡,呼之不应,不能进食,血压145/48 mmHg。急测血糖2.7 mmol/L(3.6～6.1 mmol/L),**立即停阿卡波糖和格列吡嗪**,予50% GS 40 ml静脉推注。

19:00,血糖3.6 mmol/L(3.6～6.1 mmol/L),予50% GS 40 ml静脉推注,5% GS 250 ml静脉滴注。

19:30,血糖8.6 mmol/L(3.6～6.1 mmol/L),患者呼之能应,但对答迟钝,不可进食。

22:40,血糖2.7 mmol/L(3.6～6.1 mmol/L),予50% GS 100 ml静脉推注,5%葡萄糖500 ml静脉滴注。

3月25日4:00,血糖3.9 mmol/L(3.6～6.1 mmol/L),予50% GS 60 ml静脉推注。

6:00,血糖2.8 mmol/L(3.6～6.1 mmol/L),血压116/52 mmHg。共予50% GS 720 ml静脉滴注。

23:00,血糖7.3 mmol/L(3.6～6.1 mmol/L)。**查肌酐186 μmol/L(62～106 μmol/L)**。

3月26日,患者嗜睡,呼之能应,心率60次/min,血压132～160 mmHg,查甲状腺功能异常,内分泌科医师会诊,明确为低T3综合征。予单硝酸异山梨酯缓释片40 mg qd po(3月26日—4月8日)扩冠。

3月29日,肌酐168 μmol/L(62～106 μmol/L),血压137/58 mmHg,心率60次/min。予呋塞米20 mg tid po(3月29日—4月3日)利尿,氨氯地平5 mg qd po(3月29日—4月8日)降压。

4月1日,成功行人工心脏起搏器植入术。予酚酞片0.2 g qn po(4月1日—4月6日)通便。

4月3日,**予阿司匹林肠溶片100 mg qd po(4月3日)抗血小板聚集**,托拉塞米10 mg qd po(4月3日—4月9日)利尿。

4月5日,血压138/76 mmHg,心率61次/min,肌酐158 μmol/L(62～106 μmol/L)。

4月9日,患者反应迟钝,嗜睡,血糖6.8 mmol/L(3.6～6.1 mmol/L)。手术切口部位无出血,无疼痛。予出院,待情况稳定后加用阿司匹林肠溶片,神经内科随访。

【病例用药分析】

一、患者突发心搏骤停的可能原因

3月23日16:55患者突发心搏骤停的原因可能有以下几个方面。

（1）临床因素

1）患者存在冠心病，不稳定型心绞痛，心律失常，Ⅲ度房室传导阻滞，心功能不全，高血压3级（极高危组），2型糖尿病等引发心搏骤停的疾病基础[1]。

2）患者有高血压史30多年，2013年3月23日入院后16:50，血压达到230/64 mmHg，收缩压增高可增加心脏负荷和心肌耗氧量，引发致死性心律失常[1]。

（2）药物因素

1）根据《中国高血压防治指南2010》[2]，高血压合并稳定性冠心病，或者高血压伴糖尿病、心血管高风险者（10年心血管总风险≥10%）可用小剂量阿司匹林（75～100 mg/d）进行一级预防，阿司匹林不能耐受者可以应用氯吡格雷（75 mg/d）代替。患者有高血压伴糖尿病和冠心病，故应该口服小剂量阿司匹林（75～100 mg/d）或氯吡格雷（75 mg/d），**但实际上因需要安装起搏器等原因**，未服用阿司匹林或氯吡格雷，可能增加冠状动脉血栓形成的风险，引发致死性心律失常[1]。

2）予异丙肾上腺素1 mg＋NS 50 ml静脉推泵（5 ml/h）。异丙肾上腺素作用于心脏β_1受体，使心肌收缩力增强，心率加快，传导加速，心排血量增加的同时，使心肌耗氧量增加，可能使心肌梗死者冠状动脉缺血加重，梗死面积增大。异丙肾上腺素的心血管作用导致收缩压升高，舒张压降低（见上海禾丰制药有限公司药品说明书）。患者血压高达230/64 mmHg，固然与心率缓慢的代偿性心肌收缩力加大有关，但也可能与异丙肾上腺素有一定的相关性[1]。

3）应将异丙肾上腺素0.5～1 mg加在5%葡萄糖200～300 ml内缓慢静脉滴注（见上海禾丰制药有限公司药品说明书），而实际上溶解在50 ml生理盐水中，不合理配伍导致输液中不溶性微粒的数量大大增加，并且体积增大，从而可能造成局部血管供血不足，血管栓塞，包括冠状动脉阻塞，从而可能引发严重心律失常[3]。

患者冠心病，不稳定型心绞痛，而异丙肾上腺素药品说明书规定：心绞痛、心肌梗死者禁用（见上海禾丰制药有限公司药品说明书）。违反此禁忌证也可能与患者心搏骤停有一定的相关性。

对不稳定型心绞痛伴发的缓慢性心律失常，可用硫酸阿托品0.5～1 mg肌内或静脉注射[1]。

另外，应将异丙肾上腺素0.5～1 mg加在5%葡萄糖200～300 ml内缓慢静脉滴注（见上海禾丰制药有限公司药品说明书）。

二、患者发生严重低血糖的可能原因

3月24日16:30，患者嗜睡，呼之不应，血糖2.7 mmol/L，发生比较严重的低血糖，主要原因有以下几个方面。

（1）予格列吡嗪控释片5 mg qd po（3月23日—3月24日），通过刺激胰腺分泌胰岛素达到快速降血糖作用。患者入院后因心搏骤停予心肺复苏等可能原因，使肾功能损害，3月25日肌酐上升至186 μmol/L。影响格列吡嗪排泄，可能造成蓄积，引发低血糖（见辉瑞制药有限公司药品说明书）。

（2）予阿卡波糖50 mg tid po（3月23日—3月24日），该药本身不会引发低血糖，但与磺酰脲类合用会引发低血糖，加上患者肾功能损害，造成低血糖可能性更大（见拜耳医药保健有限公司药品说明书)。

（3）患者因嗜睡、精神不佳等原因,可能进食少。

患者 3 月 25 日肌酐上升至 186 μmol/L,可估算出肌酐清除率约为 18 ml/min,而阿卡波糖肌酐清除率小于 25 ml/min 的患者禁用(见拜耳医药保健有限公司药品说明书)。高龄、肾功能不全患者口服格列吡嗪控释片发生低血糖风险增加。在应激情况下,可能会出现血糖失控,在这种情况下必须停用磺酰脲类,改用胰岛素治疗(见辉瑞制药有限公司药品说明书)。

三、高血压合并糖尿病患者的优化联合治疗方案

根据《中国高血压防治指南 2010》[2],高血压伴有糖尿病患者,一般可以将血压降至 130/80 mmHg 以下。我国临床主要推荐应用优化联合治疗方案是：二氢吡啶类钙通道阻滞剂(CCB)+血管紧张素受体阻滞药(ARB);二氢吡啶类 CCB+ACEI;二氢吡啶类 CCB+噻嗪类利尿剂;二氢吡啶类 CCB+β 受体阻滞剂;ARB+噻嗪类利尿剂;ACEI+噻嗪类利尿剂。在两种药物联合不能达标时,可多种药物合用：① 三药联合的方案：在上述各种两药联合方式中加上另一种降压药物便构成三药联合方案,其中二氢吡啶类 CCB+ ACEI(或 ARB)+噻嗪类利尿剂组成的联合方案最为常用。② 四药联合的方案：主要适用于难治性高血压患者,可以在上述三药联合基础上加用第四种药物如β 受体阻滞剂、螺内酯、可乐定或α 受体阻滞剂等。

患者高血压史 30 多年,属于高血压Ⅲ期(极高危)合并糖尿病,一般应将血压降至 130/80 mmHg 以下。而患者此次入院时血压达到 230/64 mmHg,收缩压高,舒张压低,脉压大。二氢吡啶类 CCB 尤其适用于单纯收缩期高血压伴稳定型心绞痛及周围血管病患者。常见不良反应包括反射性交感神经激活导致心跳加快,二氢吡啶类 CCB 没有绝对禁忌证,但心动过速与心力衰竭患者应慎用[2]。小剂量利尿剂(如氢氯噻嗪呋塞米)对代谢影响很小,与其他降压药(尤其 ACEI 或 ARB)合用可显著增加后者的降压作用,此类药物尤其适用于单纯收缩期高血压或伴心力衰竭患者[2]。硝酸酯类药物通常用于预防和治疗心绞痛,近年来发现可选择性地降低收缩压。无论在健康人还是高血压病患者硝酸酯类降低收缩压的作用均比降低舒张压更为明显。其缩小脉压的机制尚不很清楚,硝酸酯类在体内巯基的作用下,可形成外源性一氧化氮(NO),直接舒张大动脉血管平滑肌,改善大动脉弹性,治疗后脉搏波传导速度减慢,压力反射波增强指数降低。因此硝酸酯类可选择性降低收缩压大于降低舒张压[2]。

故根据患者收缩压高,舒张压低,脉压大的特点,应考虑使用 ACEI(或 ARB)+利尿剂,还可考虑使用硝酸甘油或二氢吡啶类 CCB,**但入院后未能及时静脉滴注硝酸甘油控制血压**。

【病例总结】

（1）根据《中国高血压防治指南 2010》,高血压伴有糖尿病患者,一般应将血压降至 130/80 mmHg 以下。患者 3 月 23 日入院后 16:50,血压达 230/64 mmHg,可考虑使用硝酸甘油或二氢吡啶类 CCB,但未及时控制血压。

（2）患者为不稳定型心绞痛,而心绞痛者禁用异丙肾上腺素;对不稳定型心绞痛伴发的缓慢性心律失常,可用阿托品。

（3）患者肌酐清除率约为 18 ml/min,而肌酐清除率小于 25 ml/min 的患者禁用阿卡波糖。高龄、肾功能不全患者口服格列吡嗪控释片发生低血糖风险增加。在应激情况下,应停用

磺酰脲类,改用胰岛素治疗。

　　未遵守上述用药注意事项,不排除与患者心搏骤停以及低血糖有相关性。

参 考 文 献

［1］陆再英,钟南山. 内科学［M］. 第 7 版. 北京：人民卫生出版社,2011,79 - 87,189 - 197,282 - 286,
　　363 - 366,393 - 395,722 - 750.

［2］中国高血压防治指南修订委员会. 中国高血压防治指南 2010. 中华心血管病杂志,2011,39(7)：
　　579 - 616.

［3］卢海儒,文友民. 中药注射剂的不良反应［M］. 北京：中国医药科技出版社,2006,71 - 72.

6. 注射用帕瑞昔布致急性非 ST 段抬高型心肌梗死
（2013 年 5 月 15 日）

【概述】

一例冠心病合并糖尿病患者,此次因腰椎管狭窄症合并腰椎间盘突出症而入院。治疗过程中患者发生急性左心衰竭随后出现急性非 ST 段抬高型心肌梗死。通过此病例分析,主要探讨急性非 ST 段抬高型心肌梗死的主要原因。

【病史介绍】

患者 71 岁,女性,高血压病史一年,未服用药物,未检测。患糖尿病 20 年,使用胰岛素控制血糖。有糖尿病肾病病史,具体不详。有冠心病病史数年,一年前行 PCI 术,术后抗凝治疗。2013 年 3 月无明显诱因下出现腰背部疼痛、双下肢疼痛伴间歇性跛行,其后患者症状加重,来我院就诊,行腰椎 MRI 检查示腰椎退行性改变,$L_{3\sim4}$,$L_{4\sim5}$,$L_5 \sim S_1$ 椎间盘变性后突。为求进一步诊治,4 月 16 日拟诊腰椎管狭窄症合并腰椎间盘突出症,2 型糖尿病,糖尿病肾病,慢性肾功能不全,高血压病 3 级(极高危组),冠心病,PCI 术后收住入院。

【临床经过】

2013 年 4 月 16 日予瑞帕昔布钠 40 mg bid im(4 月 16 日—4 月 20 日)止痛,鲑鱼降钙素 50 U qd im(4 月 16 日—4 月 23 日)治疗骨质疏松。另外,予胰岛素控制血糖(4 月 16 日—5 月 6 日)。

4 月 17 日,查肌酐 136 μmol /L(59 ~ 104 μmol /L)。**血红蛋白 85.0 g/L(131.0 ~ 172.0 g/L)**,血小板计数 337.0×10^9/L(100×10^9/L ~ 300×10^9/L),白细胞 5.69×10^9/L(3.69×10^9/L ~ 9.16×10^9/L),中性粒细胞百分比 74.3%(50% ~ 70%)。胸部正位片示两肺纹理增多、紊乱,心影增大,主动脉硬化。

4 月 19 日,肾脏内科会诊予前列地尔(10 μg)2 ml+NS 100 ml qd iv gtt(4 月 19 日—4 月 23 日)改善微循环。

4 月 20 日,患者无发热,无其他不适主诉。予乳果糖口服溶液 30 ml bid po(4 月 20 日—4 月 23 日)、大黄碳酸氢钠 0.9 g tid po(4 月 20 日—4 月 23 日)通便。

4 月 22 日,心率 80 次/min,**血压 161/68 mmHg**,予瑞帕昔布钠 40 mg 一次肌内注射止痛。

4 月 23 日 8:00,患者一般情况良好,诉双下肢疼痛,呼吸平稳,对答切题,无发热,无其他不适主诉。患者双下肢疼痛严重影响日常生活,考虑手术风险较大,患者及家属强烈要求手术,愿意承担手术风险,拟明日全麻下行腰椎后路减压手术,完善术前准备。

13:30,心率 82 次/min,血压 148/63 mmHg。

19:40,患者突发胸闷气急,不能平卧。查体血压:220/130 mmHg,心率 135 次/min,血氧饱和度(SPO_2)98%,神志清晰,呼吸急促,端坐呼吸,全身出冷汗,双肺可闻及湿啰音,双下肢水肿。予面罩吸氧,**硝苯地平片(心痛定)10 mg 口服**。

19:50,心内科会诊考虑急性左心衰竭,予呋塞米 20 mg 静脉推注,**甲泼尼龙琥珀酸钠 40 mg 静脉推注**,硝酸甘油 30 mg 静脉推泵。

19:58,予呋塞米 20 mg 静脉推注,二羟丙茶碱 0.25 g 静脉推注,二羟丙茶碱 0.5 g 静脉推泵。20:14,予吗啡 3 mg 皮下注射。

20:54,钾 4.4 mmol/L(3.6~5.0 mmol/L),肌酐 135 mmol/L(62~106 μmol/L)。

22:00,患者目前生命体征稳定,呼吸平稳,卧床休息中,无其他不适主诉。血压 120/70 mmHg,心率 72 次/min,双下肺可闻及少量湿啰音。

23:00,转心内科 CCU,予阿司匹林肠溶片 100 mg qd po(4 月 23 日—5 月 6 日)抗血小板聚集,阿托伐他汀钙 20 mg qn po(4 月 23 日—5 月 6 日)稳定斑块,螺内酯 20 mg bid po(4 月 23 日—5 月 2 日),减量为 20 mg qd po(5 月 2 日—5 月 6 日)保钾利尿,福辛普利钠 5 mg qd po(4 月 23 日—4 月 26 日),加量为 10 mg qd po(4 月 26 日—5 月 6 日)抗心肌重构,呋塞米 20 mg bid po(4 月 23 日—4 月 24 日),加量为 20 mg tid po(4 月 26 日—5 月 2 日),又减量为 20 mg qd po(5 月 2 日—5 月 6 日)利尿。

4 月 24 日 6:15,钾 7.3 mmol/L(3.6~5.0 mmol/L)。

6:30,予二羟丙茶碱 0.5 g 静脉推泵。聚磺苯乙烯钠散 15 g 口服,呋塞米 20 mg 静脉推注。

6:43,钠 148 mmol/L(137~145 mmol/L),钾 5.1 mmol/L(3.6~5.0 mmol/L),氯 114 mmol/L(98~107 mmol/L)。

7:21,查心肌酶显著升高,BNP 32 592 ng/L(<125 ng/L),CK-MB 10.02 μg/L(0.10~4.94 μg/L),高敏肌钙蛋白 0.173 μg/L(0~0.014 μg/L),肌红蛋白 120.10 μg/L(25~58 μg/L)。结合心电图**诊断急性非 ST 段抬高型心肌梗死**。

9:37,予氯吡格雷 75 mg qd po(4 月 23 日—5 月 6 日)抗血小板聚集,低分子肝素钙 0.2 ml bid ih(4 月 24 日—4 月 28 日)抗凝。

4 月 25 日,予琥珀酸美托洛尔缓释片 23.75 mg qd po(4 月 25 日—5 月 6 日)减慢心率。

4 月 28 日,患者目前一般情况可,无不适主诉,转入普通病房。

4 月 30 日,血红蛋白 82 g/L(113~151 g/L),血细胞比容 27.5%(33.5%~45.0%)。血液科会诊,骨髓穿刺明确诊断,家属拒绝。

5 月 3 日,予琥珀酸亚铁片 100 mg tid po(5 月 3 日—5 月 6 日)。

5 月 6 日,出院。

【病例用药分析】

4月23日19:40发生急性左心衰竭随后出现急性非ST段抬高型心肌梗死的主要原因如下。

(1)患者存在冠心病,PCI术后,糖尿病肾病,慢性肾功能不全,高血压病3级(极高危),2型糖尿病,贫血,术前精神紧张等引发急性左心衰竭、急性心肌梗死的疾病基础[1]。

(2)患者因腰椎管狭窄症合并腰椎间盘突出症被收入脊柱外科后,未服用阿司匹林肠溶片、氯吡格雷、阿托伐他汀钙、血管紧张素转换酶抑制剂、β受体阻滞剂等针对冠心病、PCI术后、高血压病3级(极高危)、2型糖尿病有强适应证的药物。

(3)予瑞帕昔布钠40 mg bid im(4月16日—4月20日),4月22日予瑞帕昔布钠40 mg一次肌内注射。瑞帕昔布钠属于选择性COX-2抑制剂,可引发水钠潴留,血压增高,肾功能不全加重等,急性心肌梗死、急性左心衰竭等心血管事件发生风险随着剂量及暴露时间增加而增加,因此应尽可能使用最短疗程及最低每日有效剂量(见辉瑞制药有限公司药品说明书)。瑞帕昔布钠每日总剂量不应超过80 mg,疗程不应超过3天。对于体重低于50 kg的老年患者,瑞帕昔布钠每日最高剂量应减至40 mg。对于肌酐清除率<30 ml/min或有液体潴留倾向的患者应选择最低推荐剂量开始治疗并密切监测肾功能(见辉瑞制药有限公司药品说明书)。患者为71岁女性,有慢性肾功能不全,肌酐136 mmol/L,因无法站立未测体重,以60 kg体重计,其肌酐清除率为31 ml/min,因此予瑞帕昔布钠40 mg bid im(4月16日—4月20日,4月22日)剂量可能偏大,并且已经超过了3天的规定疗程,使急性心肌梗死、急性左心衰竭的发生风险大大增加。患者为冠心病,PCI术后,缺血性心脏疾病者禁用瑞帕昔布钠(见辉瑞制药有限公司药品说明书)。

(4)4月23日19:40,在发生了急性左心衰竭之后,予硝苯地平片(心痛定)10 mg口服。硝苯地平片为短效二氢吡啶类钙拮抗剂,降压速度、幅度及持续时间无法预测,血压骤降是导致严重不良反应的最主要原因。另外硝苯地平扩张周围血管引起窃血现象和反射性心动过速也是造成严重不良反应的原因。患者71岁高龄,其重要器官调节和储备功能下降,容易引发灌注不足,故口服硝苯地平后可能引发短时间内血压骤降,引起交感神经活性反射性增强,加上硝苯地平本身也具有拟交感活性,因此可出现心动过速、血压过低、心脑等重要脏器供血不足[2]。高血压急症患者使用硝苯地平片后,其严重不良反应(心肌缺血、心绞痛、心肌梗死、脑梗死、严重低血压、休克、高血压等)发生率为61%。有报道93例65岁以上老年高血压患者舌下含服硝苯地平仅5~10 mg,7例出现缺血性心电图改变,2例有心绞痛症状[3]。因此规定高血压急症禁止使用硝苯地平片治疗,特别是老年人群。硝苯地平反而引发高血压,可能是硝苯地平扩血管引起反射性心交感中枢兴奋增强,心率加快,心排血量增加,血浆肾素活性增高所致。近年来主张使用硝苯地平控释片取代短效硝苯地平,控释片有助于减少血压波动[4]。尽管美国医学杂志在1996年就呼吁医师放弃使用舌下含服或口服硝苯地平来治疗高血压急症,但不少医师仍习惯沿用此方法[5]。鉴于老年高血压患者用硝苯地平普通片总死亡率反而高,故老年患者不推荐使用硝苯地平普通片[6]。根据药品说明书记载,硝苯地平片心肌梗死和充血性心力衰竭发生率为4%,肺水肿发生率达2%,心律失常和传导阻滞的发生率各小于0.5%(见上海华氏制药有限公司天平制药厂药品说明书)。4月23日19:40患者已经发生了急性左心衰竭,在这种情况下予硝苯地平片 10 mg(1 粒)口服不适宜,容易加重心肌缺血、心力衰竭,引发急性心肌梗死。

【病例总结】

(1) 瑞帕昔布钠疗程不应超过 3 天,肾功能不全患者或低体重患者应减量,缺血性心脏疾病者禁用。

(2) 老年高血压患者予硝苯地平普通片反而增加心脑血管事件的发生率,故不推荐使用。冠心病 PCI 术后,有抗血小板药物、ACEI、β 受体阻滞剂的强适应证。

未遵守上述用药注意事项,不排除与患者发生急性心肌梗死有相关性。

参 考 文 献

[1] 金惠铭,王建枝.病理生理学[M].第 6 版.北京:人民卫生出版社,2004,214 - 216.

[2] 周长甫,张爱香,阎玲莉.硝苯地平舌下含服致老年高血压急症患者低血压[J].药物不良反应杂志,2010,12(5):369 - 370.

[3] 黄旭慧,阳丽梅,陈敏,等.85 例硝苯地平不良反应的文献分析[J].海峡医学,2010,22(19):217 - 218.

[4] 陈彪,吴曙粤,王艳宁,等.短效硝苯地平致严重不良反应的病例分析[J].药学与临床,2009,12(8):1136 - 1137.

[5] 靳雪莲,孟海涛.舌下含服硝苯地平治疗高血压急症致严重并发症 11 例临床分析[J].中国实用神经疾病杂志,2006,9(3):150 - 151.

[6] 林梅瑟,朱文宗,张炳才,等.舌下含服硝苯地平治疗高血压致严重不良反应的观察[J].中华高血压杂志,2006,14(10):833 - 834.

7. 粒细胞缺乏合并血小板减少的再发心肌梗死

(2013年4月6日)

【概述】

一例高血压合并房颤患者,此次因急性心肌梗死而入院。入院后患者再次发生非 ST 段抬高型心肌梗死,并且出现粒细胞缺乏合并血小板减少的症状。通过此病例分析,主要探讨以下两点:① 患者再次发生非 ST 段抬高型心肌梗死的主要原因;② 患者发生粒细胞缺乏合并血小板减少的主要原因。

【病史介绍】

患者 80 岁,男性,既往有高血压病史 50 年,平时服用福辛普利钠、氨氯地平,血压控制可;有房颤史 5 年,服用美托洛尔;1999 年曾患急性下壁及后壁心肌梗死,行溶栓治疗,发生上消化道大出血,此次拟冠心病、急性冠脉综合征、陈旧性心肌梗死、房颤、心功能 Ⅱ 级(NYHA)、高血压 3 级(极高危)于 2013 年 1 月 18 日 13:30 被收入院。

【临床经过】

2013 年 1 月 18 日予福辛普利钠 10 mg qd po(1 月 18 日—1 月 24 日),减量为 5 mg qd po(1 月 24 日—1 月 25 日)、美托洛尔 12.5 mg bid po(1 月 18 日—1 月 22 日)改善心室重构,阿托伐他汀钙 20 mg qn po(1 月 18 日—1 月 22 日)稳定斑块,**氯吡格雷 75 mg qd po(1 月 18 日—3 月 10 日)、西洛他唑 100 mg bid po(1 月 18 日—1 月 29 日),减量为 50 mg bid po(1 月 29 日—1 月 30 日)**抗血小板聚集,低分子肝素钙 0.4 ml bid ih(1 月 18 日—1 月 20 日),减量为 0.2 ml bid ih(1 月 20 日—1 月 23 日)抗凝,螺内酯 20 mg bid po(1 月 18 日—1 月 22 日),减量为 20 mg qd po(1 月 22 日—1 月 30 日),又加量为 20 mg bid po(1 月 30 日—2 月 1 日),又减量为 20 mg qd po(2 月 1 日—2 月 6 日),加量为 20 mg bid po(2 月 6 日—2 月 8 日),减量为 20 mg qd po(2 月 8 日—3 月 12 日)保钾利尿,泮托拉唑钠 60 mg qd iv gtt(1 月 18 日—1 月 28 日)护胃。

16:39,颈内静脉穿刺后,测 CVP 21.5 cmH_2O (5～10 cmH_2O)。

1 月 19 日,神清、气平,体温平稳,血压 118/70 mmHg,心率 120 次/min,房颤律,双肺底可闻及湿啰音。BNP 27 969 ng/L(<450 ng/L), CK - MB 40.3 μg/L(0.1～4.94 μg/L),高敏肌钙蛋白 1.18 μg/L(0～0.014 μg/L),肌酐 155 μmol/L(59～104 μmol/L),总胆红素

31 μmol/L(6~20 μmol/L),直接胆红素 11.4 μmol/L(0~6 μmol/L),丙氨酸转氨酶 38 U/L (0~60 U/L),γ-谷氨酰转肽酶 100 U/L(8~61 U/L)。电解质、血脂、糖化血红蛋白正常。

1 月 21 日,神清、气平,血压 102/68 mmHg,心率 86 次/min,房颤律,伴有短阵室性心动过速,肺底可闻及湿啰音。CK-MB 9.97 μg/L(0.1~4.94 μg/L),高敏肌钙蛋白 3.18 μg/L (0~0.014 μg/L),肌酐 188 μmol/L(59~104 μmol/L),血红蛋白 133.0 g/L(131.0~172.0 g/L),血小板计数 104.0$\times10^9$/L(100$\times10^9$/L~300$\times10^9$/L),白细胞 7.76$\times10^9$/L (3.69$\times10^9$/L~9.16$\times10^9$/L),中性粒细胞百分比 70.5%(50%~70%)。予氯化钾缓释片 1 g bid po(1 月 21 日—1 月 23 日)补钾,托拉塞米 10 mg qd po(1 月 21 日—1 月 29 日),20 mg qd po(1 月 29 日—2 月 1 日),10 mg qd po(2 月 1 日—2 月 5 日),10 mg bid po(2 月 5 日—2 月 8 日),10 mg qd po(2 月 8 日—2 月 16 日)(2 月 19 日—2 月 26 日),5 mg qd po(2 月 26 日—2 月 27 日)利尿,胺碘酮 0.2 g tid po(1 月 21 日—1 月 22 日)抗心律失常。

1 月 22 日 0:00,患者诉背痛伴胸闷、气促,查体两肺湿啰音,心率 100 次/min,血压 150/90 mmHg。予硝酸甘油、呋塞米静脉输注后好转。10:14,血压 92/62 mmHg,两肺底可闻及湿啰音,心率 106 次/min,房颤律。肌酐 178 μmol/L(71~133 μmol/L),BNP 22 477 ng/L(<450 ng/L)。停美托洛尔,予比索洛尔 2.5 mg qd po(1 月 22 日—1 月 23 日),加量为 3.75 mg qd po(1 月 23 日—1 月 25 日),继续加量为 5 mg qd po(1 月 25 日—2 月 28 日),减量为 3.75 mg qd po(2 月 28 日—3 月 7 日)减慢心率,考虑肝功能损害,停阿托伐他汀钙,改用瑞舒伐他汀钙 10 mg qn po(1 月 22 日—1 月 25 日),予阿普唑仑 0.4 mg qn po(1 月 22 日—1 月 24 日)(2 月 2 日—2 月 7 日)。

1 月 23 日,血压 93/71 mmHg,两肺底可闻及湿啰音,心率 120 次/min,房颤律。BNP 17 335 ng/L(<450 ng/L),肌酐 193 μmol/L(59~104 μmol/L)。予地高辛 0.125 mg qd po (1 月 23 日—2 月 10 日)强心。

1 月 24 日,肌酐 221 μmol/L(71~133 μmol/L),BNP 21 284 ng/L(<450 ng/L)。

1 月 25 日,白细胞计数 8.28$\times10^9$/L(3.69$\times10^9$/L~9.16$\times10^9$/L),中性粒细胞百分比 75.4%(50%~70%),肌酐 231 μmol/L(71~133 μmol/L),BNP 23 273 ng/L(<450 ng/L)。停瑞舒伐他汀钙,改回阿托伐他汀钙 20 mg qn po(1 月 25 日—3 月 9 日)。肾脏内科会诊,**停福辛普利钠**。

1 月 30 日,血压 110/90 mmHg,两肺底可闻及湿啰音,心率 84 次/min,房颤律,转老年医学科。予单硝酸异山梨酯缓释胶囊 50 mg qd po(1 月 30 日—2 月 18 日)扩冠,**埃索美拉唑镁肠溶 20 mg qd po(1 月 30 日—3 月 3 日)护胃**,胸腺法新 1.6 mg bid(1 月 30 日—3 月 9 日)增强免疫力。停西洛他唑。

1 月 31 日,动态心电图示房颤,频发多源性室性期前收缩,短阵室性心动过速,ST-T 改变。

2 月 1 日,血压 115/80 mmHg,两肺底可闻及湿啰音,心率 69 次/min,房颤律,双下肢足背水肿。

2 月 2 日,肌酐 182 μmol/L(59~104 μmol/L),BNP 15 239 ng/L(<450 ng/L)。

2 月 4 日,活动后气促,高枕卧位,血压 124/82 mmHg,两肺底可闻及湿啰音,心率 72 次/min,房颤律,双下肢足背水肿。予氯沙坦钾 25 mg qd po(2 月 4 日—2 月 26 日)改善心室重构,予益心舒3粒 tid po(2月4日—2月20日)活血。

2月6日,胸部平片示双侧肺野纹理增多,模糊,左上肺见少许小斑片状致密影,双侧肺门影增浓,心影明显增大,双侧肋膈角及隔面模糊。双侧胸腔积液与心力衰竭有关。

2月7日,心脏超声示射血分数(EF)45%,较前改善。予地西泮2.5 mg qn po(2月7日—2月28日)助眠。

2月10日,患者心力衰竭改善,将地高辛减量为0.125 mg qod (2月10日—2月20日)。2月12日,肌酐193 μmol/L(59~104 μmol/L)。

2月13日,患者能下地短距离活动,BNP 8 075 ng/L(<450 ng/L)。

2月14日,高敏肌钙蛋白0.073 μg/L(0~0.014 μg/L)。

2月18日,患者胸闷不适,血压100/60 mmHg,心率65次/min,左肺底闻及明显干湿啰音,足背部水肿。

2月20日,血压100/78 mmHg,心率62次/min,房颤律,左肺底闻及干湿啰音,双下肢轻度水肿。患者近3日反复胸闷发作,予单硝酸异山梨酯25 mg qd iv gtt(2月20日—2月28日)扩冠。

2月21日,CK-MB 3.65 μg/L(0.1~4.94 μg/L),高敏肌钙蛋白0.208 μg/L(0~0.014 μg/L),肌红蛋白77.7 μg/L(28.0~72.0 μg/L),BNP 18 957 ng/L(<450 ng/L),地高辛血药浓度0.76 μg/L(0.6~1.5 μg/L)。

2月22日,患者心肌酶增高,予阿司匹林肠溶片100 mg qd po(2月22日—2月25日)抗血小板聚集。

2月25日,患者有阵发性胸闷伴背部牵拉感和恶心不适,CK-MB 4.39 μg/L(0.1~4.94 μg/L),高敏肌钙蛋白0.358 μg/L(0~0.014 μg/L),肌红蛋白110.3 μg/L(28.0~72.0 μg/L)。患者心肌酶动态增高,结合心电图考虑再发急性冠脉综合征。予低分子肝素钙0.4 ml bid ih(2月25日—2月26日),减量为0.2 ml bid ih(2月26日—3月1日),加量为0.4 ml qd ih(3月1日—3月2日),又减量为0.2 ml qd ih(3月2日—3月5日)抗凝,泮托拉唑钠40 mg qd iv gtt(2月25日—3月3日)。

2月26日,B超示左侧肾主动脉重度狭窄可能,右侧肾主动脉闭塞可能,双肾体积较小,腹主动脉瘤伴血栓形成。

2月27日,BNP 14 988 ng/L(<450 ng/L),CK-MB 7.63 μg/L(0.1~4.94 μg/L),高敏肌钙蛋白0.189 μg/L(0~0.014 μg/L),肌红蛋白104.9 μg/L(28.0~72.0 μg/L),肌酐278 μmol/L(59~104 μmol/L)。肌酐进行性上升,考虑血容量不足,肾动脉狭窄。予右侧颈内静脉穿刺,测CVP 27 cmH$_2$O (5~10 cmH$_2$O),血压波动于80~90/60~65 mmHg。考虑心源性休克,予多巴胺升压,硝酸甘油扩冠。

2月28日,予艾司唑仑2 mg qn po(2月28日—3月6日),减量为1 mg qn po(3月6日—3月9日)助眠。

3月3日,患者夜间反复胸闷不适,高枕卧位,精神萎靡,左肺底闻及湿啰音,双下肢Ⅰ度水肿,血压80~107/60~75 mmHg,心率60~115次/min,房颤心律。BNP>35 000 ng/L(<450 ng/L),CK-MB 19.05 μg/L(0.1~4.94 μg/L),高敏肌钙蛋白1.220 μg/L(0~0.014 μg/L),肌红蛋白418.7 μg/L(28.0~72.0 μg/L),肌酐234 μmol/L(71~133 μmol/L)。考虑急

性心功能不全,予呋塞米、去乙酰毛花苷等。停埃索美拉唑,予泮托拉唑钠 40 mg bid iv gtt (3月3日—3月5日),减量为 40 mg qd iv gtt(3月5日—3月7日),加量为 40 mg bid iv gtt (3月7日—3月9日),继续加量为 60 mg bid iv gtt(3月10日—3月12日)护胃。

3月5日,测 CVP 21 cmH$_2$O (5~10 cmH$_2$O),低分子肝素钙抗凝 10 天,予停用,再次予西洛他唑 50 mg bid po(3月5日—3月10日)抗血小板聚集。

3月6日,24 小时尿量仅 500 ml,血压 80~105/50~65 mmHg,心率 65~90 次/min,房颤律,双侧足趾末梢发紫,足趾间出现局部破损。考虑末梢循环差,可能出现足趾坏疽。

3月7日,患者自觉有痰不易咳出,左肺闻及湿啰音,无力排痰,要防止痰堵窒息,加强翻身拍背,必要时予以吸痰。考虑患者心力衰竭严重,为减少药物对心肌的负性肌力作用,停比索洛尔,改用琥珀酸美托洛尔缓释片 23.75 mg qd po(3月7日—3月9日)。

3月8日,患者咳嗽咳痰,痰为白色黏痰,诉右趾疼痛,体温正常。血红蛋白 139.0 g/L (131.0~172.0 g/L),血小板计数 81.0×10^9/L(100×10^9/L~300×10^9/L),白细胞 8.42× 10^9/L(3.69×10^9/L~9.16×10^9/L),中性粒细胞百分比 83.2%(50%~70%),CRP 27 mg/L (0~8 mg/L)。总胆红素 37.5 μmol/L(6~20 μmol/L),直接胆红素 24.3 μmol/L(0~6 μmol/L),丙氨酸转氨酶 84 U/L(0~60 U/L),γ-谷氨酰转肽酶 184 U/L(8~61 U/L),肌酐 272 μmol/L(59~104 μmol/L),尿酸 1 111 μmol/L(203~417 μmol/L)。**予塞来昔布胶囊(西乐葆)0.2 g qn po(3月8日—3月9日)抗痛风**。另外,予氨溴索 30 mg 雾化吸入化痰。

3月10日,BNP>35 000 ng/L(<450 ng/L),CK-MB 1.45 μg/L(0.1~4.94 μg/L),高敏肌钙蛋白 2.50 μg/L(0~0.014 μg/L)。血红蛋白 141.0 g/L(131.0~172.0 g/L),血小板计数 58.4×10^9/L(100×10^9/L~300×10^9/L),白细胞 4.11×10^9/L(3.69×10^9/L~9.16× 10^9/L),中性粒细胞百分比 87.3%(50%~70%),测 CVP 22 cmH$_2$O(5~10 cmH$_2$O)。患者有胸闷、气急症状,有痰不易咳出,出现多脏器损害。患者病程中再次心肌酶升高,考虑再次心肌梗死,转 CCU。因血小板降低,停西洛他唑和氯吡格雷。予螺内酯 20 mg bid po(3月10日—3月12日),呋塞米 20 mg bid po(3月10日—3月11日)利尿。

3月11日 9:00,CRP>160 mg/L(0~8 mg/L),血红蛋白 137.0 g/L(131.0~172.0 g/L),血小板计数 45.4×10^9/L(100×10^9/L~300×10^9/L),白细胞 2.75×10^9/L(3.69×10^9/L~9.16×10^9/L),中性粒细胞百分比 89.8%(50%~70%),肌酐 324 μmol/L(71~133 μmol/L),降钙素原 16.19 μg/L(0.051~0.5 μg/L)。总胆红素 85.1 μmol/L(6~20 μmol/L),直接胆红素 43.2 μmol/L(0~6 μmol/L),丙氨酸转氨酶 95 U/L(0~60 U/L),γ-谷氨酰转肽酶 110 U/L(8~61 U/L),CK-MB 14.26 μg/L(0.1~4.94 μg/L),高敏肌钙蛋白 2.87 μg/L (0~0.014 μg/L)。查 EF 31%,血氧饱和度 80%,考虑呼吸衰竭,予无创呼吸机辅助通气。

22:00,血红蛋白 129.0 g/L(131.0~172.0 g/L),血小板计数 35.4×10^9/L(100× 10^9/L~300×10^9/L),白细胞 0.26×10^9/L(3.69×10^9/L~9.16×10^9/L),中性粒细胞百分比 46.2%(50%~70%)。心电图示急性下壁+前壁 ST 段弓背抬高,考虑急性下壁+前壁心肌梗死。患者神志模糊,血小板进行性下降,白细胞进行性下降,DIC 不能除外。予异丙肾上腺素+多巴胺+多巴酚丁胺静脉推泵维持血压心率。

3月12日 00:30,患者血压心率进行性下降,自主呼吸消失。00:53,心电图呈一直线,宣告临床死亡。

【病例用药分析】

一、患者再次发生非 ST 段抬高型心肌梗死的主要原因

患者气促、胸闷、胸痛症状有所改善,BNP 由 1 月 19 日 27 969 ng/L 降至 2 月 13 日的 8 075 ng/L,高敏肌钙蛋白由 1 月 21 日 3.18 μg/L 降至 2 月 14 日的 0.073 μg/L,肌酐由 1 月 24 日 221 μmol/L 降至 2 月 10 日的 193 μmol/L。2 月 18 日起,患者再次频发胸闷,2 月 22 日 BNP 升至 18 957 ng/L,2 月 25 日高敏肌钙蛋白升至 0.358 μg/L。结合心电图,考虑再次发生急性冠脉综合征(或非 ST 段抬高型心肌梗死)。

急性心肌梗死的基本病因是交感神经兴奋性增加,血压、心率增高,左心室负荷明显加重;循环量不足等致心排量骤降,冠状动脉灌流量锐减;血黏度增高等因素导致在冠状动脉粥样硬化的基础上斑块破裂出血及血栓形成[1]。患者再次发生急性冠脉综合征(或非 ST 段抬高型心肌梗死)的主要原因:

(1)患者存在急性冠脉综合征、陈旧性心肌梗死、房颤、严重心力衰竭、肾功能不全、高血压等诱发急性心肌梗死的高危因素[1]。

(2)根据《不稳定心绞痛和非 ST 段抬高心肌梗死诊断与治疗指南》[2],应迅速开始抗血小板治疗,首选阿司匹林,对不准备行早期 PCI 的患者,还应联合使用氯吡格雷 9～12 个月,另外还应皮下注射低分子肝素钙。每位 UA/NSTEMI 患者均应使用阿司匹林,除非有禁忌证。阿司匹林＋氯吡格雷,其心血管死亡、心肌梗死、卒中发生率明显低于单用阿司匹林组。而实际情况是,予氯吡格雷 75 mg qd po(1 月 18 日—3 月 9 日)＋西洛他唑 100 mg bid po(1 月 18 日—1 月 29 日),50 mg bid po(1 月 29 日 1 月 30 日)双联抗血小板,因考虑患者有上消化道出血史未使用阿司匹林。西洛他唑通过选择性抑制血小板及血管平滑肌内的 PDE3 的活性,发挥抗血小板作用及血管扩张作用,但可能使患者长时间出现血压心率积明显升高,使心率增加而诱发心绞痛。另外,该药具有 PDE3 抑制作用,可能使心力衰竭加重(见浙江大冢制药有限公司药品说明书)。患者为急性冠脉综合征、陈旧性心肌梗死,1 月 18 日入院后 BNP 一直大于 20 000 ng/L(<450 ng/L),有严重心力衰竭,故使用西洛他唑可使原有心力衰竭进一步恶化。有口服西洛他唑后发生充血性心力衰竭,心肌梗死,心绞痛,室性心动过速的报道(见浙江大冢制药有限公司药品说明书)。

(3)在 1 月 30 日停用了西洛他唑后,患者 BNP 逐步下降,2 月 13 日为 8 075 ng/L,虽然心力衰竭症状得到改善,但只剩下氯吡格雷单药抗血小板,未及时加阿司匹林,这对于因急性冠脉综合征及房颤而栓塞风险极高的患者是不适宜的,并且予埃索美拉唑镁肠溶片 20 mg qd po(1 月 30 日—3 月 3 日)。埃索美拉唑与氯吡格雷存在相互作用,可使氯吡格雷活性代谢物的血药浓度下降,可导致血小板聚集抑制率有较大幅度降低。因此不推荐氯吡格雷与埃索美拉唑联合使用(见赛诺菲制药有限公司药品说明书)。

(4)1 月 25 日停用了福辛普利钠。根据《不稳定心绞痛和非 ST 段抬高心肌梗死诊断与治疗指南》[2],所有急性冠脉综合征合并心力衰竭患者均应使用血管紧张素转换酶抑制剂(ACEI),可改善预后。根据《2007 中国慢性心力衰竭诊断和治疗指南》[3],ACEI 对严重血管性水肿、无尿性肾功能衰竭、妊娠妇女为绝对禁忌证;对双侧肾动脉狭窄、血肌酐水平＞265.2 μmol/L、高钾血症等慎用。根据福辛普利钠药品说明书规定:对 ACEI 严重过敏者以

及妊娠期和哺乳期妇女禁用;对充血性心力衰竭者、双侧肾动脉狭窄者使用 ACEI,有增加肾功能障碍的危险,当血肌酐进行性升高时,可考虑减少剂量,必要时停药(见中美上海施贵宝制药有限公司药品说明书)。患者 1 月 19 日肌酐 155 μmol/L,1 月 24 日上升至肌酐 221 μmol/L,不是福辛普利钠的禁忌证,故停药是否恰当值得商榷。

二、患者发生粒细胞缺乏合并血小板减少的主要原因

(1)患者再发急性心肌梗死,有严重心力衰竭,多脏器衰竭,长期卧床,中心静脉置管,插导尿管,降钙素原很高,有痰咳不出。结合症状体征,患者可能存在严重的感染,产生异常免疫和负性调控因子使粒细胞生成减少;同时因严重感染使白细胞和中性粒细胞消耗过多[1]。严重感染也可诱发血小板减少性紫癜、DIC 等使血小板减少[1]。

(2)予塞来昔布胶囊 0.2 g qn po(3 月 8 日—3 月 9 日),虽然在 3 月 9 日停用了塞来昔布,但该药在中度肝功能受损患者中浓度-时间曲线下面积(AUC)增加 180%,在肌酐清除率为 35~60 ml/min 的患者中 AUC 增加 40%。该患者同时存在比较严重的肝功能损害和肾功能不全,可使塞来昔布在体内蓄积,3 月 9 日停药,3 月 11 日很可能在体内未被代谢排泄完。塞来昔布为非甾体抗炎药,可引发血小板减少、白细胞减少、粒细胞缺乏、再生障碍性贫血(见辉瑞制药有限公司药品说明书)。塞来昔布禁用于重度心力衰竭患者,塞来昔布可能使严重心血管血栓事件、心肌梗死和卒中的风险增加,其风险可能是致命的(见辉瑞制药有限公司药品说明书)。塞来昔布可能造成肝功能损害,造成肾功能不全加重(见辉瑞制药有限公司药品说明书)。

(3)再次予西洛他唑 50 mg bid po(3 月 5 日—3 月 9 日),患者有比较严重的肝、肾功能损害,可能使西洛他唑在体内蓄积,3 月 11 日很可能在体内未被代谢排泄完。西洛他唑可造成粒细胞缺乏、血小板减少、全血细胞减少(见浙江大冢制药有限公司药品说明书)。西洛他唑对心功能Ⅲ级以上者禁用,有口服西洛他唑后发生充血性心力衰竭,心肌梗死,心绞痛,室性心动过速的报道(见浙江大冢制药有限公司药品说明书)。

(4)予艾司唑仑 2 mg qn po(2 月 28 日—3 月 6 日),减量为 1 mg qn po(3 月 6 日—3 月 9 日)。患者有比较严重的肝、肾功能损害,而艾司唑仑肝肾功能损害者可延长消除半衰期,规定艾司唑仑肝肾功能损害者禁用或慎用。故 3 月 11 日很可能在体内未被代谢排泄完,艾司唑仑可引发白细胞减少(见上海信谊药厂有限公司药品说明书)。

(5)予氯吡格雷 75 mg qd po(1 月 18 日—3 月 10 日),患者存在比较严重的肝功能损害,而氯吡格雷主要由肝脏代谢,规定严重肝脏损害者禁用(见赛诺菲制药有限公司药品说明书)。3 月 11 日氯吡格雷很可能在体内未被代谢排泄完,该药可引发血小板减少症、白细胞减少症(见赛诺菲制药有限公司药品说明书)。

(6)予呋塞米 20 mg bid po(3 月 10 日—3 月 11 日),呋塞米 20 mg qd iv(3 月 11 日),该药可造成骨髓抑制,导致粒细胞减少、血小板减少性紫癜、再生障碍性贫血(见上海禾丰制药有限公司药品说明书)。

【病例总结】

(1)患者 1 月 18 日入院后 BNP 一直大于 20 000 ng/L(<450 ng/L),结合症状体征判断

存在严重心力衰竭,而西洛他唑充血性心力衰竭者(可能会加重心力衰竭)禁用。

(2)根据《不稳定心绞痛和非 ST 段抬高心肌梗死诊断与治疗指南》[2],每位 UA/NSTEMI 患者均应使用阿司匹林(除非有禁忌证),还应联合使用氯吡格雷。

(3)不推荐氯吡格雷与埃索美拉唑联合使用。

(4)ACEI 绝对禁忌证为严重血管性水肿、无尿性肾功能衰竭、妊娠妇女;对双侧肾动脉狭窄、肌酐>265.2 $\mu mol/L$ 者慎用。当发生血肌酐进行性上升时,可考虑减少剂量,当升高超过原来一倍时,才考虑停药。

违反上述禁忌证、药物相互作用,不遵守上述指南规定,不排除与患者再次发生急性冠脉综合征(或非 ST 段抬高型心肌梗死)有一定的相关性。

(5)患者存在严重的心力衰竭,而重度心力衰竭者禁用塞来昔布。塞来昔布可能使严重心血管血栓事件、心肌梗死和卒中的风险增加,其风险可能使致命的。

(6)塞来昔布可能造成肝功能损害,多于 15% 的患者可出现一项或多项肝脏实验室指标临界增高,约有 1% 患者会出现显著的丙氨酸转氨酶增高,个别患者可出现致命的肝功能衰竭、肝坏死、暴发性肝炎。对本身有肾功能损害、心力衰竭、肝功能异常、使用利尿剂或 ACEI、老年患者,塞来昔布造成肾功能不全加重的风险大增。塞来昔布还可引发骨髓抑制。

(7)患者再发急性心肌梗死,有严重心力衰竭,多脏器衰竭,长期卧床,中心静脉置管,插导尿管,降钙素原很高,有痰咳不出。降钙素原在严重细菌感染(2~3 小时后)早期即可升高,因此具有早期诊断价值;在局部感染、病毒感染、慢性非特异性炎症、癌症发热、移植物宿主排斥反应或自身免疫性等疾病时降钙素原浓度不增加或轻微增加,因此可用于细菌感染的鉴别诊断;降钙素原浓度和炎症严重程度成正相关,并随着炎症的控制和病情的缓解而降低至正常水平。结合症状体征,患者存在严重的感染。患者病情危重,肺部感染较难控制,符合降阶梯治疗条件[4]。为保证早期抗生素治疗的正确性,需要联合应用广谱抗生素,覆盖耐药革兰阴性杆菌和革兰阳性球菌。该患者常见致病菌可能有铜绿假单胞菌,耐甲氧西林金黄色葡萄球菌(MRSA),不动杆菌,肠杆菌属细菌和厌氧菌等,可选择氟喹诺酮类或氨基糖苷类联合下列药物之一:① 抗假单胞菌 β-内酰胺酶类,如头孢他啶、头孢哌酮、哌拉西林等;② 广谱 β-内酰胺类/β-内酰胺酶抑制药,如头孢哌酮/舒巴坦钠、哌拉西林/他唑巴坦等;③ 碳青霉烯类如亚胺培南/西司他丁钠和美罗培南;估计金黄色葡萄球菌感染可能者联合应用万古霉素、替考拉宁、利奈唑胺;估计真菌感染可能者联合应用抗真菌药物如氟康唑、伏立康唑、伊曲康唑、米卡芬净等[5]。**而实际上未使用抗生素。**

违反上述禁忌证、用药注意事项、抗生素使用原则可能与患者发生粒细胞缺乏、肝肾功能损害进行性加重、多脏器衰竭有一定相关性。

(8)患者存在睡眠困难,而益心舒胶囊由人参、麦冬、五味子、黄芪、丹参、川芎、山楂组成。失眠多梦者禁用。

参 考 文 献

[1]陆再英,钟南山.内科学[M].第 7 版.北京:人民卫生出版社,2008,212-220,593-595,646-652.

[2]中华医学会心血管病学分会,中华心血管病杂志编辑委员会.不稳定心绞痛和非 ST 段抬高心肌梗死

诊断与治疗指南. 中华心血管病杂志,2007,35(4)：295 - 304.

［3］中华医学会心血管病学分会,中华心血管病杂志编辑委员会. 2007 中国慢性心力衰竭诊断和治疗指南. 中华心血管病杂志,2007,35(12)：1 - 29.

［4］梁德雄. 重症肺炎抗生素降阶梯治疗使用策略［J］. 中国医学文摘·内科学,2005,26(4)：484 - 487.

［5］刘洋,孟彦苓,杜斌. 呼吸机相关肺炎［J］. 协和医学杂志,2010,1(1)：103 - 107.

8. 类风湿关节炎患者发生心肌梗死

（2013 年 6 月 15 日）

【概述】

一例类风湿关节炎合并痔疮史多年的患者，此次因诊断为冠心病、急性前间壁心肌梗死、心律失常、心功能Ⅱ～Ⅲ级(NYHA)、肺部感染、中度贫血待查而入院。入院后患者病情迅速恶化致死，通过此病例分析，主要探讨以下两点：① 患者发生急性心肌梗死的主要原因；② 患者病情迅速恶化而死亡的主要原因。

【病史介绍】

患者 85 岁，女性，既往有类风湿关节炎病史近 20 年，关节疼痛剧烈，现肘关节、膝关节皆有畸形，**长期予吲哚美辛栓 100 mg qd 纳肛**止痛。有痔疮史多年，长期大便带有鲜血。2013 年 5 月开始偶有咳嗽、咳痰，为白色黏痰，量不多，家属予"咳嗽药水"，可能是**复方可待因口服溶液** 10 ml tid po 后咳嗽、咳痰稍有减轻，但不明显。因反复胸闷不适 1 月余，加重伴恶心、呕吐 2 天于 2013 年 6 月 11 日 11:30 入院。诊断为冠心病、急性前间壁心肌梗死、心律失常、心功能Ⅱ～Ⅲ级(NYHA)、肺部感染、中度贫血待查、类风湿关节炎、痔疮。查体体温 37.2℃，心率 120 次/min，呼吸 21 次/min，血压 109/70 mmHg。神清，精神可，呼吸平稳，呼之可应，贫血貌，口唇无发绀，两下肺可闻及细湿啰音。查白细胞 14.21×10^9/L(3.69×10^9/L～9.16×10^9/L)，中性粒细胞百分比 79.5%(50%～70%)，血红蛋白 50.2 g/L(131.0～172.0 g/L)，血小板 548.1×10^9/L(100×10^9/L～300×10^9/L)，心肌酶偏高，BNP 16 032 ng/L(<450 ng/L)，D-二聚体 8.760 mg/L(<0.550 mg/L)，血气分析、肝肾功能未见明显异常。心电图示窦性心动过速，频发房性期前收缩、短阵房性心动过速，符合急性前间壁心肌梗死心电图改变。胸片示两肺散在炎症，右肺门增大，左侧胸腔积液可能。

【临床经过】

2013 年 6 月 11 日予阿司匹林肠溶片 100 mg qd po(6 月 11 日)抗血小板，低分子肝素钙 0.4 ml q12h ih(6 月 11 日)抗凝，**多索茶碱 0.3 g 及生理盐水 100 ml qd iv gtt(6 月 11 日)**平喘，莫西沙星氯化钠 0.4 g qd iv gtt(6 月 11 日)抗感染，能量合剂 1 支＋硝酸异山梨酯 10 mg＋10%氯化钾 7.5 ml＋5%葡萄糖 250 ml qd iv gtt(6 月 11 日)扩冠，泮托拉唑钠 40 mg bid iv gtt(6 月 11 日)护胃，阿托伐他汀钙 20 mg qn po(6 月 11 日)稳定斑块。

14:00,心电监护示心率 110 次/min,律不齐,血压 80/45 mmHg,血氧饱和度 97%。查体神志尚清,不对答,呼吸稍促,贫血貌,两下肺可闻及细湿啰音,双手畸形,双下肢无明显水肿。血气分析示 PCO_2 24.1 mmHg($35\sim45$ mmHg),pH 7.43($7.35\sim7.45$),PO_2 80.5 mmHg($83\sim108$ mmHg),肌酐 83 μmol/L($59\sim104$ μmol/L),葡萄糖 12.17 mmol/L($3.6\sim6.1$ mmol/L),钾 2.7 mmol/L($3.5\sim5.0$ mmol/L),降钙素原 0.398 μg/L($0.051\sim0.5$ μg/L),BNP(急诊)$>35\,000$ ng/L(<450 ng/L)。向家属告知病情极危重,家属决定放弃转重症监护室,放弃积极抢救措施。

19:00,患者仍有胸闷不适,心电监护示心率 115 次/min,律不齐,血压 75/43 mmHg。予多巴胺 200 mg 静脉推泵维持。

19:20,请心内科会诊,增加氯吡格雷 50 mg qd po(6 月 11 日)抗血小板。

6 月 12 日 1:20,患者呼吸停止,血压测不出,心率 65 次/min,律不齐,血氧饱和度测不出。予尼可刹米、洛贝林各 2 支静推,肾上腺素 1 mg 静推,多巴胺、尼可刹米、洛贝林静脉维持,患者呼吸无恢复,血压测不出。2:00 患者心电图呈一直线,宣布临床死亡。

【病例用药分析】

一、患者发生急性心肌梗死的主要原因

急性心肌梗死的基本病因是交感神经兴奋性增加,血压、心率增高,左心室负荷明显加重;循环量不足等致心排量骤降,冠状动脉灌流量锐减;血黏度增高等因素导致在冠状动脉粥样硬化的基础上斑块破裂出血及血栓形成[1]。

患者发生急性心肌梗死的主要原因:

(1) 存在冠心病、心律失常(频发房性期前收缩、短阵房性心动过速)、心功能 Ⅱ～Ⅲ 级(NYHA)、肺部感染、中度贫血等诱发急性心肌梗死的高危因素[1]。

(2) 因类风湿关节炎长期予吲哚美辛栓 100 mg qd 纳肛。吲哚美辛为非甾体抗炎药,抑制前列腺素合成,引发水钠潴留,使血压增高,增加心脏负荷。长期使用引起心肌梗死等严重心血管事件的风险增加(见上海现代制药股份有限公司药品说明书)。

(3) 予复方可待因口服溶液 10 ml tid po 近一个月。每毫升复方可待因包含可待因 1 mg,麻黄碱 0.6 mg(见珠海联邦制药股份有限公司中山分公司药品说明书),因此予复方可待因溶液 10 ml tid po,相当于每日口服麻黄碱 18 mg,每日口服 30 mg 可待因。麻黄碱成人口服常规剂量每次 $15\sim30$ mg,一日 $45\sim90$ mg[2],可见患者剂量已接近此剂量的一半。麻黄碱对肾上腺素 α 受体和 β 受体均有激动作用,可使皮肤、黏膜和内脏血管收缩,血压升高,增加心脏负荷和心肌耗氧量,从而加重心力衰竭,诱发严重心律失常[3]。可待因镇咳成人常用量一日 30 mg 口服,对延髓的咳嗽中枢有选择性地抑制,镇咳作用强而迅速。能抑制支气管腺体的分泌,可使痰液黏稠,难以咳出(见国药集团工业股份有限公司药品说明书)。有痰咳不出,痰堵在气管很易引起急性气道堵塞,黏痰潴留在肺部使感染加重,从而加重心脏负荷。

二、患者病情迅速恶化而死亡的主要原因

患者在被收入院后,病情迅速恶化,很快死亡的主要原因:

(1) 患者高龄,有急性前间壁心肌梗死、贫血、严重心力衰竭、类风湿关节炎、肺部感染等

多种疾病,未能开通罪犯血管。

(2)患者肺部感染伴有严重心力衰竭、急性心肌梗死等多种严重基础疾病,应及早开始正确的经验性抗生素治疗(通常应在入院后 5 小时之内开始抗生素治疗),早期治疗若不能覆盖所有可能致病菌,会显著增加死亡率。为保证早期抗生素治疗的正确性,需要联合应用广谱抗生素,覆盖耐药革兰阴性杆菌和革兰阳性球菌。患者常见致病菌可能有铜绿假单胞菌,耐甲氧西林金黄色葡萄球菌(MRSA),不动杆菌,肠杆菌属细菌和厌氧菌等,可选择氟喹诺酮类或氨基糖苷类联合头孢菌素类或广谱 β-内酰胺类/β-内酰胺酶抑制药或碳青霉烯类;估计金黄色葡萄球菌感染可能者联合应用万古霉素、替考拉宁、利奈唑胺;估计真菌感染可能者联合应用抗真菌药物如氟康唑、伏立康唑、伊曲康唑、米卡芬净等[4];抗感染 2~3 天效果不佳应及时更换抗生素。而实际只予莫西沙星一种抗菌药,抗菌效力可能不足,且不能覆盖 MRSA 等致病菌。可能使感染得不到有效控制,导致患者死亡。

(3)予多索茶碱 0.3 g+生理盐水 100 ml qd iv gtt。多索茶碱为甲基黄嘌呤的衍生物,释放出内源性肾上腺素和去甲肾上腺素,增加心脏负荷,使心肌梗死加重,引发严重心律失常。因此规定多索茶碱急性心肌梗死患者禁用(见山西普德药业股份有限公司药品说明书)。

【病例总结】

(1)长期予吲哚美辛栓可增加心血管疾病发生风险。

(2)严重高血压、冠状血管病、下呼吸道感染患者禁用复方可待因口服溶液。

(3)急性心肌梗死患者禁用多索茶碱。

未遵守上述用药注意事项,不排除与患者发生急性心肌梗死死亡有相关性。

参 考 文 献

[1]陆再英,钟南山.内科学[M].第 7 版.北京:人民卫生出版社,2008,212-220,593-595,646-652.

[2]杨世杰.药理学[M].北京:人民卫生出版社,2001,194-195.

[3]贾公孚,谢惠民.药害临床防治大全[M].北京:人民卫生出版社,2002,357-362.

[4]刘洋,孟彦苓,杜斌.呼吸机相关肺炎[J].协和医学杂志,2010,1(1):103-107.

9. 急性心肌梗死患者发生低血压

（2013 年 12 月 20 日）

【概述】

一例 10 年前开始胸闷、胸痛发作患者,此次拟冠心病、急性冠脉综合征、心功能 I 级 (Killip)而入院。入院后,患者血压持续性偏低。通过此病例分析,主要探讨急性心肌梗死患者低血压的药物原因。

【病史介绍】

患者 71 岁,男性,10 年前开始胸闷、胸痛发作,近半年来自觉胸痛症状发作较前频繁,此次入院前一天患者无明显诱因下发作剧烈胸痛,持续半小时以上不能缓解,至当地医院就诊,查心电图及心肌酶等考虑心肌缺血(未见具体报告),予以静脉推注硝酸甘油等药物后明显好转。拟冠心病、急性冠脉综合征、心功能 I 级(Killip)于 12 月 16 日 18：06 收住入院。查体神清,气平,双肺未闻及干湿啰音,心率 75 次/min,律齐,血压 119/60 mmHg,双下肢无水肿。

【临床经过】

2013 年 12 月予西洛他唑 50 mg bid po(12 月 16 日—12 月 18 日)、氯吡格雷 75 mg qd po (12 月 16 日—12 月 18 日)抗血小板聚集,低分子肝素钙 4 000 U q12h ih(12 月 17 日—12 月 19 日)抗凝,美托洛尔 6.25 mg bid po(12 月 16 日—12 月 19 日)减慢心率,福辛普利钠 5 mg qd po(12 月 16 日—12 月 19 日)改善重构,单硝酸异山梨酯缓释片 40 mg qd po(12 月 16 日— 12 月 17 日)扩冠,瑞舒伐他汀钙 10 mg qn po(12 月 16 日—12 月 19 日)稳定斑块,呋塞米 10 mg qd po(12 月 16 日)利尿,螺内酯 10 mg qd po(12 月 16 日)保钾利尿。

12 月 17 日 1：00,心率 69 次/min,**血压 87/48 mmHg**;2：00,心率 64 次/min,**血压 85/44 mmHg**;4：00,心率 62 次/min,**血压 85/46 mmHg**;5：00,心率 66 次/min,**血压 80/57 mmHg**;6：00,心率 71 次/min,血压 113/65 mmHg。

8：30,无明显胸闷不适。心率 70 次/min,律齐,双下肢无水肿。查心肌梗死三项心肌酶明显升高超过 3 倍,结合心电图诊断为急性非 ST 段抬高型心肌梗死。查 BNP 4 103 ng/L(< 450 ng/L)。予泮托拉唑钠 60 mg qd iv gtt(12 月 17 日—12 月 19 日)抑酸护胃。

13：15—13：30,局麻下行冠脉造影+PCI 术,示右左主干短,80%～90%狭窄,可见斑块破裂征象累及回旋支及前降支开口;左前降支近中段弥漫长病变,管腔狭窄 70%～80%;左回旋支开口80%左右狭窄。术中血压116/73 mmHg,心率80次/min。

16:00,患者目前因左主干重度病变,心外科会诊认为有手术指征,建议手术治疗。查BNP(急诊)4 279 ng/L(<450 ng/L)。心脏超声检查示左室前壁及侧壁、后壁中上段运动降低,左室收缩功能降低,EF46%。23:00,心率65次/min,血压87/59 mmHg。

12月18日10:00,心率81次/min,律齐,血压101/60 mmHg。13:00,血压88/41 mmHg,心率75次/min;13:30,予硝酸甘油10 mg静脉推泵;14:00,血压82/31 mmHg。16:00,血压82/50 mmHg。21:00,心率63次/min,血压84/46 mmHg;22:00,心率61次/min,血压84/48 mmHg。

12月19日00:00,心率65次/min,血压88/63 mmHg。1:00,心率62次/min,血压87/41 mmHg;3:00,心率66次/min,血压89/49 mmHg;4:00,心率59次/min,血压87/53 mmHg;5:00,心率70次/min,血压87/46 mmHg;5:40,心率44次/min,血压60/44 mmHg,患者诉心前区不适,伴冷汗,查体全身湿冷。心电图提示Ⅱ、Ⅲ、aVF弓背抬高。立即予以多巴胺、肾上腺素静脉推注,血压回升至110/80 mmHg左右,心率为200次/min,心电监护提示室颤,患者仍意识不清,立即给予非同步200 J电除颤,多巴胺静脉推注,患者心率至60次/min左右,为室性逸搏心律,血压为60/40 mmHg,予多巴胺静脉推泵,胸外按压,气管插管处理。6:18,心跳呼吸停止,大动脉搏动消失,心电图呈一直线,宣布临床死亡。

【病例用药分析】

患者入院后血压偏低,12月17日1:00—5:00,血压80~87/44~57 mmHg,收缩压持续低于90 mmHg。12月18日13:00血压88/41 mmHg,但13:30仍然予硝酸甘油10 mg静脉推泵。之后虽然停用硝酸甘油,但12月19日3:00—5:00,血压87~89/46~53 mmHg,收缩压持续低于90 mmHg。5:40,患者血压心率进行性下降,经抢救无效死亡。

患者血压持续偏低,可能使冠状动脉供血减少,使心肌梗死者冠状动脉灌流量进一步降低,缺血加重,梗死面积增大[1]。患者血压持续偏低的主要原因:

(1)予福辛普利钠5 mg qd po(12月16日—12月19日),为血管紧张素转换酶抑制剂,可降低血管紧张素Ⅱ和醛固酮的浓度,使外周血管扩张,产生降压效应(见中美上海施贵宝制药有限公司药品说明书)。

(2)予美托洛尔6.25 mg bid po(12月16日—12月19日),为β_1受体阻滞剂,可降低心率、心排血量,降低血压(见阿斯利康制药有限公司药品说明书)。

(3)予单硝酸异山梨酯缓释片40 mg qd po(12月16日—12月17日),硝酸酯类药使一氧化氮释放,cGMP增加,导致血管舒张,使血压下降。单硝酸异山梨酯适用于与洋地黄、利尿剂合用治疗慢性心力衰竭,虽有降压作用,但其适应证中没有降低血压。单硝酸异山梨酯相对于硝酸甘油,降压相对平稳,降压幅度不明显(见鲁南贝特制药有限公司药品说明书)。

(4)12月18日13:30仍然予硝酸甘油10 mg静脉推泵,硝酸酯类药使一氧化氮释放,cGMP增加,导致血管舒张,使血压下降(见北京益民药业有限公司药品说明书)。相对于单硝酸异山梨酯,硝酸甘油起效快,降压幅度大,静脉给药即刻显效,能在短时间内改善高血压急症,临床效果显著。硝酸甘油适用于降低血压(见北京益民药业有限公司药品说明书)。

(5)予呋塞米10 mg qd po(12月16日)、螺内酯10 mg qd po(12月16日)利尿,可促进

水、钠、氯等排泄，使容量降低，血压下降。

（6）患者急性心肌梗死使心肌收缩力下降，可能使血压下降[1]。

（7）予西洛他唑 50 mg bid po（12 月 16 日—12 月 18 日），有舒张血管使血压下降的作用（见浙江大冢制药有限公司药品说明书）。

【病例总结】

（1）12 月 18 日 13：00—12 月 19 日 5：00，患者血压持续降低，收缩压低于 90 mmHg，而美托洛尔对收缩压＜100 mmHg 的怀疑急性心肌梗死的患者禁用；12 月 18 日 13：00 血压 88/41 mmHg，但 13：30 仍然予硝酸甘油 10 mg 静脉推泵，而硝酸甘油禁用于心肌梗死早期伴有严重低血压患者。

（2）患者急性心肌梗死 Killip Ⅰ级，但 12 月 17 日 BNP 4 103 ng/L，提示有比较严重的心力衰竭[2]。予西洛他唑 50 mg bid po（12 月 16 日—12 月 18 日），该药可能使患者长时间出现血压心率积明显升高，使心率增加而诱发心绞痛。另外，该药具有 PDE3 抑制作用，可能使心力衰竭加重。有口服西洛他唑后发生充血性心力衰竭、心肌梗死、心绞痛、室性心动过速的报道。

（3）关于西洛他唑是否增加死亡率，各家报道不一，有报道周围血管疾病患者长期口服西洛他唑可使心血管事件死亡率和全因死亡率增加（OR 为 1.88）[3]，但也有不增加心力衰竭患者死亡率的报道[4]。

未遵守上述用药注意事项，不排除与患者死亡有相关性。

参 考 文 献

［1］陆再英，钟南山. 内科学[M]. 第 7 版. 北京：人民卫生出版社，2011，284 - 286，712 - 715，814 - 816.

［2］孙丽娟. 急性心肌梗死患者冠脉病变程度与 B 型利钠肽相关性研究[J]. 继续医学教育，2006，23（6）：42 - 45.

［3］William RH，Sanuel RM，Eric PB，et al. Long-term safety of cilostazol in patients with peripheral artery disease：The CASTLE study（Cilostazol：A Study in Long-term Effects）. J Vasc Surg，2008，47：330 - 336.

［4］Nicholas JL，Anna BM，Srinivasan VL，et al. Practice-Based Evidence：Profiling the Safety of Cilostazol by Text-Mining of Clinical Notes. PLOS ONE，2013，8（5）：1 - 8.

10. 糖尿病患者发生严重低血糖

（2013 年 9 月 15 日）

【概述】

一例高血压合并腔隙性脑梗死的 2 型糖尿病患者，此次因拟冠心病，急性冠脉综合征，高度房室传导阻滞，交界性逸搏心律，心功能 Ⅱ 级（NYHA），Ⅰ 型呼吸衰竭，肠梗阻而入院。入院第二天，发生严重低血糖最终临床死亡。通过此病例分析，主要探讨此患者发生严重低血糖的主要药物原因。

【病史介绍】

患者 86 岁，男性，糖尿病病史 10 余年，近期口服格列齐特。高血压病史 20 余年，近期口服美托洛尔。10 年前发现腔隙性脑梗死。10 余年前行双眼白内障手术。10 年前外伤至左足趾骨折。患者近 5 天未解大便，9 月 8 日下午开始出现恶心、呕吐胃内容物。心电图示窦性心动过速，房室交界性逸搏心律，Ⅰ 度房室传导阻滞，高度房室传导阻滞，ST 段- T 波异常，Q - T 延长。查电解质正常范围，心肌酶高，血气分析示 PO_2 51 mmHg（83～108 mmHg），碳酸氢根 19.9 mmol/L（22～26 mmol/L），剩余碱－3.4 mmol/L（－2.3～＋2.3 mmol/L），血肌酐 121 μmol/L（59～104 μmol/L）。拟冠心病，急性冠脉综合征，高度房室传导阻滞，交界性逸搏心律，心功能 Ⅱ 级（NYHA），高血压病 2 级（极高危），2 型糖尿病，腔隙性脑梗死，Ⅰ 型呼吸衰竭，肠梗阻？于 9 月 8 日 23：40 被收入院。查体神欠清，气促，血压 132/80 mmHg，右侧瞳孔形状不规则，对光反射消失。双肺可闻及少量湿啰音。心率 145 次/min，双下肢无水肿。

【临床经过】

2013 年 9 月 8 日予阿司匹林肠溶片 100 mg qd po（9 月 8 日—9 月 9 日）、氯吡格雷 50 mg qd po（9 月 8 日—9 月 9 日）抗血小板聚集，阿托伐他汀钙 20 mg qn po（9 月 8 日—9 月 9 日）稳定斑块，美托洛尔 6.25 mg bid po（9 月 8 日—9 月 9 日）减慢心率，**乳果糖 30 ml qd po**（9 月 8 日）通便，**甲氧氯普胺 10 mg im**（9 月 9 日）止吐，头孢哌酮舒巴坦钠 3 g＋NS 100 ml bid iv gtt（9 月 8 日—9 月 9 日）抗感染，泮托拉唑钠 40 mg＋NS 50 ml qd 静脉推泵（9 月 9 日）抑酸，8.5％复方氨基酸（乐凡命）250 ml qd iv gtt（9 月 9 日）静脉营养，多巴胺 150～300 mg＋NS 50 ml 静脉推泵（9 月 8 日—9 月 9 日）维持血压。

9 月 9 日 2：00，患者神志不清，呼之不应，面罩吸氧中。心电监护示心率 163 次/min，血压

115/68 mmHg,呼吸 25 次/min。直接胆红素 13.1 μmol/L（0～6 μmol/L），总胆红素 22.8 μmol/L（6～20 μmol/L），白蛋白 33 g/L（34～48 g/L），肌酐 200 μmol/L（59～104 μmol/L），钙 2.03 mmol/L（2.15～2.55 mmol/L），钾 3.86 mmol/L（3.5～5.0 mmol/L），镁 0.79 mmol/L（0.65～1.05 mmol/L），钠 138.0 mmol/L（134～145 mmol/L）。

9 月 9 日 10:00,患者体温 38.2℃,考虑存在感染,目前一般情况较重,加用**莫西沙星氯化钠 0.4 g qd iv gtt**(9 月 9 日)抗感染。查血糖 7.3 mmol/L（3.6～6.1 mmol/L）。

11:20,患者 5 天未解大便,请胃肠内科会诊。同意心内科治疗,予低压肥皂水灌肠通便,胃肠减压,麻油胃管内注入。

11:30,**予三磷酸腺苷辅酶胰岛素(能量合剂)1 支＋10% 氯化钾 7.5 ml＋5% GS 250 ml 静脉滴注**稳定心肌细胞膜。12:00,予左股静脉穿刺。

14:05,**予生物合成人胰岛素(诺和灵 R)18 U＋50% GS 60 ml＋10% GS 500 ml 静脉滴注**静脉营养。

15:50,予呋塞米 50 mg＋NS 50 ml 静脉推泵利尿。

16:15,**予胺碘酮 300 mg＋NS 50 ml 静脉推泵**抗心律失常。

16:30,血糖 6.4 mmol/L（3.6～6.1 mmol/L）。

16:45—18:15,患者血压波动在 70～85/37～50 mmHg,心率 141 次/min,血氧饱和度 91%,面罩吸氧中,神欠清,气稍促,四肢皮温较低,双肺可闻及少量湿啰音。予去甲肾上腺素 10 mg＋NS 50 ml 静脉推泵,多巴胺 150 mg＋NS 50 ml 静脉推泵。

18:30,血压 65/30 mmHg,血糖 4.3 mmol/L（3.6～6.1 mmol/L）。

19:00,**血糖 0.8 mmol/L（3.6～6.1 mmol/L）**,心率 149 次/min,血压 115/54 mmHg,先后共予 50% GS 160 ml。20:00,血糖 2.7 mmol/L（3.6～6.1 mmol/L）。

20:30,血氧饱和度下降,血压下降,心电监护示心率 76 次/min,血压 76/36 mmHg,呼之不应。予 BiPAP 辅助通气,肾上腺素静脉推注,多巴胺升压,家属放弃气管插管及胸外心脏按压等抢救措施。

21:00,心电图呈一直线,宣布临床死亡。

【病例用药分析】

9 月 9 日 19:00 查血糖 0.8 mmol/L,患者发生严重低血糖的主要原因有:

(1) 患者神志不清,不能进食,可发生饥饿和营养不良;有 2 型糖尿病血糖调节能力差;严重心力衰竭及严重肾功能不全,使糖异生底物缺乏;因严重心力衰竭和肠梗阻可能使胃肠道吸收功能差,有发生低血糖的疾病基础[1]。

(2) 11:30 予三磷酸腺苷辅酶胰岛素(能量合剂)1 支＋10% 氯化钾 7.5 ml＋5% 葡萄糖 250 ml 静脉滴注,其中 5% 葡萄糖 250 ml 有 12.5 g 葡萄糖,1 支能量合剂含 4 U 胰岛素,比例为 3:1,而极化液葡萄糖与胰岛素比例通常为(4～6):1,故胰岛素的量可能太大。药品说明书规定:1 支能量合剂用 5% 葡萄糖 500 ml 溶解后静脉滴注(见开封康诺药业有限公司药品说明书)。14:05 予生物合成人胰岛素(诺和灵 R)18 U＋50% 葡萄糖 60 ml＋10% 葡萄糖 500 ml 静脉滴注,葡萄糖与胰岛素比例为 4.4:1。胰岛素主要在肝肾中灭活,患者 86 岁高龄,有严重肾功能不全,还有肝功能损害,可能使胰岛素在体内蓄积,加上患者未进食,可引发严重低血糖。故规定在应用极化液前应常规检查肝肾功能,若有异常尤其应密切观察,以防低血糖的发生[2]。另外,有些患者对胰岛素特别敏感,常规剂量胰岛素就可发生低血糖,故在应用极化液前应询问患者既往是否使用过胰岛素,有无低血糖发生,对胰岛素敏感体质患者应减少胰岛素用量[2]。

(3) 9月9日10:00加用莫西沙星氯化钠0.4 g qd iv,属喹诺酮类,可抑制腺苷5-三磷酸敏感的钾通道而刺激胰岛素的释放导致低血糖。莫西沙星引发低血糖的概率虽低于加替沙星,但有引发严重低血糖的报道[3]。

(4) 予阿司匹林肠溶片100 mg qd po(9月8日—9月9日),可促进胰岛β细胞释放胰岛素,同时抑制前列腺素合成,间接导致胰岛素分泌增加。加上患者严重肾功能不全,可能使阿司匹林在体内蓄积,更加可能促进胰岛素分泌,引发低血糖[3]。

(5) 9月9日16:15予胺碘酮300 mg静脉推泵,9月8日—9月9日予美托洛尔6.25 mg bid po,9月9日予8.5%复方氨基酸(乐凡命)250 ml qd iv gtt,有胺碘酮、美托洛尔、8.5%复方氨基酸引发低血糖的报道[3]。

(6) 在应用极化液的同时应用阿司匹林、莫西沙星、胺碘酮、美托洛尔等可能有降糖作用的药物,可提高胰岛素的敏感性,引发低血糖[2]。胺碘酮与莫西沙星均可延长Q-T间期,故规定这两种药物禁止合用(见拜耳医药保健有限公司药品说明书)。

另外,患者可能有肠梗阻,而甲氧氯普胺因增加胃动力,可能加重肠梗阻,故规定肠梗阻患者禁用(见上海禾丰制药有限公司药品说明书);乳果糖也可能加重肠梗阻,故规定肠梗阻患者禁用(见丹东康复制药有限公司药品说明书)。

【病例总结】

极化液中,葡萄糖与胰岛素比例通常为4~6∶1,1支能量合剂用5%葡萄糖500 ml溶解后静脉滴注。

未遵守上述用药注意事项,加上患者不能进食及肝肾功能不全,可增加严重低血糖发生风险。

参 考 文 献

[1] 陆再英,钟南山.内科学[M].第7版.北京:人民卫生出版社,2011,814-820.
[2] 黄娇英.危重患者使用极化液致低血糖反应的原因分析及防范对策[J].解放军护理杂志,2011,28(6B):31-32.
[3] 张建民,雷招宝.非降血糖药物所致的低血糖及其防治[J].临床合理用药,2010,3(3):114-115.

11. 心源性休克、胃反流、肠麻痹而死亡
(2013年7月20日)

【概述】

一例因冠心病,急性下壁右室心肌梗死,心功能Ⅳ级(Killip),高血压病2级而入院的患者。入院后,患者发生急性左心衰竭,呼吸衰竭,胃内容物反流,肠麻痹,最终感染恶化导致死亡。通过此病例分析,探讨以下几个问题: ① 患者发生急性左心衰竭、呼吸衰竭的主要原因; ② 患者发生胃内容物反流吸入气管引发窒息的主要原因; ③ 患者肠蠕动减弱甚至肠麻痹的主要可能原因; ④ 患者感染恶化致死的原因分析。

【病史介绍】

患者72岁,男性,因冠心病,急性下壁右室心肌梗死,心功能Ⅳ级(Killip),高血压病2级(极高危)于2013年5月22日入院。查体血压80/50 mmHg,心率90次/min,神欠清,气略促,对答欠切题,双肺可闻及较多湿啰音。

【临床经过】

5月22日19:00,行急诊CAG及PCI术,术后予BiPAP间歇性辅助通气(5月22日—6月15日)。予阿司匹林肠溶片100 mg qd po(5月22日—6月25日)(6月28日—7月10日),氯吡格雷75 mg qd po(5月22日—6月25日)(6月28日—7月10日)抗血小板聚集,低分子肝素钙(4 100 U)0.4 ml q12h ih(5月26日—5月29日)(6月21日—6月28日)(7月2日—7月8日)抗血小板聚集,阿托伐他汀钙20 mg qn po(5月22日—6月13日)瑞舒伐他汀钙10 mg qn po(6月13日—7月10日)稳定斑块,乌司他丁30万U q12h静脉推泵(5月22日—6月3日)抗炎,螺内酯20 mg qd po(5月23日—5月31日)20 mg bid po(5月31日—7月10日)保钾利尿。另外予**肾上腺素4～6 mg＋多巴胺200～400 mg**或者去甲肾上腺素10 mg静脉推泵(5月22日—5月26日)强心升压。

5月23日,患者胸痛明显好转,无明显咳嗽、咳痰,体温平稳,心电监护示心率110次/min,血压90/65 mmHg。白细胞计数24.57×10⁹/L(3.69×10⁹/L～9.16×10⁹/L),中性粒细胞百分比91.2%(50%～70%)。**降钙素原2.540 μg/L(0.051～0.5 μg/L)**,BNP 2 961 ng/(<450 ng/L),CRP 17 mg/L(0～8 mg/L)。结合双肺X线斑片影,诊断肺部感染,**予利奈唑胺0.6 g bid iv gtt(5月23日—5月30日),头孢哌酮舒巴坦钠3 g bid iv gtt(5月23日—5月**

30 日)抗感染。

5 月 24 日,查肌酐 89 μmol /L(59～104 μmol /L),降钙素原 2.240 μg /L(0.051～0.5 μg/L)。予右颈内静脉穿刺,即刻 CVP 15 cmH$_2$O (5～10 cmH$_2$O)。

5 月 25 日,体温 37.6℃,CRP 119 mg /L(0～8 mg /L)。

5 月 26 日,患者神清气平,双肺听诊少量湿啰音,体温平,少量痰血,未再咯血,仍有胸闷胸痛,心电监护心率 90～100 次/min,血压 90～110/50～60 mmHg,血氧饱和度 89%～95%。CVP 维持 15～18 cmH$_2$O (5～10 cmH$_2$O)。

5 月 27 日,患者症状体征同前,予地高辛 0.13 mg qd po(5 月 27 日—5 月 29 日)(6 月 8 日—6 月 26 日)强心。

5 月 29 日,患者症状体征同前,予地西泮 2.5 mg tid po(5 月 29 日—6 月 15 日)抗焦虑,孟鲁司特钠 10 mg qn po(5 月 29 日—7 月 10 日)改善通气。

5 月 30 日,患者病情无特殊变化,神清气平,体温平,双肺听诊少量湿啰音,仍有少量痰血,仍有胸闷胸痛,心电监护示心率 90～100 次/min,血压 90～110/50～60 mmHg,血氧饱和度 89%～95%。请呼吸科会诊,读片后认为**肺部感染进展**,停利奈唑胺和头孢哌酮舒巴坦钠,**改用亚胺培南西司他丁钠 1 g q12h iv gtt(5 月 30 日—6 月 9 日)抗感染。**

5 月 31 日,氯沙坦钾 25 mg qd po(5 月 31 日—6 月 3 日)改善重构,二羟丙茶碱 0.5 g qd iv gtt(5 月 31 日—6 月 4 日),减量为 0.25 g qd iv gtt(6 月 7 日—6 月 13 日)改善通气。

6 月 1 日,降钙素原 0.268 μg/L(0.051～0.5 μg/L)。

6 月 4 日,患者较前病情无明显变化,体温平,双肺听诊少量湿啰音伴哮鸣音,仍有少量痰血,仍有胸闷胸痛,心电监护示心率 95 次/min,血压 100/72 mmHg,血氧饱和度 95%～98%。胸部正位片示两肺野大部密度增高,气管受压左移。心脏超声检查示左房增大,中大量二尖瓣反流,中量三尖瓣反流。**予异丙托溴铵 2.5 mg tid 雾化吸入(6 月 4 日—6 月 15 日)改善通气,氯化钾缓释片 1 g bid po(6 月 4 日—6 月 6 日)(6 月 8 日—6 月 17 日)(7 月 3 日—7 月 10 日)补钾。**

6 月 5 日,患者神清气平,体温平,双肺哮鸣音较前明显减少,心率 98 次/min,予培哚普利 4 mg qd po(6 月 5 日—6 月 8 日),减量为 2 mg qd po(6 月 8 日—6 月 13 日),继续减量为 1 mg qd po(6 月 13 日—6 月 16 日)改善心肌重构。

6 月 7 日,呼吸内科会诊,建议继续**亚胺培南西司他丁钠**治疗,随访 G 试验,必要时加用抗真菌药物。

6 月 9 日,体温 37.5℃。患者于床边少许活动,咳痰明显减少,少量痰血,心电监护示心率 113 次/min,血压 109/55 mmHg,血氧饱和度 93%～99%。查体神清气平,胸水 B 超提示双侧胸腔积液,胸水常规检查示细胞分类(中性)40%,细胞分类(间皮)44%。痰培养结果为嗜麦芽寡养单胞菌。停亚胺培南西司他丁钠,**改用头孢哌酮钠舒巴坦钠 3 g q12h iv gtt(6 月 9 日—6 月 14 日)抗感染。**

6 月 10 日,体温 37.5℃。患者神情,精神可,双肺听诊湿啰音仍较多,少量散在哮鸣音,胸闷气促明显好转,心电监护示心率 110 次/min,血压 85/49 mmHg,血氧饱和度 98%。

6 月 13 日 9:00,患者神情,精神可,胸闷气促明显好转,胸水 B 超提示双侧胸腔积液较前明显减少,拔除引流管,双肺听诊湿啰音仍较多,少量散在哮鸣音,体温 36.8℃,心电监护示心率 105 次/min,血压 85/49 mmHg,血氧饱和度 98％。12:44,**患者于解便后突发胸闷胸痛,伴气促,心电监护示血氧饱和度 76％,心率 120 次/min,血压 110/75 mmHg,双肺听诊可闻及哮鸣音,端坐位。经抢救好转。**

6 月 14 日,降钙素原 0.962 μg/L(0.051～0.5 μg/L),胸部正位片示两肺野高密度影,肺水肿? 炎症? **考虑患者抗感染药物使用时间较长,目前无明确细菌性感染征象,且有肝功能损害及真菌感染可能,目前停用抗感染药物头孢哌酮钠舒巴坦钠。**

6 月 15 日 17:40,**体温 37.6℃,予地西泮 10 mg 一次肌注,异丙嗪 25 mg 一次肌注。**患者解大便后出现呼吸困难、胸闷,予调整无创呼吸机参数后仍无好转,心电监护示心率 135 次/min,血压 115/72 mmHg,呼吸 40 次/min,SPO₂ 80％,BiPAP 维持中。查体神志清,精神差,气促,双肺呼吸音粗,双肺底可闻及少量湿啰音。**患者存在难治性低氧血症,考虑 ARDS。呼吸科会诊后,请麻醉科行气管插管,有创呼吸机机械通气(6 月 15 日—7 月 10 日)。予咪达唑仑(力月西)30 mg 静脉推泵(6 月 15 日—7 月 10 日)。**

23:34,患者气管插管中,两肺可闻及湿啰音,痰培养提示细菌感染,胸片提示肺部感染,诊断肺部感染,细菌药物敏感试验结果提示肺炎克雷伯菌。**予哌拉西林钠他唑巴坦钠 4.5 g tid iv gtt(6 月 16 日—6 月 26 日)抗感染。**

6 月 16 日,降钙素原 2.540 μg/L(0.051～0.5 μg/L),胸部正位片示两肺炎症,左侧少量胸腔积液可能。现病情仍危重,存在重症肺部感染及严重呼吸功能衰竭。**予米汤 1 000 ml 胃管内注入(6 月 16 日—6 月 24 日)。**

6 月 17 日,降钙素原 0.596 μg/L(0.051～0.5 μg/L),CRP>160 mg/L(0～8 mg/L)。**予丙泊酚 600 mg 静脉推泵(6 月 17 日—7 月 10 日)。**

6 月 18 日,**体温 38.0℃,因患者较烦躁,应用冰毯。予肠内营养混悬液(能全力)500 ml qd 胃管内注入(6 月 18 日—6 月 21 日),1 000 ml qd 胃管内注入(6 月 21 日—6 月 22 日),700 ml qd 胃管内注入(6 月 22 日—6 月 24 日),1 500 ml qd 胃管内注入(6 月 24 日—7 月 2 日)。**

6 月 19 日 10:30,**予多潘立酮 10 mg tid po(6 月 19 日—7 月 10 日)加强胃动力。**

6 月 20 日,降钙素原 0.343 μg/L(0.051～0.5 μg/L),痰细菌培养:鲍曼不动杆菌(多耐药),痰真菌培养:光滑念珠菌,白色念珠菌。

6 月 21 日,**体温 37.6℃**。双肺听诊湿啰音仍较明显,心率 110 次/min,律尚齐。

6 月 22 日,患者目前感染较严重,按照 ICU 主任会诊建议,**予卡泊芬净 50 mg(首次剂量 70 mg)qd iv gtt(6 月 22 日—6 月 27 日)抗感染。**

6 月 24 日 12:00,**临时加用肠内营养粉剂(安素)10 勺约 1 000 ml 胃管内注入。予曲美他嗪 20 mg tid po(6 月 24 日—7 月 4 日)营养心肌。**

22:33,患者出现血氧饱和度下降,由 95％ 逐渐降至 45％,心率由 125 次/min 逐渐降至 59 次/min,血压由 135/77 mmHg 逐渐降至 105/60 mmHg。予提高呼吸机氧浓度后生命体征未见好转,予吸痰后血氧饱和度逐渐上升至 100％,血压为 140/75 mmHg,心率 119 次/min。**护士吸出肠内营养液,可能是反流物吸入气管引发窒息。**

6 月 25 日,外院会诊,考虑目前不支持真菌感染,仍考虑营养支持及处理心脏情况为主要治疗手段。

6 月 26 日 14:00,降钙素原 0.740 μg/L(0.051～0.5 μg/L),**停哌拉西林钠他唑巴坦钠。**

6月27日,停卡泊芬净,予吗啡 3 mg 临时静脉推注。

6月28日,**体温 38.6℃**。患者嗜睡状态,双肺听诊湿啰音仍较明显,心率 105 次/min,肌肉萎缩较明显。予**有创血压监测,深静脉穿刺**。

18:00,呼吸科会诊加用利奈唑胺 0.6 g q12h iv gtt(6月28日—7月10日)抗感染。

6月29日 10:00,**体温 38.5℃**。嗜睡状态,双肺听诊湿啰音仍较明显,心率 115 次/min,肌肉萎缩较明显,降钙素原 0.424 μg/L(0.051～0.5 μg/L),BNP 17 108 ng/L(<450 ng/L)。

7月1日,**患者腹胀较明显,大便干结**。

7月2日,患者腹胀较明显,大便干结,予软化大便灌肠等治疗,注意消化道通畅。

7月3日,**降钙素原 0.280 μg/L(0.051～0.5 μg/L)**,加用液状石蜡胃管内注入。

7月4日,仍有腹胀,继续给予麻油胃管内注入。

7月5日,**降钙素原 0.657 μg/L(0.051～0.5 μg/L)**。仍有腹胀,排气存在,无排便,肠鸣音较弱,请消化科会诊,继续给予麻油胃管内注入,改为 30% 脂肪乳 250 ml qd iv gtt(7月5日—7月8日),8.5% 复方氨基酸 250 ml qd iv gtt(7月5日—7月8日)静脉胃肠外营养。

7月6日,**体温 38.0℃**,胃肠减压中。查丙氨酸转氨酶 218 U/L(0～60 U/L),肌酐 105 μmol/L(59～104 μmol/L)。

7月8日,**体温 38.0℃**,腹胀明显,肠鸣音消失(听诊 1 分钟以上)。

7月9日,**体温 38.0℃**,患者目前气管插管中,心电监护示血氧饱和度 97%,心率 100～120 次/min,血压 75～100/40～70 mmHg,CVP 10 cmH₂O。胃肠减压中。

7月10日 8:30,患者血压下降到 70/40 mmHg,血氧饱和度测不出,心率减慢,瞳孔扩大,对光反射迟钝。**经抢救无效**,10:25 宣布临床死亡。

【病例用药分析】

一、患者发生急性左心衰竭、呼吸衰竭的主要原因

6月13日 12:44 解便后发生急性左心衰竭。6月14日降钙素 0.962 μg/L(0.051～0.5 μg/L),胸部正位片示肺水肿?炎症?**考虑抗菌药使用时间较长,目前无明确细菌感染征象,且有肝功能损害及真菌感染可能,停用头孢哌酮钠舒巴坦钠**。6月15日,**体温 37.6℃**,17:40,解大便后再发急性左心衰竭,**后出现难治性低氧血症,考虑 ARDS。予气管插管有创呼吸机机械通气(6月15日—7月10日)**。

患者发生急性左心衰竭、呼吸衰竭的主要原因:

(1)有严重感染(包括严重肺部感染)未被控制,而6月14日停用头孢哌酮钠舒巴坦钠,使感染加重[1]。

(2)予地西泮 2.5 mg tid po(5月29日—6月15日),为苯二氮䓬类,可抑制低氧血症的代偿呼吸,加重缺氧(见上海信谊药厂有限公司药品说明书)。

(3)患者解大便困难,用力屏气,可增加心脏负荷,加重心力衰竭,引发呼吸衰竭[1]。而患者解大便困难的主要原因是予异丙托溴铵 2.5 mg tid 雾化吸入(6月4日—6月15日),异丙托溴铵为抗胆碱能药,可抑制胃肠蠕动,引发胃肠动力障碍(见上海勃林格殷格翰药业有限公司药品说明书)。另外,予地西泮 2.5 mg tid po(5月29日—6月15日),有弱抗胆碱作用,可引发便秘(见上海信谊药厂有限公司药品说明书);还有患者卧床、情绪紧张等精神因素均可引

发便秘。

（4）予肾上腺素（5 月 22 日—5 月 26 日）静脉推泵。肾上腺素兼有 α 受体和 β 受体激动作用，可使皮肤、黏膜、内脏血管收缩，在升压的同时增加心脏后负荷；可在兴奋心肌、加快心率的同时增加心肌耗氧量。因此可诱发严重心律失常甚至室颤，诱发严重心力衰竭。高血压、糖尿病、冠心病、器质性心脏病患者禁用肾上腺素（见上海禾丰制药有限公司药品说明书）。肾上腺素适应证为过敏性休克，心搏骤停的抢救，支气管哮喘，与局麻药合用减少局麻药吸收延长药效，局部用药止血（见上海禾丰制药有限公司药品说明书）。而去甲肾上腺素和多巴胺适用于急性心肌梗死引起的低血压（见上海禾丰制药有限公司药品说明书）。

（5）患者存在冠心病，急性下壁右室心肌梗死，心功能 Ⅳ 级（Killip），高血压病 2 级（极高危）等可引发急性左心衰竭、呼吸衰竭的疾病基础[1]。

二、患者发生胃内容物反流吸入气管引发窒息的主要原因

6 月 24 日 22:33，患者发生胃内容物反流吸入气管引发窒息，其主要原因：

（1）予米汤 1 000 ml 胃管内注入（6 月 16 日—6 月 24 日），予肠内营养混悬液（能全力）1 500 ml qd 胃管内注入（6 月 24 日—7 月 2 日），6 月 24 日 12:00，临时加用肠内营养粉剂（安素）10 勺约 1 000 ml 胃管内注入。肠内营养混悬液（能全力）1 kcal/ml，正常滴速为每小时 100～125 ml，每日最大容积不超过 125×24＝3 000 ml。高代谢患者每日可用到 4 000 kcal，但若患者不能摄入过多的液体（如心、肾功能不全的患者），推荐能量密度为 1.5 kcal/ml 的产品。给药过量可出现呕吐（见纽迪希亚制药有限公司药品说明书）。肠内营养粉剂（安素）1 kcal/ml，连续进食每日最大容积不超过 3 000 ml，间歇进食不超过 2 000 ml。给药过量可出现呕吐（见瑞士雅培制药有限公司药品说明书）。实际情况是，在 6 月 24 日一天时间内，共胃管内注入 3 500 ml 营养液，超过了规定的最大容积。

（2）予咪达唑仑 30 mg 静脉推泵（6 月 15 日—7 月 10 日），为苯二氮䓬类，有肌肉松弛作用，可抑制喉返神经，使呕吐物即使在患者有意识时也容易被吸入（见江苏恩华药业股份有限公司药品说明书）。

（3）予丙泊酚 600 mg 静脉推泵（6 月 17 日—7 月 10 日），为起效迅速而短效的全身麻醉药，呕吐为常见的不良反应（见阿斯利康制药有限公司药品说明书）。

三、患者肠蠕动减弱甚至肠麻痹的主要可能原因

7 月 1 日患者腹胀明显腹部膨隆，发生肠蠕动减弱甚至肠麻痹，其主要可能原因：

（1）患者存在严重感染，可能还有腹腔内感染，而 6 月 26—27 日停用抗菌药物可能使感染加重，细菌毒素可引发肠麻痹；另外不能排除有肠道动脉粥样硬化使肠道供血障碍致肠麻痹[2]。

（2）予咪达唑仑 30 mg 静脉推泵（6 月 15 日—7 月 10 日），为苯二氮䓬类，有肌肉松弛作用，还有弱抗胆碱作用，可抑制肠蠕动（见江苏恩华药业股份有限公司药品说明书）。

（3）6 月 27 日予吗啡 3 mg 临时静脉推注，为阿片类受体激动剂，可增加肠道平滑肌张力，抑制肠蠕动（见东北制药集团沈阳第一制药有限公司药品说明书）。

（4）予曲美他嗪 20 mg tid po（6 月 24 日—7 月 4 日），该药可引发便秘（见施维雅制药有

限公司药品说明书)。

四、患者感染恶化致死的原因分析

6月16日予哌拉西林钠他唑巴坦钠4.5 g tid iv gtt(6月16日—6月26日)抗感染,6月18日体温38.0℃,6月21日体温37.6℃,6月22日加用卡泊芬净50 mg(首次剂量70 mg)qd iv gtt(6月22日—6月27日)抗感染后,患者体温降至正常。

6月25日,外院会诊不支持真菌感染,6月26日停哌拉西林钠他唑巴坦钠,6月27日停卡泊芬净。6月28日体温38.6℃。18:00加用利奈唑胺0.6 g q12h iv gtt(6月28日—7月10日)抗感染。

在静脉滴注利奈唑胺的情况下,从7月6日开始,患者体温再度上升,体温38.0℃,提示有新的致病菌感染。患者为肺部感染,不能排除腹腔内感染,还存在气管插管呼吸机辅助通气、意识不清等危险因素,应考虑肠杆菌科细菌、厌氧菌和(或)真菌感染。除正在使用的利奈唑胺外,患者已经先后使用过头孢哌酮舒巴坦钠、亚胺培南西司他丁钠、哌拉西林钠他唑巴坦钠、卡泊芬净,在这种情况下,可考虑予氟喹诺酮类+克林霉素(或氨基糖苷类根据肌酐清除率调整剂量)+卡泊芬净(或伊曲康唑)。另外,美罗培南相对于亚胺培南抗肠杆菌科细菌和抗绿脓杆菌活性更强,故可考虑选用美罗培南+氟喹诺酮类(或氨基糖苷类根据肌酐清除率调整剂量)加卡泊芬净(或伊曲康唑)。而实际上未调整抗菌药物,使本已严重的感染不断恶化,成为患者的直接死因。

【病例总结】

(1)急性心肌梗死、急性冠脉综合征患者,特别是在使用胆碱受体阻滞剂、阿片类等可抑制胃肠蠕动药物的情况下,应常规使用通便药和促进胃肠动力药。

(2)对危重患者,在难以鉴别是否存在细菌感染,尤其是在降钙素原尚未降至正常的情况下,不可轻易停用抗菌药物。

(3)肠内营养液每日不应超过3 000 ml,尤其是意识不清的患者、使用苯二氮䓬类、使用麻醉药的患者,更应严格控制入量。

未遵守上述用药注意事项,不排除与患者病情恶化死亡有相关性。

参 考 文 献

[1] 陆再英,钟南山.内科学[M].第7版.北京:人民卫生出版社,2011,143-153,282-395.
[2] 贾公孚,谢惠民.药害临床防治大全[M].北京:人民卫生出版社,2002,421-425.

12. 未及时应用抗血小板药物引发腔隙性脑梗死加重

（2013 年 8 月 22 日）

【概述】

一例合并多种基础疾病的冠心病患者,此次因腔隙性脑梗死、心房颤动、心力衰竭、2 型糖尿病等疾病入院治疗。入院后,患者左侧面瘫,左侧肢体乏力,考虑到未及时应用抗血小板药物。通过此病例分析,主要探讨腔隙性脑梗死合并房颤治疗原则和用药原则。

【病史介绍】

患者 73 岁,男性,高血压病史 30 余年,最高血压 200/110 mmHg,平日口服坎地沙坦,血压控制情况不详。有糖尿病病史 15 年,平日服用瑞格列奈,血糖控制不详。2003 年诊断为冠心病。2010 年出现反复心率快慢不等,未曾就诊。就诊前两周出现双下肢水肿,2013 年 7 月 31 日早晨起床过程中自觉胸闷心悸,伴有头晕不适,遂至院就诊,神经内科急查头颅 CT 口头报告示双侧基底节区腔梗,老年脑改变;心电图示房颤,房室交界性逸搏。于 21:08 收入院。查 BNP 2 752 ng/L(<450 ng/L),心率 38 次/min,律不齐,双下肢重度水肿,血压 183/66 mmHg,反应迟钝,神志清楚,四肢肌力Ⅴ级,双侧巴宾斯基(Babinski)征阴性。诊断为冠心病、持续性房颤、心功能Ⅲ级(NYHA)、2 型糖尿病、高血压病 3 级(极高危组)、腔隙性脑梗死。

【临床经过】

2013 年 7 月 31 日予单硝酸异山梨酯缓释胶囊 40 mg qd po(7 月 31 日—)扩冠,螺内酯 20 mg tid po(7 月 31 日—8 月 3 日),减量为 20 mg qd po(8 月 3 日—8 月 7 日)保钾利尿,氯化钾缓释片 0.5 g bid po(7 月 31 日—8 月 5 日)补钾,阿托伐他汀钙 20 mg qn po(7 月 31 日—)稳定斑块,**培哚普利 4 mg qd po(7 月 31 日—8 月 19 日)**改善重构,异丙肾上腺素 2 mg＋NS 50 ml 静脉推泵加快心率(7 月 31 日,8 月 3 日,8 月 7 日,8 月 10 日,8 月 11 日,8 月 13 日,8 月 15 日,8 月 17 日,8 月 19 日)。**因择期行起搏器植入术,故未口服阿司匹林或华法林等。**

8 月 1 日 10:00,患者偶有咳嗽咳痰,血压 160/90 mmHg,神清,反应迟钝,心率 55 次/min,律不齐,双下肢不肿,左侧口角略斜,伸舌居中,四肢肌力正常,双侧病理征阴性。钠 146 mmol/L(137～145 mmol/L),钾 3.5 mmol/L(3.6～5.0 mmol/L)。

20:39,患者出现发热伴咳嗽咳痰,查白细胞明显升高,体温达 38.3℃,诊断肺部感染,予头孢呋辛 1.5 g bid iv gtt(8月1日—8月5日)抗感染。

8月2日,患者偶有头晕不适,伴咳嗽咳痰,神清气平,心率 58 次/min,律不齐,双下肢无水肿,四肢肌张力正常,肌力 5 级,双侧巴宾斯基征阴性。予氨氯地平 5 mg qd po(8月2日—8月3日)、硝苯地平控释片 30 mg qd po(8月3日—8月6日)控制血压,乳果糖口服液 15 ml tid po(8月2日—8月11日)通便。

8月3日,患者今晨体温 37.5℃,偶有咳嗽咳痰,神清,心率 50 次/min,律不齐。予呋塞米 20 mg qd po(8月3日—8月7日)利尿。

8月4日,患者神清,心率 55 次/min,律绝对不齐。患者目前抗感染治疗中,**待患者病情平稳再考虑行起搏器植入术,但仍未口服阿司匹林或华法林等。**

8月5日9:00,患者神清,左侧肢体乏力,左侧面瘫,心率 50 次/min,律绝对不齐,右侧肢体肌力Ⅴ级,左上肢肌力Ⅲ级,左下肢肌力Ⅰ级,左侧巴宾斯基征(+),右侧病理征(−)。考虑脑梗死不能排除,密切观察神经科体征,并予**丹参多酚酸盐 200 mg + NS 250 ml qd iv gtt(8月5日—)**活血化瘀。

16:42,神经内科急会诊考虑脑梗死,予低分子肝素钙 0.4 ml bid ih(8月5日—8月11日)抗凝,**20% 甘露醇 125 ml q12h iv gtt(8月5日—8月10日),减量为 125 ml qd iv gtt(8月10日—8月12日)**降低颅内压。

18:00,中段尿培养提示大肠埃希菌,哌拉西林敏感,停头孢呋辛钠,更换哌拉西林钠他唑巴坦钠 4.5 g + NS 100 ml q8h iv gtt(8月5日—8月9日)抗感染。头颅 CT 平扫示右侧胼胝体膝部脑梗死,**两侧侧脑室旁腔梗**,老年脑。

8月6日,因糖尿病,血糖控制欠佳,请内分泌科会诊。予格列齐特缓释片 30 mg qd po(8月6日—),阿卡波糖 50 mg tid po(8月6日—8月9日)。

8月8日,神经内科会诊,**予吡拉西坦氯化钠 100 ml qd iv gtt(8月8日—)**营养脑细胞。

8月9日,患者左侧肢体乏力,请康复科治疗。患者体温上升,痰培养示鲍曼不动杆菌,呼吸内科会诊停哌拉西林钠他唑巴坦钠,**予头孢哌酮钠舒巴坦钠 3 g + NS 100 ml q12h iv gtt(8月9日—8月19日)**抗感染。

8月10日,头颅 CT 示右侧胼胝体膝部脑梗死,两侧侧脑室旁腔梗,老年脑。

8月12日,低分子肝素钙已满 7 天,予停用,予阿司匹林肠溶片 100 mg qd po(8月12日—)抗血小板聚集。

8月16日,患者神清,反应迟钝,左侧面瘫,左侧肢体乏力,血压 120/60 mmHg,心率 60 次/min,律绝对不齐,右侧肢体肌力Ⅴ级,左上肢肌力Ⅲ级,左下肢肌力Ⅰ级。胸部 CT 机平扫示两肺散在少许炎症。神经内科会诊予依达拉奉 30 mg + NS 100 ml bid iv gtt(8月16日—)营养脑神经。查钾 3.8 mmol/L(3.6～5.0 mmol/L),**钠 151 mmol/L(137～145 mmol/L)**,氯 111 mmol/L(98～107 mmol/L)。

8月17日,患者神清,反应迟钝,仍有左侧肢体乏力,进食偶有呛咳,仍有咳嗽,痰不易咳出,血压 110/60 mmHg,心率 63 次/min,律绝对不齐,右侧肢体肌力Ⅴ级,左上肢肌力Ⅲ级,左下肢肌力Ⅰ级,左侧巴宾斯基征(+)。

【病例用药分析】

患者 2013 年 7 月 31 日入院时四肢肌力 V 级,诊断为腔隙性脑梗死,但 8 月 5 日,患者左侧肢体乏力,左侧面瘫,左上肢肌力 III 级,左下肢肌力 I 级。头颅 CT 平扫示右侧胼胝体膝部脑梗死,两侧侧脑室旁腔梗。主要原因是患者入院时已有腔隙性脑梗死,但未予治疗。

腔隙性脑梗死治疗原则:① 对心脏病、高血压、糖尿病、动脉粥样硬化等原发病的治疗;② 抗凝治疗;③ 降血脂、降低血黏度;④ 血管扩张剂;⑤ 对症治疗及并发症的治疗[1]。

腔隙性脑梗死用药原则:① 应用阿司匹林等抗血小板药物;② 予低分子肝素等抗凝剂;③ 予右旋糖酐 40 帮助降低血黏度;④ 对于有心脏病、高血压、高脂血症的患者要及时予以治疗[1]。

而实际情况是,因需要择期安装起搏器,未能针对腔隙性脑梗死予阿司匹林肠溶片、低分子肝素钙、右旋糖酐 40 等治疗,可能使腔隙性脑梗死加重;加上患者有持续性房颤、2 型糖尿病、冠心病、心力衰竭、高血压病 3 级等可能引发脑梗的危险因素(CHA_2DS_2 - VASc 评分为 5 分),再加上需安装起搏器未能针对持续性房颤等使用阿司匹林,低分子肝素钙、华法林等预防栓塞性疾病,最终使患者进展为右侧胼胝体膝部脑梗死。

有人回顾性分析 406 例起搏器植入患者围术期血栓栓塞时间的发生情况及临床相关特征。为避免发生起搏器植入术后出血相关的并发症如囊袋血肿,这 406 例患者均常规于术前 3 天停所有抗凝药和抗血小板药,结果有 9 人发生脑梗死,1 人发生肾梗死,1 人发生肺栓塞,发生率为 2.7%。这 11 名发生栓塞的患者中有 3 人死亡[2]。起搏器植入围术期的血栓栓塞事件并不罕见,且病死率很高[2]。

有研究表明,单用阿司匹林或华法林不会增加出血风险,而抗凝治疗可以减少起搏器植入围术期的血栓栓塞事件[2],而这些证据的可靠程度还有待更多的临床研究验证。

如何恰当地把握在起搏器植入围术期的抗凝、抗血小板治疗,同时避免栓塞和出血,到目前为止仍然是一个没有明确解决方案的临床难题。

由于安装起搏器颈静脉穿刺及异物(起搏电极)植入在某种程度上激活了内外源性凝血系统,可能导致血栓形成。加上在术前停用抗血小板药和抗凝药,使栓塞发生风险大大增加[3]。因此有人尝试在术前不停用华法林,并控制国际标准化比率(INR)在适当范围内(1.5~3.1),结果不增加出血发生率,并可显著减少栓塞风险[3]。

【病例总结】

对具有血栓形成高危因素的患者如腔隙性脑梗死合并心房颤动等,可考虑不停用华法林或阿司匹林等,而是提高手术操作水平。若停华法林、阿司匹林,则短期低分子肝素钙皮下注射。或者待急性期过后再施行起搏器植入术。

未遵守上述用药注意事项,不排除与患者发生脑梗死有相关性。

参 考 文 献

[1] 殷慧娟,张连发.腔隙性脑梗死社区治疗分析[J].预防与卫生,2007,112:78 - 79.

［2］刘晶,刘少稳.起搏器植入围手术期血栓栓塞事件的危险因素分析[J].复旦大学硕士学位论文,2008,1－17.

［3］谢正,朱桓青,谢绍峰,等.抗凝状态下永久性起搏器植入术[J].当代医学,2011,17(15)：242.

13. 肾功能不全加重、急性心肌梗死
（2013 年 10 月 29 日）

【概述】

一例长期高血压史的高龄女性，此次因冠心病，不稳定型心绞痛，陈旧性心肌梗死，室壁瘤，心功能Ⅱ级（NYHA），高血压病 3 级（极高危），肾功能不全，痛风，甲减，脑梗死后而入院。入院时肌酐 266 μmol/L，9 月 22 日肌酐上升至 412 μmol/L；6 天后发生急性非 ST 段抬高型心肌梗死；患者胃部疼痛，恶心呕吐。通过此病例分析，主要探讨以下几点：① 患者肌酐上升的主要原因；② 患者发生急性非 ST 段抬高型心肌梗死的主要原因；③ 患者胃部疼痛、恶心呕吐的药物因素。

【病史介绍】

患者 85 岁，女性，高血压史 30 余年，最高 195/95 mmHg，血压控制不详。痛风史 15 年，曾长期口服别嘌呤醇，**连续 14 年每日口服尼美舒利 100 mg**。慢性胃炎病史 10 余年，甲状腺功能减低史多年，腔隙性脑梗死 2 次但未遗留后遗症。2008 年行冠脉造影示多支严重病变，左室室壁瘤形成，建议行 CABG 术，患者拒绝。因冠心病，不稳定型心绞痛，陈旧性心肌梗死，室壁瘤，心功能Ⅱ级（NYHA），高血压病 3 级（极高危），肾功能不全，痛风，甲减，脑梗死后于 2013 年 9 月 18 日入院。查体神清气平，血压 160/80 mmHg，**心率 75 次/min**，可平卧，两肺未闻及明显干湿啰音，双下肢无水肿。胸部正位片示两肺慢性支气管炎样改变，左下肺少许慢性炎症。心脏超声示 EF 60%。白细胞计数 7.93×10^9/L（3.69×10^9/L～9.16×10^9/L），中性粒细胞百分比 77.7%（50%～70%），BNP2 085 ng/L（<450 ng/L），钾 6.2 mmol/L（3.5～5.1 mmol/L），肌酐 266 μmol/L（45～84 μmol/L），凝血功能和肝功能正常。

【临床经过】

2013 年 9 月 18 日**予西洛他唑 50 mg bid po（9 月 18 日—9 月 25 日）**、氯吡格雷 75 mg qd po（9 月 18 日—9 月 26 日）抗血小板聚集，阿托伐他汀钙 20 mg qd po（9 月 18 日—9 月 26 日）稳定斑块，氨氯地平 5 mg bid po（9 月 18 日—9 月 24 日）降压，呋塞米 20 mg tid po（9 月 18 日—9 月 25 日）利尿，比索洛尔 5 mg qd po（9 月 18 日—9 月 22 日）改善重构，丹参多酚酸盐 200 mg＋NS 100 ml qd iv gtt（9 月 18 日—9 月 19 日）、丹参多酚酸盐 200 mg＋5% GS 250 ml qd iv gtt（9 月 19 日—9 月 26 日）活血，硝酸甘油 20～30 mg 静脉推泵（9 月 18 日—9 月

25 日)扩冠,聚磺苯乙烯钠散口服降血钾。

9 月 19 日,患者无明显胸痛发作,血压 130/66 mmHg,神清气平,双肺未闻及干湿啰音,**心率 72 次/min**。白细胞计数 8.44×10^9/L(3.69×10^9/L～9.16×10^9/L),中性粒细胞百分比 71.5%(50%～70%),钾 5.2 mmol/L(3.5～5.1 mmol/L),钠 138 mmol/L(135～145 mmol/L)。

9 月 20 日,患者夜间仍有胸闷发作,口服硝酸甘油后缓解,血压 110/70 mmHg,神清气平,两肺未闻及明显干湿啰音,**心率 86 次/min**。CRP 测定 10 mg/L(0～8 mg/L),白细胞计数 11.07×10^9/L(3.69×10^9/L～9.16×10^9/L),中性粒细胞百分比 70.5%(50%～70%)。

9 月 21 日,患者仍有胸闷不适,神清气平,双肺未闻及干湿啰音,血压 132/62 mmHg,心率 82 次/min。

9 月 22 日,患者夜间仍有胸闷发作,伴有恶心,**心率 84 次/min**,血压 115/48 mmHg,神清气平,两肺未闻及明显干湿啰音,BNP 4 002 ng/L(<450 ng/L),血红蛋白 87.0 g/L(131.0～172.0 g/L),白细胞计数 9.54×10^9/L(3.69×10^9/L～9.16×10^9/L),中性粒细胞百分比 76.5%(50%～70%),**肌酐 412 µmol/L(45～84 µmol/L)**。患者心率仍较快,**将比索洛尔加量为 6.25 mg qd po(9 月 22 日—9 月 24 日)**。肌酐较前明显升高,予包醛氧淀粉口服。

9 月 23 日 9:40,肾脏内科会诊予肾衰宁 3 粒 tid po(9 月 23 日—9 月 26 日)降氮。10:40,患者夜间间断胸闷发作,口服硝酸甘油可缓解,心率 82 次/min,血压 117/58 mmHg,神清气平,两肺未闻及明显干湿啰音。肌酐 380 µmol/L(45～84 µmol/L),心电图示短阵房性心动过速,T 段-T 波异常。**发现患者入院后仍自服尼美舒利 1 mg qd po 止痛(9 月 18 日—9 月 23 日),叮嘱其停药**。16:00,胃肠科会诊,予得舒特 50 mg tid po(9 月 23 日—9 月 25 日),比沙可定 5 mg qd po(9 月 23 日—9 月 25 日),甲氧氯普胺 10 mg im(9 月 23 日—9 月 24 日)。

9 月 24 日 9:30,患者诉仍有剑突下不适,伴有恶心呕吐。肌酐 354 µmol/L(45～84 µmol/L),肌红蛋白 422.6 µg/L(28～72 µg/L),高敏肌钙蛋白 0.251 µg/L(0～0.014 µg/L),CK-MB 24.35 µg/L(0.10～4.94 µg/L)。钠 127 mmol/L(135～145 mmol/L),患者心肌酶较前升高,心电图无明显 ST 段升高,**考虑急性非 ST 段抬高型心肌梗死**,因肾功能欠佳不予低分子肝素钙。

14:50—18:00,患者频发恶心、呕吐,并出现烦躁、胸闷、不能平卧。查体心率 98 次/min,血压 97/56 mmHg,两肺满肺散在干啰音,两下肺少量湿啰音。予无创呼吸机辅助通气,甲泼尼龙琥珀酸钠静脉推注,二羟丙茶碱、呋塞米、硝酸甘油和多巴胺静脉推泵,5%碳酸氢钠静脉滴注。患者急性非 ST 段抬高型心肌梗死诊断明确,生命体征不稳定,预后差。

9 月 25 日 10:00,患者胸闷气促,两下肺少量湿啰音。予呋塞米、多巴胺静脉推泵(9 月 25 日—9 月 26 日),**肌酐 418 µmol/L(45～84 µmol/L)**,钠 129 mmol/L(135～145 mmol/L)。

13:50,肾内科急会诊,避免应用肾毒性药物,必要时行 CRRT 治疗,但风险较大,预后极差。上腹部超声考虑肝淤血。

9 月 26 日 10:00,患者意识清,精神欠佳,胸闷气促,恶心呕吐,两肺可闻及干啰音、哮鸣音,两下肺少量湿啰音。昨日呕吐胃内容物约 50 ml,并出现烦躁、胸闷、不能平卧,无创呼吸机辅助通气中,CVP 22 cmH$_2$O(5～10 cmH$_2$O),心电监护示心率 100 次/min,血压 86/56 mmHg。CRP 109 mg/L(0～8 mg/L),中性粒细胞百分比 88.4%(50%～70%),白细胞计

数 23.35×10^9/L(3.69×10^9/L～9.16×10^9/L),肌酐 517 μmol/L(45～84 μmol/L),**降钙素原 19.68 μg/L(0.051～0.5 μg/L)**,BNP>35 000 ng/L(<450 ng/L)。血气分析 pH 7.213(7.35～7.45),PO_2 56.1 mmHg(83～108 mmHg),BE －16.5 mmol/L(－2.3～＋2.3 mmol/L)。

12:00,患者感染较重,予哌拉西林钠他唑巴坦钠(特治星)4.5 g q8h iv gtt 抗感染。

患者下午一直呼之不应,心电监护示心率 55 次/min,血压在多巴胺维持下 80/40 mmHg,家属拒绝一切抢救措施。19:13,心电图呈一直线,宣布死亡。

【病例用药分析】

一、患者肌酐上升的主要原因

患者 9 月 18 日入院时肌酐 266 μmol/L,9 月 22 日肌酐上升至 412 μmol/L,其主要原因有:

(1) 患者 85 岁高龄,有高血压史 30 余年,痛风史 15 年,有引发高血压肾病和痛风肾病的疾病基础[1]。加上有不稳定型心绞痛,陈旧性心肌梗死,室壁瘤,甲减等疾病,使心力衰竭加重,入院后发生严重感染,可使肾功能损害进一步加重[1]。

(2) 因痛风长期予别嘌呤醇口服,该药有引发间质性肾炎的报道,规定严重肝、肾功能不全者禁用(见广东彼迪药业有限公司药品说明书)。

(3) 因痛风予尼美舒利 100 mg qd po 连续 14 年,9 月 18 日入院后继续自服,9 月 23 日被发现后停用。尼美舒利属非甾体抗炎药,其镇痛、抗炎、解热作用与抑制前列腺素的合成、白细胞的介质释放和多形核白细胞的氧化反应有关。非甾体抗炎药抑制对肾脏有保护作用的前列腺素而引发肾损害。当存在有效循环血量不足导致肾脏低灌注状态如充血性心力衰竭、低血压、使用利尿剂等,原有慢性肾功能不全,老年人肾功能减退等危险因素时,前列腺素成为肾血流动力学的决定因素。在这种情况下,尼美舒利造成肾功能减退的风险大大增加[2]。尼美舒利的肝、肾功能损害等安全性问题,一直被国际药品监管当局关注。在患者持续用药的过程中要注意监测患者的肝、肾功能,出现异常应立即停药或采取相应的治疗措施。对肾功能损害的患者应谨慎使用该药,一旦发生肾功能损害,应终止尼美舒利的治疗(见海南中瑞康芝制药有限公司药品说明书)。

二、患者发生急性非 ST 段抬高型心肌梗死的主要原因

急性心肌梗死的基本病因是交感神经兴奋性增加,血压、心率增高,左心室负荷明显加重;循环量不足等致心排量骤降,冠状动脉灌流量锐减;血黏度增高等因素导致在冠状动脉粥样硬化的基础上斑块破裂出血及血栓形成[1]。

9 月 24 日发生急性非 ST 段抬高型心肌梗死的主要原因:

(1) 存在冠心病,不稳定型心绞痛,陈旧性心肌梗死,室壁瘤,冠脉有多支严重病变,无法行 PCI 术,拒绝冠脉搭桥治疗,使冠脉血流不能恢复正常(TIMI≤2 级)。加上高血压病 3 级(极高危),肾功能不全加重,严重感染,心力衰竭等诱发急性心肌梗死的高危因素[1]。

(2) 因痛风予尼美舒利 100 mg qd po 连续 14 年,9 月 18 日入院后继续自服,9 月 23 日被发现后停用。尼美舒利可引发水钠潴留,导致新发高血压或使已有的高血压加重,可能引起严

重心血管血栓性不良事件、心肌梗死和卒中的风险增加,其风险可能是致命的。有心血管疾病或心血管疾病危险因素的患者,其风险更大[2]。严重心力衰竭患者禁用尼美舒利(见海南中瑞康芝制药有限公司药品说明书)。尼美舒利血浆半衰期2~3小时,有效治疗浓度持续时间为6~8小时,但患者有严重肾功能不全,尼美舒利及其代谢产物可能在体内蓄积,9月23日停药,9月24日可能仍有药理作用(见海南中瑞康芝制药有限公司药品说明书)。

(3)予西洛他唑50 mg bid po(9月18日—9月25日)抗血小板。西洛他唑通过选择性抑制血小板及血管平滑肌内的PDE3的活性,发挥抗血小板作用及血管扩张作用。患者因胃不适未予阿司匹林,改用西洛他唑,适应证明确。西洛他唑近来发现有治疗心动过缓的效果,其机制为抑制瞬时外向钾电流(Ito),增加细胞内L型钙电流,还有通过对PDE3的抑制,增加冠状动脉血流量,从而增加心率[3]。西洛他唑因增加心率而可能增加心肌耗氧量,可能使患者长时间出现血压心率积明显升高,使心率增加而诱发心绞痛,另外该药具有PDE3抑制作用,可能使心力衰竭加重[3]。有口服西洛他唑后发生充血性心力衰竭,心肌梗死,心绞痛,室性心动过速的报道(见浙江大冢制药有限公司药品说明书)。另外,患者有严重肾功能不全,可造成西洛他唑活性代谢产物在体内成倍增加(C_{max}增加173%,AUC增加209%),使心动过速的发生率显著增加(见浙江大冢制药有限公司药品说明书)。

三、患者胃部疼痛、恶心呕吐的药物因素

患者胃部疼痛、恶心呕吐除与慢性胃炎,不稳定型心绞痛,再发急性心肌梗死,心力衰竭加重,肾功能不全加重等疾病有关外,还有药物因素:

(1)因痛风长期予别嘌呤醇口服,该药可引发胃肠道反应如腹泻、恶心、呕吐和腹痛等(见广东彼迪药业有限公司药品说明书)。

(2)因痛风予尼美舒利100 mg qd po连续14年,9月18日入院后继续自服,9月23日被发现后停用。尼美舒利最常见的不良反应是胃肠道反应,如恶心、呕吐、腹痛(见海南中瑞康芝制药有限公司药品说明书)。

【病例总结】

(1)尼美舒利在治疗过程中患者一旦发生肾功能损害,应停药。

(2)国家食品药品监督管理总局下发通知,决定采取进一步措施加强尼美舒利口服制剂使用管理,内容包括:禁止用于12岁以下儿童;作为抗炎镇痛的二线用药,只能在至少一种其他非甾体抗炎药治疗失败的情况下使用;适应证限于慢性关节炎(如骨关节炎等)的疼痛、手术和急性创伤后的疼痛、原发性痛经的症状治疗;最大单次剂量不超过100 mg,疗程不能超过15天,并应依据临床实际情况采用最小的有效剂量、最短的疗程,以减少药品不良反应的发生。非甾体抗炎药可能掩盖潜在细菌感染引起的发热。

未遵守上述用药注意事项,不排除与患者发生肾功能不全加重、急性心肌梗死有相关性。

参 考 文 献

[1]陆再英,钟南山.内科学[M].第7版.北京:人民卫生出版社,2008,212-220,536-551,862-868.

［2］贾公孚,谢惠民.药害临床防治大全［M］.北京：人民卫生出版社,2002,346－352,473－474.

［3］余果,林克江,尤启东,等.西洛他唑治疗心动过缓的研究进展［J］.中国新药杂志,2007,16(21)：1742－1746.

［4］梁德雄.重症肺炎抗生素降阶梯治疗使用策略［J］.中国医学文摘·内科学,2005,26(4)：484－487.

［5］刘洋,孟彦苓,杜斌.呼吸机相关肺炎［J］.协和医学杂志,2010,1(1)：103－107.

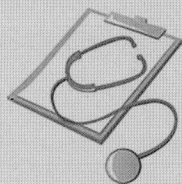

Part 2
2014 年临床病例用药分析

14. 无抗凝药物治疗引发心肌梗死
（2014 年 6 月 2 日）

【概述】

一例高血压史合并糖尿病史患者,此次因Ⅰ度房室传导阻滞、Ⅱ度房室传导阻滞(2:1)、心功能Ⅱ级(NYHA)而入院。患者入院后发生急性心肌梗死,通过此病例分析,主要探讨此患者发生急性心肌梗死的药物原因。

【病史介绍】

患者 86 岁,女性,有高血压史 5 年,最高血压 170/70 mmHg,平素规律口服氨氯地平控制血压,自诉血压控制可。糖尿病史 6 年,平素口服多种降糖药,自诉血糖控制可,自行停药 2 年。因胸闷心悸于 2014 年 5 月 21 日晨来院就诊,因Ⅰ度房室传导阻滞、Ⅱ度房室传导阻滞(2:1)、心功能Ⅱ级(NYHA)、高血压病 2 级(极高危组)、2 型糖尿病收住入院。7:30,心率 50 次/min,血压 171/50 mmHg,双肺未闻及干湿啰音,双下肢无水肿。查纤维蛋白原 4.13 g/L(1.8～3.5 g/L),肌酐 117 μmol/L(71～133 μmol/L),D-二聚体 0.94 mg/L(<0.55 mg/L)。CK-MB 2.26 μg/L(0.10～4.94 μg/L),高敏肌钙蛋白 0.032 μg/L(0～0.014 μg/L),肌红蛋白 76.18 μg/L(28.0～72.0 μg/L),BNP 2 140 ng/L(<450 ng/L)。心电图示异位心律、**房颤(慢室率)**、房室交接性逸搏、ST 段异常。

【临床经过】

2014 年 5 月 21 日予氨氯地平 5 mg qd po(5 月 21 日—5 月 23 日)降压,呋塞米 20 mg bid po(5 月 21 日—5 月 22 日)利尿,螺内酯 20 mg bid po(5 月 21 日—5 月 22 日)保钾利尿,硫酸沙丁胺醇 4 mg bid po(5 月 21 日—)加快心率,参附 50 ml＋NS 250 ml qd iv gtt(5 月 21 日—5 月 25 日)升压加快心率,硝酸甘油 10 mg iv gtt(5 月 21 日 10:00)扩冠。拟行永久起搏器植入术。

5 月 21 日 20:00—5 月 22 日 7:00,**血压 108～130/32～39 mmHg**,心率 40～55 次/min。

5 月 22 日 9:00,患者未诉明显胸闷、心悸,心电监护示血压 141/55 mmHg,心率 51 次/min。**11:00,血压 125/32 mmHg**,心率 49 次/min。13:00,**血压 124/30 mmHg**,心率 49 次/min。14:00,**血压 130/33 mmHg**,心率 50 次/min。15:00,**血压 137/39 mmHg**,心率 54 次/min。

16:00,查 CK - MB 6.36 μg/L(0.10～4.94 μg/L),高敏肌钙蛋白 0.089 μg/L(0～0.014 μg/L),肌红蛋白 229.10 μg/L(28.0～72.0 μg/L),BNP 3 421 ng/L(<450 ng/L)。予阿托伐他汀钙 20 mg qn po(5 月 22 日—)稳定斑块,低分子肝素钙(2 000 U)0.2 ml ih 抗凝。5 月 22 日 20:00—5 月 23 日 2:00,**血压 120～130/33～34 mmHg**,心率 49～51 次/min。

5 月 23 日 9:00,心脏超声示**左房增大**、二尖瓣环钙化伴轻度关闭不全、主动脉瓣钙化伴轻中度关闭不全、少中量三尖瓣反流、左室收缩功能正常。入院后心肌梗死三项较前明显升高,结合心电图和糖尿病高血压等疾病基础,**确诊为冠心病**、**急性非 ST 段抬高型心肌梗死**。予低分子肝素钙 0.2 ml q12h ih(5 月 23 日—5 月 29 日)抗凝,硝酸异山梨酯 5 mg tid po(5 月 23 日—)扩冠,福辛普利钠 10 mg qd po(5 月 23 日—5 月 25 日)改善重构,泮托拉唑钠 60 mg qd iv gtt(5 月 23 日—)抑酸护胃,停氨氯地平。

5 月 23 日 16:00—5 月 24 日 13:00,心率 69 次/min,**血压 101～127/30～39 mmHg**。

5 月 24 日 15:15,血压 113/31 mmHg,心率 65 次/min,患者胸闷胸痛,予硝酸甘油 0.5 mg 舌下含服好转。予托拉塞米 10 mg qd po(5 月 24 日—)利尿。

17:00—23:00,心率 60～69 次/min,**血压 94～117/28～39 mmHg**。

5 月 25 日 0:00—9:00,心率 60～67 次/min,**血压 104～125/27～38 mmHg**。停福辛普利钠。

5 月 29 日,患者无胸闷心悸,无胸痛,无腹痛腹胀,无晕厥,胃纳可。心电监护示心率 61 次/min,血压 132/60 mmHg。根据患者 Holter 结果,取消起搏器植入术,予阿司匹林肠溶片 100 mg qd po(5 月 29 日—)抗血小板聚集。

【病例用药分析】

心肌梗死的基本病因之一是交感神经兴奋性增加,血压、心率增高,左心室负荷明显加重,血黏度增高等因素导致在冠状动脉粥样硬化的基础上斑块破裂出血及血栓形成[1]。因此推测患者入院后发生急性心肌梗死的主要原因有:

(1)患者高血压糖尿病病史,可能合并有冠心病,存在诱发急性心肌梗死的基础[1]。

(2)患者房颤加 86 岁高龄加糖尿病加高血压,CHA_2DS_2 - VASc 评分为 4 分,有发生栓塞的高风险,包括急性心肌梗死,但因需安装起搏器而暂时未予抗凝抗血小板治疗[1],直到心肌酶上升怀疑有急性心肌梗死时才给予。

(3)予呋塞米 20 mg bid po(5 月 21 日—5 月 22 日),可因改善肝脏血液供应而促进肝脏合成凝血因子,同时因利尿后血容量下降而使血中凝血因子增多,特别使老年患者血栓形成的机会增多(见上海朝晖药业有限公司药品说明书)。呋塞米适用于心、肝、肾型水肿性疾病,适用于伴有肾功能不全的高血压或高血压危象(见上海朝晖药业有限公司药品说明书)。患者无心力衰竭和水肿,无明显肾功能不全,无高血压危险或严重高血压,因此呋塞米适应证不是很强。

(4)因予氨氯地平 5 mg qd po＋呋塞米 20 mg bid po＋硝酸甘油 10 mg iv gtt,使血压特别是舒张压降得过低。5 月 21 日 20:00—5 月 22 日 7:00,血压 108～130/32～39 mmHg,5 月 22 日 11:00—15:00,血压 124～137/30～39 mmHg。动脉舒张压的高低和心舒期的长短是影响冠脉血流量的重要因素[2],患者舒张压过低可引发急性心肌梗死。

【病例总结】

（1）对具有血栓形成高危因素的患者如房颤 CHA_2DS_2 - VASc 评分高的患者,可考虑不停用华法林或阿司匹林等,而是提高手术操作水平。若停华法林、阿司匹林,则短期低分子肝素钙皮下注射。

（2）对栓塞高风险患者,应严格掌握强效利尿剂的适应证。

（3）予有降压作用的药物,不可使舒张压降得过度。

未遵守上述用药注意事项,不排除与患者发生急性心肌梗死有相关性。

参 考 文 献

[1] 叶任高,陆再英. 内科学[M]. 第 6 版. 北京：人民卫生出版社,2005,57 - 73,188 - 191,236 - 255.

[2] 朱大年,王庭槐. 生理学[M]. 第 8 版. 北京：人民卫生出版社,2013,145 - 147.

15. 心肌梗死后利尿剂过量致脑梗死
（2014 年 10 月 13 日）

【概述】

一例糖尿病患者，此次因冠心病、急性冠脉综合征、心功能Ⅳ级（NYHA）而入院。在治疗过程中，患者发生脑梗死，通过此病例分析，主要探讨患者在急性冠脉综合征后发生了急性脑梗死的主要可能原因。

【病史介绍】

患者 53 岁，男性，有 2 型糖尿病多年，血糖控制不佳，空腹血糖在 10 mmol/L。有吸烟嗜酒史。因冠心病、急性冠脉综合征、心功能Ⅳ级（NYHA）于 2014 年 10 月 8 日 12:03 被收入院。心脏超声提示左室壁整体运动均减低，以室间隔、前壁、下壁为甚，左房增大，左室收缩舒张功能减低，EF 38%。BNP 10 208 ng/L（< 450 ng/L），心率 129 次/min，血压 143/92 mmHg，SPO_2 87%，两肺闻及哮鸣音及湿啰音、双下肢Ⅲ度水肿。

【临床经过】

予硝酸甘油 10 mg iv gtt、呋塞米 40 mg iv。12:57，予呋塞米 20 mg iv，**甲泼尼龙琥珀酸钠 40 mg iv**。

13:00，APTT 测定值 23.5 s（25.1～36.5 s），抗凝血酶Ⅲ活性 97.10%（75%～125%），纤维蛋白（原）降解产物 6.6 μg/L（0～5 μg/L），纤维蛋白原 3.567 g/L（1.800～3.500 g/L），凝血酶原时间测定 11.4 s（9.4～12.5 s），D-二聚体 2.260 mg/L（0～0.5 mg/L），INR 0.97（0.8～1.15）。

予泮托拉唑钠 60 mg＋NS 50 ml iv gtt（10 月 8 日—10 月 10 日）抑酸，**阿司匹林肠溶片 100 mg qd po（10 月 8 日—）、氯吡格雷（波立维）75 mg qd po（10 月 8 日—10 月 10 日 11:00），改成氯吡格雷（泰嘉）50 mg qd po（10 月 10 日—）抗血小板聚集，低分子肝素钙 6 000 U q12h ih（10 月 8 日—10 月 10 日 11:00）**抗凝，阿托伐他汀钙 20 mg qn po（10 月 8 日—）稳定斑块，福辛普利钠 10 mg qd po（10 月 8 日—10 月 9 日 16:00）改善重构，螺内酯 20 mg tid po（10 月 8 日—）保钾利尿，单硝酸异山梨酯缓释片 40 mg qd po（10 月 8 日—）扩冠，乳果糖 15 ml bid po（10 月 8 日—）通便，盐酸莫西沙星氯化钠 250 ml（0.4 g）qd iv gtt（10 月 8 日—10 月 14 日）抗感染。

13:15,予硝普钠 50 mg iv gtt、呋塞米 20 mg iv、**甲泼尼龙琥珀酸钠** 40 mg iv。13:30,精神萎,端坐呼吸,两肺闻及哮鸣音及湿啰音,双下肢 Ⅱ 度水肿。心率 129 次/min,呼吸 32 次/min,血压 171/108 mmHg,胸闷气促,不能平卧,血氧饱和度 89%。BiPAP 呼吸机辅助通气。

14:00,心率 122 次/min,血压 153/95 mmHg,血氧饱和度 87%,CVP 15 cmH$_2$O,**血糖 20.8 mmol/L(<7.8 mmol/L)**。

16:30,**血糖 16.8 mmol/L(<7.8 mmol/L)**,心率 100 次/min,血压 124/82 mmHg。

17:11,予硝酸甘油 20 mg iv gtt。21:00,心率 104 次/min,血压 133/85 mmHg,CVP 13 cmH$_2$O。

10 月 9 日 6:00,**血糖 21.1 mmol/L(<7.8 mmol/L)**。

9:00,心率 107 次/min,血压 123/74 mmHg,CVP 14.5 cmH$_2$O。

10:00,患者两下肺闻及湿啰音,双下肢仍有水肿,心率 106 次/min,血压 94/69 mmHg,BNP 14 889 ng/L(<450 ng/L),**血糖 18.8 mmol/L(<7.8 mmol/L)**。24 小时尿量 5 640 ml(19 h)。**予生物合成人胰岛素(诺和灵 R)8 U ih(10 月 9 日—10 月 11 日)、精蛋白生物合成人胰岛素(诺和灵 N)8 U ih(10 月 9 日—10 月 10 日)控制血糖**。

11:30,予托拉塞米 50 mg iv gtt。14:00,心率 98 次/min,血压 90/54 mmHg。

17:00,心率 98 次/min,**血压 87/56 mmHg**,停硝酸甘油 iv gtt。

18:00,心率 95 次/min,**血压 86/48 mmHg**。

21:00,心率 93 次/min,血压 98/46 mmHg,CVP 9 cmH$_2$O,**予托拉塞米 50 mg iv gtt**。

10 月 10 日 8:42,患者目前可平卧,昨日尿量 4 900 ml。心率 90 次/min,血压 98/60 mmHg,两下肺闻及湿啰音,双下肢仍有水肿。9:00,CVP 6 cmH$_2$O。

11:00,停波立维(氯吡格雷),改用泰嘉(氯吡格雷)50 mg qd po(10 月 10 日—),停低分子肝素钙皮下注射。

21:17,患者突发意识欠清,呼之能应。查体部分配合,心电监护提示窦性心律,心率 85 次/min,血压 132/76 mmHg,呼吸 23 次/min,构音障碍,双眼凝视右侧,对光反射存在,左侧肢体肌力 0 级,左侧病理征阳性,考虑急性缺血性脑卒中可能。

21:21,头颅 CT 提示右侧大脑沟回消失,结合病史考虑急性脑梗死,大面积脑梗死可能性大。予甘露醇降颅压,呋塞米利尿。

【病例用药分析】

患者在急性冠脉综合征后发生了急性脑梗死,其主要可能原因:

(1) 急性冠脉综合征引发室壁运动异常,可能导致心室附壁血栓形成,栓子脱落形成脑梗死[1]。

(2) 有 2 型糖尿病史、吸烟嗜酒,可能存在脑动脉硬化,有引发脑梗死疾病基础[1]。

(3) 因救治急性左心衰竭 2 次予甲泼尼龙琥珀酸钠 40 mg iv。根据《急性心力衰竭诊断和治疗指南》[2],急性左心衰竭若有明显哮鸣音者予茶碱类以减轻支气管痉挛,予糖皮质激素抗过敏抗渗出。而根据《急性心肌梗死诊断和治疗指南》[4],急性心肌梗死基础上并发的急性左心力衰竭,茶碱类和糖皮质激素不宜使用。糖皮质激素可降低抗凝作用,形成栓塞性脉管炎、血栓,增加脑梗死风险;增加儿茶酚胺的血管收缩效应,盐皮质激素样作用引起水钠潴留,使血压升高,左心室负荷加重;还可升高血糖和血脂[3]。糖皮质激素可抑制蛋白质的合成,促进蛋白质的分解,引发类固醇肌病,可延缓其至阻止急性心肌梗死坏死心肌的修复,可引发心肌梗死后的心肌断裂,引发严重心律失常(见 Pfizer Manufacturing Belgium NV)。

(4) 10 月 8 日 14:00 血糖 20.8 mmol/L,16:30 血糖 16.8 mmol/L,10 月 9 日 6:00 血糖 21.1 mmol/L,10:00 血糖 18.8 mmol/L。患者血糖极高除与应激反应有关外,予甲泼尼龙琥珀酸钠静脉推注是重要原因。急性冠脉综合征患者血糖建议控制在 7.8～10.0 mmol/L,而患者因胰岛素使用延迟了 1 天,致使极高血糖未被及时控制,可增加血黏度增加脑梗死风险[4]。

(5) 予低分子肝素钙 6 000 U q12h ih(10 月 8 日—10 月 10 日 11:00)剂量疗程可能不够。对 UA/NSTEMI 患者,可静脉应用肝素 2～5 天为宜,后改为皮下注射肝素 1～2 天,共 3～7 天;而教科书对低分子肝素钙疗程尚未规定[4]。药品说明书建议对 UA/NSTEMI 患者,低分子肝素钙疗程为 6 天左右(见葛兰素史克有限公司药品说明书)。患者体重 85 kg,按照药品说明书规定,应 8 000 U(0.8 ml) q12h ih。实际予 6 000 U(0.6 ml) q12h ih(10 月 8 日 11:00—10 月 10 日 11:00),仅仅使用了 2 天。患者发生脑梗死是在停用低分子肝素钙的当天晚上。

(6) 10 月 9 日 11:30 予托拉塞米 50 mg iv gtt。17:00,血压 87/56 mmHg,停硝酸甘油。18:00 血压 86/48 mmHg。21:00 血压 98/46 mmHg,予托拉塞米 50 mg iv gtt。药品说明书规定:对充血性心力衰竭所致水肿,托拉塞米每日最大剂量为 40 mg,若有肾功能不全,则每日最大剂量可用至 100 mg(见南京海辰药业股份有限公司药品说明书)。患者肾功能正常,对急性左心衰竭托拉塞米每日最大剂量通常不建议超过 40 mg。托拉塞米剂量过大可促使血液浓缩,激活凝血因子,引发低血压,使脑梗死风险增加。

【病例总结】

(1) 根据《急性心肌梗死诊断和治疗指南》,急性心肌梗死基础上并发的急性左心衰竭,茶碱类和糖皮质激素不宜使用。

(2) 应根据患者体重调整低分子肝素钙剂量,并且应注意疗程。

(3) 对肾功能正常的充血性心力衰竭所致水肿,托拉塞米每日最大剂量为 40 mg。

未遵守上述用药注意事项,不排除与患者发生脑梗死有相关性。

参 考 文 献

[1] 刘一尔,邓海波,李文华,等.急性心肌梗死并发脑梗死的临床特点[J].中国现代医学杂志,2003,13(10):125-126.

[2] 中华医学会心血管病学分会,中华心血管病杂志编辑委员会.急性心力衰竭诊断和治疗指南[J].2010,38(3):195-208.

[3] 贾公孚,谢惠民.药害临床防治大全[M].北京:人民卫生出版社,2002,346-347,1306-1307.

[4] 葛均波,徐永健.内科学[M].第 8 版.北京:人民卫生出版社,2013,240-241,747-752.

16. 慢性支气管炎患者发生心肌梗死、脑梗死

（2014 年 12 月 17 日）

【概述】

一例合并多种基础疾病的 96 岁高龄女性，此次因慢性支气管炎急性发作、冠心病、心功能Ⅲ级而入呼吸科。治疗过程中，患者因急性冠脉综合征转入心内科；一周后患者呼之不应，查体见针尖样瞳孔，考虑脑梗死，血气显示患者血钠 157 mmol/L，氯 114 mmol/L。通过此病例分析，主要探讨以下几点：① 患者入院后发生急性冠脉综合征的主要原因；② 患者发生脑梗死的主要可能原因；③ 患者发生高钠高氯血症的主要原因。

【病史介绍】

患者 96 岁，女性，有冠心病、慢性心功能不全史 20 年，慢性胃炎史 30 年，慢性胆囊炎史 10 年。慢性支气管炎史 40 多年。因慢性支气管炎急性发作、冠心病、心功能Ⅲ级于 2014 年 11 月 27 日 14:30 入院。体温 37.7℃，心率 62 次/min，血压 130/80 mmHg，精神萎靡，两肺底闻及大量湿啰音，CRP 3.96 mg/L(0～3 mg/L)，肌酐 124 μmol/L(45～84 μmol/L)，血沉 68 mm/h(0～20 mm/h)，血红蛋白 103 g/L(115～150 g/L)，白细胞 5.88×10^9/L(3.69×10^9/L～9.16×10^9/L)，中性粒细胞百分比 73.1%(50%～70%)。

【临床经过】

2014 年 11 月 27 日予**二羟丙茶碱** 0.5 g＋NS 100 ml qd iv gtt(11 月 27 日—12 月 4 日)平喘，疏血通 4 ml＋NS 100 ml qd iv gtt(11 月 27 日—12 月 4 日)活血，单硝酸异山梨酯缓释片 40 mg qd po(11 月 27 日—12 月 5 日)扩冠，阿司匹林肠溶片 100 mg qd po(11 月 27 日—12 月 5 日)抗血小板，**阿莫西林舒巴坦钠** 3 g＋NS 100 ml bid iv gtt(11 月 28 日—11 月 29 日)抗感染，奥美拉唑钠 40 mg＋NS 100 ml qd iv gtt(11 月 29 日—12 月 4 日)抑酸护胃。

11 月 29 日，患者时有咳嗽，痰不易咳出，食欲缺乏，乏力，血压 130/70 mmHg，心率 74 次/min，两肺底闻及中等量湿啰音。**患者体温正常，为减轻心脏负担，停阿莫西林舒巴坦钠。**

11 月 30 日，患者仍全身乏力，嗜睡，食欲缺乏，仍有咳嗽咳痰，体温 36.3℃，血压 130/70 mmHg，心率 74 次/min，两肺底闻及湿啰音。

12 月 2 日，予**槟榔** 15 g＋**枳实** 15 g＋**党参** 15 g＋**蒲公英** 15 g＋**丹参** 15 g＋**川芎** 12 g＋**厚朴** 12 g＋……＋水 500 ml 煎服。

12月3日,予5% GS 250 ml+维生素C 1 g+维生素B$_6$ 0.2 g qd iv(12月3日—12月4日)静脉营养。

12月4日9:19,患者仍嗜睡,精神差,血压140/80 mmHg,心率70次/min,律不齐。CKMB 6.77 μg/L(0.10~4.94 μg/L),肌红蛋白124.0 μg/L(25~58 μg/L),肌钙蛋白0.822 μg/L(0~0.014 μg/L),BNP 30 728 ng/L(<450 ng/L),肌酐134 μmol/L(45~84 μmol/L)。CT示两肺慢性支气管炎改变伴感染,双侧胸腔积液;双侧基底节区、侧脑室旁及半卵圆区中心多发腔隙性脑梗死。

15:30,患者出现胸闷恶心,心电图示多个导联ST水平压低0.5~1 mm,房颤心律。

12月5日转心内科,诊断为急性冠脉综合征,房颤,心功能Ⅲ级(NYHA)、脑梗死,肾功能不全。予阿司匹林肠溶片100 mg qd po(12月5日—12月14日)、氯吡格雷50 mg qd po(12月5日—12月14日)抗血小板,阿托伐他汀钙20 mg qn po(12月5日—12月14日)稳定斑块,**呋塞米20 mg bid po(12月5日—12月13日),减量为20 mg qd po(12月13日—12月4日)**,螺内酯20 mg bid po(12月5日—12月13日),减量为20 mg qd po(12月13日—12月14日)利尿,硝酸异山梨酯片5 mg bid po(12月5日—12月14日)扩冠,泮托拉唑钠60 mg+NS 100 ml qd iv gtt(12月5日—12月7日)抑酸护胃,胞磷胆碱0.5 g+NS 250 ml qd iv gtt(12月5日—12月7日)、**比拉西坦氯化钠100 ml qd iv gtt(12月5日—12月14日)**营养脑神经,氯化钾缓释片1 g bid po(12月6日—12月13日)补钾。

12月6日,患者一般情况差,消瘦,两下肺可闻及湿啰音,房颤心室率100次/min。血红蛋白106 g/L(115~150 g/L),白细胞11.72×10^9/L(3.69×10^9/L~9.16×10^9/L),中性粒细胞百分比92.2%(50%~70%),CRP 26.4 mg/L(0~3 mg/L)。12月7日,予雷贝拉唑钠肠溶片10 mg qd po(12月7日—12月13日)抑酸护胃,头孢哌酮舒巴坦钠1.5 g+NS 100 ml bid iv gtt(12月7日—12月8日)抗感染,**硝酸甘油10 mg+NS 50 ml bid静脉推泵(12月6日—12月8日)**扩冠。

12月8日,患者咳嗽咳痰较前加重,将抗生素升级为亚胺培南西司他丁钠1 g+NS 100 ml q12h iv gtt(12月8日—12月13日)。

12月9日,予硝酸甘油20 mg+NS 50 ml bid静脉推泵扩冠。

12月10日7:16,钠148 mmol/L(137~145 mmol/L),氯110 mmol/L(98~107 mmol/L)。19:46,患者出现双侧肢体不自主抖动。

12月11日8:50,患者嗜睡,反应差,两下肺可闻及湿啰音,房颤心室率100次/min。13:07,患者再次双侧肢体不自主抖动。神经内科会诊予安宫牛黄丸口服对症治疗。

12月12日20:00,患者呼之不应,查体见针尖样瞳孔。神经内科会诊见患者左侧凝视,考虑脑梗死。22:03,钠157 mmol/L(137~145 mmol/L),氯114 mmol/L(98~107 mmol/L),肌酐219 μmol/L(46~92 μmol/L)。

12月13日,予胞磷胆碱0.5 g+NS 100 ml qd iv gtt(12月13日—12月14日)营养脑神经,莫西沙星氯化钠0.4 g qd iv gtt(12月13日—12月14日)抗感染,泮托拉唑钠60 mg+NS 100 ml qd iv gtt(12月13日—12月14日)抑酸护胃。

12月14日11:20,患者心电图呈一直线,宣告临床死亡。

【病例用药分析】

一、患者入院后发生急性冠脉综合征的主要原因

患者因慢性支气管炎急性发作、冠心病、心功能Ⅲ级于 2014 年 11 月 27 日 14:30 入院。12 月 5 日因急性冠脉综合征转入心内科。其主要原因是:

(1) 11 月 29 日因患者体温正常,为减轻心脏负担,停阿莫西林舒巴坦钠 3 g(11 月 28 日—11 月 29 日)。患者为慢性支气管炎伴感染,96 岁高龄伴有心力衰竭等基础疾病,按规定疗程通常为 10~14 天[1]。高龄患者严重细菌感染症状体征可以不明显,血象、CRP 等可以不高,仅表现为精神差、食欲缺乏等。实际上抗菌药仅用 2 天即停用,可能使感染加重,加重心脏负荷,诱发急性冠脉综合征[2]。

(2) 予 5% GS 250 ml+维生素 C 1 g+维生素 B₆ 0.2 g qd iv gtt(12 月 3 日—12 月 4 日)。维生素 C 促进胶原蛋白合成,降低毛细血管的通透性,加速血液的凝固,刺激凝血功能。每日 1~4 g,可促进血管内凝血,引发深静脉血栓形成(见上海禾丰制药有限公司药品说明书)。有每日予 1 g 以上维生素 C 静脉滴注,几天后引发深静脉血栓、使原有栓塞加重的报道[3]。

(3) 予二羟丙茶碱 0.5 g qd iv gtt(11 月 27 日—12 月 4 日)。二羟丙茶碱舒张支气管的作用机制之一是促进内源性肾上腺素释放,使交感神经兴奋性增加,有直接兴奋心肌,加强心肌收缩力的作用,剂量大时可加快心率,使左心室负荷加重,诱发急性冠脉综合征(见上海现代哈森药业有限公司药品说明书)。

(4) 予槟榔 15 g+枳实 15 g+……煎服。槟榔碱具有兴奋 M 胆碱受体的作用,可能促进冠状动脉收缩。枳实可兴奋 α 受体,致使部分器官血管收缩,有升压作用,可增加心脏负荷。因此不能排除这两味药促发急性冠脉综合征的可能性[2]。

(5) 患者冠心病、心力衰竭,有口服他汀类降脂药和 ACEI 的适应证[2],但实际上没有口服,可能使疾病恶化。患者肌酐 124 μmol/L,没有 ACEI 的禁忌证。

(6) 患者冠心病、心力衰竭,有发生急性冠脉综合征的疾病基础[2]。

二、患者发生脑梗死的主要可能原因

(1) 患者房颤、急性冠脉综合征引发室壁运动异常,可能导致心室附壁血栓形成,栓子脱落形成脑梗死[4]。

(2) 患者冠心病、高龄,也有可能存在脑动脉硬化,有引发脑梗死疾病基础[4]。

(3) 12 月 9 日钠 148 mmol/L,12 月 12 日钠 157 mmol/L。可能存在脱水,使血黏度升高而引发脑梗死[4]。

三、患者发生高钠高氯血症的主要原因

患者血钠 157 mmol/L,氯 114 mmol/L 的主要可能原因:

(1) 患者因感染和心力衰竭,呼吸频率加快,有呕吐,可使水丧失过多;因神志不清水摄入极少;96 岁高龄患者肾脏排钠效力下降[5]。

(2) 脑梗死使血管升压素分泌减少,再吸收水功能下降;而下丘脑-神经垂体的受损,使抗利尿激素合成分泌不足,造成渗透性利尿失水等均可造成高钠高氯血症[5]。

（3）予呋塞米 20 mg bid po(12月5日—12月13日)。强效利尿作用可使患者体液丢失，引起循环血量不足(见上海禾丰制药有限公司药品说明书)。

（4）予比拉西坦氯化钠 100 ml qd iv gtt(12月5日—12月14日)，包含 0.9 g 氯化钠。予亚胺培南西司他丁钠 1 g＋NS 100 ml q12h iv gtt(12月8日—12月13日)，NS 200 ml 包含 1.8 g 氯化钠，2 g 亚胺培南西司他丁钠包含的钠离子相当于 0.3 g 氯化钠。总共摄入的氯化钠不超过 3 g，因此不是发生高钠高氯血症的主要原因。

【病例总结】

（1）高龄患者慢性支气管炎伴感染，抗菌药疗程通常为 10～14 天。

（2）槟榔碱可能促进冠状动脉收缩，枳实有升压作用，冠心病、心力衰竭患者不宜使用。

（3）冠心病、心力衰竭，有口服他汀类降脂药和 ACEI 的适应证。

未遵守上述用药注意事项，不排除与患者病情恶化有相关性。

参 考 文 献

［1］范洪伟，吴玮，吴东，等.桑德福抗微生物治疗指南［M］.第 43 版.北京：中国协和医科大学出版社，2011,35－41.

［2］葛均波，徐永健.内科学［M］.第 8 版.北京：人民卫生出版社,2013,236－242.

［3］范永莉.大剂量维生素 C 致深静脉血栓形成 1 例［J］.药物与临床,2014,8,63－64.

［4］刘一尔，邓海波，李文华，等.急性心肌梗死并发脑梗死的临床特点［J］.中国现代医学杂志,2003,13(10)：125－126.

［5］王礼振.临床输液学［M］.北京：人民卫生出版社,1998,42－46.

17. 因比索洛尔和雾化剂导致心力衰竭加重

（2014 年 7 月 22 日）

【概述】

一例合并多种疾病史的患者，此次拟左肺下叶炎、双侧胸腔积液、冠心病、陈旧性心肌梗死、心功能 II 级（NYHA）、2 型糖尿病、高血压病 2 级（极高危组）收住入院。被收入病房后，肺部严重感染被初步控制的情况下，心力衰竭继续加重。通过此病例分析，主要探讨此患者心力衰竭加重的主要原因。

【病史介绍】

患者 65 岁，男性，有糖尿病病史 8 年余，高血压病史 6 年余。2011 年 1 月 31 日发生急性非 ST 段抬高型心肌梗死，选择保守治疗。2014 年 4 月因冠心病、陈旧性心肌梗死、心功能 II 级（NYHA）入院，经治疗后好转。出院后予长期予阿司匹林肠溶片、氯吡格雷、阿托伐他汀钙、氨氯地平、**比索洛尔**等治疗。

7 月 9 日，患者出现左胸前区胸闷，咳嗽，有白色痰，不易咳出，不能平卧。7 月 10 日拟左肺下叶炎、双侧胸腔积液、冠心病、陈旧性心肌梗死、心功能 II 级（NYHA）、2 型糖尿病、高血压病 2 级（极高危组）收住入院。体温 38.6℃，**心率 112 次/min**，血压 105/70 mmHg，双下肺呼吸音低，**未闻及干湿啰音**。查 CK - MB 6.67 μg/L(0.10～4.94 μg/L)，高敏肌钙蛋白 0.097 μg/L(0～0.014 μg/L)，肌红蛋白 48.13 μg/L(28.0～72.0 μg/L)，BNP 3 235 ng/L(<125 ng/L)。心脏超声示左室壁整体运动减低，左房室增大，肺动脉收缩压 60 mmHg，主动脉瓣钙化，左室收缩功能明显减低，微量心包积液，**EF 28%**。

【临床经过】

2014 年 7 月 10 日予哌拉西林他唑巴坦钠 4.5 g＋NS 100 ml bid iv gtt(7 月 10 日—7 月 11 日)，加量为 4.5 g q8h iv gtt(7 月 11 日—)、左氧氟沙星 0.2 g＋NS 250 ml bid iv gtt(7 月 10 日—7 月 11 日)抗感染，**比索洛尔 5 mg qd po(7 月 10 日—7 月 11 日)减慢心率**，单硝酸异山梨酯缓释胶囊 40 mg qd po(7 月 10 日—7 月 11 日)扩冠，**复方异丙托溴铵溶液每日 2 次雾化吸入(7 月 10 日—7 月 11 日)舒张支气管**。

7 月 11 日 8:02，今晨体温正常，仍有胸闷咳嗽，少量咳痰，查体气稍促，双下肺呼吸音低，未闻及干湿啰音，**心率 112 次/min**，律齐。查糖化血红蛋白 11.1%(4.0%～6.0%)。

12:00—14:00,转 CCU。目前仍有胸闷气促,端坐呼吸,咳嗽咳痰,气促,双下肺呼吸音低,未闻及干湿啰音,血压 145/90 mmHg,心率 96 次/min,律齐。**停比索洛尔和复方异丙托溴铵溶液,**予阿司匹林肠溶片 100 mg qd po(7 月 11 日—)、氯吡格雷 75 mg qd po(7 月 11 日—)抗血小板,阿托伐他汀钙 20 mg qn po(7 月 11 日—)稳定斑块,福辛普利钠 10 mg qd po(7 月 11 日—)改善重构,地高辛 0.13 mg qd po(7 月 11 日—)强心,螺内酯 20 mg bid po(7 月 11 日—)保钾利尿,呋塞米 50 mg iv gtt(7 月 11 日—)利尿,格列齐特缓释片 30 mg qd po(7 月 11 日—7 月 14 日)、二甲双胍 250 mg tid po(7 月 11 日—7 月 16 日)降糖等治疗。

7 月 12 日,患者胸闷气促,呼吸困难,咳嗽、咳痰稍缓解,双下肺呼吸音低,未闻及干湿啰音,血压 100/58 mmHg,心率 91 次/min,律齐。

7 月 13 日,患者胸闷、气促、呼吸困难、咳嗽、咳痰较前缓解,神清,双下肺呼吸音低,未闻及干湿啰音,血压 140/80 mmHg,心率 85 次/min,律齐。

7 月 18 日转普通病房。

【病例用药分析】

患者被收入病房后,在肺部严重感染被初步控制的情况下,心力衰竭加重的主要原因:

(1)患者有冠心病、陈旧性心肌梗死、心功能Ⅱ级(NYHA)、高血压病 3 级(极高危)、2 型糖尿病等使心力衰竭加重的疾病基础[1]。

(2)未予阿司匹林、氯吡格雷抗血小板,可能加重冠脉缺血,加重心力衰竭[2]。

(3)患者没有 ACEI 的禁忌证,却未予 ACEI 减轻心脏负荷和改善心肌重构,可能加重心力衰竭[2]。

(4)予比索洛尔 5 mg qd po(7 月 10 日—7 月 11 日)。对慢性稳定性心力衰竭患者,在接受比索洛尔治疗前应首先接受适宜剂量的 ACEI、利尿剂等,应从最小剂量 1.25 mg qd po 开始依据患者耐受情况逐步加量。如遇心力衰竭加重,则应减量,一般不主张突然停药,以免反而使心力衰竭加重或出现严重心律失常(见北京华素制药股份有限公司药品说明书)。患者可能长期予比索洛尔 2.5 mg qd po,但在心力衰竭加重的情况下,反而加量为 5 mg qd po,并且是在没有使用 ACEI、利尿剂、强心苷类的情况下,因此比索洛尔的负性肌力作用可使心力衰竭加重[1]。

(5)予复方异丙托溴铵溶液 bid 雾化吸入(7 月 10 日—7 月 11 日)。复方异丙托溴铵溶液含异丙托溴铵和沙丁胺醇,异丙托溴铵具有抗胆碱作用,抑制迷走神经;沙丁胺醇为 β_2 肾上腺素能受体激动剂,两药叠加作用于肺部的 M 受体和 β_2 受体可产生较好的支气管扩张作用,但同时因有部分药物被吸收入全身,也可产生心动过速、心悸等不良反应(见上海勃林格殷格翰药业有限公司药品说明书),从而可能加重心力衰竭。患者心率 112 次/min,而快速心律失常患者禁用复方异丙托溴铵溶液(见上海勃林格殷格翰药业有限公司药品说明书)。

【病例总结】

(1)冠心病、陈旧性心肌梗死、2 型糖尿病、高血压病患者有阿司匹林、ACEI 的强适应证,只要没有禁忌证就应给予[2]。

(2)对心力衰竭患者比索洛尔应从最小剂量 1.25 mg qd po 开始依据患者耐受情况逐步

加量。

（3）快速心律失常患者禁用复方异丙托溴铵溶液。

未遵守上述用药注意事项,不排除与患者心力衰竭加重有相关性。

参 考 文 献

［1］王建枝,殷莲华.病理生理学［M］.第 8 版.北京：人民卫生出版社,2013,198－200.

［2］葛均波,徐永健.内科学［M］.第 8 版.北京：人民卫生出版社,2013,162－176,228－255.

18. 急性心肌梗死合并肺部感染未予抗菌药致心力衰竭加重死亡

（2014 年 8 月 19 日）

【概述】

一例因急性非 ST 段抬高型心肌梗死，心功能不全 Ⅱ 级（Killip），高血压病 2 级（极高危）而入院的高龄患者，在治疗过程中发生急性左心衰竭、心搏骤停。通过此病例分析，主要从药物的角度探讨此患者发生急性左心衰竭、心搏骤停的主要原因。

【病史介绍】

患者 88 岁，男性，因急性非 ST 段抬高型心肌梗死，心功能不全 Ⅱ 级（Killip），高血压病 2 级（极高危）于 2014 年 8 月 11 日 20:31 入院。查肌酐 106 μmol/L（59～104 μmol/L），总胆红素 33.5 μmol/L（0～21 μmol/L）。查体神清气平，双肺可闻及湿啰音，心率 76 次/min，血压 145/70 mmHg。

【临床经过】

2014 年 8 月 11 日予阿司匹林肠溶片 100 mg qd po（8 月 11 日—8 月 15 日）、氯吡格雷 50 mg qd po（8 月 11 日—8 月 15 日）抗血小板聚集，低分子肝素钙 2 000 U q12h ih（8 月 11 日—8 月 15 日）抗凝，硝酸异山梨酯 5 mg bid po（8 月 11 日—8 月 13 日）扩冠，阿托伐他汀钙 20 mg qn po（8 月 11 日—8 月 15 日）稳定斑块，美托洛尔 6.25 mg bid po（8 月 11 日—8 月 13 日）减慢心率，硝酸异山梨酯 20 mg＋NS 50 ml iv gtt（8 月 11 日 21:08）扩冠。22:00，心率 78 次/min，血压 143/71 mmHg。22:36，血压降至 86/46 mmHg，停硝酸异山梨酯后血压回升至正常。

8 月 12 日 4:00，心率 62 次/min，血压 180/85 mmHg。8:00，查 CK - MB 93.76 μg/L（0.10～4.94 μg/L），肌钙蛋白 1.030 μg/L（0～0.014 μg/L），肌红蛋白 1 587.0 μg/L（28.0～72.0 μg/L）。予泮托拉唑钠 60 mg＋NS 50 ml qd iv gtt（8 月 12 日—8 月 15 日）抑酸护胃。13:00，血气分析示 PO$_2$ 55.5 mmHg（80～100 mmHg）。

8 月 13 日 9:00，肌酐 104 μmol/L（71～133 μmol/L），BNP 3 642 ng/L（<450 ng/L），白细胞计数 7.58×10^9/L（3.69×10^9/L～9.16×10^9/L），中性粒细胞百分比 71.9%（50%～70%）。EF 58%。心率 86 次/min，血压 93/50 mmHg，患者血压偏低，**停美托洛尔**和硝酸异山

梨酯,予曲美他嗪 20 mg tid po(8 月 13 日—8 月 15 日),8.5％复方氨基酸 250 ml qd iv gtt(8 月 13 日—8 月 15 日)。

15:33,**CT 示双肺间质增生改变伴感染**,双侧胸腔积液,双肺上叶局限性肺气肿,多发肺大泡形成。

8 月 14 日 8:00,CK - MB 23.89 μg/L(0.10～4.94 μg/L),肌红蛋白 265.9 μg/L(28.0～72.0 μg/L),肌钙蛋白 3.720 μg/L(0～0.014 μg/L)。10:00,心率 86 次/min,血压 18.8/10.4 kPa(141/78 mmHg),感胸闷,双肺可闻及湿啰音。

11:03,患者咳嗽,**呼吸内科会诊建议治疗肺部感染**,如气喘明显可予二羟丙茶碱。18:30,诉胸闷不适,双肺可闻及干啰音,心率 96 次/min,呼吸 26 次/min,血氧饱和度 85％,血压 146/85 mmHg。钾 3.2 mmol/L(3.5～5.3 mmol/L),血气分析示 PO_2 48.2 mmHg(80～100 mmHg),予硝酸甘油 10 mg iv gtt。

8 月 15 日 8:46,予硝酸异山梨酯 5 mg tid po(8 月 15 日)扩冠,比索洛尔 1.25 mg qd po(8 月 15 日)减慢心率,**托拉塞米 10 mg qd po(8 月 15 日)**利尿,螺内酯 40 mg bid po(5 月 15 日),氯化钾缓释片 1 g bid po(8 月 15 日)补钾。

10:00,患者稍有胸闷,神清气平,血压 121/65 mmHg,心率 86 次/min,双肺可闻及湿啰音。钾 2.2 mmol/L(3.5～5.3 mmol/L),予 10％氯化钾 20 ml 口服。

13:09,BNP 7 201 ng/L(＜450 ng/L)。15:30,钾 4.6 mmol/L(3.5～5.3 mmol/L)。

17:20,患者诉气促胸闷,房颤,心室率 140 次/min,**予胺碘酮 300 mg 静脉推泵,胺碘酮 0.2 g tid po(8 月 15 日)**抗心律失常。

18:30,患者气促不能平卧,取端坐卧位,予面罩吸氧,**二羟丙茶碱 0.5 g 静脉推泵**。

20:15,心率 120 次/min,血压 137/79 mmHg,患者行为不能自控,自行摘除氧气面罩,拒绝使用。20:30,患者气促,不能平卧,端坐呼吸,房颤,心室率 140 次/min,呼吸 42 次/min,血压 174/79 mmHg,予面罩吸氧 5 L/min。20:35,房颤心室率 162 次/min,呼吸 40 次/min,血压 182/74 mmHg,**予甲泼尼龙琥珀酸钠 40 mg iv**。患者不能配合,情绪躁动,予无创呼吸机辅助呼吸。20:40,房颤心室率 178 次/min,呼吸 38 次/min,血压 176/74 mmHg。20:45,房颤心室率 190 次/min,呼吸 45 次/min,血压 178/72 mmHg。

20:54,患者突发双眼上翻,四肢抽搐,呼之不应,心电监护示逸搏心律,随即心搏呼吸骤停。立即予胸外按压,气管插管,肾上腺素等抢救。21:17 恢复自主心率呼吸,心率 100 次/min,血压 140/90 mmHg。21:29,再次出现心搏呼吸骤停,经抢救无效于 21:46 死亡。

【病例用药分析】

发生急性左心衰竭、心搏骤停的主要原因:

(1) 患者冠心病、急性非 ST 段抬高型心肌梗死、心功能不全Ⅱ级(Killip)、高血压病 2 级(极高危),有引发急性左心衰竭致死性心律失常的疾病基础[1]。

(2) 患者存在肺部感染未被有效控制,可加重心脏负荷,引发急性左心衰竭致死性心律失常[2]。

(3) 根据《急性心力衰竭诊断和治疗指南》[3],应予血管扩张药如硝酸甘油、硝普钠、酚妥拉明等。若应用血管扩张药过程中血压<90/40 mmHg,可加用多巴胺以维持血压,并酌减血管扩张药用量或滴速;应立即选用快作用强利尿药如静注呋塞米、托拉塞米以减少血容量和降低心脏前负荷。实际上未使用上述药物,可使急性左心衰竭进一步加重。

(4) 根据《急性心力衰竭诊断和治疗指南》[3],还可选用洋地黄制剂增强心肌收缩力,若有明显哮鸣音者予茶碱类以减轻支气管痉挛,予糖皮质激素抗过敏抗渗出。而根据《急性心肌梗死诊断和治疗指南》[4],急性心肌梗死基础上并发的急性左心衰竭,茶碱类和糖皮质激素不宜使用。实际上8月15日18:30患者急性左心衰竭发作时予二羟丙茶碱0.5 g静脉推泵。二羟丙茶碱舒张支气管的作用机制之一是促进内源性肾上腺素释放,使交感神经兴奋性增加,有直接兴奋心肌,加强心肌收缩力的作用,剂量大时可加快心率,使左心室负荷加重,使患者易激动、惊厥,严重时甚至可使呼吸心搏骤停(见上海现代哈森药业有限公司药品说明书)。患者88岁高龄,存在肝肾功能损害,且联合使用的胺碘酮可抑制P450酶系CYP2D6和CYP2C9的作用而减少茶碱的代谢[5],联合使用的托拉塞米可增加茶碱的作用(见南京海辰药业股份有限公司药品说明书),因此可能使茶碱在体内过量。

(5) 8月15日20:15予甲泼尼龙琥珀酸钠40 mg iv。该药为糖皮质激素,可降低抗凝作用,形成栓塞性脉管炎、血栓;增加儿茶酚胺的血管收缩效应,盐皮质激素样作用引起水钠潴留,使血压升高,左心室负荷加重;还有诱发速发型变态反应致冠状动脉痉挛[6]。糖皮质激素可抑制蛋白质的合成,促进蛋白质的分解,引发类固醇肌病,可延缓甚至阻止急性心肌梗死坏死心肌的修复,可引发心肌梗死后的心肌断裂,引发严重心律失常。糖皮质激素可引发烦躁不安(见 Pfizer Manufacturing Belgium NV)。

(6) 患者为肺部感染并发急性心肌梗死、严重心力衰竭,应及早开始正确的经验性抗生素治疗,早期治疗若不能覆盖所有可能致病菌,会显著增加死亡率。为保证早期抗生素治疗的正确性,需要联合应用广谱抗生素,覆盖耐药革兰阴性杆菌和革兰阳性球菌。该患者常见致病菌可能有铜绿假单胞菌、抗甲氧西林金黄色葡萄球菌(MRSA)、不动杆菌、肠杆菌属细菌和厌氧菌等,可选择氟喹诺酮类或氨基糖苷类联合头孢菌素类或广谱β-内酰胺类/β-内酰胺酶抑制药或碳青霉烯类;估计金黄色葡萄球菌感染可能者联合应用万古霉素、替考拉宁、利奈唑胺;估计真菌感染可能者联合应用抗真菌药物如氟康唑、伏立康唑、伊曲康唑、米卡芬净等[7];抗感染2~3天效果不佳应及时更换抗生素。而实际上始终未予抗菌药,故不能排除感染得不到有效控制的可能性。

【病例总结】

(1) 根据《急性心肌梗死诊断和治疗指南》,急性心肌梗死基础上并发的急性左心衰竭,茶碱类和糖皮质激素不宜使用。

(2) 胺碘酮可抑制P450酶系CYP2D6和CYP2C9的作用而减少茶碱的代谢,托拉塞米可增加茶碱的作用,因此可能使茶碱在体内过量。

(3) 患者为肺部感染并发急性心肌梗死、严重心力衰竭,应及早开始正确的经验性抗生素治疗[7]。

未遵守上述用药注意事项,不排除与患者病情恶化有相关性。

参 考 文 献

［1］葛均波，徐永健.内科学［M］.第 8 版.北京：人民卫生出版社，2013，166－176.

［2］金惠铭，王建枝.病理生理学［M］.第 6 版.北京：人民卫生出版社，2004，214－216.

［3］中华医学会心血管病学分会，中华心血管病杂志编辑委员会.急性心力衰竭诊断和治疗指南［J］.2010，38(3)：195－208.

［4］中华医学会心血管病学分会，中华心血管病杂志编辑委员会，中国循环杂志编辑委员会.急性心肌梗死诊断和治疗指南［J］.2001，29(12)：705－720.

［5］刘洋，边强.抗心律失常药的药物相互作用［J］.国外医药-合成药生化药制剂分册，2001，22(4)：243－244.

［6］贾公孚，谢惠民.药害临床防治大全［M］.北京：人民卫生出版社，2002，346－347，1306－1307.

［7］刘洋，孟彦苓，杜斌.呼吸机相关肺炎［J］.协和医学杂志，2010，1(1)：103－107.

19. 同时予多巴胺、多巴酚丁胺、二羟丙茶碱静脉滴注期间发生心搏呼吸骤停

(2014 年 10 月 11 日)

【概述】

一例多发性骨髓瘤Ⅲ期、快速型房颤患者,此次因风湿性心脏病、二尖瓣主动脉瓣狭窄、阵发性房颤、Ⅱ度Ⅱ型房室传导阻滞、心功能Ⅲ级、慢性肾功能不全(CKD4 期)、多发性骨髓瘤再次入院。患者接 5 路静脉推泵,分别是多巴酚丁胺、多巴胺、二羟丙茶碱、硝酸甘油、呋塞米,在给药期间患者床边小便后突发意识丧失,突发呼吸骤停,逸搏心律 38 次/min,经抢救无效。通过此病例分析,主要探讨此患者心搏呼吸骤停的主要原因。

【病史介绍】

患者 83 岁,女性,2013 年 12 月确诊为多发性骨髓瘤。长期予复方环磷酰胺 50 mg qd po、沙利度胺 50 mg qd po、泼尼松 20 mg qod po、地高辛 0.125 mg qd po、阿司匹林肠溶片 100 mg qd po、呋塞米 20 mg qd po、螺内酯 20 mg qd po、奥美拉唑肠溶胶囊 20 mg qd po 治疗。

2014 年 9 月 15 日因风湿性心脏病、二尖瓣主动脉瓣狭窄、阵发性房颤、Ⅱ度Ⅱ型房室传导阻滞、心功能Ⅲ级、慢性肾功能不全(CKD4 期)、多发性骨髓瘤再次入院。神清气平,心率 56 次/min,血压 141/74 mmHg,双肺未闻及干湿啰音,主动脉区可闻及 3/6 级 SM。白细胞计数 $4.11×10^9$/L($3.69×10^9$/L~$9.16×10^9$/L),中性粒细胞百分比 66.5%(50%~70%),血红蛋白 88 g/L(113~151 g/L),血小板计数 $75×10^9$/L($101×10^9$/L~$320×10^9$/L)。CRP 9 mg/L(0~5 mg/L)。血气分析示氧分压 122 mmHg(83~108 mmHg),二氧化碳分压 36.5 mmHg(35~45 mmHg),BNP 26 465 ng/L(0~450 ng/L),肌酐 220 μmol/L(46~92 μmol/L),钾 5.2 mmol/L(3.6~5.0 mmol/L)。

【临床经过】

2014 年 9 月 15 日予阿司匹林肠溶片 100 mg qd po(9 月 15 日—10 月 11 日)抗血小板聚集,单硝酸异山梨酯缓释片 40 mg qd po(9 月 15 日—10 月 3 日)扩冠,托拉塞米 10 mg qd po(9 月 15 日—9 月 22 日)利尿,螺内酯 20 mg qd po(9 月 15 日—9 月 18 日)保钾利尿,托拉塞米 50 mg bid iv gtt(9 月 15 日)利尿。

9 月 16 日,三碘甲腺原氨酸(T_3)0.437 μg/L(0.8~2 μg/L),甲状腺素(T_4)48.1 μg/L

(51～141 μg/L)，血清游离甲状腺素(FT$_4$)14.2 ng/L(9.3～17 ng/L)，血清游离三碘甲腺原氨酸(FT$_3$)1.47 ng/L(2～4.4 ng/L)，促甲状腺素(TSH)正常。予布美他尼 2 mg qd iv gtt(9 月 16 日—9 月 17 日)利尿，硝酸甘油 30 mg iv gtt(9 月 16 日—9 月 17 日)扩冠，**多巴胺 180～300 mg iv gtt(9 月 16 日—9 月 23 日，9 月 26 日，9 月 28 日，10 月 3 日—10 月 8 日)升压。**

9 月 18 日 11:00，B 超定位下行右侧胸膜腔穿刺引流术。量约 750 ml，淡血性。肌酐 242 μmol/L(46～92 μmol/L)，钾 5.2 mmol/L(3.6～5.0 mmol/L)。予重组人促红素 10 000 U 每周 2 次皮下注射(9 月 18 日—10 月 11 日)纠正贫血，聚磺苯乙烯钠散 15 g tid po(9 月 18 日—9 月 21 日)降钾，碳酸氢钠 1 g tid po(9 月 18 日—10 月 2 日)促尿酸排泄，呋塞米 40 mg iv gtt(9 月 18 日—9 月 19 日)利尿。

9 月 22 日，白细胞计数 3.47×10^9/L(3.69×10^9/L～9.16×10^9/L)，中性粒细胞百分比 66.1%(50%～70%)，血红蛋白 85 g/L(113～151 g/L)，血小板计数 83×10^9/L(101×10^9/L～320×10^9/L)。CRP 19 mg/L(0～5 mg/L)。予呋塞米 20 mg bid iv(9 月 22 日—10 月 8 日)利尿。

9 月 23 日，予多巴酚丁胺 150～450 mg iv gtt(9 月 23 日—10 月 8 日)强心。

9 月 29 日，予托拉塞米 60～100 mg iv gtt(9 月 29 日—10 月 2 日，10 月 7 日—10 月 8 日)利尿。

10 月 1 日，患者气促，**血气分析示 PO$_2$ 56.7 mmHg(83～108 mmHg)，PCO$_2$ 51.6 mmHg(35～45 mmHg)，血氧饱和度 89%(92%～99%)。**

10 月 2 日，患者气促明显，无法平卧，左肺闻及散在干湿啰音，心率 66 次/min，血压 106/62 mmHg，双下肢明显水肿。予布美他尼 6～25 mg(10 月 2 日—10 月 6 日，10 月 8 日)利尿。

10 月 3 日，肌酐 293 μmol/L(46～92 μmol/L)，尿酸 821 μmol/L(149～369 μmol/L)，白细胞计数 3.98×10^9/L(3.69×10^9/L～9.16×10^9/L)，**中性粒细胞百分比 86.0%(50%～70%)，**血红蛋白 72 g/L(113～151 g/L)，血小板计数 77×10^9/L(101×10^9/L～320×10^9/L)。BNP＞36 750 ng/L(0～450 ng/L)。

10 月 4 日，予复方甘草口服溶液 10 ml tid po(10 月 4 日—10 月 10 日)镇咳，二羟丙茶碱 1.5 g iv gtt(10 月 4 日—10 月 8 日)平喘。

10 月 6 日，患者气促明显，无法平卧。左肺闻及散在干湿啰音，心率 89 次/min，律不齐，血压 111/68 mmHg，双下肢中度水肿。予新活素 0.5 mg iv gtt 抗心力衰竭。

10 月 8 日 12:00，予深静脉穿刺置管术。21:30，患者胡言乱语，时间地点概念紊乱，无法认出家人。两肺闻及湿啰音，心率 97 次/min，律不齐。**血气分析示 PO$_2$ 71.5 mmHg(83～108 mmHg)，PCO$_2$ 115 mmHg(35～45 mmHg)。**21:55，神经内科会诊考虑短暂性脑缺血(TIA)。22:30，神志较前好转。

10 月 9 日，白细胞计数 5.74×10^9/L(3.69×10^9/L～9.16×10^9/L)，**中性粒细胞百分比 85.7%(50%～70%)，**血红蛋白 83 g/L(113～151 g/L)，血小板计数 85×10^9/L(101×10^9/L～320×10^9/L)。肌酐 305 μmol/L(46～92 μmol/L)。BNP＞36 750 ng/L(0～450 ng/L)。**予托拉塞米 200 mg iv gtt 利尿，多巴酚丁胺 450 mg iv gtt 强心，二羟丙茶碱 1.5 g iv gtt 平喘，多巴胺 300 mg iv gtt 升压，硝酸甘油 20 mg iv gtt 扩冠，甲泼尼龙琥珀酸钠 80 mg iv gtt 平喘，新活素 0.5 mg iv gtt 抗心力衰竭。**

10月10日,**予托拉塞米 150 mg iv gtt 利尿**,呋塞米 200 mg iv gtt 利尿,**多巴酚丁胺 450 mg iv gtt 强心,二羟丙茶碱 1.0 g iv gtt 平喘,多巴胺 300 mg iv gtt 升压**,硝酸甘油 20 mg iv gtt 扩冠。10月11日7:00,**患者心率 84 次/min,无创呼吸机辅助通气中,接 5 路静脉推泵,分别是多巴酚丁胺 150 mg iv gtt、多巴胺 150 mg iv gtt、二羟丙茶碱 0.5 g iv gtt、硝酸甘油 20 mg iv gtt、呋塞米 100 mg iv gtt。**

8:00,心率 143 次/min,血压 117/71 mmHg,血氧饱和度 92%。 9:00,患者呼之能应,对答切题。心率 121 次/min,血压 110/66 mmHg。

9:25,患者床边小便后突发意识丧失,呼吸骤停,实行逸搏心律 38 次/min。经抢救无效,10:00 死亡。

【病例用药分析】

患者发生心搏呼吸骤停的主要原因有:

(1)患者存在风湿性心脏病、二尖瓣主动脉瓣狭窄、阵发性房颤、Ⅱ度Ⅱ型房室传导阻滞、心功能Ⅲ级、慢性肾功能不全(CKD4 期)等诱发致死性心律失常的疾病基础[1]。

(2)患者有多发性骨髓瘤,恶性浆细胞无节制地增生、广泛浸润和大量单克隆免疫球蛋白的出现及沉积,使正常多克隆 B 细胞即浆细胞的增生、分化、成熟受到抑制,正常多克隆免疫球蛋白生成减少,而异常单克隆免疫球蛋白缺乏免疫活性,加上 T 细胞和 B 细胞数量及功能异常致使机体免疫力减低,还有长期予糖皮质激素和复方环磷酰胺可抑制免疫力,致病菌乘虚而入[1]。患者易发生反复感染,尤以肺炎多见,其次是泌尿系感染和败血症。对晚期多发性骨髓瘤患者而言,感染是重要致死原因之一[1]。此外,患者长期予复方环磷酰胺片口服,还可引发白细胞减少,特别是粒细胞减少(见天津金世制药有限公司药品说明书)。因此患者白细胞计数、中性粒细胞百分比正常或偏低不能除外细菌感染。10月3日中性粒细胞百分比升至86.0%,提示急性细菌感染,严重组织损伤等[2]。结合患者心力衰竭肾功能不全加重,应考虑严重感染存在的可能性。应及时监测 CRP、降钙素原等指标,果断使用强力抗菌药控制感染。实际情况是没有使用抗菌药,可能使感染进行性加重。可能加重心脏负荷和心力衰竭,诱发致死性心律失常[3]。

(3)10月4日,予复方甘草口服溶液 10 ml tid po(10月4日—10月10日)镇咳。其组分为每 1 000 ml 中含甘草流浸膏 120 ml、复方樟脑酊 180 ml、甘油 120 ml、愈创甘油醚 5 g、浓氨溶液适量。复方樟脑酊为强力镇咳药,可能使痰不易咳出而阻塞支气管,致使肺部感染加重(见上海美优制药有限公司药品说明书),诱发致死性心律失常。

(4)多发性骨髓瘤由于异常单克隆免疫球蛋白过量生成和重链与轻链的合成失去平衡,过多的轻链重吸收造成肾小管损害。此外,高钙血症、高尿酸血症、高黏滞综合征、淀粉样变性及肿瘤细胞浸润,感染加重,长期予环磷酰胺等均可造成肾脏损害,最终发展为肾功能不全、肾功能衰竭[1]。可加重心脏负荷,引发致死性心律失常。

(5)多发性骨髓瘤使血中单克隆免疫球蛋白异常增多,使血液黏度增加,血流不畅,造成微循环障碍,引起一系列临床表现称为高黏滞综合征,可加重心力衰竭[1],引发致死性心律失常。高黏滞综合征可严重影响脑血流循环,导致意识障碍、癫痫样发作,甚至昏迷。10月8日21:30 患者发生精神异常,可能与高黏滞综合征以及呼吸衰竭加重有关。

（6）多发性骨髓瘤使免疫球蛋白的轻链与多糖的复合物沉淀于组织器官中即是本病的淀粉样变性。可引发心肌肥厚、心脏扩大，加重心力衰竭[1]，引发致死性心律失常。

（7）患者是在多巴酚丁胺 150 mg、多巴胺 150 mg、二羟丙茶碱 0.5 g 静脉推泵过程中发生的心搏骤停。多巴胺在低浓度时与多巴胺受体结合，使 cAMP 水平提高而导致血管舒张。高浓度时作用于心脏 β_1 受体，使心肌收缩力增强，心排血量增加，可增加收缩压和脉压，也可使心率加快，有可能增加心肌耗氧量并引发严重心律失常[4]。因此药品说明书规定：当患者心率增快时，多巴胺滴速必须减慢或暂停滴注（见上海禾丰制药有限公司药品说明书）。多巴酚丁胺激动心脏 β_1 受体，相比异丙肾上腺素，其正性肌力作用比正性频率作用显著，较少增加心肌耗氧量，但在滴速过快或浓度较高时，也可能使心率加快、心肌耗氧量增加、血压升高[4]。因此药品说明书规定：如出现收缩压增加 10～20 mmHg，或者心率在原来基础上每分钟增加5～10 次者，应减量或暂停多巴酚丁胺（见上海第一生化药业有限公司药品说明书）。实际情况是，10 月 11 日 7:00 患者心率 84 次/min，8:00 心率增加至 143 次/min，9:00 心率 121 次/min，而医师未将多巴胺和多巴酚丁胺减慢推泵速度或暂停，可能引发致死性心律失常或心搏骤停。另外，二羟丙茶碱可引发儿茶酚胺类释放，当滴速过快时，可因剂量过大而导致心律失常，甚至呼吸心搏骤停（见天津金耀氨基酸有限公司药品说明书）。

【病例总结】

（1）当患者心率增快时，多巴胺滴速必须减慢或暂停滴注。

（2）如出现收缩压增加 10～20 mmHg，或者心率在原来基础上每分钟增加 5～10 次者，应减量或暂停多巴酚丁胺。

（3）二羟丙茶碱滴速过快时，可导致心律失常，甚至呼吸心搏骤停。

未遵守上述用药注意事项，不排除与患者心搏呼吸骤停有相关性。

参 考 文 献

［1］葛均波，徐永健. 内科学［M］. 第 8 版. 北京：人民卫生出版社，2013，207－214，602－606.

［2］万学红，卢雪峰. 诊断学［M］. 第 8 版. 北京：人民卫生出版社，2013，247－252.

［3］金惠铭，王建枝. 病理生理学［M］. 第 7 版. 北京：人民卫生出版社，2011，199－201.

［4］杨宝峰. 药理学［M］. 第 7 版. 北京：人民卫生出版社，2011，91－94.

20. 炎症指标被掩盖、呼吸衰竭、风湿性关节炎

(2014 年 9 月 3 日)

【概述】

一例长期类风湿关节炎合并支架植入史患者,此次因不稳定型心绞痛 PCI 术后、永久性房颤、心功能Ⅲ级(NYHA)而入院。入院当天血气分析显示患者代谢性碱中毒;治疗过程中,患者二氧化碳分压 82 mmHg,多发房颤;患者炎症指标不高,但呼吸衰竭、心力衰竭加重,应考虑肺部感染和全身感染的可能性。通过此病例分析,主要探讨以下几点:① 患者代谢性碱中毒的主要原因;② 患者二氧化碳潴留加重的主要原因;③ 患者多次发生急性左心衰竭的主要原因;④ 患者被掩盖的炎症指标。

【病史介绍】

患者 82 岁,女性,有类风湿关节炎病史 30 余年,长期服用泼尼松片治疗;有高血压病史 10 年余,最高血压 200/100 mmHg;有慢性阻塞性肺病多年;2010 年因不稳定心绞痛在回旋支(LCX)近段末植入支架一枚,当时发现房颤。因不稳定型心绞痛 PCI 术后、永久性房颤、心功能Ⅲ级(NYHA)于 2014 年 8 月 16 日入院。查**钾 3.3 mmol/L(3.5～5.3 mmol/L),氯** 91 mmol/L(99～110 mmol/L),CRP 25 mg/L(0～8 mg/L),BNP 2 907 ng/L(<450 ng/L),血气分析示 pH 7.51(7.35～7.45),PCO_2 67 mmHg(35～45 mmHg),PO_2 76 mmHg(83～108 mmHg),碳酸氢根 53.5 mmol/L(21.5～26.9 mmol/L),剩余碱 26.0 mmol/L(−3.0～+3.0 mmol/L)。

【临床经过】

8 月 16 日予前列地尔 10 μg＋NS 100 ml qd iv gtt(8 月 16 日—8 月 24 日)改善微循环,阿托伐他汀钙 20 mg qn po(8 月 16 日—8 月 29 日)稳定斑块,美托洛尔 12.5 mg bid po(8 月 16 日—8 月 17 日)减慢心率,**泼尼松片 10 mg qn po(8 月 16 日—8 月 29 日)抗炎**,雷贝拉唑钠肠溶片 10 mg(8 月 16 日—8 月 24 日)抑酸护胃,**阿普唑仑 0.4 mg qn po(8 月 16 日—8 月 18 日)助眠**。

8 月 17 日,患者无胸闷胸痛,无咳嗽咳痰,夜间能平卧。双肺呼吸音清,血压 108/71 mmHg,房颤心室率 65 次/min。查**氯 91 mmol/L(99～110 mmol/L)**,肌酐 56 μmol/L(62～106 μmol/L),予布地奈德混悬液＋糜蛋白酶雾化吸入(8 月 17 日—8 月 24 日),复方异丙托溴

铵 2.5 ml bid 雾化吸入(8 月 17 日—8 月 24 日)平喘。

8 月 18 日,患者无明显胸闷胸痛,无咳嗽咳痰。双肺呼吸音清,房颤心室率 63 次/min,血压 110/70 mmHg。予**艾司唑仑 1 mg qn po(8 月 18 日—8 月 24 日)**助眠,氯吡格雷 50 mg qd po(8 月 18 日—8 月 29 日)抗血小板。

8 月 19 日,因胸骨疼痛,内分泌科会诊考虑骨质疏松,**予碳酸钙 D3 咀嚼片(Ⅱ)(钙尔奇)2 粒 qd po(8 月 19 日—8 月 29 日)**。8 月 20 日,钙 2.16 mmol/L(2.15～2.55 mmol/L)。

8 月 21 日,患者胸闷气促较前好转,双肺呼吸音清,抗凝血酶Ⅲ活性 66.8%(75%～125%),白细胞计数 5.52×10^9/L(3.69×10^9/L～9.16×10^9/L),中性粒细胞百分比 72%(50%～70%),**氯 99 mmol/L(99～110 mmol/L)**。

8 月 22 日 22:08,患者自诉心前区不适,颈部紧张感,血压 106/63 mmHg,房颤心室率 80～90 次/min,予单硝酸异山梨酯缓释片 40 mg 口服后自觉症状缓解。

8 月 23 日 10:00,血红蛋白 82 g/L(113～151 g/L),白细胞计数 5.92×10^9/L(3.69×10^9/L～9.16×10^9/L),中性粒细胞百分比 72%(50%～70%)。21:30,患者睡眠时突发胸闷气促,房颤心室率 90～110 次/min,听诊可闻及哮鸣音、痰鸣音,心电图检查未见明显改变。22:00,气促症状较前加重,指末血氧饱和度 80%,予甲泼尼龙琥珀酸钠 40 mg iv、呋塞米 10 mg iv、二羟丙茶碱 0.25 g iv,并予二羟丙茶碱 0.5 g 及硝酸甘油 20 mg 静脉泵入,半小时后指末血氧饱和度 90%。

8 月 24 日 8:52,患者仍有心前区不适感伴气促,两肺闻及干湿啰音。血红蛋白 88.0 g/L(113～151 g/L),白细胞计数 6.36×10^9/L(3.69×10^9/L～9.16×10^9/L),中性粒细胞百分比 93.2%(50%～70%)。血气分析示 pH 7.32(7.35～7.45),PCO$_2$ 82 mmHg(35～45 mmHg),PO$_2$ 99 mmHg(83～108 mmHg),碳酸氢根 42.2 mmol/L(21.5～26.9 mmol/L),剩余碱 16.1 mmol/L(−3.0～+3.0 mmol/L)。**予莫西沙星氯化钠 0.4 g qd iv gtt(8 月 24 日—8 月 29 日)、头孢哌酮舒巴坦钠 3 g bid iv gtt(8 月 24 日—8 月 29 日)抗感染。予无创呼吸机辅助通气(8 月 24 日—8 月 29 日)**。

10:35 转 CCU,房颤心室率 112 次/min,血压 172/122 mmHg。予二羟丙茶碱 0.5 g iv gtt。11:00,房颤心室率 118 次/min,血压 163/74 mmHg。患者诉胸闷、气喘,两肺可闻及明显干啰音,**臀部皮肤出现破损**。予单硝酸异山梨酯缓释片 40 mg qd po(8 月 24 日—8 月 29 日)扩冠,**复方甲氧那明胶囊 12.5 mg tid po(8 月 24 日—8 月 29 日)平喘**,泮托拉唑钠 60 mg qd iv gtt(8 月 24 日—8 月 29 日)抑酸护胃。

8 月 25 日 10:57,血红蛋白 80 g/L(113～151 g/L),中性粒细胞百分比 89.4%(50%～70%),白细胞 5.23×10^9/L(3.69×10^9/L～9.16×10^9/L),CRP 3.29 mg/L(0～3 mg/L)。BNP 3 599 ng/L(<450 ng/L)。血气分析示 PO$_2$ 114.3 mmHg(83～108 mmHg),剩余碱 16.30 mmol/L(−3.0～+3.0 mmol/L),pH 7.440(7.35～7.45),PCO$_2$ 63.9 mmHg(35～45 mmHg),碳酸氢根 43.50 mmol/L(21.5～26.9 mmol/L)。心脏超声示双房增大,室间隔基底段增厚,EF 63%。**予二羟丙茶碱 0.5 g qd iv gtt(8 月 25 日—8 月 27 日)**。

11:30,患者气促,大汗淋漓,房颤心室率 150 次/min,血压 171/101 mmHg,血氧饱和度 89%。予甲泼尼龙琥珀酸钠 40 mg iv、去乙酰毛花苷 0.2 mg iv。12:00—14:00,房颤心室率 111～120 次/min,血压 151～160/75～86 mmHg。**皮肤科医师会诊见尾骶部皮肤破溃,有少**

许脓性分泌物,诊断为局部皮肤感染。

8月26日2:00,予硝酸甘油10 mg iv。10:00,**呼吸内科会诊加用沙美特罗氟替卡松吸入剂**。

14:00,房颤心室率106次/min,血压156/69 mmHg,气喘,两肺可闻及明显干啰音。**查血红蛋白77 g/L**(113~151 g/L),中性粒细胞百分比81.3%(50%~70%),白细胞计数5.08×10^9/L(3.69×10^9/L~9.16×10^9/L),BNP 4 399 ng/L(<450 ng/L)。

16:00—20:00,房颤心室率86~120次/min,血压148~185/77~90 mmHg。予二羟丙茶碱0.5 g iv gtt。**19:12,床旁胸片示慢性支气管炎伴少许感染,心影增大明显**。

8月27日10:00,患者气喘,两肺闻及明显干啰音,房颤心室率102次/min,血压187/89 mmHg。**镜检白细胞5~7/HPF**(0~5/HPF),镜检红细胞1~3/HPF(0~3/HPF),中性粒细胞百分比79.9%(50%~70%),血红蛋白77 g/L(113~151 g/L),白细胞计数5.28×10^9/L(3.69×10^9/L~9.16×10^9/L)。予地高辛0.13 mg qd po(8月27日—8月29日)强心,**二羟丙茶碱0.5 g+地塞米松磷酸钠5 mg+NS 50 ml qd iv gtt(8月27日—8月29日)平喘**,8.5%复方氨基酸250 ml qd iv gtt(8月27日—8月29日)静脉营养,琥珀酸亚铁100 mg tid po(8月27日—8月29日)、叶酸5 mg qd po(8月27日—8月29日)治疗贫血。11:00—21:30,**患者烦躁,房颤心室率91~168次/min,血压159~192/71~104 mmHg,血氧饱和度87%~98%**。

8月28日1:00,钾3.0 mmol/L(3.5~5.1 mmol/L),氯93 mmol/L(98~107 mmol/L),患者烦躁,强迫体位,拒绝翻身。房颤心室率84次/min,血压178/125 mmHg。3:00,予硝酸甘油20 mg iv gtt,呋塞米50 mg iv。5:00,患者情绪激动,欲自行下床活动,房颤心室率128次/min,**血压212/67 mmHg**。10:04,患者气喘较为严重,两肺闻及明显干啰音,双上肢可见瘀斑,**右下肢胫前可见伤口,有血性液体渗出**。15:00—18:00,房颤心室率86~94次/min,血压131~134/27~45 mmHg。18:00,**见血性尿液**。

8月29日7:00,房颤心室率87次/min,血压98/35 mmHg。8:15,神志气喘,两肺闻及明显干啰音。12:15,患者气急,血氧饱和度62%。

15:00,应家属要求转普通病房。再次出现心前区不适,自觉气促,呼吸困难,两肺闻及明显干啰音,房颤心率110次/min。予面罩持续吸氧支持。家属要求放弃抢救措施。

23:20,患者出现呼吸骤停,听诊心音消失,心电图显示一直线。23:24宣布临床死亡。

【病例用药分析】

一、患者代谢性碱中毒的主要原因

2014年8月16日入院当天血气分析示代谢性碱中毒的主要可能原因除二氧化碳潴留引发代偿性碳酸氢盐上升外,还有药物原因。因类风湿性关节炎长期予泼尼松片口服。泼尼松属于糖皮质激素,可促进肾脏排钾、排氯,尤其是与利尿剂合用时其排钾排氯效应更强,加上因严重疾病进食少,引发了低钾低氯血症[1]。8月16日入院当天查钾3.3 mmol/L,氯91 mmol/L,低钾血症使细胞内钾向细胞外移动,细胞外H^+向细胞内转移,引发代谢性碱中毒;低氯血症相对于低钾血症更能引发代谢性碱中毒,因Cl^-和HCO_3^-处于此消彼长的平衡状态,Cl^-的降低值与HCO_3^-的增高量一般是相等的,故Cl^-的缺失使HCO_3^-维持在较高水

平[1]。因此氯 91 mmol /L、钾 3.3 mmol /L 是引发 pH 7.51、HCO_3^- 53.5 mmol /L、剩余碱 26.0 mmol /L 的重要原因。此外,患者可能因呕吐丢失胃酸引发代谢性碱中毒的可能性也是存在的。

予生理盐水纠正低氯可能因钠补充太多而使水肿加重,心力衰竭加重。故最理想的方法是补充盐酸精氨酸,若同时有低钾可补充氯化钾[1]。而实际上未补充,使代谢性碱中毒没能得到及时纠正,可使氧解离曲线左移,使氧不易被机体利用,加重缺氧,使病情加重[1]。

二、患者二氧化碳潴留加重的主要原因

8 月 24 日二氧化碳分压 82 mmHg,二氧化碳潴留加重的主要原因:

(1) 有慢性阻塞性肺疾病史多年,存在Ⅱ型呼吸衰竭疾病基础,入院时二氧化碳分压 67 mmHg。8 月 23 日 21:30 患者睡眠时突发胸闷气促,听诊可闻及哮鸣音、痰鸣音,提示肺部感染,可使Ⅱ型呼吸衰竭加重[2]。

(2) 代谢性碱中毒得不到及时纠正,可因 H^+ 浓度降低而抑制呼吸中枢,使呼吸变浅变慢通气量减少,使二氧化碳分压升高以维持 HCO_3^- /H_2CO_3 的比值接近正常[2]。

(3) 予阿普唑仑 0.4 mg qn po(8 月 16 日—8 月 18 日),艾司唑仑 1 mg qn po(8 月 18 日—8 月 24 日)。原有呼吸功能不全患者,特别是体内二氧化碳潴留,即使小剂量用苯二氮䓬类也可引起呼吸抑制。老年人对镇静药特别敏感,对有慢性支气管炎、COPD、慢性代偿的Ⅱ型呼吸衰竭患者,给予标准剂量药物也可引起呼吸抑制[3]。因此规定严重慢性阻塞性肺疾病患者禁用阿普唑仑、艾司唑仑(见上海信谊药厂有限公司药品说明书)。COPD 呼吸衰竭患者建议予 5-HT 再摄取抑制剂如草酸艾司西酞普兰等。

(4) 患者有不稳定型心绞痛 PCI 术后、永久性房颤、心功能Ⅲ级(NYHA)疾病基础,可因心力衰竭加重而加重Ⅱ型呼吸衰竭。

三、患者多次发生急性左心衰竭的主要原因

8 月 24 日 10:35 血压 172/122 mmHg,11:00 血压 163/74 mmHg,气促、双肺干湿啰音;8 月 25 日 11:30,气促、大汗淋漓,房颤心室率 150 次/min,血压 171/101 mmHg,血氧饱和度 89%;12:00—14:00,房颤心室率 111～120 次/min,血压 151～160/75～86 mmHg;16:00—20:00,房颤心室率 86～120 次/min,血压 148～185/77～90 mmHg;8 月 27 日 10:00,气喘,两肺闻及明显干啰音,房颤心室率 102 次/min,血压 187/89 mmHg;11:00—21:30,烦躁,房颤心室率 91～168 次/min,血压 159～192/71～104 mmHg,血氧饱和度 87%～98%;8 月 28 日 1:00,烦躁,强迫体位,拒绝翻身,房颤心室率 84 次/min,血压 178/125 mmHg;5:00,情绪激动,欲自行下床活动,房颤心室率 128 次/min,血压 212/67 mmHg。

患者多次急性左心衰竭发作不能控制的主要原因:

(1) 有 COPD、Ⅱ型呼吸衰竭、不稳定型心绞痛 PCI 术后、永久性房颤快室率、心功能Ⅲ级(NYHA)、贫血等诱发心力衰竭的疾病基础[4]。

(2) 因类风湿关节炎长期使用糖皮质激素等原因使免疫功能十分低下,发生肺部感染及全身感染且不易控制,可使心力衰竭加重[4]。

(3) 不稳定型心绞痛 PCI 术后、心功能Ⅲ级(NYHA),有口服 ACEI 的强适应证并且没有

禁忌证[4],但实际上没有使用。

(4) 予泼尼松、甲泼尼龙琥珀酸钠、复方甲氧那明、二羟丙茶碱可舒张支气管,缓解低氧血症和二氧化碳潴留,在一定程度上改善心力衰竭。但上述药物又可能加快心率、加重心脏负荷、使血压升高、使患者烦躁。应充分权衡利弊。

四、患者被掩盖的炎症指标

患者82岁高龄,有类风湿关节炎病史、慢性阻塞性肺病呼吸衰竭、不稳定型心绞痛PCI术后、永久性房颤、心功能Ⅲ级(NYHA)多种严重疾病。因免疫力低下,发生细菌感染时常缺乏特异性的症状和体征。可不出现发热,白细胞数不增高,且与体征不成正比。尤其是患者有类风湿关节炎史30多年,可发生白细胞减少。抗体、免疫复合物、细胞免疫单独或者联合作用是导致粒细胞减少的原因,可能原因是脾功能亢进[4]。另外,患者因长期口服泼尼松以及吸入布地奈德等糖皮质激素,可使CRP等指标下降[5,6]。

8月16日CRP 25 mg/L;8月21日白细胞计数 $5.52×10^9$/L,中性粒细胞百分比72%;8月23日白细胞计数 $5.92×10^9$/L,中性粒细胞百分比72%。8月23日21:30患者睡眠时突发胸闷气促,听诊可闻及哮鸣音、痰鸣音。22:00指末血氧饱和度80%。8月24日白细胞计数 $6.36×10^9$/L,中性粒细胞百分比93.2%。尽管白细胞、CRP不高,中性粒细胞百分比偏高,但患者发生呼吸衰竭、心力衰竭加重,应考虑肺部感染和全身感染的可能性。

患者为82岁高龄女性,有慢性阻塞性肺疾病(COPD)、Ⅱ型呼吸衰竭、心功能不全、PCI术后、呼吸机辅助通气。**符合降阶梯治疗条件**[7]。应在5小时之内使用抗菌药。为保证早期抗菌药治疗的正确性,需要联合应用广谱抗菌药,覆盖耐药革兰阴性杆菌和革兰阳性球菌。该患者常见致病菌可能有铜绿假单胞菌、抗甲氧西林金黄色葡萄球菌(MRSA)、不动杆菌、肠杆菌属细菌和厌氧菌等,可选择氟喹诺酮类或氨基糖苷类联合下列药物之一:① 抗假单胞菌β-内酰胺酶类,如头孢他啶、头孢哌酮、哌拉西林等;② 广谱β-内酰胺类/β-内酰胺酶抑制药,如头孢哌酮/舒巴坦钠、哌拉西林/他唑巴坦等;③ 碳青霉烯类如亚胺培南/西司他丁钠和美罗培南;估计金黄色葡萄球菌感染可能者联合应用万古霉素、替考拉宁、利奈唑胺;估计真菌感染可能者联合应用抗真菌药物如氟康唑、伏立康唑、伊曲康唑、米卡芬净等[8]。

碳青霉烯类抗生素适用于产超广谱β-内酰胺酶的菌株、产氨基糖苷类钝化酶、多重耐药菌引起的严重感染、混合感染、院内感染,以及应用β-内酰胺类、氨基糖苷类、喹诺酮类抗菌药物疗效不佳的患者。万古霉素、去甲万古霉素、利奈唑胺适用于抗甲氧西林金黄色葡萄球菌和表皮葡萄球菌感染[8]。

由此可见,8月24日予莫西沙星氯化钠0.4 g qd iv gtt(8月24日—8月29日)+头孢哌酮舒巴坦钠3 g bid iv gtt(8月24日—8月29日)抗感染是正确的。8月24日见尾骶部皮肤破溃有少许脓性分泌物,诊断为局部皮肤感染;8月28日见右下肢胫前伤口有血性液体渗出。故尽管8月26日胸片只提示慢性支气管炎伴少许感染,且白细胞、CRP等不高,但结合患者免疫力非常低下及合并多种严重疾病,不排除有全身感染的可能性。患者心力衰竭、呼吸衰竭得不到有效控制甚至反而加重,除与原发疾病恶化有关外,感染加重的可能性不能除外。患者有皮肤破溃感染,MRSA、MRSE的可能性较大,故推荐及时更换为亚胺培南西司他丁钠+万古霉素,但实际上没有更换抗菌药。

【病例总结】

（1）长期予糖皮质激素，尤其是与利尿剂合用时其排钾排氯效应更强，可引发低钾低氯血症[1]。

（2）严重慢性阻塞性肺疾病患者禁用阿普唑仑、艾司唑仑。

（3）不稳定型心绞痛 PCI 术后、心功能Ⅲ级（NYHA），有口服 ACEI 的强适应证，只要没有禁忌证就应给予[4]。

（4）免疫力低下者感染症状体征可能被掩盖，可根据其他临床表现如心力衰竭、呼吸衰竭、皮肤脓性分泌物等进行判断，对抗菌药及时进行调整。

未遵守上述用药注意事项，不排除与患者病情恶化有相关性。

参 考 文 献

［1］陈建永,林杰. Ⅱ型呼吸衰竭合并代谢性碱中毒 48 例临床分析［J］. 实用全科医学,2007,5(3)：211－212.

［2］陈主初. 病理生理学［M］. 北京：人民卫生出版社,2001,144－149,263－283.

［3］贾公孚,谢惠民. 药害临床防治大全［M］. 北京：人民卫生出版社,2002,408－409.

［4］陆再英,钟南山. 内科学［M］. 第 7 版. 北京：人民卫生出版社,2010,165－181,848－855.

［5］随东江,张伟,李伟生,等. 糖皮质激素治疗重症社区获得性肺炎的疗效及对 CRP 水平的影响［J］. 临床肺科杂志,2013,18(7)：1171－1173.

［6］刘杰. 吸入性糖皮质激素对慢性阻塞性肺疾病患者 IL－6 及 CRP 影响探讨［J］. 中国现代药物应用,2013,7(11)：25－26.

［7］梁德雄. 重症肺炎抗生素降阶梯治疗使用策略［J］. 中国医学文摘·内科学,2005,26(4)：484－487.

［8］刘洋,孟彦苓,杜斌. 呼吸机相关肺炎［J］. 协和医学杂志,2010,1(1)：103－107.

21. 胰腺炎患者胺碘酮、地高辛相关的严重缓慢性心律失常

（2014 年 8 月 29 日）

【概述】

一例高血压史合并糖尿病患者，此次因冠心病、急性非 ST 段抬高型心肌梗死、心功能 Ⅰ级（Killip）而入院。入院第三天，患者血淀粉酶 379 U／L，心肌酶显著上升，肌酐上升至 221 μmol／L；治疗过程中两次出现缓慢性心律失常，持久性低血糖。通过此病例分析，主要探讨以下几点：① 患者发生胰腺炎的主要原因；② 患者心肌酶显著上升的主要原因；③ 患者发生急性肾功能不全的主要原因；④ 患者发生肝功能损害的主要原因；⑤ 患者再次出现缓慢性心律失常的主要原因；⑥ 患者发生持久低血糖的主要原因。

【病史介绍】

患者 80 岁，女性，有高血压病史 5 年余，平时间断服用氨氯地平。有糖尿病病史 10 余年，平时服用二甲双胍。8 月 7 日开始胸痛加剧，8 月 15 日心电图示窦性心律，ST－T 改变，Ⅲ、V2、V3 导联异常 Q 波，Q－T 延长。因冠心病、急性非 ST 段抬高型心肌梗死、心功能 Ⅰ 级（Killip）于 2014 年 8 月 16 日 00：39 入院。心率 80 次／min，律齐，血压 130/80 mmHg，双下肢无水肿。

【临床经过】

2014 年 8 月 16 日予阿司匹林肠溶片 100 mg qd po（8 月 16 日—8 月 22 日）、氯吡格雷 75 mg qd po（8 月 16 日—8 月 22 日）抗血小板聚集，美托洛尔 6.25 mg bid po（8 月 16 日—8 月 17 日）减慢心率，**培哚普利 4 mg qd po（8 月 16 日 01：00），减量为 2 mg qd po（8 月 16 日—8 月 17 日）改善重构**，二甲双胍 500 mg bid po（8 月 16 日—8 月 17 日）控制血糖，雷贝拉唑钠肠溶片 10 mg qd po（8 月 16 日—8 月 18 日）、泮托拉唑钠 60 mg qd iv gtt（8 月 16 日—8 月 17 日），加量为 60 mg bid iv gtt（8 月 17 日—8 月 21 日）抑酸护胃，**呋塞米 100 mg iv gtt（8 月 16 日）利尿**，硝酸甘油 20 mg iv gtt（8 月 16 日）扩冠。9：00，**肌酐 68 μmol／L**（62～106 μmol／L），CK－MB 56.57 μg／L（0.10～4.94 μg／L），高敏肌钙蛋白 0.792 μg／L（0～0.014 μg／L），肌红蛋白 451.00 μg／L（25～58 μg／L）。血清游离甲状腺素（FT₄）18.1 ng／L（9.3～17 ng／L），促甲状腺素（TSH）1.070 mU／L（0.27～4.20 mU／L），三碘甲腺原氨酸（T₃）0.90 μg／L（0.8～2.0 μg／

L），甲状腺素（T$_4$）78.6 μg/L（51～141 μg/L），甲状腺球蛋白（Tg）5.11 μg/L（3.5～77.0 μg/L）。BNP 8 475 ng/L（<450 ng/L），血糖 18.1 mmol/L（3.6～6.1 mmol/L），INR 0.88（0.8～1.5），肝功能各项指标正常。尿隐血 3＋，尿蛋白＋，尿酮体 2＋。**患者胸痛已近一周，暂无急诊冠脉造影指征。**13:00，血糖 18.0 mmol/L（3.6～6.1 mmol/L）。

　　8 月 17 日 2:00，患者觉心悸，出冷汗，心电监护示房颤，心室率 164 次/min，血压（140/50 mmHg）。**予胺碘酮 450 mg iv**，约一个半小时后转为窦性心律。4:15，血糖 22.6 mmol/L（3.6～6.1 mmol/L）。6:00，血糖 22.5 mmol/L（3.6～6.1 mmol/L）。

　　9:00，心电监护示心率 65 次/min，律齐，血压 115/60 mmHg，右下肺少量湿啰音。BNP 18 282 ng/L（<450 ng/L），**血淀粉酶 111 U/L（30～110 U/L）。**高敏肌钙蛋白 0.991 μg/L（0～0.014 μg/L），肌红蛋白 715.30 μg/L（25～58 μg/L），CK - MB 32.74 μg/L（0.10～4.94 μg/L），**血糖 28.9 mmol/L（3.6～6.1 mmol/L）。予格列齐特缓释片 30 mg qd po（8 月 17 日—8 月 18 日）控制血糖，胺碘酮 0.2 g bid po（8 月 17 日—8 月 18 日）抗心律失常，呋塞米 20 mg qd po（8 月 17 日—8 月 18 日）利尿，**螺内酯 20 mg qd po（8 月 17 日—8 月 22 日）保钾利尿，低分子肝素钙 4 000 U q12h ih（8 月 17 日—8 月 18 日），减量为 2 000 U qd ih（8 月 18 日—8 月 19 日）抗凝，硝酸异山梨酯 5 mg bid po（8 月 17 日—8 月 18 日）扩冠，**生物合成人胰岛素（诺和灵 R）6 U 餐前 ih（8 月 17 日—8 月 18 日），减量为 4 U 餐前 ih（8 月 19 日—8 月 21 日），精蛋白生物合成人胰岛素（诺和灵 N）4 U ih（8 月 19 日—8 月 21 日）控制血糖，**呋塞米 120 mg iv gtt（8 月 17 日）利尿，硝酸甘油 20 mg iv gtt（8 月 17 日）扩冠。24 小时尿量仅 900 ml。14:00，血压 88/64 mmHg，心率 100 次/min，血糖 19.7 mmol/L（3.6～6.1 mmol/L）。

　　8 月 18 日 10:00，心电监护示心率 68 次/min，血压 125/60 mmHg，两下肺可闻及湿啰音。中性粒细胞百分比 81.0%（50%～70%），白细胞计数 19.53×10^9/L（3.69×10^9/L～9.16×10^9/L）。CK - MB 72.35 μg/L（0.10～4.94 μg/L），高敏肌钙蛋白 9.50 μg/L（0～0.014 μg/L），肌红蛋白 850.60 μg/L（25～58 μg/L），血淀粉酶 379 U/L（30～110 U/L）。尿隐血 4＋，尿蛋白 1＋，尿白细胞 3＋。肌酐 221 μmol/L（62～106 μmol/L），BNP>35 000 ng/L（<450 ng/L）。EF 32%。血糖 22.0 mmol/L（3.6～6.1 mmol/L）。上腹部超声示餐后胆囊改变，胆囊结石可能，胰腺显示不清。考虑存在肺部感染，**予亚胺培南西司他丁 1 g＋NS 100 ml q12h iv gtt（8 月 18 日—8 月 21 日）抗感染，予呋塞米 70 mg iv gtt，停培哚普利。**

　　15:20，胆胰科会诊诊断胰腺炎，**予禁食，醋酸奥曲肽 0.3 mg bid iv gtt（8 月 18 日—8 月 21 日）抑制胰腺分泌。**CVP 17 cmH$_2$O。

　　16:00，患者胸闷心悸不适，伴出冷汗，心电监护示房性心动过速，心率 200 次/min。**予胺碘酮 450 mg iv gtt，约 5 分钟后转为窦性心律。**20:00，**予胺碘酮 300 mg iv gtt，呋塞米 100 mg iv gtt。**

　　8 月 19 日，心电监护示心率 97 次/min，血压 87/58 mmHg，两下肺闻及湿啰音。总胆红素 35.2 μmol/L（0～21 μmol/L），直接胆红素 25.5 μmol/L（0～5 μmol/L），丙氨酸转氨酶 1 211 U/L（7～40 U/L）。BNP>35 000 ng/L（<450 ng/L），肌酐 247 μmol/L（62～106 μmol/L），血淀粉酶 353 U/L（30～110 U/L）。胸片示右肺感染，右侧胸腔积液。予 8.5% 复方氨基酸 250 ml qd iv gtt（8 月 19 日—8 月 21 日）静脉营养，谷胱甘肽 1.8 g＋NS 100 ml qd iv gtt（8 月 19 日—8 月 21 日）保肝，呋塞米 300 mg iv gtt 利尿，多巴胺 300 mg iv gtt 升压。

8月20日,心电监护示**心率 118 次/min**,律齐,**血压 83/70 mmHg**,两下肺可闻及湿啰音。抗凝血酶Ⅲ活性 66.60%(75%~125%),D-二聚体 3.930 mg/L(<0.55 mg/L),纤维蛋白(原)降解产物 10.5 mg/L(<5.0 mg/L),纤维蛋白原 4.706 g/L(1.800~3.500 g/L),凝血酶原时间测定 14.1 s(9~13 s)。钾 3.1 mmol/L(3.5~5.3 mmol/L),肌酐 228 μmol/L(62~106 μmol/L),钠 126 mmol/L(137~147 mmol/L),**血淀粉酶 369 U/L(30~110 U/L)**。丙氨酸转氨酶 1 368 U/L(7~40 U/L),总胆红素 32.2 μmol/L(0~21 μmol/L)。

患者低钠低氯低钾,予 10%氯化钠 30 ml+10%氯化钾 20 ml 静脉推泵(8月20日—8月21日)。目前存在多脏器功能衰竭(心脏、肝脏、肾脏),提示预后差,告知家属,表示理解。肝病内科会诊,加用多烯磷脂酰胆碱 qd iv gtt(8月20日—8月21日)护肝,呋塞米 300 mg iv gtt+托拉塞米 100 mg iv gtt(8月20日)利尿,多巴胺 300 mg iv gtt(8月20日)升压,**胺碘酮 0.2 g qd po(8月20日—8月21日)抗心律失常**。

8月21日 10:10,患者精神较差,少量半流质饮食,心电监护示心率 69 次/min,律齐,血压 98/63 mmHg。两下肺可闻及湿啰音。中性粒细胞百分比 77.3%(50%~70%),白细胞计数 9.16×10⁹/L(3.69×10⁹/L~9.16×10⁹/L)。丙氨酸转氨酶 790 U/L(7~40 U/L),**淀粉酶 351 U/L(30~110 U/L)**,肌酐 205 μmol/L(62~106 μmol/L)。CK-MB 5.82 μg/L(0.10~4.94 μg/L),高敏肌钙蛋白 5.280 μg/L(0~0.014 μg/L),肌红蛋白 137.90 μg/L(25~58 μg/L),BNP>35 000 ng/L(<450 ng/L)。复查血淀粉酶未见下降,奥曲肽已使用 3 天,予停用,另予乌司他丁 30 万 U q12h iv gtt 抗感染治疗(8月21日),患者心功能不全伴有阵发性心房扑动,**加用地高辛 0.13 mg qod po 强心**。

15:28,患者心率 38 次/min,逸搏心律,血氧饱和度测不出,血压下降至 69/30 mmHg,随即测不出,四肢湿冷,脉搏不能触及。予多巴胺、肾上腺素、5%碳酸氢钠、尼可刹米、洛贝林等抢救。患者心率恢复至 100 次/min,血压恢复至 78/46 mmHg,呼之有反应。

17:47,心电监护示心率 25 次/min,逸搏心律,血氧饱和度测不出,血压下降至 79/59 mmHg,随即测不出,呼吸减慢且不规则约 10 次/min,四肢湿冷,脉搏不能触及。予多巴胺、阿托品、肾上腺素、尼可刹米、洛贝林抢救成功。**19:00,血糖 2.3 mmol/L(3.6~6.1 mmol/L)**。22:00,予精蛋白生物合成人胰岛素 4 U ih,正在 5% GS 250 ml+50% GS 100 ml+生物合成人胰岛素 10 U+水溶性维生素 1 支静脉滴注时,测血糖 3.7 mmol/L(3.6~6.1 mmol/L),停用。予 10% GS 500 ml 静脉滴注。

8月22日 00:00,血糖 2.9 mmol/L(3.6~6.1 mmol/L)。00:18,心电监护提示心率 50 次/min,血压及指尖血氧饱和度测不出,出现毕奥氏呼吸,意识丧失,继之心率减慢至停止,心电监护提示无脉性电活动(PEA),继之呈直线,呼吸停止,大动脉搏动消失。经抢救无效,00:33 临床死亡。

【病例用药分析】

一、患者发生胰腺炎的主要原因

8月18日血淀粉酶 379 U/L,可能发生了胰腺炎,主要原因有:

(1)上腹部超声示餐后胆囊改变,胆囊结石可能。胰管和胆总管汇合成共同通道开口于十二指肠壶腹部,一旦结石嵌顿在壶腹部,还有胆管炎症或胆石移行时可损伤 Oddi 括约肌,将使胰管流出道不畅,胰管内高压。因此胆石症和胆道感染是急性胰腺炎的主要原因[1]。

(2) 有糖尿病史 10 余年,长期服用二甲双胍。因急性非 ST 段抬高型心肌梗死 8 月 16 日—8 月 17 日入院后继续予二甲双胍 500 mg bid po,在肾功能不全等急性应激状态下,二甲双胍引发胰腺炎的风险增加[2]。急性心肌梗死、心力衰竭、肾功能不全等情况下,禁用二甲双胍(见中美上海施贵宝制药有限公司药品说明书)。

(3) 8 月 16 日 01:00 刚入院时予培哚普利首剂 4 mg po,当天再予 2 mg po。血管紧张素转换酶抑制剂可以引起胰腺血管水肿[2],有培哚普利引发胰腺炎的报道。老年人、不能停用利尿剂患者、心力衰竭患者或肾功能不全患者,培哚普利首剂应从每日 2 mg 开始(见施维雅制药有限公司药品说明书)。实际上第一天就口服了 6 mg。

(4) 8 月 16 日予呋塞米 100 mg iv gtt,8 月 17 日予呋塞米 120 mg iv gtt,8 月 17 日—8 月 18 日,予呋塞米 20 mg qd po。利尿剂引起急性胰腺炎的发生率为 7%～14%,可能与呋塞米抑制胰腺上皮细胞对钠的吸收,使胰腺外分泌增加有关。另外,强效利尿剂引发血容量下降,致血中凝血因子浓度升高,以及利尿使肝血液供应改善,肝脏合成凝血因子增多,可影响胰腺血供而导致胰腺炎;还可能与呋塞米引发电解质紊乱有关[3]。呋塞米治疗水肿性疾病,开始 20～40 mg 静脉注射,必要时追加剂量直至出现满意疗效;治疗心力衰竭时起始 40 mg 静脉注射,必要时追加剂量直至出现满意疗效;治疗急性肾功能衰竭时,一般予 200～400 mg 静脉注射。有胰腺炎病史者慎用或不推荐使用(见上海禾丰制药有限公司药品说明书)。患者为急性心肌梗死基础上并发的心力衰竭,根据《急性心肌梗死诊断和治疗指南》,急性心肌梗死基础上发生的急性左心衰竭的处理,可使用适量利尿剂,Killip Ⅲ 级时静脉注射呋塞米 20 mg,Killip Ⅳ 级时未规定需要使用利尿剂。根据内科学教科书第 8 版,急性心肌梗死基础上发生的急性左心衰竭的处理,可使用呋塞米,但未规定具体剂量[1]。药品说明书又规定,急性心肌梗死患者,过度利尿可促发休克。呋塞米可降低抗凝药物和抗纤溶药物的作用,主要原因是利尿后血容量下降,致血中凝血因子浓度升高,以及利尿使肝血液供应改善,肝脏合成凝血因子增多。故急性心肌梗死者应慎用呋塞米(见上海禾丰制药有限公司药品说明书)。因此尽管患者尿量较少,但每日予呋塞米 120～140 mg 对急性心肌梗死基础上发生的心力衰竭可能剂量偏大。

(5) 8 月 17 日 2:00 予胺碘酮 450 mg iv gtt,8 月 17 日—8 月 18 日,予胺碘酮 0.2 g bid po。有胺碘酮引发胰腺炎的报道[3]。

二、患者心肌酶显著上升的主要原因

8 月 16 日,CK - MB 56.57 μg/L,高敏肌钙蛋白 0.792 μg/L,肌红蛋白 451.00 μg/L。8 月 18 日,CK - MB 72.35 μg/L,高敏肌钙蛋白 9.50 μg/L,肌红蛋白 850.60 μg/L,8 月 18 日血淀粉酶 379 U/L。患者胸痛已近一周,发生心肌梗死已有较长时间,但 8 月 18 日心肌酶显著上升的主要原因:

(1) 患者有冠心病、急性非 ST 段抬高型心肌梗死、高血压病 3 级(极高危)、2 型糖尿病等使心肌酶上升的疾病基础[1]。

(2) 8 月 16 日血糖 18.0 mmol/L;8 月 17 日 22.6 mmol/L,最高达 28.9 mmol/L;8 月 18 日 22.0 mmol/L,血糖极高。高血糖可影响凝血系统,导致血小板聚集,使凝血加剧,促进血栓形成。无论在体外或是体内,研究均发现,短时高血糖都可使内皮功能损害,尤其是波动的血糖影响更甚。高血糖还可以使直接损伤的血管内皮修复能力下降,增加炎性反应,使动脉壁的易损性增加。急性心肌梗死(AMI)患者中高儿茶酚胺血症可引起自由基、血中游离脂肪酸浓度升高,导致心肌细胞膜受损、钙超载,增加耗氧,并降低心肌收缩力而使心功能衰竭、心源性休克发生率增加。血糖水平越高,发生死亡、心源性休克、再梗死/缺血事件的概率也越大,由此推测,入院血糖水平可作为 AMI 预后的一个独立预测因素。荟萃分析表明,在有糖尿病病史的 688 例急性心肌梗死患者中,空腹血糖在 10.0～11.0 mmol/L 者的死亡危险为 1.7(95%CI 为 1.2～2.4)。研究者以为,AMI 后血糖增高的患者,无论是否得了糖尿病,其住院期间死亡危险、发生充血性心力衰竭或心源性休克的危险均明显高于血糖正常者[4]。磺酰脲类包括格列苯脲、格列吡嗪、格列齐特、格列喹酮等。磺酰脲类降糖作用的前提条件是机体尚保存相当数量(30%以上)有功能的胰岛 β 细胞,适用于 2 型糖尿病(T2DM),对空腹血糖＜10 mmol/L 时效果较好。不适用于有严重并发症的 T2DM[1]。T2DM 严重并发症包括冠心病心肌梗死、心力衰竭等[1]。心力衰竭、急性心肌梗死者禁用二甲双胍(见中美上海施贵宝制药有限公司药品说明书)。**因此对处在急性应激状态的患者建议暂时使用胰岛素控制血糖。**

(3) 8 月 16 日予呋塞米 100 mg iv gtt,8 月 17 日予呋塞米 120 mg iv gtt,8 月 18 日予呋塞米 170 mg iv gtt。8 月 17 日—8 月 18 日,予呋塞米 20 mg qd po。对急性心肌梗死基础上发生的心力衰竭可能剂量偏大[5],可降低抗凝药物和抗纤溶药物的作用,主要原因是利尿后血容量下降,致血中凝血因子浓度升高,以及利尿使肝血液供应改善,肝脏合成凝血因子增多(见上海禾丰制药有限公司药品说明书)。

(4) 8 月 18 日血淀粉酶 379 U/L,提示很可能发生了急性胰腺炎。胰腺炎炎症反应、炎症渗出及感染,可引发容量不足、休克,从而加重心肌梗死[1]。

三、患者发生急性肾功能不全的主要原因

8 月 16 日入院时肌酐 68 μmol/L,8 月 17 日出现尿量减少,8 月 18 日肌酐上升至 221 μmol/L,发生急性肾功能不全的主要原因:

(1) 患者因病情严重而进食进水少,呕吐,加上大量利尿等,可能引发容量不足,加上心力衰竭加重心排血量急剧下降,可使肾血流量下降[6]。

(2) 8 月 18 日血淀粉酶 379 U/L,提示很可能发生了急性胰腺炎。胰腺炎炎症反应、炎症渗出及感染,还有肺部感染,可引发容量不足、休克,可使肾血流量下降[6]。

(3) 8 月 16 日 01:00 刚入院时予培哚普利首剂 4 mg 口服,当天再予 2 mg 口服。培哚普利可能造成肾功能损害,尤其对高龄患者(肌酐清除率小于 60 ml/min)或心力衰竭患者,若起始剂量不进行相应调整,造成肾功能损害的风险增加(见施维雅制药有限公司药品说明书)。

四、患者发生肝功能损害的主要原因

8 月 16 日刚入院时肝功能正常,而 8 月 19 日总胆红素 35.2 μmol/L,直接胆红素 25.5 μmol/L,丙氨酸转氨酶 1 211 U/L。发生肝功能损害的主要原因:

(1) 患者急性胰腺炎,胰腺炎炎症反应、炎症渗出及并发感染,可造成肝功能损害[1]。

(2) 患者肺部感染、急性心肌梗死、心力衰竭进行性加重,下腔静脉回流受阻,肝静脉压升

高,导致肝淤血,可造成肝细胞变性坏死。另外细菌毒素可作用于肝脏,损害肝脏细胞,使其代谢、分泌、合成、解毒、免疫等功能受损,引发肝功能不全[6]。

(3)予格列齐特缓释片 30 mg qd po(8 月 17 日—8 月 18 日),可引发丙氨酸转氨酶等肝酶水平增高、胆汁淤积性黄疸、肝炎,极少数病例可出现危及生命的肝功能衰竭。在终止治疗后症状可缓解(见施维雅制药有限公司药品说明书)。

五、患者再次出现缓慢性心律失常的主要原因

8 月 21 日 15:28,患者心率 38 次/min,逸搏心律,血压测不出;17:47,心率再次降至 25 次/min,逸搏心律,血压测不出;8 月 22 日 00:18 再次出现缓慢性心律失常。主要原因是:

(1)8 月 21 日 10:10,心率 69 次/min,律齐,但为控制快房颤和房性心动过速,8 月 17 日 2:00 予胺碘酮 450 mg iv,8 月 18 日 16:00 予胺碘酮 450 mg iv gtt,20:00 予胺碘酮 300 mg iv gtt,8 月 17 日—18 日予胺碘酮 0.2 g bid po,尤其是 8 月 20 日—8 月 21 日予胺碘酮 0.2 g qd po。8 月 20 日丙氨酸转氨酶 1 368 U/L,总胆红素 32.2 μmol/L;8 月 21 日谷丙转氨酶 790 U/L。胺碘酮生物利用度因人而异,在 30%～80%(平均约 50%),半衰期长且有明显个体差异(20～100 天)。在给药头几天,大部分药物在组织中蓄积,尤其是脂肪组织,数天后开始清除,一至几个月后因人而异达到稳态浓度。胺碘酮主要从肝脏代谢消除,经肠肝循环从粪便排出,极少从肾脏排泄;胺碘酮引发肝功能损害非常常见,且与剂量相关,在下调剂量后可缓解。因此规定肝功能不全患者应慎用(见赛诺菲制药有限公司药品说明书)。当丙氨酸转氨酶升高超过正常值的 3 倍时,应减少胺碘酮的剂量或停止给药(见赛诺菲万安特制药有限公司药品说明书)。因此予胺碘酮剂量尽管不大,但在肝功能严重损害的情况下,仍有可能在体内过量,引发缓慢性心律失常。

(2)8 月 21 日加用地高辛 0.13 mg qod po。地高辛可减慢心率,加上胺碘酮可降低肾及全身对地高辛的清除率而提高地高辛的血药浓度(见赛诺菲制药有限公司药品说明书),有加强洋地黄类药对窦房结及房室结的抑制作用。在用胺碘酮后 24 小时内血中地高辛浓度开始升高,在 6～7 天内直线上升,随后稳定在高水平。因此规定,当开始用胺碘酮时地高辛应减少 50%,并应仔细监测地高辛血清浓度(见上海信谊药厂有限公司药品说明书)。另外,螺内酯可使地高辛半衰期延长(见上海信谊药厂有限公司药品说明书),可进一步提高地高辛血药浓度。再加上患者存在严重肾功能不全,地高辛主要从肾脏排泄,故尽管予地高辛剂量不大,但仍有可能造成地高辛在体内达到高浓度。

(3)患者有冠心病、急性非 ST 段抬高型心肌梗死、急性胰腺炎、严重心力衰竭、肝肾功能不全、电解质紊乱等引发缓慢性心律失常的疾病基础[6]。

在"胺碘酮应用指南解读"中规定,肝硬化、肝功能不全者不能应用胺碘酮,因为肝脏是胺碘酮的主要代谢器官[7]。索他洛尔(伟特)用于转复或预防室上性心动过速。平均消除半衰期为 12 小时。口服 2～3 天内达稳态血浓。在 160～640 mg/d 剂量范围内,血药浓度与剂量呈相关性。盐酸索他洛尔主要以原形经肾排泄,因此肾功能不全需慎用或减量(见鲁南贝特制药有限公司药品说明书)。患者也存在肾功能不全,加上严重心力衰竭,因此索他洛尔也不适宜该患者。

六、患者发生持久低血糖的主要原因

8月21日19:00血糖2.3 mmol/L。22:00予精蛋白生物合成人胰岛素4 U皮下注射,正在5% GS 250 ml+50% GS 100 ml+生物合成人胰岛素10 U+水溶性维生素1支静脉滴注时,测血糖3.7 mmol/L,停用。予10% GS 500 ml静脉滴注。8月22日00:00血糖2.9 mmol/L。

患者发生持久低血糖的主要原因:

(1) 2型糖尿病血糖调节能力差,严重心力衰竭、肾功能不全加重,可使肾糖异生减少,肾廓清胰岛素能力减低,容易引发低血糖[1]。

(2) 患者肝功能不全、肝功能减退,肝糖原合成储备不足,糖原分解减少,糖异生障碍;肝细胞对胰岛素灭活减少[1]。

(3) 患者因严重疾病未进食或进食少,加上因严重心力衰竭等造成胃肠道淤血导致吸收减少[1]。

(4) 予生物合成人胰岛素(诺和灵R)6 U餐前ih(8月17日—8月18日),4 U餐前ih(8月19日—8月21日),精蛋白生物合成人胰岛素4 U ih(8月19日—8月21日)。患者高龄,有严重肾功能不全,还有肝功能损害,可能使胰岛素在体内蓄积,可引发严重低血糖。

(5) 予阿司匹林肠溶片100 mg qd po(8月16日—8月22日),可促进胰岛β细胞释放胰岛素,同时抑制前列腺素合成,间接导致胰岛素分泌增加。加上患者严重肾功能不全,可能使阿司匹林在体内蓄积,更加可能促进胰岛素分泌,引发低血糖[8]。

(6) 予醋酸奥曲肽0.3 mg bid iv gtt(8月18日—8月21日),有引发低血糖的报道(见Novartis Pharma Schweiz AG,Switzerland药品说明书)。

【病例总结】

(1) 二甲双胍禁用于急性心肌梗死、心力衰竭、肾功能不全等患者。

(2) 老年人、不能停用利尿剂患者、心力衰竭患者或肾功能不全患者,培哚普利首剂应从每日2 mg开始。

(3) 根据《急性心肌梗死诊断和治疗指南》,急性心肌梗死基础上发生的心力衰竭,利尿剂的剂量不宜过大。若需要大剂量,建议监测CVP。

(4) 磺酰脲类降糖药对空腹血糖>10 mmol/L的患者效果差,对处在急性应激状态的患者建议暂时使用胰岛素控制血糖。

(5) 当丙氨酸转氨酶升高超过正常值的3倍时,应减少胺碘酮的剂量或停止给药。

(6) 胺碘酮可增加地高辛血药浓度70%以上,两药合用时地高辛剂量应减半。螺内酯可使地高辛半衰期延长,严重肾功能不全时应慎用地高辛。

(7) 严重肝肾功能不全的患者,糖异生功能下降,加上胰岛素灭活减少,可能引发低血糖,因此应减少胰岛素剂量。

未遵守上述用药注意事项,不排除与患者病情恶化有相关性。

参 考 文 献

[1] 葛均波,徐永健.内科学[M].第8版.北京:人民卫生出版社,2013,236-255,439-445,744-752.

［2］金松，刘新月，朱珠. 药源性胰腺炎及其防治对策［J］. 抗感染药学，2010，7(2)：84－89.

［3］贾公孚，谢惠民. 药害临床防治大全［M］. 北京：人民卫生出版社，2002，466－468.

［4］赵琳. 急性心肌梗死急性期高血糖对预后的影响分析［J］. 中国医学创新，2012，9(21)：130－131.

［5］中华医学会心血管病学分会，中华心血管病杂志编辑委员会. 急性心肌梗死诊断与治疗指南. 中华心血管病杂志，2001，29(12)：705－720.

［6］陈主初. 病理生理学［M］. 北京：人民卫生出版社，2001，337－353，371－378.

［7］蒋文平，杨向军. 胺碘酮应用指南解读［J］. 中国心脏起搏与心电生理杂志，2005，19(1)：16－18.

［8］张建民，雷招宝. 非降血糖药物所致的低血糖及其防治［J］. 临床合理用药，2010，3(3)：114－115.

22. 帕金森患者发生室性心动过速、心室颤动

（2014 年 12 月 14 日）

【概述】

一例有高血压和帕金森病史的患者，此次因急性广泛前壁心肌梗死入院。次日凌晨呼吸 28 次/min，血压 210/140 mmHg，急性左心衰竭加重，随后发生室性心动过速、心室颤动。通过此病例分析，主要探讨低血容量、多巴丝肼、糖皮质激素、二羟丙茶碱与急性左心衰竭、室性心动过速、心室颤动的相关性。

【病史介绍】

患者 75 岁，女性，有高血压病史 40 余年；**有帕金森病病史 10 余年，规律服用多巴丝肼（美多巴）250 mg tid po**；因腰椎管狭窄症合并腰椎间盘突出症于 2012 年 9 月 25 日行腰椎后路减压植骨融合内固定术。2014 年 12 月 1 日 17:55 因急性广泛前壁心肌梗死入院。考虑心肌梗死时间<6 小时，有急诊 PCI 指征，但患者家属拒绝。

【临床经过】

12 月 1 日 18:00，患者意识清精神可，心率 94 次/min，血压 105/60 mmHg，双肺底可闻及湿啰音，双下肢中度水肿。pH 7.528（7.35～7.45），PCO_2 20.2 mmHg（35～45 mmHg），钾 3.2 mmol/L（3.5～4.5 mmol/L），**钠 119 mmol/L（135～145 mmol/L）**。予阿司匹林肠溶片 100 mg qd po（12 月 1 日—12 月 2 日）、替格瑞洛 90 mg bid po（12 月 1 日—12 月 2 日）抗血小板，低分子肝素钙 4 000 U q12h ih（12 月 1 日—12 月 2 日）抗凝，阿托伐他汀钙 20 mg qn po（12 月 1 日—12 月 2 日）稳定斑块，福辛普利钠 5 mg qd po（12 月 1 日—12 月 2 日）改善重构，单硝酸异山梨酯缓释片 40 mg qd po（12 月 1 日—12 月 2 日）扩冠，呋塞米 20 mg bid po（12 月 1 日—12 月 2 日）利尿，螺内酯 20 mg bid po（12 月 1 日—12 月 2 日）保钾，氯化钾缓释片 0.5 g tid po（12 月 1 日—12 月 2 日）补钾，泮托拉唑钠 40 mg＋NS 50 ml qd iv gtt（12 月 1 日—12 月 2 日）抑酸护胃，**多巴丝肼（美多巴）250 mg tid po**（12 月 1 日—12 月 2 日）抗帕金森病。

19:04，患者胸闷胸痛较前好转，无明显气促，心电监护示血压 101/65 mmHg，心率 90 次/min。

20:00，心率 93 次/min，**血压 89/48 mmHg**。

21:00，心率 94 次/min，血压 100/57 mmHg，**予托拉塞米 5 mg iv**。

22:00,心率 80 次/min,**血压 70/41 mmHg**。23:00,心率 84 次/min,**血压 77/44 mmHg**。
12 月 2 日 00:00,心率 103 次/min,**血压 88/53 mmHg**。

00:17,心率 111 次/min,血压 90/48 mmHg,诉气促不能平卧。00:20,予**甲泼尼龙琥珀酸钠 40 mg iv,二羟丙茶碱 0.25 g iv**。00:25,心率 118 次/min,呼吸 28 次/min,**血压 210/140 mmHg**,予呋塞米 20 mg iv。00:45,出现短阵室性心动过速。00:58,室性心动过速 235 次/min,之后发生心室颤动。予电除颤、心脏按压,气管插管呼吸机辅助通气,多巴胺、肾上腺素等抢救。患者心跳恢复至心率 115 次/min, 血压 115/60 mmHg。

7:00,患者再次出现心率、血压下降。经抢救无效,7:23 心电图呈一直线,宣布临床死亡。

【病例用药分析】

12 月 2 日 00:25,患者心率 118 次/min,呼吸 28 次/min,血压 210/140 mmHg,急性左心衰竭加重,随后发生室性心动过速、心室颤动的主要可能原因:

(1) 患者急性广泛前壁心肌梗死,因家属拒绝未能及时开通罪犯血管,有引发严重心力衰竭致死性心律失常的疾病基础[1]。

(2) 患者刚入院时钠 119 mmol/L(135~145 mmol/L),存在有效循环血量不足。长期医嘱予呋塞米 20 mg bid po,12 月 1 日 21:00 予托拉塞米 5 mg iv,可能加重容量不足,使血压降低。22:00 血压 70/41 mmHg,23:00 血压 77/44 mmHg,12 月 2 日 00:00 血压 88/53 mmHg。血压过低可减少冠脉血供,加重心肌缺血坏死,成为急性左心衰竭和致死性心律失常的诱因[1]。建议在使用利尿剂的同时适当补充容量,而实际上只有静脉推泵的 50 ml 生理盐水,可能使低血压得不到及时纠正。

(3) 根据《急性心力衰竭诊断和治疗指南》[2],若有明显哮鸣音者予茶碱类以减轻支气管痉挛,予糖皮质激素抗过敏抗渗出。而根据《急性心肌梗死诊断和治疗指南》[2],急性心肌梗死基础上并发的急性左心衰竭,茶碱类和糖皮质激素不宜使用。实际上 12 月 2 日 00:20,在出现心力衰竭症状时予二羟丙茶碱 0.25 g iv。二羟丙茶碱舒张支气管的作用机制是促进内源性肾上腺素和去甲肾上腺素释放;加上患者帕金森病长期予多巴丝肼(美多巴)250 mg tid po,入院后继续服用,多巴丝肼包含左旋多巴,可增强肾上腺素和去甲肾上腺素等儿茶酚胺类的药理效应,使交感神经兴奋性大大增加,有直接兴奋心肌,可加快心率,使左心室负荷加重,使患者发生严重心律失常,心力衰竭加重,严重时甚至可使呼吸心搏骤停(见上海现代哈森药业有限公司药品说明书)。规定多巴丝肼不可与肾上腺素、去甲肾上腺素等合用(见上海罗氏制药有限公司药品说明书)。

(4) 12 月 2 日 00:20 予甲泼尼龙琥珀酸钠 40 mg iv。为糖皮质激素,可降低抗凝作用,形成栓塞性脉管炎、血栓;增加儿茶酚胺的血管收缩效应,盐皮质激素样作用引起水钠潴留,使血压升高,左心室负荷加重;还有诱发速发型变态反应致冠状动脉痉挛[3]。糖皮质激素可抑制蛋白质的合成,促进蛋白质的分解,引发类固醇肌病,可延缓甚至阻止急性心肌梗死坏死心肌的修复,可引发心肌梗死后的心肌断裂,引发严重心律失常(见 Pfizer Manufacturing Belgium NV)。

【病例总结】

(1) 对低钠血症、低血压患者,在使用利尿剂的同时适当补充容量[1]。

（2）根据《急性心肌梗死诊断和治疗指南》，急性心肌梗死基础上并发的急性左心衰竭，茶碱类和糖皮质激素不宜使用。

（3）多巴丝肼可增强儿茶酚胺类的药理效应，有加重心脏负荷、增加严重心律失常风险的作用。

未遵守上述用药注意事项，不排除与患者发生急性左心衰竭、室性心动过速、心室颤动有相关性。

参 考 文 献

［1］葛均波,徐永健.内科学［M］.第 8 版.北京：人民卫生出版社，2013,174 - 176,200 - 204.

［2］中华医学会心血管病学分会,中华心血管病杂志编辑委员会.急性心力衰竭诊断和治疗指南［J］.中华心血管杂志,2010,38(3)：195 - 208.

［3］贾公孚,谢惠民.药害临床防治大全［M］.北京：人民卫生出版社,2002,346 - 347,1306 - 1307.

23. 低钠低氯心肌梗死患者发生胸壁血肿

（2014 年 3 月 1 日）

【概述】

一例长期高血压史合并神经痛患者,此次拟因"近期前壁心肌梗死、高血压 3 级(极高危组)、腔隙性脑梗死、起搏器植入术后、低钠低氯血症"而入院。患者白细胞明显升高,胸部 CT 提示肺部炎症,诊断肺部感染;患者 PCI 术后血红蛋白进行性下降;下腹部示右侧髂骨前方占位,考虑血肿可能大,盆腔积液;胸部示右侧液气胸、左侧少量胸腔积液,右上胸壁高密度影,考虑血肿可能。通过此病例分析,主要探讨以下几点:① 患者发生严重低钠低氯血症的主要原因;② 患者发生急性心肌梗死的主要原因;③ 患者发生右侧髂骨前方血肿和右上胸壁血肿的主要原因。

【病史介绍】

患者 83 岁,女性,有高血压病史 40 余年;自诉有神经痛,长期口服卡马西平治疗;8 年前因窦性停搏,在外院植入起搏器;2012 年 9 月 9 日因头部外伤、右侧颌面部软组织血肿、右眼挫伤入住我院神经外科,CT 示双侧基底节区、侧脑室旁少许腔隙灶,出现头晕乏力伴呕吐,呕吐物为胃内容物,2 年来间断发作,未予重视;2013 年 10 月 24 日因电池耗竭予更换起搏器,查血小板计数 $393.0 \times 10^9/L(101.0 \times 10^9/L \sim 320.0 \times 10^9/L)$,出院后规律服用阿司匹林肠溶片、阿托伐他汀钙片、西尼地平片、替米沙坦氢氯噻嗪胶囊(欣索卡)、卡马西平片等。

2014 年 1 月 24 日开始,患者再次发作头晕乏力伴有呕吐,症状同前,自测**血压达 185/110 mmHg**,1 月 28 日于我院就诊,查血钠 135 mmol/L(137～147 mmol/L),氯 98 mmol/L(99～110 mmol/L),血糖、心肌梗死三项、BNP 未见异常,头颅 CT 提示"双侧基底节区及侧脑室旁腔梗,老年脑、脑白质变性",颈动脉、椎动脉超声提示"双侧颈部动脉粥样硬化并斑块形成,双侧椎动脉峰值流速减低",心电图提示"起搏心律,AAI 起搏心电图(60 次/min),完全性右束支阻滞",后门诊给予醒脑静、银杏、苦碟子静脉滴注治疗,症状缓解不明显。1 月 30 日患者再发头晕乏力伴呕吐,同前症状,后到医院就诊,**电解质提示血钠 129.8 mmol/L(137～147 mmol/L),血氯 93.4 mmol/L(99～110 mmol/L)**。2 月 11 日,再次发作头晕乏力伴呕吐,**2 月 13 日心电图提示"前间壁心肌梗死",转院急诊**。

2 月 14 日查血钠 129 mmol/L(137～147 mmol/L),氯 96 mmol/L(99～110 mmol/L),**红细胞计数 $3.51 \times 10^{12}/L(3.68 \times 10^{12}/L \sim 5.13 \times 10^{12}/L)$。心电图"起搏心律,急性前间壁心**

肌梗死,双腔起搏器呈 DVI 形式起搏(60 次/min)"。为行进一步诊治,拟"近期前壁心肌梗死、高血压病 3 级(极高危组)、腔梗、起搏器植入术后、低钠低氯血症"收入院,血压 142/72 mmHg,神清,气平,双肺可闻及两肺干啰音,心率 72 次/min,律齐。

【临床经过】

2014 年 2 月 14 日予低分子肝素钙(4 100 U)0.4 ml q12h ih(2 月 14 日—2 月 18 日)抗凝,阿司匹林肠溶片 100 mg qd po(2 月 14 日—2 月 20 日)、氯吡格雷 75 mg qd po(2 月 14 日—2 月 20 日),减量为 50 mg qd po(2 月 21 日—)抗血小板聚集,阿托伐他汀钙 20 mg qn po(2 月 14 日—)稳定斑块,福辛普利钠 10 mg qd po(2 月 14 日—2 月 18 日)改善重构,10% 氯化钠 30 ml+NS 250 ml qd iv gtt(2 月 14 日—2 月 17 日)补钠,雷贝拉唑钠 10 mg qd po(2 月 14 日—)抑酸护胃,艾司唑仑 1 mg qn po(2 月 14 日—2 月 18 日)助眠等治疗。

2 月 15 日,BP 135/75 mmHg,神清,气平,双肺未闻及干湿啰音,心率 76 次/min,律齐。钠 136 mmol/L(137~147 mmol/L),氯 102 mmol/L(99~110 mmol/L),甘油三酯 1.55 mmol/L(0~2.26 mmol/L),低密度脂蛋白 3.39 mmol/L(<4.14 mmol/L),**脂蛋白(a) 1 172 mg/L(0~300 mg/L)**,总胆固醇 4.87 mmol/L(0~6.22 mmol/L),**高密度脂蛋白 1.03 mmol/L(>1.15 mmol/L)**。三碘甲状原氨酸 0.58 ng/ml(0.80~2.00 μg/L),游离三碘甲腺原氨酸 1.66 pg/ml(2.00~4.40 pg/ml)。

2 月 16 日,患者无头痛、恶心、呕吐,无胸痛。血压 135/75 mmHg,意识清,精神可,两肺未闻及明显干湿啰音,心率 68 次/min,律齐。

2 月 18 日,**血红蛋白 112.0 g/l(113~151 g/L),红细胞计数 3.15×10^{12}/L(3.68×10^{12}/L~5.13×10^{12}/L)**,血小板计数 387.0×10^9/L(101.0×10^9/L~320.0×10^9/L)。20:00,局麻下予选择性冠状动脉造影加 PCI 术。术中共用肝素 8 000 U,患者无不适,术中血压 140/60 mmHg,心率 80 次/min。术后返病房,心电监护提示心率 60 次/min,血压 115/75 mmHg,呼吸 30 次/min,脉搏 61 次/min,查体神清,精神较萎靡,两肺未闻及湿啰音,皮温稍低,桡动脉波动较弱,右下肢穿刺点,局部小面积血肿。予多巴胺 100 mg 静脉推泵(2 月 18 日 22:00,2 月 19 日 3:00,22:00)提升血压、参附 20 mg+NS 250 ml iv gtt(2 月 18 日 23:00)提升心率。

2 月 19 日 9:00,患者主诉乏力,心电监护提示心率 75 次/min,血压 103/70 mmHg(多巴胺维持中)。查体意识清,两肺未闻及明显干湿啰音,肌酐 93 μmol/L(62~106 μmol/L)。11:13,患者白细胞明显升高,胸部 CT 提示肺部炎症,诊断肺部感染,经验用亚胺培南西司他丁钠 1 g+NS 100 ml q8h iv(2 月 19 日—)抗感染。查**血红蛋白 86.0 g/L(113~151 g/L)**,中性粒细胞百分比 88.3%(50%~70%),血小板计数 375.0×10^9/L(101.0×10^9/L~320.0×10^9/L),**红细胞计数 2.43×10^{12}/L(3.68×10^{12}/L~5.13×10^{12}/L)**,白细胞计数 16.36×10^9/L(3.69×10^9/L~9.16×10^9/L)。

2 月 20 日 8:00~10:00,患者 PCI 术后血红蛋白进行性下降,目前**血红蛋白 56 g/L(113~151 g/L)**,血小板计数 247.0×10^9/L(101.0×10^9/L~320.0×10^9/L),**红细胞计数 1.60×10^{12}/L(3.68×10^{12}/L~5.13×10^{12}/L)**,血压偏低。停阿司匹林,予红细胞悬液 2U 补充红细胞。查体血压 104/57 mmHg,精神较差,两下肺可闻及少量湿啰音,心率 65 次/min,律齐。下腹部(CT 增强双源)示右侧髂骨前方占位,考虑血肿可能大,盆腔积液。上腹部(CT 增强双源)示**肝硬化**、脾脏多发钙化、右胸腔积液。胸部 CT 增强双源示右侧液气胸、左侧少量胸腔积液,右上胸壁高密度影,**考虑血肿可能**。右肺下叶部分不张,左肺舌叶少许炎症。

2 月 21 日,胸水 B 超示右侧胸腔积液,右侧胸腔见游离性无回声区,深约 23 mm。血红蛋白 93.0 g/L(113～151 g/L),红细胞计数 2.93×10^{12}/L(3.68×10^{12}/L～5.13×10^{12}/L)。

2 月 24 日,心电监护示 HR 65 次/min,血压 124/54 mmHg。查体神清,精神稍萎,两下肺可闻及少量湿啰音,血小板计数 394.0×10^9/L(101.0×10^9/L～320.0×10^9/L),红细胞计数 3.01×10^{12}/L(3.68×10^{12}/L～5.13×10^{12}/L),血红蛋白 98.0 g/L(113～151 g/L)。病情平稳,转入普通病房继续诊治。

【病例用药分析】

一、患者发生严重低钠低氯血症的主要原因

2014 年 1 月 30 日,患者发生严重低钠低氯血症的可能原因主要有:

(1) 患者呕吐使水、钠从胃肠道丢失[1]。

(2) 患者有腔隙性脑梗死,可能引发中枢性低钠血症,使尿稀释功能受损伤后表现为逐渐加重的低血钠高尿钠综合征,包括抗利尿激素分泌异常综合征[1]。

(3) 予替米沙坦氢氯噻嗪胶囊(欣索卡)口服,其中氢氯噻嗪有排钠排水作用(见上海双基药业有限公司药品说明书)。

(4) 因三叉神经痛长期口服卡马西平,可刺激抗利尿激素的分泌,发生率为 10%～15%,引发水潴留、低钠血症(见北京诺华制药有限公司药品说明书)。

二、患者发生急性心肌梗死的主要原因

急性心肌梗死的基本病因是交感神经兴奋性增加,血压、心率增高,左心室负荷明显加重;循环量不足等致心排量骤降,冠状动脉灌流量锐减;血黏度增高等因素导致在冠状动脉粥样硬化的基础上斑块破裂出血及血栓形成[1]。

2 月 11 日发生急性心肌梗死的主要原因:

(1) 患者高血压 40 余年,8 年前窦性停搏植入起搏器,2012 年 9 月发生腔隙性脑梗死,很可能存在冠心病,属于诱发急性心肌梗死的高危因素[1]。

(2) 患者 2013 年 10 月 24 日血小板计数 393.0×10^9/L,2 月 18 日 387.0×10^9/L,血小板高于正常(尚未能诊断为原发性血小板增多症),但可使血栓形成的风险增加[1]。

(3) 卡马西平为肝酶 CYP3A4 诱导剂,可加快二氢砒啶类钙拮抗剂的代谢而降低其疗效。西尼地平通过肝脏 CYP3A4 代谢,故可降低西尼地平降压效果(见北京诺华制药有限公司药品说明书),加上卡马西平促进抗利尿激素释放,可使全身微动脉和毛细血管前括约肌收缩,升高血压,使血压控制不佳(2014 年 1 月 24 日血压达 185/110 mmHg),成为诱发急性心肌梗死的危险因素。

(4) 卡马西平增加 HMG-CoA 还原酶抑制剂如阿托伐他汀钙的代谢(CYP3A4),降低其疗效,使血脂得不到有效控制[2 月 15 日脂蛋白(a) 1 172 mg/L、高密度脂蛋白 1.03 mmol/L],稳定斑块作用下降,成为诱发急性心肌梗死危险因素。

(5) 卡马西平促进抗利尿激素释放,又称加压素,使血管平滑肌收缩,血管床容量减少,可

能使冠状动脉痉挛、收缩(见深圳翰宇药业股份有限公司药品说明书),成为诱发急性心肌梗死的危险因素。

三、患者发生右侧髂骨前方血肿和右上胸壁血肿的主要原因

2月18日20:00,患者PCI术后,发生右侧髂骨前方血肿和右上胸壁血肿的主要原因有:

(1)阿司匹林抑制血小板血栓素A2而抑制血小板聚集,可能增加出血的风险(见拜耳医药保健有限公司药品说明书)。

(2)氯吡格雷选择性地抑制二磷酸腺苷(ADP)与它的血小板受体的结合及继发的ADP介导的糖蛋白GPⅡbⅢa复合物的活化,因此可抑制血小板聚集。氯吡格雷与阿司匹林之间存在药效学相互作用,使出血的危险增加,包括腹膜后出血。所以两药合用应注意观察(见深圳信立药业股份有限公司药品说明书)。

(3)低分子肝素钙主要抑制Ⅹa发挥抗凝作用,可引发出血。低分子肝素钙主要通过肾脏清除,严重肾功能损害患者血浆清除率降至50%(见葛兰素史克有限公司药品说明书)。治疗非ST段抬高型心肌梗死按体重50~59 kg应为0.5 ml bid ih,但患者83岁高龄,肌酐清除率约40~50 ml/min,通常剂量应减半,即0.5 ml qd ih。而实际予0.4 ml bid ih,相对于肾功能剂量过大,使出血的风险增加。

(4)患者因外力的作用致器官和血管损伤出血,血液在腹膜后间隙扩散形成血肿的可能性被排除。

【病例总结】

(1)卡马西平可刺激抗利尿激素的分泌,引发水潴留、低钠血症,与氢氯噻嗪合用可加重低钠低氯血症。

(2)卡马西平可加快二氢砒啶类钙拮抗剂的代谢而降低其疗效,可降低阿托伐他汀钙疗效。

(3)高龄患者低分子肝素钙应减量。

未遵守上述用药注意事项,不排除与患者发生低钠低氯血症、急性心肌梗死、血肿有相关性。

参 考 文 献

[1] 葛均波,徐永健.内科学[M].第8版.北京:人民卫生出版社,2013,242-255,608-611,775-780.

24. 阿司匹林、二羟丙茶碱、氯化钾片致消化道大出血及加重

（2014 年 1 月 10 日）

【概述】

一例高龄女性，此次因冠心病、不稳定型心绞痛、心功能Ⅲ级（NYHA）、高血压病 3 级（极高危）、2 型糖尿病、肾功能不全入院。患者在入院前后发生消化道出血并加重。通过此病例分析，主要探讨患者发生消化道出血并加重的主要原因。

【病史介绍】

患者 86 岁，女性，因冠心病、不稳定型心绞痛、心功能Ⅲ级（NYHA）、高血压病 3 级（极高危）、2 型糖尿病、肾功能不全于 2013 年 12 月 27 日 19:05 入院。查肌酐 236 μmol/L（62～106 μmol/L），血红蛋白 97 g/L（113～151 g/L），血糖 12.65 mmol/L（3.60～5.80 mmol/L）。查体血压 220/100 mmHg，心率 92 次/min，双肺可闻及哮鸣音，双下肢轻度水肿。

【临床经过】

2013 年 12 月 27 日予替米沙坦 80 mg qd po（12 月 27 日—12 月 28 日）降压，格列齐特缓释片 30 mg bid po（12 月 27 日—1 月 9 日）降糖，**阿司匹林肠溶片 100 mg qd po（12 月 27 日—12 月 28 日）**抗血小板聚集。20:10，予呋塞米 50 mg 静脉推泵降压。20:57，**予二羟丙茶碱 0.25 g 静脉推注**舒张支气管。23:24，予硝酸甘油 20 mg 静脉推泵降压、呋塞米 50 mg 静脉推泵降压。

12 月 28 日 6:55，予硝酸甘油 20 mg 静脉推泵降压。9:50，患者解暗红色糊状大便一次，可见血凝块。询问病史，患者入院前及入院后均出现血便，为暗红色血凝块。11:12，予呋塞米片 20 mg tid po（12 月 28 日—1 月 9 日）利尿，螺内酯 20 mg tid po（12 月 28 日—1 月 9 日）保钾利尿，**氯化钾缓释片 1 g bid po（12 月 28 日—12 月 31 日）**补钾，硝苯地平控释片 30 mg qd po（12 月 28 日—12 月 29 日），加量为 30 mg bid po（12 月 29 日—1 月 9 日）降压，铝碳酸镁片 1 g tid po（12 月 28 日—12 月 31 日）护胃，头孢克洛分散片 125 mg bid po（12 月 28 日—1 月 9 日）抗炎。11:30，因反复解暗红色血便，请消化内科会诊，予泮托拉唑钠 40 mg＋NS 100 ml bid iv gtt（12 月 28 日—1 月 8 日）抑酸护胃，凝血酶冻干粉 400 U q6h po（12 月 28 日—1 月 9 日）止血，醋酸奥曲肽 0.3 mg q12h iv gtt（12 月 28 日—1 月 8 日）止血，蛇毒巴曲酶 1 U q8h

ih(12月28日—1月2日)止血,复方氨基酸[20AA]500 ml＋10％氯化钾15 ml qd iv gtt(12月28日—12月31日)、复方氨基酸[20AA]500 ml qd iv gtt(12月31日—1月7日)静脉营养。

12月29日,仍有暗红色血块样大便,隐血2＋。

12月30日,大便红细胞4＋。患者反复便血,呈暗红色血块,请肛肠科会诊,予泰宁栓纳肛。

12月31日9:54,仍有暗红色血块样大便。查血钾5.7 mmol/L(3.5～5.3 mmol/L),**停氯化钾缓释片和10％氯化钾注射液。**

2014年1月3日,大便好转,呈褐色,未见血块,改为流质饮食。

1月8日出院。

【病例用药分析】

患者在入院前后发生消化道出血并加重的主要原因:

(1) 12月27日—12月28日予阿司匹林肠溶片100 mg qd po,可抑制前列腺素合成,并直接破坏胃黏膜屏障致胃肠道出血[1]。急性胃肠道溃疡或出血体质者禁用阿司匹林(见拜耳医药保健有限公司药品说明书)。

(2) 12月27日20:57,予二羟丙茶碱0.25 g静脉推注,二羟丙茶碱对胃肠道有刺激作用,并有舒张外周血管和胃肠道平滑肌的作用,可使活动性消化性溃疡患者的出血加重[2]。

(3) 根据应激性溃疡防治专家建议(2015版),在予非甾体抗炎药时,应予胃黏膜保护剂[3]。实际上,入院后第一天(12月27日),在口服阿司匹林、静脉滴注二羟丙茶碱的情况下,未给予。

(4) 患者存在不稳定型心绞痛,心功能Ⅲ级(NYHA),高血压病3级(极高危),2型糖尿病,肾功能不全等比较严重的基础疾病。

(5) 12月28日—12月31日予氯化钾缓释片1 g bid po,对胃肠道有较大的刺激性,可引发恶心、呕吐、腹痛、消化性溃疡及出血。因此规定对慢性胃炎、溃疡病、肌张力缺乏等胃肠道疾病者,氯化钾缓释片因可使病情加重,故不宜口服补钾(见广州迈特兴华制药厂有限公司药品说明书)。从12月28日开始予泮托拉唑钠、雷贝拉唑钠、醋酸奥曲肽、蛇毒巴曲酶、凝血酶冻干粉大量止血药后,患者消化道出血一直未被止住,且有加重趋势。直到12月31日查血钾5.7 mmol/L,再停氯化钾缓释片之后,消化道出血才被止住,在一定程度上说明了氯化钾缓释片在加重消化道出血中的作用。

(6) 螺内酯片对胃肠道也有刺激作用,可引发恶心、呕吐,偶有引发消化道出血的报道(见上海信谊厂有限公司药品说明书)。

【病例总结】

(1) 活动性消化性溃疡者禁用二羟丙茶碱。

(2) 根据应激性溃疡防治专家建议(2015版),在予非甾体抗炎药时,应予胃黏膜保护剂[3]。

(3) 慢性胃炎、溃疡病、肌张力缺乏等胃肠道疾病者不宜使用氯化钾缓释片。

未遵守上述用药注意事项,不排除与发生消化道出血有相关性。

参 考 文 献

［1］杨世杰.药理学［M］.北京：人民卫生出版社,2001,272－273,375－380,388－389,397－398.

［2］金惠铭,王建枝.病理生理学［M］.第 6 版.北京：人民卫生出版社,2004,215.

［3］柏愚,李延青,任旭,等.应激性溃疡防治专家建议（2015 版）.中华医学杂志,2015,95（20）：
1555－1557.

25. 严重消化道出血及严重贫血
(2014 年 11 月 23 日)

【概述】

一例合并多重基础疾病患者,此次因诊断为急性非 ST 段抬高型心肌梗死、心功能Ⅳ级 (Killip)、心源性休克、糖尿病肾病氮质血症期、中度贫血而入院。入院第一天予泮托拉唑钠 60 mg bid iv gtt 的情况下,仍发生了上消化道大出血;入院第三天,患者精神恍惚,烦躁不安, 自行拔出右桡动脉留置鞘管,引发大出血,使贫血进一步加重,成为患者死亡的直接诱因。通 过此病例分析,主要探讨以下两点:① 患者应用质子泵抑制剂后仍发生消化道大出血的原因 分析;② 患者烦躁不安,应予镇静药物。

【病史介绍】

患者 62 岁,女性,有高血压病史 10 多年,平素口服氯沙坦钾;糖尿病病史 20 多年,予胰岛 素,自诉血糖控制可;高脂血症病史 2 年,口服他汀类(未详)。2013 年头颅 CT 示腔隙性脑梗 死。2014 年 11 月 18 日因胸闷气促血压测不出送入急诊抢救室,发生意识丧失。经气管插管、 胸外按压后复苏,予无创呼吸机辅助通气。15:20 收入院,诊断为急性非 ST 段抬高型心肌梗 死、心功能Ⅳ级(Killip)、心源性休克、糖尿病肾病氮质血症期、中度贫血。血压 90/60 mmHg (多巴胺肾上腺素维持中),神清气促,双肺未闻及干湿啰音,心率 58 次/min,胸骨左缘 3～4 肋 间闻及 3/6 级收缩期杂音。查肌酐 124 μmol/L(46～92 μmol/L),血红蛋白 87 g/L(115～ 150 g/L),血气分析代谢性酸中毒。

【临床经过】

11 月 18 日 15:40—17:00,行冠状造影(CAG)及血管内超声(IVUS)术,术中共用肝素钠 8 000 U,置入 IABP,1:1 反搏,置入临时起搏器。17:43 安返病房。予**阿司匹林肠溶片 100 mg qd po(11 月 18 日)、替格瑞洛 90 mg bid po(11 月 18 日—11 月 19 日)**抗血小板聚集, 瑞舒伐他汀钙 10 mg qn po(11 月 18 日—11 月 20 日)稳定斑块,泮托拉唑钠 60 mg＋NS 100 ml bid iv gtt(11 月 18 日),10%氯化钾 10 ml tid po(11 月 18 日)补钾,**维铁缓释片 1 片 qd po(11 月 18 日—11 月 19 日)**补铁。17:43,予肾上腺素 2 mg＋NS 50 ml iv gtt,多巴胺 200 mg＋NS 50 ml iv gtt,**替罗非班 2.5 mg iv gtt**。

18:00,心率 78 次/min,血压 135/60 mmHg,予硝酸甘油 10 mg＋NS 50 ml iv gtt,**肝素钠**

12 500 U＋NS 50 ml iv gtt。托拉塞米 30 mg＋NS 50 ml iv gtt。18:30,**予肾衰宁(1 盒)1.08 g tid po**。

20:18,凝血酶原时间 22.9 s(11～14 s),**部分凝血酶原时间大于 150 s(20～40 s)**,凝血酶时间大于 180 s(14～21 s)。肌钙蛋白 5.22 μg/L(0～0.014 μg/L),肌红蛋白 1 310 μg/L(25～58 μg/L),CK - MB 112 μg/L(0.3～4.88 μg/L)。

21:00,呕吐鲜红色血约 300 ml,立即停用替罗非班和肝素钠静脉推泵。

21:04,消化科会诊予凝血酶冻干粉 400 U q4h po(11 月 18 日—20 日)止血,**奥美拉唑钠 40 mg iv**、醋酸奥曲肽 0.3 mg＋NS 50 ml iv gtt。

21:35,呕血 200 ml,予乳酸钠林格注射液 500 ml iv gtt,**奥美拉唑钠 40 mg＋NS 50 ml iv gtt**。

23:00,予乳酸钠林格注射液 500 ml iv gtt,红细胞悬液 2 U iv gtt。

11 月 19 日 00:21,**部分凝血酶原时间 103.4 s(20～40 s)**。

2:31,予血浆 100 ml iv gtt。7:00,呕血 200 ml,予羟乙基淀粉氯化钠 500 ml iv gtt。

6:43,**血红蛋白 56 g/L(115～150 g/L)**,白细胞 9.32×10⁹/L(3.5×10⁹/L～9.5×10⁹/L),中性粒细胞百分比 83.2%(40%～75%)。9:34,**部分凝血酶原时间 41.5 s(20～40 s)**。

10:30,予托拉塞米 10 mg＋NS 50 ml iv gtt,**硝酸甘油 20 mg＋NS 50 ml iv gtt**,醋酸奥曲肽 0.3 mg＋NS 50 ml iv gtt。

13:10,予多巴胺 180 mg＋NS 50 ml iv gtt。14:00,予羟乙基淀粉氯化钠 500 ml iv gtt。

14:38,予低分子肝素钙 4 000 U q12h ih(11 月 19 日—20 日)抗凝,头孢替安 1 g＋NS 100 ml bid iv gtt(11 月 19 日—20 日)抗感染。

17:00,予维生素 C 2 g＋维生素 B₆ 0.2 g＋10% 氯化钾 10 ml＋胰岛素 12 U iv gtt,**奥美拉唑钠 40 mg＋NS 50 ml iv gtt**,托拉塞米 40 mg＋NS 50 ml iv gtt。18:00,CVP 23 cmH₂O。

20:00,心率 86 次/min,血压 154/54 mmHg。呼之能应,对答切题。

23:00,心率 98 次/min,血压 130/56 mmHg,予生长抑素 3 mg＋NS 50 ml iv gtt。

11 月 20 日 00:30,**患者精神恍惚,烦躁不安,自行拔出右桡动脉留置鞘管。立即予按压止血,加压包扎。**

1:05,患者突发四肢抽搐,两眼上翻,面色发绀,肢端湿冷,呼之不应。心率 100 次/min,血压 77/50 mmHg,呼吸停止。予胸外按压,气管插管呼吸机辅助通气。**停硝酸甘油静脉推泵,予肾上腺素 iv gtt,地西泮 5 mg iv**。

2:41,血红蛋白 33 g/L(115～150 g/L),血细胞比容 10.7%(35%～45%),白细胞 15.82×10⁹/L(3.5×10⁹/L～9.5×10⁹/L),中性粒细胞百分比 66.2%(40%～75%)。

2:57,钙 1.54 mmol/L(2.1～2.55 mmol/L),肌酐 167 μmol/L(46～92 μmol/L)。凝血酶原时间 15.3 s(11～14 s),部分凝血酶原时间 56.6 s(20～40 s)。

4:36,血气分析示乳酸 17 mmol/L(0.5～1.6 mmol/L),剩余碱－19.5 mmol/L(－3～3 mmol/L),碳酸氢根 7.7 mmol/L(21.5～26.9 mmol/L)。

9:10,突发意识不清,血压 70～80/40～50 mmHg,心率 110～120 次/min,自主呼吸消失。经抢救无效死亡。

【病例用药分析】

一、患者应用质子泵抑制剂后仍发生消化道大出血的原因分析

11月18日在发生上消化道出血之前予泮托拉唑钠60 mg bid iv gtt的情况下,患者仍发生了上消化道大出血,其主要原因是:

(1)予阿司匹林肠溶片100 mg qd po(11月18日),可抑制前列腺素合成,并直接破坏胃黏膜屏障致胃肠道出血[1]。急性胃肠道溃疡或出血体质者禁用阿司匹林(见拜耳医药保健有限公司药品说明书)。

(2)予替格瑞洛90 mg bid po(11月18日—11月19日),是一种环戊三唑嘧啶(CPTP)类化合物,替格瑞洛及其主要代谢产物能可逆性地与血小板P2Y12ADP受体相互作用,阻断信号传导和血小板活化,可引发包括消化道出血在内的各种出血。规定活动性病理性出血者、有颅内出血病史者、中－重度肝脏损害患者禁用。替格瑞洛组发生的出血多于氯吡格雷组。替格瑞洛组由于非操作相关出血而导致停止治疗的发生率(2.9)高于氯吡格雷组(1.2;P＜0.001)。替格瑞洛组发生的颅内非操作性出血的数量(26例患者发生27例次出血,0.3)多于氯吡格雷组(N＝14例次出血,0.2),其中,替格瑞洛组的11例出血和氯吡格雷的1例出血是致命的。两组的总体致命性出血无差异。对于替格瑞洛或氯吡格雷,均不了解出血风险或血栓形成风险是否与IPA有关[见AstraZenecaAB(瑞典)说明书]。

(3)11月18日17:43予替罗非班2.5 mg iv gtt,静脉给药后5 min起效,作用持续3～8小时。多以原形经胆道和尿液排出。肾脏清除率分别占血浆清除率的39%～69%,65岁以上老年冠心病患者与年龄不超过65岁的患者相比,其血浆清除率下降19%～26%。肌酐清除率小于30 ml/min的患者血浆清除率下降大于50%,因此需减少用药剂量,减慢输注速率。轻中度肝功能不全者血浆清除率与正常人相比无明显差异。替罗非班是一种非肽类的血小板糖蛋白Ⅱb/Ⅲa受体的可逆性拮抗剂,该受体是与血小板聚集过程有关的主要血小板表面受体。盐酸替罗非班阻止纤维蛋白原与糖蛋白Ⅱb/Ⅲa结合,因而阻断血小板的交联及血小板的聚集,可引发出血[见远大医药(中国)有限公司药品说明书]。

(4)11月18日15:40—17:00,行CAG及IVUS术,术中共用肝素钠8 000 U。18:00予肝素钠12 500 U静脉推泵。20:18,凝血酶原时间22.9 s(11～14 s),部分凝血酶原时间大于150 s(20～40 s),凝血酶时间大于180 s(14～21 s)。肝素钠作用机制比较复杂,主要通过与抗凝血酶Ⅲ(AT-Ⅲ)结合,而增强后者对活化的Ⅱ、Ⅸ、Ⅹ、Ⅺ和Ⅻ凝血因子的抑制作用,阻止血小板凝集和破坏,妨碍凝血激活酶的形成,阻止凝血酶原变为凝血酶。抑制凝血酶,从而妨碍纤维蛋白原变成纤维蛋白。肝素钠主要在网状内皮系统代谢,肾脏排泄,其中少量以原形排出。静注即刻发挥最大抗凝效应,但个体差异较大。静注后其排泄取决于给药剂量。当1次给予100 U/kg、400 U/kg或800 U/kg时,T1/2分别为1小时、2.5小时和5小时。因肝素对凝血酶时间、部分凝血活酶时间影响大,对凝血酶原时间、凝血酶原INR等影响小,**部分凝血活酶时间大于100 s表明肝素用药过量**。由于个体差异,静脉推注19 500 U肝素钠即可发生过量。主要不良反应是用药过多可致自发性出血,故每次注射前应测定凝血时间。如注射后引起严重出血,可静注鱼精蛋白进行急救(1 mg鱼精蛋白可中和100 U肝素)。临床上一般均按部分凝血活酶时间调整用量。凝血时间要求保持在治疗前的1.5～3倍,**部分凝血活酶时间**

为治疗前的 1.5～2.5 倍,随时调整肝素用量及给药间隔时间(见天津药业焦作有限公司药品说明书)。实际情况是在部分凝血酶原时间大于 150 s(20～40 s)时,未按照药品说明书规定暂停肝素钠静脉推泵,而直到呕血时才暂停。

(5) 11 月 18 日 18:30 予肾衰宁(1 盒)1.08 g tid po。肾衰宁包含丹参、大黄、太子参、黄连、牛膝、半夏(制)、红花、茯苓、陈皮、甘草。其中丹参具有活血作用,可扩张外周血管,改善微循环;大黄有肠兴奋作用,能增加推进性肠蠕动,并有抗菌作用;太子参有抗疲劳作用,是升阳药,可引发口鼻等出血;黄连有降血糖、抗菌作用,也有抑制 ADP 诱导的血小板聚集及释放作用;牛膝具有降低血黏度、抗炎、镇痛、抗衰老作用;半夏有镇咳、催吐、降压及对胰蛋白酶的抑制作用;红花有抗凝血、抗血栓、扩血管作用;茯苓有增强免疫力、利尿作用;陈皮刺激胃肠道、祛痰、舒张支气管、收缩肾血管使尿量减少、抗炎作用;甘草具有祛痰镇咳、抗心律失常、降脂、镇静、抗变态反应、抗血小板聚集等作用。由此可见,肾衰宁包含红花、丹参、太子参、牛膝等可能诱发出血的多种成分,也包含大黄等可促进肠蠕动可能加重肠出血的成分。因此规定有出血症状者禁止使用肾衰宁(见云南理想药业有限公司药品说明书)。

(6) 患者存在机械通气、凝血功能障碍、肾功能不全、休克等应激性溃疡的高危因素。其中机械通气超过 48 小时和凝血功能障碍[血小板计数$<50\times10^9$/L(50 000/mm³),INR$>$15,或是活化部分凝血活酶时间大于正常值的 2 倍]是应激性溃疡出血发生的两个独立危险因素。机械通气(优势比 15.6)和凝血障碍(优势比 4.3)是两个很强出血的独立危险因素[2]。

二、患者烦躁不安,应予镇静药物

11 月 20 日 00:30,患者精神恍惚,烦躁不安,自行拔出右桡动脉留置鞘管,引发大出血,使贫血进一步加重。11 月 20 日 2:41 血红蛋白 33 g/L(115～150 g/L),这成为患者死亡的直接诱因。

重症患者焦虑、躁动的原因依次为疼痛、失眠、经鼻或口腔的各种插管、失去支配自身能力的恐惧感以及身体其他部位的各种管道限制活动。躁动可导致患者坐卧不安、辗转反侧,意外拔除身上各种装置和导管,致使心率加快、血压上升、代谢率增加、增加心脏负荷。增加治疗、护理难度,并增加并发症和死亡率。所以应该及时发现躁动,积极寻找诱因,纠正其紊乱的生理状况,如低氧血症、低血糖、低血压和疼痛等。并为患者营造舒适的人性化的环境,向患者解释病情及所作治疗的目的和意义,尽可能使患者了解自己病情、参与治疗并积极配合[3]。另外,患者因大出血而引发严重贫血,11 月 19 日 6:43 血红蛋白 56 g/L(115～150 g/L),在这种情况下仍予硝酸甘油静脉推泵。正常人血红蛋白分子含二价铁,与氧结合为氧合血红蛋白,当血红蛋白中的铁被氧化为三价铁(Fe^{3+})时,即为高铁血红蛋白。主要有亚硝酸异戊酯、亚硝酸钠、硝酸甘油。高铁血红蛋白血症可加重组织缺氧,使患者烦躁不安加重[4]。严重贫血患者禁用硝酸甘油(见广州白云山明兴制药有限公司药品说明书)。

患者因躁动不能配合床边诊断和治疗,在充分告之和解释等非药物措施的前提下,可采取镇痛和镇静治疗[5],主要有:

(1) 抗精神病药物,中枢性 D2 受体阻滞剂,氯丙嗪、氟哌啶醇为第一代,但严重心血管疾病者禁用;利培酮、奥氮平为第二代,相对于第一代不良反应少,但也有心血管系统毒不良反应[5]。

（2）丙泊酚是一种广泛使用的静脉镇静药物,起效快,作用时间短,撤药后迅速清醒,镇静深度容易控制。长期或大量应用可能导致高甘油三酯血症[5]。

（3）α_2 受体激动剂有很强的镇静、抗焦虑作用,且同时具有镇痛作用,其亦具有抗交感神经作用,可导致心动过缓和/或低血压。右美托咪定由于 α_2 受体的高选择性,是目前唯一兼具良好镇静与镇痛作用的药物,同时它没有明显心血管抑制及停药后反跳。其半衰期较短,可单独应用,也可与阿片类或苯二氮䓬类药物合用,但价格昂贵[5]。

（4）苯二氮䓬类是较理想的镇静、催眠、抗焦虑和作用。苯二氮䓬类药物的作用存在较大的个体差异。老年患者、肝肾功能受损者药物清除减慢,肝酶抑制剂亦影响药物的代谢。**故用药上须按个体化原则进行调整,用药过程中应经常评估患者的镇静水平**。咪达唑仑起效快,持续时间短,清醒相对较快,适用于治疗急性躁动患者。劳拉西泮长期应用的苏醒时间更有可预测性,且镇静满意率较高,因此更适合在长期镇静时使用[5]。地西泮单次给药有起效快,苏醒快的特点,可用于急性躁动患者的治疗。其代谢产物去甲西泮和奥沙西泮均有类似安定的药理活性,且半衰期长,因此反复用药可致蓄积而使镇静作用延长[5]。因此该患者应早些应用苯二氮䓬类控制烦躁不安。

【病例总结】

（1）当部分凝血酶原时间大于 150 s(20～40 s)时,应暂停肝素钠。

（2）肾衰宁含多种活血成分,有出血症状者禁止使用。

（3）替格瑞洛出血风险大于氯吡格雷。

（4）严重贫血患者禁用硝酸甘油。

（5）患者因躁动不能配合床边诊断和治疗,可采取镇痛和镇静治疗[5]。

未遵守上述用药注意事项,不排除与患者上消化道大出血以及自行拔除右桡动脉留置鞘管有相关性。

参 考 文 献

［1］杨宝峰.药理学[M].第8版.北京:人民卫生出版社,2013,167－177,333－339.

［2］林金锋,聂时南.应激性溃疡预防性治疗的研究进展[J].中国急救医学,2014,34(5):468－472.

［3］中华医学会重症医学分会.中国重症加强治疗病房患者镇痛和镇静治疗指导意见(2006).

［4］李春光.硝酸甘油致高铁血红蛋白血症[J].药物不良反应杂志,2002,4,237.

［5］Jacobi J, Fraser GL, Coursin DB, et al. Clinical practice guideline for the sustained use of sedatives and analgesics in the critically ill adult. Crit Care Med, 2002; 30: 119－141.

26. 严重感染引发腹膜炎及弥散性血管内凝血

（2014 年 8 月 14 日）

【概述】

一例患者一月前反复恶心、呕吐、食欲缺乏，此次因冠心病、陈旧性广泛前壁心肌梗死、PCI 术后、室间隔穿孔、心尖部室壁瘤形成、心功能Ⅳ级（NYHA）、2 型糖尿病入院。入院第二天患者呕吐暗黑色液体 50 ml，随后发生腹膜炎；患者的中心静脉压持续偏低，左侧头皮出现瘀斑，身上皮肤可见散在出血点，解黑色大便一次。通过此病例分析，主要探讨以下几点：① 患者发生消化道出血的主要原因；② 患者发生腹膜炎的主要原因；③ 患者持续血压低中心静脉压低的主要原因；④ 患者发生弥散性血管内凝血的主要原因。

【病史介绍】

患者 80 岁，女性，2014 年 6 月下旬开始反复恶心、呕吐、食欲缺乏，因冠心病、陈旧性广泛前壁心肌梗死、PCI 术后、室间隔穿孔、心尖部室壁瘤形成、心功能Ⅳ级（NYHA）、2 型糖尿病于 2014 年 7 月 31 日入院。查体神清气促，两下肺可闻及少量湿啰音，血压 95/58 mmHg，心率 74 次/min，胸骨左缘可闻及 3/6 级收缩期杂音，双下肢膝关节以下重度水肿，双足动脉搏动较差。白细胞计数 8.08×10^9/L（3.69×10^9/L～9.16×10^9/L），中性粒细胞百分比 84.6%（50%～70%），血小板计数 82.0×10^9/L（101×10^9/L～320×10^9/L）。钠 130 mmol/L（137～147 mmol/L），氯 88 mmol/L（99～110 mmol/L），钾 2.5 mmol/L（3.5～5.3 mmol/L），非结合胆红素 45.8 μmol/L（0～19 μmol/L），总胆红素 67.0 μmol/L（3～22 μmol/L）。

【临床经过】

2014 年 7 月 31 日予阿司匹林肠溶片 100 mg qd po（7 月 31 日—8 月 1 日）、氯吡格雷 50 mg qd po（7 月 31 日—8 月 6 日）抗血小板聚集，**氯化钾缓释片 1 g bid po（7 月 31 日—8 月 1 日）补钾**，螺内酯 20 mg bid po（7 月 31 日—8 月 11 日）保钾，呋塞米 70～100 mg qd iv gtt（7 月 31 日—8 月 3 日）利尿，阿托伐他汀钙 20 mg qn po（7 月 31 日—8 月 11 日）稳定斑块，胺碘酮 0.2 g qd po（7 月 31 日—8 月 11 日）抗心律失常，地高辛 0.13 mg qd po（7 月 31 日—8 月 11 日）强心，8.5% 复方氨基酸 250 ml qd iv gtt（7 月 31 日—8 月 4 日）支持，泮托拉唑钠 60 mg＋NS 50 ml qd iv gtt（7 月 31 日—8 月 1 日）护胃，**10% 氯化钠 30 ml qd iv＋10% 氯化钾 40 ml qd po（7 月 31 日—8 月 1 日）补钠补钾**，多巴胺＋NS 50 ml 静脉推泵（7 月 31 日—8 月

11日)维持血压,10%氯化钠 30 ml+10%氯化钾 40 ml iv gtt(7月31日—8月1日,8月3日—4日,8月7日)补钠补钾。

8月1日9:00,患者精神较萎靡,心电监护示血压 87/58 mmHg,心率 70 次/min,两下肺可闻及少量湿啰音,双下肢膝关节以下水肿较前好转。CRP 22 mg/L(0~3 mg/L),总胆红素 58.3 μmol/L(3~22 μmol/L),直接胆红素 29.5 μmol/L(0~5 μmol/L),尿隐血 4+,镜检红细胞+++/HPF。血红蛋白 125.0 g/L(113~151 g/L),白细胞计数 11.17×10^9/L(3.69×10^9/L~9.16×10^9/L),血小板计数 75.0×10^9/L(101×10^9/L~320×10^9/L)。

18:54,患者反复呕吐,呕吐出暗黑色液体 50 ml。胃肠内科会诊,停阿司匹林和氯化钾缓释片。将泮托拉唑钠加量至 60 mg+NS 50 ml q8h iv gtt(8月1日—8月4日),予凝血酶冻干粉 400 U q8h po(8月1日—8月4日)止血,予 10% GS 1 000 ml+50% GS 120 ml+10%氯化钾 30 ml+10%氯化钠 20 ml+生物合成人胰岛素 32 U iv gtt(8月1日—8月4日)。

8月2日,患者诉胸闷腹胀,CVP 2 cmH$_2$O。心电监护示心率 86 次/min,血压 84/57 mmHg。凝血酶时间测定 15.8 s(14~21 s),凝血酶原时间测定 12.5 s(9~13 s),APTT 测定值 28.1 s(20~40 s),D-二聚体 7.07 mg/L(<0.55 mg/L),纤维蛋白(原)降解产物 33.6 mg/L(<5.0 mg/L),纤维蛋白原 4.144 g/L(1.800~3.500 g/L),INR 1.15(0.8~1.5),抗凝血酶Ⅲ活性 67.80%(75%~125%)。上腹部超声示胆囊内实性占位,肝外胆管扩张。

8月3日,患者进水后有恶心、呕吐,CVP 2 cmH$_2$O。心电监护示心率 80 次/min,血压 84/53 mmHg。肠鸣音较弱,1~2 次/min。钾 3.3 mmol/L(3.5~5.3 mmol/L),钠 127 mmol/L(137~147 mmol/L),氯 88 mmol/L(99~110 mmol/L),中性粒细胞百分比 90.3%(50%~70%),白细胞计数 27.99×10^9/L(3.69×10^9/L~9.16×10^9/L),血红蛋白 121.0 g/L(113~151 g/L),血小板计数 115.0×10^9/L(101×10^9/L~320×10^9/L),BNP 14 868 ng/L(<450 ng/L)。

8月4日,CVP 2 cmH$_2$O,肠鸣音较弱,粪便隐血+,中性粒细胞百分比 87.2%(50%~70%),白细胞计数 18.59×10^9/L(3.69×10^9/L~9.16×10^9/L),血小板计数 50.0×10^9/L(101×10^9/L~320×10^9/L),钾 3.0 mmol/L(3.5~5.3 mmol/L)。血栓弹力图试验提示凝血因子活性高,低血小板及功能不良。将泮托拉唑钠减量为 60 mg+NS 50 ml bid iv gtt(8月4日—8月7日),予托拉塞米 10 mg qd po(8月4日—8月8日),加量为 10 mg bid po(8月8日—8月11日)利尿,曲美他嗪 20 mg tid po(8月4日—8月11日)营养心肌,脂肪乳氨基酸(17)葡萄糖(11%)1 440 ml qd iv gtt(8月4日—8月11日)肠外营养,哌拉西林他唑巴坦钠 4.5 g q12h iv gtt(8月4日—8月9日)抗感染。

8月5日10:00,患者 CVP 6 cmH$_2$O。心率 87 次/min,血压 87/50 mmHg。肠鸣音较弱,腹部轻压痛。总胆红素 66.4 μmol/L(3~22 μmol/L),非结合胆红素 49.0 μmol/L(0~19 μmol/L),CRP 175 mg/L(0~3 mg/L),肌酐 65 μmol/L(62~106 μmol/L),BNP 11 177 ng/L(<450 ng/L),钠 128 mmol/L(137~147 mmol/L),氯 88 mmol/L(99~110 mmol/L)。纤维蛋白(原)降解产物 6.1 μg/ml(<5.0 μg/ml),INR 1.19(0.8~1.5),凝血酶时间测定 24.7 s(14~21 s),凝血酶原时间测定 14.1 s(9~13 s),APTT 测定值 46.3 s(20~40 s),纤维蛋白原 3.233 g/L(1.800~3.500 g/L),抗凝血酶Ⅲ活性 39.20%(75%~125%)。血红蛋白 152.0 g/L(113~151 g/L),白细胞计数 19.32×10^9/L(3.69×10^9/L~

9. 16×10^9/L),中性粒细胞百分比 85.9%(50%～70%),**血小板计数 21.0 × 10^9/L(101× 10^9/L～320× 10^9/L)**。患者血常规明显升高,腹部 B 超提示胆囊内占位,胆管轻度扩张,故加用**甲硝唑氯化钠 0.5 g bid iv gtt(8 月 5 日—8 月 11 日)抗感染**。

14:00,因**全腹压痛**,胃肠内科和胃肠外科会诊,予禁食胃肠减压。

8 月 6 日,患者诉腹胀,CVP 7 cmH$_2$O。心率 89 次/min,**血压 75/43 mmHg。白细胞计数 15.00 × 10^9/L(3.69 × 10^9/L～9.16 × 10^9/L),中性粒细胞百分比 91.2%(50%～70%),血小板计数 12.0 × 10^9/L(101× 10^9/L～320× 10^9/L)**,钾 3.2 mmol/L(3.5～5.3 mmol/L)。考虑感染性休克,停氯吡格雷。血液科会诊予重组人白细胞介素- 11 4 U ih(8 月 6 日—8 月 11 日)升血小板。

8 月 7 日,患者自行拔除胃管,拒绝留置。CVP 17 cmH$_2$O,肌酐 104 μmol/L(62～106 μmol/L),钠 128 mmol/L(137～147 mmol/L),钾 3.3 mmol/L(3.5～5.3 mmol/L)。11:30,左侧头皮出现 4 cm×4 cm 瘀斑,身上皮肤可见散在出血点,解黑色大便一次。**高度提示弥散性血管内凝血(DIC)可能**,予维生素 K$_1$ 10 mg 肌注(8 月 7 日—8 月 11 日)止血,**将泮托拉唑钠加量为 60 mg+NS 50 ml q6h iv gtt(8 月 7 日—8 月 11 日)护胃**,予阿普唑仑 0.4 mg qn po(8 月 7 日—8 月 9 日)助眠。

8 月 8 日,患者进水后有恶心呕吐,诉腹胀,CVP 22 cmH$_2$O。腹胀仍较明显。查钾 3.3 mmol/L(3.5～5.3 mmol/L),肌酐 62 μmol/L(62～106 μmol/L)。

8 月 9 日 16:28,患者精神反应较差,处于意识模糊状态,可被唤醒,但醒后不能回答问题,迅即入睡。心电监护示心率 110～120 次/min,房颤心律,血压 90～100/50～60 mmHg,SPO$_2$ 96%。BNP>35 000 ng/L(<450 ng/L),钾 3.3 mmol/L(3.5～5.3 mmol/L)。16:43,咽拭子培养+药敏提示鲍曼不动杆菌和嗜麦芽寡单胞菌,后者对哌拉西林他唑巴坦钠耐药,但两者均对左氧氟沙星敏感。**停哌拉西林他唑巴坦钠,换成左氧氟沙星 0.2 g bid iv gtt(8 月 9 日—8 月 11 日)**。

8 月 10 日,患者精神反应较差,处于意识模糊状态,CVP 17 cmH$_2$O。心电监护示心率 130 次/min,房颤心律,血压 122/75 mmHg。深静脉穿刺处可见瘀斑,左侧后脑勺可见瘀斑。

8 月 11 日 6:30,患者出现点头样呼吸,呼之不应,心率进行性下降。予肾上腺素、胸外按压、电除颤。7:17,心电图呈一直线,宣布临床死亡。

【病例用药分析】

一、患者发生消化道出血的主要原因

8 月 1 日 18:54,患者呕吐暗黑色液体 50 ml,发生上消化道出血的主要原因:

(1)因陈旧性广泛前壁心肌梗死 PCI 术后,长期予阿司匹林肠溶片和氯吡格雷口服。入院后继续予阿司匹林肠溶片 100 mg qd po(7 月 31 日—8 月 1 日)、氯吡格雷 50 mg qd po(7 月 31 日—8 月 6 日)抗血小板聚集。阿司匹林抑制前列腺素合成,可造成胃肠道黏膜损伤、溃疡和出血[1];氯吡格雷选择性抑制二磷酸腺苷(ADP)与它的血小板受体的结合及继发的 ADP 介导的糖蛋白 GPⅡb/Ⅲa 复合物的活化,抑制血小板聚集(见杭州赛诺菲安万特民生制药有限公司产品说明书)。

(2)予氯化钾缓释片 1 g bid po(7 月 31 日—8 月 1 日),对胃肠道有较强的刺激作用,能腐

蚀胃黏膜,引起黏膜下层炎症,纤维化,甚至侵入肌层,严重者可致出血甚至穿孔。当氯化钾缓释片与阿司匹林合用时,可加重对胃肠道的刺激作用(见广州迈特兴华制药厂有限公司药品说明书)。慢性胃炎、溃疡病、肠张力缺乏等胃肠道疾病患者,不宜口服氯化钾片,因可加重病情(见广州迈特兴华制药厂有限公司药品说明书),而患者入院前后已持续恶心呕吐一个多月。

(3)患者存在陈旧性广泛前壁心肌梗死、PCI术后、室间隔穿孔、心尖部室壁瘤形成、心功能Ⅳ级(NYHA)、2型糖尿病、感染等比较严重的基础疾病作为应激原,可造成胃、十二指肠黏膜的急性病变[2]。

二、患者发生腹膜炎的主要原因

8月5日发生腹膜炎的主要原因:

(1)患者陈旧性广泛前壁心肌梗死PCI术后、室间隔穿孔、心尖部室壁瘤形成、心功能Ⅳ级(NYHA)、2型糖尿病,可造成免疫力低下,加上低蛋白血症严重心力衰竭引发消化道淤血,可能使肠道内细菌通过肠壁进入腹膜腔而引发腹膜炎[2]。

(2)患者可能存在肺部感染,因免疫力低下,致病菌可经血行播散至腹膜;尿路感染致病菌可经腹膜层扩散至腹膜腔[2]。

(3)患者7月31日入院时钾2.5 mmol/L,虽予螺内酯20 mg bid po(7月31日—8月11日),并予静脉和口服补钾,可能因肠梗阻口服螺内酯及氯化钾吸收差,低钾血症未被纠正,可造成肠动力不足,肠麻痹肠梗阻。另外,胆囊占位恶性肿瘤腹腔转移引发机械性肠梗阻的可能性也不能完全排除。麻痹性肠梗阻(肠鸣音弱)的可能性较大,可使肠道压力增大,使肠道内细菌通过肠壁进入腹膜腔而引发腹膜炎[2]。

(4)患者7月31日入院时即有胆红素增高,8月2日上腹部超声示胆囊内实性占位,肝外胆管扩张。可能有胆管梗阻,胆汁排出受阻,胆汁滞留和浓缩,胆汁引流不畅。容易使胆道细菌繁殖,可造成急性胆囊炎和急性梗阻性化脓性胆管炎[2]。若感染得不到控制可造成胆囊胆管壁坏死穿孔,引发胆汁性腹膜炎[2]。

(5)患者上消化道出血,若溃疡穿孔可使胃内容物流入腹腔引发腹膜炎[2]。

三、患者持续血压低中心静脉压低的主要原因

7月31日入院时血压95/58 mmHg;在予多巴胺静脉推泵的情况下,8月1日血压87/58 mmHg;8月2日血压84/57 mmHg,CVP 2 cmH$_2$O;8月3日CVP 2 cmH$_2$O,血压84/53 mmHg;8月4日CVP 2 cmH$_2$O;8月5日血压87/50 mmHg;8月6日血压75/43 mmHg,其主要原因:

(1)麻痹性肠梗阻时,胃肠道分泌的液体不能被吸收返回全身循环而积存在肠腔,同时肠壁继续有液体向肠腔内渗出,导致体液在第三间隙丢失,加上呕吐,更可能引发脱水以及血容量下降[2]。腹膜炎可导致腹膜严重充血水肿并渗出大量液体,加上腹膜炎使肠管麻痹加剧肠腔内大量积液,可使血容量明显减少[2]。加上腹膜炎严重细菌感染,细菌内毒素作用,引发低血容量性休克和中毒性休克[2]。

(2)患者陈旧性广泛前壁心肌梗死PCI术后、室间隔穿孔、心尖部室壁瘤形成、心功能Ⅳ级(NYHA),因此心源性休克的可能性不能完全排除[3]。

（3）予呋塞米 70～100 mg qd iv gtt（7 月 31 日—8 月 3 日）利尿，托拉塞米 10 mg qd po（8 月 4 日—8 月 8 日），加量为 10 mg bid po（8 月 8 日—8 月 11 日）利尿。呋塞米应从最小有效剂量开始，根据疗效逐步调整和增加剂量。治疗水肿性疾病或心力衰竭，通常应从 20～40 mg 开始静脉滴注或注射。而实际上为消除水肿和控制心力衰竭，在血压和 CVP 均低于正常的情况下，呋塞米起始剂量为 70～100 mg，并且直到 8 月 3 日才停用。加上顾虑心力衰竭没能足量静脉补液补钠补钾，引发了低血压、休克、低钾低钠低氯血症（见上海禾丰制药有限公司药品说明书）。低钾血症未被纠正，可造成肠动力不足，肠麻痹肠梗阻，加重腹膜炎。反过来加重休克，造成恶性循环[2]。

（4）患者陈旧性广泛前壁心肌梗死 PCI 术后、室间隔穿孔、心尖部室壁瘤形成、心功能Ⅳ级（NYHA）。因严重心力衰竭需要控制补液量[3]，而不能及时纠正血容量不足，在治疗上有矛盾。

四、患者发生弥散性血管内凝血的主要原因

8 月 6 日—8 月 7 日，患者左侧头皮出现 4 cm×4 cm 瘀斑，身上皮肤可见散在出血点，解黑色大便一次。结合血小板显著减少以及 APTT、PT、D-二聚体等指标，确诊发生了 DIC，其主要原因：

（1）8 月 5 日患者进展为腹膜炎，可能还伴有肺部感染，加上还伴有陈旧性广泛前壁心肌梗死、室间隔穿孔、心尖部室壁瘤形成、心功能Ⅳ级（NYHA）、2 型糖尿病等疾病使免疫力十分低下，使感染进展迅速且难以控制。可造成组织损伤，释放组织因子入血，激活外源性凝血系统。另外，感染可损伤血管内皮而启动内源性凝血系统，从而引发 DIC[3]。

（2）患者入院后血压和 CVP 持续低于正常，可造成各组织器官缺血缺氧而损伤血管内皮，激活内源性凝血系统；另外可损伤血小板，诱发血小板聚集及释放反应，通过多种途径激活凝血，从而引发 DIC[3]。

（3）8 月 4 日—8 月 11 日，予脂肪乳氨基酸（17）葡萄糖（11%）1 440 ml qd iv gtt，包含 255 ml 20%脂肪乳，可增加血黏度而加重血液高凝状态、微循环障碍。另外，脂肪乳代谢产生脂肪酸，可造成血管内皮损伤，激活凝血系统而诱发 DIC。有静脉滴注脂肪乳引发 DIC 的报道[4]。

（4）8 月 5 日—8 月 11 日予甲硝唑氯化钠 0.5 g bid iv gtt。甲硝唑可引发溶血性贫血、过敏性紫癜、血小板减少等。研究表明甲硝唑影响正常凝血系统，缩短凝血时间[5]，因此不能排除甲硝唑引发或加重 DIC 的可能性。

（5）8 月 5 日患者进展为腹膜炎，可能还伴有肺部感染，加上还伴有陈旧性广泛前壁心肌梗死、室间隔穿孔、心尖部室壁瘤形成、心功能Ⅳ级（NYHA）、2 型糖尿病等疾病使免疫力十分低下，使感染进展迅速且难以控制。应及早开始正确的经验性抗生素治疗（通常应在 5 小时之内开始抗生素治疗），早期治疗若不能覆盖所有可能致病菌，会显著增加死亡率。为保证早期抗生素治疗的正确性，需要联合应用广谱抗生素，覆盖耐药革兰阴性杆菌和革兰阳性球菌。该患者常见致病菌可能有铜绿假单胞菌、抗甲氧西林金黄色葡萄球菌（MRSA）、不动杆菌、肠杆菌属细菌和厌氧菌等，可选择氟喹诺酮类或氨基糖苷类联合头孢菌素类或广谱 β-内酰胺类/β-内酰胺酶抑制药或碳青霉烯类；估计金黄色葡萄球菌感染可能者联合应用万古霉素、替

考拉宁、利奈唑胺;估计真菌感染可能者联合应用抗真菌药物如氟康唑、伏立康唑、伊曲康唑、米卡芬净等[6];抗感染 2~3 天效果不佳应及时更换抗生素。实际上 8 月 3 日白细胞计数 27.99×10⁹/L,中性粒细胞百分比 90.3%,但直到 8 月 4 日才予哌拉西林他唑巴坦钠 4.5 g q12h iv gtt(8 月 4 日—8 月 9 日)抗感染,8 月 5 日因确诊腹膜炎而加用甲硝唑氯化钠 0.5 g bid iv gtt(8 月 5 日—8 月 11 日)。此后患者感染加重并出现 DIC,而直到 8 月 9 日(5 天后)才停哌拉西林他唑巴坦钠,却未停用甲硝唑,换成左氧氟沙星 0.2 g bid iv gtt(8 月 9 日—8 月 11 日)。根据抗菌药物使用原则,当时可加用碳青霉烯类抗菌药。

【病例总结】

(1) 慢性胃炎、溃疡病、肠张力缺乏等胃肠道疾病患者,因可加重病情,不宜口服氯化钾片。

(2) 肠梗阻患者经肠道吸收差,口服螺内酯及氯化钾的补钾效果不佳。

(3) 治疗水肿性疾病或心力衰竭,呋塞米通常应从 20~40 mg 开始静脉滴注或注射,依据病情增加剂量。

(4) 严重凝血机制障碍患者禁用脂肪乳氨基酸(17)葡萄糖(11%)。

(5) 血液病患者禁用甲硝唑。

(6) 危及生命的感染,抗感染 2~3 天效果不佳应及时更换抗生素[6]。

未遵守上述用药注意事项,不排除与患者病情恶化有相关性。

参 考 文 献

[1] 贾公孚,谢惠民.药害临床防治大全[M].北京:人民卫生出版社,2002,416-421.

[2] 陈孝平,汪建平.外科学[M].第 8 版.北京:人民卫生出版社,2013,344-346,373-381,459-466.

[3] 葛均波,徐永健.内科学[M].第 8 版.北京:人民卫生出版社,2013,166-176,236-255,369-374,661-669.

[4] 杨晓光,赵邦荣,底涛,等.脂肪乳的临床不良反应综述[J].临床误诊杂志,2004,17(9):614-615.

[5] 李秀梅,王秀芹.静脉滴注甲硝唑严重不良反应的观察与护理对策[J].中国社区医师,2010,19(12):32.

[6] 刘洋,孟彦苓,杜斌.呼吸机相关肺炎[J].协和医学杂志,2010,1(1):103-107.

27. 心房颤动患者发生肠系膜栓塞

（2014 年 11 月 11 日）

【概述】

一例高血压合并糖尿病起搏器植入患者,此次因心房颤动而入院。入院后患者腹泻时解大量血便,伴肛门脱出和中腹部疼痛,全腹非创伤性血管成像术(CTA)示:肠系膜动、静脉栓塞,脾梗死。通过此病例分析,主要探讨此患者栓塞的高危因素以及发生肠系膜动脉栓塞的主要原因。

【病史介绍】

患者 80 岁,女性,有高血压病史 10 余年,最高血压 182/100 mmHg,平素口服门冬氨酸氨氯地平 5 mg qd 控制血压,血压控制情况可;有糖尿病病史 10 余年,平素口服格列苯脲 2 mg qd 控制血糖,血糖控制情况未常规监测。**长期口服胰激肽原酶肠溶片,240 U tid po。**

2007 年因窦性停搏、房性期前收缩、短阵房性心动过速 DDD 起搏器植入术。2014 年 8 月 13 日查**甘油三酯 1.83 mmol/L(0.38～1.61 mmol/L)**。2014 年 10 月 29 日因心房颤动、DDD 起搏器植入术后电池耗竭、心功能 Ⅱ 级(NYHA)、2 型糖尿病、高血压病 3 级(极高危组)被收入院。15:13,查体血压 130/78 mmHg,心率 84 次/min,房颤律,心电图示心房颤动,见起搏心率。BNP 2 661 ng/L(<450 ng/L),肌酐 77 μmol/L(62～106 μmol/L)。

【临床经过】

予胺碘酮 0.2 g tid po(10 月 29 日—10 月 31 日)抗心律失常,门冬氨酸氨氯地平 5 mg qd (10 月 29 日—11 月 7 日)降压,**低分子肝素钙 2 000 U q12h ih(10 月 29 日—11 月 2 日)抗凝**。

10 月 30 日,心率 84 次/min,房颤律,心脏超声示右房室及左房增大,主动脉瓣钙化中量三尖瓣反流,左室舒张功能减低。胸片示心影增大,主动脉硬化。

10 月 31 日,房颤心率 78 次/min,律不齐。

11 月 2 日,术前 12 小时停用低分子肝素钙,术后伤口愈合后再予抗凝治疗。

11 月 3 日 13:45 至 14:40,局部麻醉下**行心室抑制型起搏器(VVI)植入术**。

11 月 5 日,患者穿刺点无红肿、渗出,血压(121/62 mmHg),心率 73 次/min,律不齐。目前病情平稳,予择期出院。

11 月 6 日 12:30,患者进食外带入食物后出现恶心、呕吐伴腹泻,呕吐物为胃内容物,泄不成形黄便 2 次。腹软,无压痛及反跳痛,肠鸣音 2～3 次/min。考虑急性胃肠炎不能排除。

15:52,D-二聚体 1.920 mg/L(0～0.5 mg/L),CRP 75.3 mg/L(0～3 mg/L),中性粒细胞百分比 76.8%(50%～70%),白细胞计数 $17.75 \times 10^9/L$($3.69 \times 10^9/L$～$9.16 \times 10^9/L$),钾 3.1 mmol/L(3.5～5.1 mmol/L)。

16:00,予左氧氟沙星 0.2 g bid(11 月 6 日—11 月 7 日)抗感染。

21:02,患者腹泻时解大量血便,伴肛门脱出和中腹部疼痛,血压 170/80 mmHg,心率 70 次/min,中下腹压痛,无反跳痛。胃肠外科急会诊考虑缺血性肠病。予泮托拉唑钠抑酸治疗。

22:40,全腹 CTA 示:肠系膜动、静脉栓塞,脾梗死。

11 月 7 日 00:40,血管外科会诊,予禁食、补液、抑酸、抗凝治疗,如有出现腹膜炎等肠道坏死征象予急诊手术。

2:30,患者肠系膜动脉栓塞诊断明确,予以低分子肝素抗凝治疗,会诊后同意转 ICU 进一步治疗。

【病例用药分析】

肠系膜上动脉的解剖特点容易发生动脉硬化狭窄形成血栓,并且使栓子容易进入,心源性栓子占全部栓子来源的 90%～95%。房颤是肠系膜动脉栓塞的主要危险因素[1]。房颤时心房内血液淤滞,在左心房或心耳部形成血栓,一旦血栓脱落堵塞肠系膜动脉即可形成肠系膜动脉栓塞。另外,高血压、糖尿病等疾病可导致肠系膜动脉粥样硬化,使肠系膜动脉栓塞的风险增加[2]。还有,起搏器植入改变心脏收缩及激动顺序,可引起血流动力学异常,增加血栓形成的风险[3]。

房颤患者的栓塞发生率较高,对于合并瓣膜病患者,需要用华法林抗凝。对于非瓣膜病患者,需使用 CHA_2DS_2-VASc 评分法进行危险分层。患者 80 岁高龄(年龄>75 岁,2 分),有高血压(1 分),有糖尿病(1 分),故得 4 分。CHA_2DS_2-VASc 评分≥2 分的患者发生血栓栓塞的危险性较高,应该接受华法林抗凝治疗,使 INR 维持在 2.0～3.0,能安全有效预防脑卒中发生。房颤不超过 24 小时,复律前无须做抗凝治疗。否则应在复律前接受 3 周华法林治疗,待心律转复后继续治疗 3～4 周。**紧急复律治疗可选用低分子肝素钙皮下注射抗凝**[4]。

患者发生肠系膜动脉栓塞的主要原因有:

(1)患者房颤,CHA_2DS_2-VASc 评分得 4 分,加上植入起搏器改变心脏收缩及激动顺序,可引起血流动力学异常,激活了内外源性凝血系统,使血栓形成和栓塞发生风险增加。

(2)11 月 2 日术前 12 小时停用了低分子肝素钙,而要等待术后伤口愈合后再予抗凝治疗。需等待较长时间才予抗凝药,使栓塞发生风险大大增加。

(3)患者入院前长期口服胰激肽原酶肠溶片,入院后停用该药物。主要用于微循环障碍性疾病,如糖尿病引起的肾病、周围神经病、视网膜病、眼底病及缺血性脑血管病。有扩张血管改善微循环作用:激活纤溶酶,降低血黏度;激活磷脂酶 A2,防止血小板聚集,防止血栓形成等作用。脑出血及其他出血性疾病的急性期禁用(见常州千红生化制药有限公司药品说明书)。

有人回顾性分析 406 例起搏器植入患者围术期血栓栓塞时间的发生情况及临床相关特

征。为避免发生起搏器植入术后出血相关的并发症如囊袋血肿,这 406 例患者均常规于术前 3 天停所有抗凝药和抗血小板药,结果有 9 人发生脑梗死,1 人发生肾梗死,1 人发生肺栓塞,发生率为 2.7%。这 11 名发生栓塞的患者中有 3 人死亡[5]。起搏器植入围术期的血栓栓塞事件并不罕见,且病死率很高[5]。

有研究表明,单用阿司匹林或华法林不会增加出血风险,而抗凝治疗可以减少起搏器植入围术期的血栓栓塞事件[5],这些证据的可靠程度还有待更多的临床研究验证。

如何恰当地把握起搏器植入围术期的抗凝、抗血小板治疗,同时避免栓塞和出血,到目前为止仍然是一个没有明确解决方案的临床难题。

由于安装起搏器、颈静脉穿刺及异物(起搏电极)植入在某种程度上激活了内外源性凝血系统,可能导致血栓形成。加上在术前停用抗血小板药和抗凝药,使栓塞发生风险大大增加[6]。因此有人尝试在术前不停用华法林,并控制 INR 在适当范围内(1.5～3.1),结果不增加出血发生率,并可显著减少栓塞风险[6]。

对具有血栓形成高危因素的患者,可考虑不停用华法林或阿司匹林等,而是提高手术操作水平。若停华法林、阿司匹林,则短期予低分子肝素钙皮下注射,或者待急性期过后再施行起搏器植入术。

【病例总结】

建议对房颤 CHA_2DS_2 - VASc 评分≥2 分的患者,在行起搏器植入术的整个过程中,都不要停用低分子肝素钙皮下注射。因发生囊袋血肿基本没有死亡风险和致残风险,而脑栓塞、肠系膜动脉栓塞、肺动脉栓塞有死亡风险和致残风险。

未遵守上述用药注意事项,不排除与患者发生肠系膜栓塞有相关性。

参 考 文 献

[1] 周建平,唐小斌. 肠系膜上动脉急性栓塞 42 例临床分析[J]. 实用医学杂志,2008,24(12):2150-2151.

[2] 徐昌盛,刘文革,叶伟. 肠系膜动脉栓塞和血栓形成荟萃分析[J]. 中华胃肠外科杂志,2007,10(6):524-527.

[3] 胡美琴,都军,崔炜. 永久心脏起搏术后并发血栓形成的研究现状[J]. 临床荟萃,2005,20(22):1317-1318.

[4] 葛均波,徐永健. 内科学[M]. 第 8 版. 北京:人民卫生出版社,2013,188-191.

[5] 刘晶,刘少稳. 起搏器植入围手术期血栓栓塞事件的危险因素分析[J]. 复旦大学硕士学位论文,2008,1-17.

[6] 谢正,朱桓青,谢绍峰,等. 抗凝状态下永久性起搏器植入术[J]. 当代医学,2011,17(15):242.

28. 低钠高钾血症糖尿病患者误吸致窒息

（2014年6月26日）

【概述】

一例高血压史合并糖尿病患者,此次拟冠心病、房颤、心功能Ⅱ级(NYHA)、低血糖症、肾功能不全被收入院。患者6月8日刚入院时处于血糖2.3 mmol/L的低血糖状态;6月12日,患者心率降至28～36次/min,心电图示交界性逸搏心律,完全性左束支传导阻滞;治疗过程中,患者发生了低钠高钾血症、急性左心衰竭、食物误吸致窒息等状况。通过此病例分析,主要探讨以下几点:① 患者发生低血糖的主要原因;② 患者发生完全性左束支传导阻滞的主要原因;③ 患者发生低钠血症的主要原因;④ 患者发生高钾血症的主要原因;⑤ 患者发生急性左心衰竭的主要原因;⑥ 患者窒息的主要原因。

【病史介绍】

患者81岁,女性,有高血压病史20多年,近期服用厄贝沙坦。有2型糖尿病史20多年,**近期服用阿卡波糖、格列齐特缓释片、二甲双胍片**。2014年5月发现房颤,予华法林1.25 mg qd po抗凝、胺碘酮0.2 g qd po控制心律失常。6月8日1:15出现口齿不清、胸闷、双下肢乏力、出冷汗来院急诊。心电图示异位心律、房颤(快室率)、完全性左束支阻滞。查BNP 7 013 ng/L(<450 ng/L),**空腹血糖2.3 mmol/L(4.56～6.38 mmol/L)**,肌酐159 μmol/L (45～84 μmol/L),尿素氮16.87 mmol/L(2.86～8.21 mmol/L),INR 1.54(0.80～1.50),白细胞4.68×10⁹/L(3.69×10⁹/L～9.16×10⁹/L),中性粒细胞百分比87.3%(50%～70%)。**头颅CT示双侧基底节区、半卵圆窝中心多发腔梗**。拟冠心病、房颤、心功能Ⅱ级(NYHA)、低血糖症、肾功能不全被收入院。心率126次/min,律不齐,血压165/95 mmHg,两下肺闻及少量湿啰音,双下肢轻度水肿。

【临床经过】

2014年6月8日**予华法林1.25 mg qd po(6月8日—6月12日)抗凝**,阿司匹林肠溶片100 mg qd po(6月8日—6月12日)**抗血小板**,胺碘酮0.2 g bid po(6月8日—6月12日)抗心**律失常**,缬沙坦40 mg qd po(6月8日—6月12日)、氨氯地平5 mg qd po(6月8日—6月21日)降压,阿托伐他汀钙20 mg qn po(6月9日—6月21日)稳定斑块,美托洛尔6.25 mg bid po(6月8日—6月12日)(6月17日—6月20日)减慢心率,单硝酸异山梨酯缓释片40 mg qd po(6 月 9 日—6 月 21 日)扩冠,**托拉塞米 10 mg qd po(6 月 8 日—6 月 14 日)利尿。**临时予 50% GS 60 ml iv+10% GS 100 ml iv gtt 升血糖。

6 月 9 日 10:42,自觉胸闷症状较前好转,两下肺可闻及少量湿啰音,血压 130/65 mmHg。心率 126 次/min,律不齐,双下肢轻度水肿。空腹血糖 8.3 mmol/L,餐后血糖 15.2 mmol/L。11:45,内分泌会诊予格列喹酮 30 mg tid po(6 月 9 日—6 月 21 日)降糖。

6 月 10 日 10:18,**予去乙酰毛花苷 0.2 mg iv。**自觉胸闷气促较前明显缓解,神清气平,双肺未闻及干湿啰音,血压 124/72 mmHg,心率 72 次/min,律齐,双下肢无水肿。

6 月 11 日 8:22,再发快房颤,心室率 131 次/min,**予胺碘酮 150 mg iv + 450 mg iv gtt;** **18:15,予胺碘酮 450 mg iv gtt;21:52,予胺碘酮 450 mg iv gtt。**

6 月 12 日,心率维持在 28～36 次/min,血压 105/60 mmHg,停胺碘酮,予异丙肾上腺素 2 mg iv gtt。心电图示交界性逸搏心律,完全性左束支传导阻滞。拟行永久性起搏器植入术。**暂停华法林、阿司匹林肠溶片,**予低分子肝素钙 4 000 U ih(6 月 12 日当天停用)、黄达肝葵钠 2.5 mg ih(6 月 12 日当天停用)抗凝。患者餐后血糖持续维持在 20 mmol/L,查肌酐 180 μmol/L(62～106 μmol/L),尿素氮 21.33 mmol/L(2.50～6.10 mmol/L),钠 131 mmol/L(137～147 mmol/L),氯 98 mmol/L(99～110 mmol/L),INR 1.67(0.80～1.50)。

6 月 13 日 8:30,餐后血糖维持在 21.0～23.6 mmol/L,请内分泌科会诊,加用甘精胰岛素 14 U 早餐前皮下注射(6 月 13 日—6 月 21 日)降糖。

6 月 14 日,双肺未闻及干湿啰音,心率 65 次/min,律齐,血压 106/60 mmHg,双下肢轻度水肿。**将托拉塞米加量至 10 mg bid po(6 月 14 日—6 月 20 日)。**

6 月 16 日,行永久起搏器植入术。予呋塞米 40 mg iv。

6 月 19 日,患者自觉心悸,双肺未闻及干湿啰音,心率 65 次/min,律齐,血压 14.13/8 kPa (106/60 mmHg),双下肢轻度水肿。查肌酐 184 μmol/L(62～106 μmol/L),尿素氮 29.40 mmol/L(2.50～6.10 mmol/L),**钠 129 mmol/L(137～147 mmol/L),**氯 89 mmol/L (99～110 mmol/L)。肌钙蛋白 0.077 μg/L(0～0.014 μg/L),肌红蛋白 144.8 μg/L(25.00～58.00 μg/L),CK - MB 3.65 μg/L(0.10～4.94 μg/L),BNP 5 282 ng/L(<450 ng/L)。**予阿普唑仑 0.4 mg qn po(6 月 19 日—6 月 21 日)助眠。**

6 月 20 日,再发房颤,心室率 102～133 次/min,血压 107/68 mmHg,予胺碘酮 600 mg iv gtt。因低钠血症予 10%氯化钠 20 ml 口服。予呋塞米 40 mg iv,托拉塞米 10 mg iv。**另外,予索他洛尔 40 mg bid po(6 月 20 日—6 月 21 日),呋塞米 40 mg qd iv(6 月 20 日—6 月 21 日)。**

6 月 21 日 6:43,予胺碘酮 300 mg iv gtt。9:00,房颤心室率 116 次/min,血压 90/58 mmHg。11:36,患者诉胸闷气促伴口干,不能平卧。双肺底可闻及少量湿啰音,**四肢重度水肿。**测血压 86/54 mmHg,心率 78 次/min,律齐,血氧饱和度 86%。**查钾 5.6 mmol/L (3.5～5.3 mmol/L),钠 128 mmol/L(137～147 mmol/L),氯 95 mmol/L(99～110 mmol/L),二氧化碳结合力 11 mmol/L(22～30 mmol/L)。**考虑急性左心衰竭发作,予呋塞米 70 mg iv,多巴胺 160 mg iv gtt,聚磺苯乙烯钠散 15 g po。14:00,心率 60 次/min,血压 95/64 mmHg。14:15,予托拉塞米 30 mg iv gtt。15:14,予托拉塞米 10 mg iv。15:37,考虑血容量不足,8.5% 复方氨基酸 250 ml+10%氯化钠 10 ml iv gtt。查 CRP 105 mg/L(0～3 mg/L),白细胞 11.9×10^9/L(3.69×10^9/L～9.16×10^9/L),中性粒细胞百分比 90.3%(50%～70%)。INR

1.72(0.80～1.50),D－二聚体 1.800 mg/L(＜0.550 mg/L),纤维蛋白原 4.24 g/L(1.80～3.50 g/L)。

19:37,患者进食后突发神志淡漠、呼之不应,心率 60 次/min,血压 85/50 mmHg,血氧饱和度 85%,呼吸浅慢,双下肢水肿。口腔内可见大量食物残渣,考虑患者窒息,立即清除口腔内食物残渣,同时拍背,呕出大量食物残渣,心率 76 次/min,血压 83/49 mmHg,指末血氧饱和度 68%,予以面罩吸氧、多巴胺升压并转至 CCU 进一步抢救。

6 月 22 日 9:04,患者心电图呈一直线,宣告临床死亡。

【病例用药分析】

一、患者发生低血糖的主要原因

患者 6 月 8 日入院时血糖 2.3 mmol/L,发生低血糖的主要可能原因:

(1) 因疾病加重胃纳差、进食少。

(2) 格列齐特主要通过尿液清除,肾功能不全高龄患者容易过量,严重肾功能不全者禁用格列齐特缓释片[见施维雅(天津)制药有限公司药品说明书];二甲双胍主要经肾脏排泄,血清肌酐 133 μmol/L(男性)以上,124 μmol/L(女性)以上患者禁用(见中美上海施贵宝制药有限公司药品说明书);阿卡波糖近 50% 自尿中排出,严重肾功能损害(肌酐清除率＜25 ml/min)的患者禁用(见拜耳医药保健有限公司药品说明书)。患者入院时肾功能不全加重,而近期口服的阿卡波糖片、格列齐特缓释片、二甲双胍片剂量没有相应调整减量,可能使格列齐特、二甲双胍等在体内过量引发低血糖。

二、患者发生完全性左束支传导阻滞的主要原因

6 月 12 日,患者心率降至 28～36 次/min,心电图示交界性逸搏心律,完全性左束支传导阻滞,其主要原因:

(1) 6 月 8 日—6 月 12 日,予胺碘酮 0.2 g bid po;6 月 11 日 8:22 再发快房颤,24 小时内共予胺碘酮 1 500 mg iv gtt。胺碘酮静脉滴注第一天总量 1 200 mg,以后逐渐减量,静脉滴注胺碘酮最好不超过 3～4 天,老年人应在心电监护下使用(见杭州赛诺菲安万特民生制药有限公司药品说明书)。可见 24 小时内胺碘酮静脉输注已经超过药品说明书规定剂量,加上当天口服的 400 mg 胺碘酮,再加上患者高龄使胺碘酮代谢减慢,可促使胺碘酮在体内过量,从而引发严重缓慢性心律失常(见杭州赛诺菲安万特民生制药有限公司药品说明书)。

(2) 予美托洛尔 6.25 mg bid po(6 月 8 日—6 月 12 日)。胺碘酮与 β 受体阻滞药合用可加重窦性心动过缓、窦性停搏及房室传导阻滞(见杭州赛诺菲安万特民生制药有限公司药品说明书)。

(3) 6 月 10 日 10:18 予去乙酰毛花苷 0.2 mg iv。胺碘酮可增加血清地高辛浓度,有加强洋地黄类药对窦房结及房室结的抑制作用(见杭州赛诺菲安万特民生制药有限公司药品说明书)。

(4) 患者有冠心病、房颤、心功能Ⅱ级(NYHA)、高血压 3 级(极高危)、2 型糖尿病等引发缓慢性心律失常的疾病基础。

三、患者发生低钠血症的主要原因

6 月 12 日钠 131 mmol/L，6 月 19 日钠 129 mmol/L，6 月 21 日钠 128 mmol/L，四肢重度水肿，以稀释性低钠血症可能性更大。患者发生低钠血症的主要原因：

（1）6 月 8 日入院时已有双侧基底节区、半卵圆窝中心多发腔梗。6 月 12 日拟行永久性起搏器植入术暂停华法林、阿司匹林肠溶片，直到 6 月 21 日仍然未使用，可能使脑梗死加重。脑梗死加重可能使抗利尿激素分泌过度（抗利尿激素分泌异常综合征），引发水过量稀释性低钠血症；脑性耗盐综合征促进肾脏排钠；醛固酮分泌量下降促进排钠排水，此原因致低钠血症的发生率可达 12.5%～58%[1]。

（2）6 月 12 日拟行永久性起搏器植入术暂停华法林、阿司匹林肠溶片，直到 6 月 21 日仍然未使用，可能使心肌缺血加剧，从而加重心力衰竭。心力衰竭加重可使肾灌注减少，抗利尿激素分泌增加而导致稀释性低钠血症[2]。且心力衰竭加重胃肠道淤血，可减少钠吸收引发低钠血症[2]。

（3）肾功能不全加重，排钠排水减少可引发水钠潴留，水潴留多于钠可导致稀释性低钠血症[3]。

（4）6 月 14 日—6 月 20 日予托拉塞米 10 mg bid po，6 月 20 日予呋塞米 40 mg iv、托拉塞米 10 mg iv，6 月 20 日—6 月 21 日予呋塞米 40 mg qd iv。强效利尿剂可促进排钠排水，引发低钠血症（见南京新港医药有限公司药品说明书）。

（5）患者低血糖得到纠正后出现高血糖，可引发渗透性利尿使钠氯丢失，导致低钠血症[3]。患者入院后血糖上升，超过 20 mmol/L 的可能原因是入院前口服主要经肾脏排泄的格列齐特、二甲双胍、阿卡波糖，因肾功能不全，这些降糖药在体内可能过量使血糖降得很低。入院后予格列喹酮一种降糖药（见深圳市中联制药有限公司药品说明书），并且主要经胆道系统排泄，不会在体内过量。

患者房颤，CHA_2DS_2-VASc 评分：81 岁高龄＋高血压＋2 型糖尿病＋近期心力衰竭＋双侧基底节区半卵圆窝中心多发腔梗＝7 分，栓塞发生风险极高[3]。6 月 12 日拟行永久性起搏器植入术暂停华法林、阿司匹林肠溶片，直到 6 月 21 日仍然未使用，其合理性值得商榷。至少应予低分子肝素钙皮下注射预防。

四、患者发生高钾血症的主要原因

6 月 21 日钾 5.6 mmol/L，出现高钾血症的主要原因：

（1）患者肾功能不全加重，肾排钾减少[3]。

（2）6 月 21 日二氧化碳结合力 11 mmol/L，提示代谢性酸中毒，可促进钾转移到细胞外[3]。

（3）6 月 12 日拟行永久性起搏器植入术暂停华法林、阿司匹林肠溶片，直到 6 月 21 日仍然未使用。可使脑梗死加重，而这又可能使醛固酮分泌量下降，致使钾排出量减少[2]。

五、患者发生急性左心衰竭的主要原因

6 月 21 日发生急性左心衰竭的主要原因：

（1）患者有冠心病、房颤、心功能Ⅱ级（NYHA）、高血压 3 级（极高危）、2 型糖尿病、肾功能

不全加重等引发心力衰竭的疾病基础[3]。

(2)6月12日拟行永久性起搏器植入术暂停华法林、阿司匹林肠溶片,直到6月21日仍然未使用。可能使心肌缺血加剧,从而加重心力衰竭[4]。

(3)6月21日钾5.6 mmol/L,高钾血症可抑制心肌收缩力诱发心力衰竭[4]。

(4)6月21日再发快房颤,可增加心肌耗氧量,使舒张期缩短而减少冠脉血供,诱发心力衰竭[4]。

六、患者窒息的主要原因

6月21日19:37,患者因食物误吸致窒息的主要原因:

(1)高龄老人口腔咽喉食管组织结构发生退行性改变,容易导致吞咽功能障碍而发生误吸[5]。

(2)6月8日入院时已有双侧基底节区、半卵圆窝中心多发腔梗。6月12日拟行永久性起搏器植入术暂停华法林、阿司匹林肠溶片,直到6月21日仍然未使用,可能使脑梗死加重。使协调吞咽动作的神经肌肉反射可能发生障碍而引发误吸[5]。

(3)6月21日钠128 mmol/L,低钠血症可引发脑细胞水肿,表现为软弱乏力、恶心呕吐、神经精神症状,使误吸的风险增加[5]。

(4)6月21日钾5.6 mmol/L。高钾血症使神经肌肉复极化减慢,肢体感觉麻木,极度疲乏,可出现吞咽、呼吸困难。高钾血症引起乙酰胆碱释放增加,引起恶心、呕吐,使误吸的风险增加[5]。

(5)患者心力衰竭加重造成胃肠道淤血,可引发恶心呕吐、胃排空时间延长、胃食管反流,使误吸的风险增加[5]。

(6)予阿普唑仑0.4 mg qn po(6月19日—6月21日),苯二氮䓬类不良反应常见恶心呕吐,并可发生吞咽困难(见河南天方药业股份有限公司药品说明书),使误吸的风险增加[5]。

【病例总结】

(1)严重肾功能不全者禁用格列齐特缓释片;肾功能不全患者禁用二甲双胍;严重肾功能损害(肌酐清除率<25 ml/min)的患者禁用阿卡波糖。

(2)胺碘酮静脉滴注第一天总量1 200 mg。

(3)胺碘酮可增加血清地高辛浓度70%以上。

(4)建议对房颤CHA_2DS_2-VASc评分2分以上的患者,在行起搏器植入术的整个过程中,都不要停用低分子肝素钙皮下注射。

(5)苯二氮䓬类不良反应常见恶心呕吐,并可发生吞咽困难。

未遵守上述用药注意事项,不排除与患者病情恶化有相关性。

参 考 文 献

[1]杨开杰,黄载文.脑梗死患者合并低钠血症分析[J].吉林医学,2013,34(15):2998.

[2]戴晓慧.慢性心力衰竭合并缺钠性低钠血症及稀释性低钠血症的临床分析[J].实用临床医药杂志,

2005,9(3):96-97.

［3］葛均波,徐永健.内科学［M］.第 8 版.北京:人民卫生出版社,2013,242-255,524-532,752-756,
783-785.

［4］王建枝,殷莲华.病理生理学［M］.第 8 版.北京:人民卫生出版社,2013,198-202.

［5］黄选兆.老年人误吸的临床探讨［J］.临床耳鼻咽喉科杂志,2005,19(6):286-288.

29. 室速电风暴、呼吸抑制、消化道口鼻出血

（2014 年 11 月 29 日）

【概述】

一例高血压、糖尿病史合并胃溃疡病史患者，此次因冠心病、急性非 ST 段抬高型心肌梗死而入院。入院后患者室速 188～247 次/min，呼之不应，四肢抽搐，两眼上翻，连续 3 次室速发作，予 3 次电除颤；患者的血压一直在 69～72/38～47 mmHg，血气分析示代谢性酸中毒。通过此病例分析，主要探讨以下三点：① 患者发生室速电风暴的主要原因；② 患者发生低血压高镁血症的药物原因。③ 患者发生消化道、口鼻出血的原因。

【病史介绍】

患者 67 岁，男性，高血压、糖尿病史多年，有胃溃疡病史 8 年。2014 年 11 月 21 日 20.00 出现胸部压榨性疼痛，22:00 入院，心肌酶基本正常，经治疗无好转。22 日 7:00 转入我院治疗。心电图示窦性心律，偶见房室交接性期前收缩，V2、V3、V4、V5 水平压低 1～2 mm，T 波改变。肌红蛋白 607.8 μg/L（28.0～72.0 μg/L），肌钙蛋白 0.179 ng/ml（0～0.014 μg/L），CK - MB 58.96 ng/ml（0～25 U/L）。诊断冠心病、急性非 ST 段抬高型心肌梗死。查体意识清，精神可，两肺未闻及明显干湿啰音，心率 99 次/min，血压 141/93 mmHg。

【临床经过】

11 月 22 日予阿司匹林肠溶片 100 mg qd po（11 月 22 日—11 月 23 日）、替格瑞洛 180 mg qd po（11 月 22 日）、氯吡格雷 75 mg qd po（11 月 23 日）抗血小板聚集，阿托伐他汀钙 20 mg qn po（11 月 22 日—11 月 23 日）稳定斑块，美托洛尔缓释片 23.75 mg qd po（11 月 22 日—11 月 23 日）减慢心率，培哚普利 2 mg qd po（11 月 22 日）改善重构，阿卡波糖 50 mg tid po（11 月 22 日—11 月 23 日）降糖，**泮托拉唑钠 60 mg qd iv gtt（11 月 22 日—11 月 23 日）抑酸护胃**。

8:15，予硝酸甘油 10 mg iv gtt。9:00 予 NS 500 ml。9:06，患者仍感胸痛不适伴出汗，心电监护示心率 99 次/min，血压 113/62 mmHg。

9:40—10:40，行冠脉造影＋血栓抽吸＋临时起搏器植入＋IABP 植入术。**术中共用肝素 7 000 U，出现短阵室性心动过速，血压下降，见冠脉病变严重，建议 CABG**。

10:19，肌酐 59 μmol/L（58～110 μmol/L），丙氨酸转氨酶（GPT）40 U/L（21～72 μmol/L）。**10:43，凝血酶时间 17.7 s（14.0～21.0 s），血浆凝血酶原时间（PT）12.2 s**

(9.0～13.0 s),活化的部分凝血活酶时间(APTT)27.2 s(20.0～40.0 s)。

11:30—12:30,心率 88～101 次/min,血压 75～88/54 mmHg,予肝素钠封管用。12:35,予替罗非班 12.5 mg iv gtt,予硝酸异山梨酯 50 mg iv gtt。

13:25,CK－MB 106.10 μg/L(0.10～4.94 μg/L),肌钙蛋白 0.357 μg/L(0～0.014 μg/L)。

13:30—16:00,心率 72～93 次/min,血压 86～89/50～59 mmHg。15:00,予肝素钠 12 500 U 静脉推泵。20:30,心率 113 次/min,血压 79/53 mmHg。

22:01,心电监护示心率 163 次/min,血压 76/39 mmHg。22:21,心率 198 次/min,呼之不应,四肢抽搐,两眼上翻,予电除颤。22:30,钾 3.2 mmol/L(3.5～5.3 mmol/L),予多巴胺 200 mg iv。22:42,PO_2 63.3 mmHg(80.0～100 mmHg)。

22:50,测凝血酶时间＞180 s(14.0～21.0 s),PT 13.7 s(9.0～13.0 s),APTT 46.4 s(20.0～40.0 s),予 25%硫酸镁 10 ml＋10%氯化钾 10 ml＋NS 500 ml iv,地西泮 10 mg im。

23:00,心率 88 次/min,血压 83/43 mmHg。23:02—23:35,连续 3 次室速发作,心率 188～247 次/min,血压 79～82/39～45 mmHg,SPO_2 87%,予 3 次电除颤。

23:35,心率 113 次/min,血压 87/53 mmHg,SPO_2 87%,予多巴胺 200 mg iv gtt,重酒石酸间羟胺 100 mg iv gtt。

11 月 23 日 00:00,心率 78 次/min,血压 72/43 mmHg,SPO_2 94%。查白蛋白 31 g/L(35～50 g/L),GPT 1 204 U/L(21～72 U/L)。

00:50—1:32 连续 2 次室速发作,213 次/min,SPO_2 87%,2:00,予地西泮 5 mg iv。2:10,予呋塞米 40 mg iv,胺碘酮 300 mg iv gtt,SPO_2 76%。神志清楚,烦躁不安,颈静脉怒张,双肺可闻及大量湿啰音。

2:25,予气管插管呼吸机辅助通气,予丙泊酚 600 mg＋NS 250 ml iv gtt。2:31,心率 92 次/min,血压 83/54 mmHg,予吗啡 5 mg iv 改善肺水肿。2:36,予呋塞米 40 mg iv,肾上腺素 2 mg＋去甲肾上腺素 2 mg iv gtt。

2:53—3:11,心率 83～88 次/min,血压 69～72/38～47 mmHg,SPO_2 70%。予肾上腺素 4 mg＋去甲肾上腺素 4 mg iv gtt。因血气分析示代谢,予 5%碳酸氢钠 250 ml iv gtt,地西泮 10 mg iv。

3:40—4:20,心率 86～96 次/min,血压 63～73/35～40 mmHg,予肾上腺素 8 mg＋多巴胺 400 mg iv gtt。4:25,PO_2 69.5 mmHg(80.0～100 mmHg)。

5:55,心率 81 次/min,血压 83/51 mmHg,凝血酶时间＞180 s(14.0～21.0 s),PT 14.6 s(9.0～13.0 s),APTT 55.9 s(20.0～40.0 s)。予泮托拉唑钠 40 mg iv gtt。

6:05,予肝素钠 12 500 U 静脉推泵,多巴胺 400 mg iv gtt,心率 88 次/min,血压 89/56 mmHg,吸出血性痰。8:00,口鼻腔内出暗红色血。

8:34,心率 100 次/min,血压 88/56 mmHg,鼻腔口腔有渗血,色暗红,四肢湿冷,两肺闻及湿啰音。予 25%硫酸镁 10 ml＋10%氯化钾 7.5 ml＋生物合成人胰岛素 3 U＋5% GS 250 ml iv gtt。

9:00,血压 95/53 mmHg,CVP 18 cmH_2O,血糖 18.8 mmol/L。予呋塞米 100 mg iv gtt、咪达唑仑 20 mg iv,泮托拉唑钠 60 mg iv gtt,予重酒石酸间羟胺 80 mg＋肾上腺素 10 mg iv gtt。

10:00,体温 39.2℃,心率 151 次/min,呼吸 33 次/min,血压 90/51 mmHg,SPO₂ 90%,**血糖 19.6 mmol/L,吸出血性痰。**

10:57,**凝血酶时间**>180 s(14.0~21.0 s),PT 18.6 s(9.0~13.0 s),APTT>150 s(20.0~40.0 s)。

11:10,**予亚胺培南西司他丁钠 1 g q8h iv(11 月 23 日—11 月 25 日)抗感染。**

12:10,**留置胃管后引流出暗红色液体约 150 ml,考虑急性消化道出血。**予奥美拉唑钠 40 mg q8h iv gtt(11 月 23 日—1 月 25 日)抑酸护胃,奥曲肽 0.3 mg q12h iv gtt(11 月 23 日—11 月 25 日)止血,脂肪乳氨基酸(17)葡萄糖(11)1 000 ml qd iv gtt(11 月 23 日—25 日)静脉营养。

13:40,血气分析示代谢性酸中毒,予 5% 碳酸氢钠 100 ml iv gtt。体温 38.8℃,心率 120 次/min,血压 93/53 mmHg,血糖 25.7 mmol/L。**予丙泊酚 600 mg 静脉推泵。**

14:30,体温 38.9℃。鼻腔、口腔有渗血,色暗红,四肢湿冷,两肺闻及湿啰音。患者出现心肌梗死后心力衰竭、休克、心律失常三大并发症,又存在消化道出血,诸多治疗矛盾点,预后差,随时可能出现呼吸循环衰竭情况。

14:59,**凝血酶时间**>180 s(14.0~21.0 s),PT 19.1 s(9.0~13.0 s),APTT>150 s(20.0~40.0 s)。

18:56,凝血酶时间>72.6 s(14.0~21.0 s),PT 17.6 s(9.0~13.0 s),APTT 44.8 s(20.0~40.0 s)。19:39,肌酐 311 μmol/L(58~110 μmol/L)。

11 月 24 日 3:00,予 10% GS 500 ml+生物合成人胰岛素 10 U+**维生素 C 3 g**+维生素 B₆ 0.2 g+10%氯化钾 10 ml iv gtt。

6:35,体温 37.7℃,肌酐 418 μmol/L(58~110 μmol/L),GPT 1 559 U/L(21~72 U/L)。BNP 17 646 ng/L(<125 ng/L),CK - MB 58.62 μg/L(0.10~4.94 μg/L),肌钙蛋白 10.00 μg/L(0~0.014 μg/L),肌红蛋白 3 000 μg/L(0.051~0.5 μg/L),**降钙素原 8.32 μg/L**(0.051~0.5 μg/L)。

9:52,**总钙 1.98 mmol/L(2.15~2.55 mmol/L),镁 1.34 mmol/L(0.65~1.05 mmol/L),予果糖二磷酸钠 10 g qd iv gtt(11 月 24 日—11 月 25 日)。**

10:00,血压 125/68 mmHg(多巴胺维持中),鼻腔、口腔有渗血,色暗红,四肢湿冷,两肺闻及湿啰音,心率 120 次/min。17:45,APTT 54.3 s(20.0~40.0 s)。

11 月 25 日 2:14,心电监护呈一直线,双侧瞳孔对光反射消失,宣布临床死亡。

【病例用药分析】

一、患者发生室速电风暴的主要原因

11 月 22 日 22:01 之后发生室速电风暴的主要原因:

(1)冠心病、急性非 ST 段抬高型心肌梗死,且冠状动脉有多支严重病变,无法行 PCI 术,可造成心肌严重缺血[1]。

(2)患者冠脉造影+血栓抽吸+临时起搏器植入+IABP 植入术中血压偏低,术后 11:30—12:30 血压 75~88/54 mmHg,12:35 予硝酸异山梨酯 50 mg iv gtt,可舒张血管平滑肌,使静脉动脉扩张,导致血压降得更低(见珠海许瓦兹制药有限公司药品说明书)。13:30—

16：00 血压 86～89/50～59 mmHg,20：30 血压 79/53 mmHg。低血压可能加重心肌缺血,成为诱发室速电风暴的诱因[1]。

（3）发生室速电风暴的原因除心肌缺血外,还有交感神经过度激活和心肌 β 受体反应性增强。因此首选 β 受体阻滞剂静脉输注。艾司洛尔消除半衰期约 9 min,药效维持时间短,首剂 30 mg,以后 0.056～0.072 mg/（kg·min）维持[1]。患者当时心力衰竭不严重,无慢性阻塞性肺疾病,无支气管哮喘,无 Ⅱ 度以上房室传导阻滞,因此无静脉滴注艾司洛尔的禁忌证（见齐鲁制药有限公司药品说明书）。

从 11 月 22 日 22：01 到 11 月 23 日 2：25 行气管插管呼吸机辅助通气之前,发生 6 次室速,多次予电除颤。22：50 予 25％硫酸镁 10 ml iv gtt,地西泮 10 mg 肌注,2：00 予地西泮 5 mg iv,2：10 予胺碘酮 300 mg iv gtt。在多巴胺 400 mg iv gtt 加重酒石酸间羟胺 100 mg iv gtt 维持下,血压 72～82/39～45 mmHg,SPO$_2$ 由 87％降至 76％。

如予艾司洛尔静脉滴注有禁忌证或效果不好,可予胺碘酮或 25％硫酸镁静脉滴注[1]。因交感神经过度激活也是室速电风暴的诱因,故还可予镇静药如地西泮、咪达唑仑。因此实际予胺碘酮、25％硫酸镁、地西泮是正确的选择,但应注意,镁离子可拮抗钙离子,抑制神经末梢运动终板释放乙酰胆碱,严重时可能引发肌麻痹,抑制心肌收缩力,使血管扩张而致血压下降,抑制呼吸中枢和呼吸肌而致呼吸衰竭[2]。25％硫酸镁与地西泮合用,可加重对中枢神经系统的抑制作用,使呼吸衰竭的风险增加（见上海旭东海普药业有限公司药品说明书）。因此在 2：25 未予气管插管呼吸机辅助通气之前,在患者存在低氧血症的情况下,不宜将 25％硫酸镁与地西泮联用。而艾司洛尔为选择性 β$_1$ 受体阻滞剂,对呼吸系统影响小,故可与地西泮合用。

二、患者发生低血压高镁血症的药物原因

2：25 予气管插管呼吸机辅助通气,予丙泊酚 600 mg＋NS 250 ml iv gtt。2：36 予呋塞米 40 mg iv,肾上腺素 2 mg＋去甲肾上腺素 2 mg iv gtt。2：53—3：11,血压 69～72/38～47 mmHg,SPO$_2$ 70％。予肾上腺素 4 mg＋去甲肾上腺素 4 mg iv gtt,予地西泮 10 mg iv。3：40—4：20,血压 63～73/35～40 mmHg,予肾上腺素 8 mg＋多巴胺 400 mg iv gtt。5：55 血压 83/51 mmHg。

患者发生持续性严重低血压,予大剂量肾上腺素＋去甲肾上腺素＋多巴胺静脉推泵后仍不能维持正常血压,其原因除与心源性休克、代谢性酸中毒、培哚普利有关外,可能还有 25％硫酸镁＋丙泊酚＋地西泮因素。因镁离子与麻醉药丙泊酚、安眠药地西泮等合用,可大大增强对中枢神经系统的抑制作用,使血压下降（见上海旭东海普药业有限公司药品说明书）。11 月 24 日 9：52,在已经停用 25％硫酸镁静脉推泵约 10 多个小时后,镁 1.34 mmol/L（0.65～1.05 mmol/L）,仍有高镁血症。推断在予 25％硫酸镁静脉推泵时,有更严重的高镁血症。

三、患者发生消化道、口鼻出血的原因

在心肺复苏后很有可能发生肝肾功能不全。11 月 23 日 00：00,GPT 1 204 U/L（21～72 U/L）。5：55,PT 14.6 s（9.0～13.0 s）,APTT 55.9 s（20.0～40.0 s）。6：05,吸出血性痰,予肝素钠 12 500 U 静脉推泵。8：00,口鼻腔内出暗红色血。10：57,PT 18.6 s（9.0～13.0 s）,APTT>150 s（20.0～40.0 s）。12：10 发生急性消化道出血。在停用低分子肝素钠后,14：59,PT 19.1 s（9.0～

13.0 s),APTT>150 s(20.0～40.0 s)。18:56,PT 17.6 s(9.0～13.0 s),APTT 44.8 s(20.0～40.0 s)。19:39,肌酐 311 μmol/L(58～110 μmol/L)。

肝素钠主要经肝脏代谢,严重肝功能不全患者禁用(见上海第一生化药业有限公司药品说明书)。因此在肝功能严重损害的情况下仍予肝素钠 12 500 U 静脉推泵,是导致口腔内出血、消化道出血的重要原因。还有因患者肝肾功能不全,使先前已经口服的阿司匹林、替格瑞洛、氯吡格雷和静脉推泵的替罗非班在体内延缓代谢排泄,与肝素钠发生协同作用。此外,患者发生消化道出血与使用呼吸机、心源性休克、多脏器衰竭等应激因素有关,还与其有消化道溃疡史有关。

在发生消化道出血之前的 24 小时内,医师已经于 11 月 22 日 9:00 予泮托拉唑钠 60 mg iv gtt,11 月 23 日 5:55 泮托拉唑钠 40 mg iv gtt,9:00 泮托拉唑钠 60 mg iv gtt。预防应激性溃疡所需质子泵抑制剂静脉输注量已经足够。结果仍然发生消化道出血,与肝素钠静脉推泵剂量过大或者违反禁忌证有关。

11 月 24 日 3:00,予 10% GS 500 ml＋生物合成人胰岛素 10 U＋**维生素 C 3 g**＋维生素 B_6 0.2 g＋10%氯化钾 10 ml iv。维生素 C 促进胶原蛋白合成,降低毛细血管的通透性,加速血液的凝固,刺激凝血功能,每日 1～4 g 可促进血管内凝血,引发深静脉血栓形成(见上海禾丰制药有限公司药品说明书)。有每日予 2 g 维生素 C 静脉滴注,几天后引发深静脉血栓、使原有栓塞加重的报道[3]。

【病例总结】

(1) 硝酸异山梨酯对严重低血压患者禁用。

(2) 25%硫酸镁对呼吸系统疾病患者禁用,有心肌损害、心脏传导阻滞患者禁用,静脉滴注过程中应警惕心力衰竭及肺水肿的发生。25%硫酸镁与地西泮合用,可加重对中枢神经系统的抑制作用,使呼吸衰竭的风险增加。

(3) 肝素钠对严重肝功能不全患者禁用。

未遵守上述用药注意事项,不排除与患者病情恶化有相关性。

参 考 文 献

［1］林宁,张松.大剂量硫酸镁治疗室速电风暴 1 例报告[J].山西医科大学学报,2014,45(6):536-538.

［2］王礼振.临床输液学[M].北京:人民卫生出版社,1998,162-164.

［3］范永莉.大剂量维生素 C 致深静脉血栓形成 1 例[J].药物与临床,2014,8,63-64.

30. 白细胞减少掩盖感染
（2014 年 6 月 30 日）

【概述】

一例 85 岁高龄女性患者，此次因冠心病、持续性房颤、心功能Ⅲ级（NYHA）、高血压病 3 级（极高危组）、二尖瓣三尖瓣主动脉瓣关闭不全、肺动脉高压、慢性肾功能不全、甲状腺功能减退症而入院。入院第三天发生感染性休克，第六天发生代谢性碱中毒。通过此病例分析，主要探讨以下两点：① 患者发生感染性休克的主要原因；② 患者发生代谢性碱中毒的主要原因。

【病史介绍】

患者 85 岁，女性，2013 年 10 月 14 日—10 月 25 日因冠心病、房颤、心功能Ⅱ级（NYHA）、高血压病 3 级（极高危组）、瓣膜反流、肺动脉高压、慢性肾功能不全、轻度贫血、**白细胞减少**入院。血气分析示二氧化碳潴留、低氧血症，肌酐 122 μmol/L（62～106 μmol/L），甲状腺指标提示甲减，B 超示甲状腺弥漫性病变并多发结节。出院后**予左甲状腺素钠 25 μg qd po（2013 年 10 月 25 日—2014 年 4 月 14 日）**，另外予氯吡格雷、阿托伐他汀钙、美托洛尔缓释片、利尿剂等。2013 年 12 月因相同疾病住院，甲状腺指标提示甲减未被纠正。2014 年 4 月 14 日因胃癌待排再次入院，**白细胞计数 3.34 × 10^9/L（3.69 × 10^9/L～9.16 × 10^9/L）**，肌酐 161 μmol/L（62～106 μmol/L），血气分析示二氧化碳潴留、低氧血症，仍有比较严重的甲减未被纠正。出院后予**氯吡格雷 50 mg qd po（4 月 26 日—6 月 15 日）**，**奥美拉唑钠 20 mg qd po（4 月 26 日—6 月 15 日）**，**左甲状腺素钠 25 μg qd po（4 月 26 日—6 月 15 日）**，阿托伐他汀钙 20 mg qd po（4 月 26 日—6 月 15 日），美托洛尔缓释片 11.8 mg qd po（4 月 26 日—6 月 15 日），螺内酯 20 mg bid po（4 月 26 日—6 月 15 日），呋塞米 20 mg bid po（4 月 26 日—6 月 15 日），地高辛 0.125 mg qod po（4 月 26 日—6 月 15 日）。

2014 年 6 月 16 日 14:47，因胸闷气促加重 1 周再次入院。查体血压 98/63 mmHg，心率 101 次/min，律不齐，神清气平，双肺未闻及干湿啰音，双下肢轻度水肿。诊断为冠心病、持续性房颤、心功能Ⅲ级（NYHA）、高血压病 3 级（极高危组）、二尖瓣三尖瓣主动脉瓣关闭不全、肺动脉高压、慢性肾功能不全、甲状腺功能减退症。心脏超声示左侧胸腔积液。查 BNP 25 117 ng/L（<450 ng/L），血红蛋白 97.0 g/L（113～151 g/L），白细胞计数 8.03 × 10^9/L（3.69 × 10^9/L～9.16 × 10^9/L），**中性粒细胞百分比 92.5%（50%～70%）**。肌酐 161 μmol/L

(62~106 μmol/L),**钠 120 mmol/L**(137~147 mmol/L),氯 83 mmol/L(99~110 mmol/L),钾 5.1 mmol/L(3.5~5.3 mmol/L)。

【临床经过】

2016 年 6 月 16 日予氯吡格雷 50 mg qd po(6 月 16 日—6 月 27 日),奥美拉唑钠肠溶胶囊 20 mg qd po(6 月 16 日—6 月 27 日),左甲状腺素钠 25 μg qd po(6 月 16 日—6 月 27 日)治疗甲减,阿托伐他汀钙 20 mg qd po(6 月 16 日—6 月 27 日),美托洛尔缓释片 11.8 mg qd po(6 月 16 日—6 月 18 日),单硝酸异山梨酯缓释片 50 mg qd po(6 月 16 日—6 月 27 日),螺内酯 20 mg bid po(6 月 16 日—6 月 19 日),呋塞米 20 mg qd iv(6 月 16 日—6 月 18 日),头孢哌酮舒巴坦钠 1.5 g+NS 100 ml bid iv gtt(6 月 16 日—6 月 27 日)。

23:00,体温 37.2℃,**予吲哚美辛栓 50 mg 纳肛**,10%氯化钠 20 ml po 补钠。

6 月 17 日 10:14,腋温 37.3℃,腹痛较前无缓解,精神萎靡,反应较迟钝,双肺未闻及干湿啰音。12:00,予 10%氯化钠 50 ml po 补钠。FT_4 10.7 ng/L(9.3~17 ng/L),FT_3 1.47 ng/L(2.00~4.40 ng/L),T_4 37.8 μg/L(51~141 μg/L),T_3 0.46 μg/L(0.80~2.00 μg/L),TSH 6.66 mU/L(0.27~4.20 mU/L),**CRP 237 mg/L**(0~3 mg/L)。

6 月 18 日 9:00,患者无发热,无咳嗽咳痰,精神萎靡,反应迟钝,双肺可闻及少许湿啰音。血压 80/50 mmHg,心率 90 次/min,律不齐。患者高龄女性,合并多种疾病,合并肺部感染,结合血气分析,**考虑感染性休克**。

11:32,血气分析示 pH 7.28(7.35~7.45),PCO_2 61.1 mmHg(35~45 mmHg),PO_2 80~100 mmHg,HCO_3^- 25.7 mmol/L(22~27 mmol/L)。

15:00,转 CCU 治疗。15:05 深静脉穿刺。

15:10,予莫西沙星 0.4 g qd iv gtt(6 月 18 日—6 月 27 日)加强抗感染。

15:30,患者神志淡漠,血氧饱和度下降,予多巴胺、硝酸甘油、呋塞米、尼可刹米、洛贝林抢救,查体血压 97/54 mmHg,心率 112 次/min,律不齐,精神萎靡,反应迟钝,双肺可闻及少许湿啰音。SPO_2 68%,予无创呼吸机辅助通气(6 月 18 日—6 月 27 日),10%氯化钠 30 ml iv gtt。

15:35,查 BNP>35 000 ng/L(<450 ng/L),**肌酐 252 μmol/L**(62~106 μmol/L),氯 97 mmol/L(99~110 mmol/L),钠 134 mmol/L(137~147 mmol/L),钾 4.6 mmol/L(3.5~5.3 mmol/L)。中性粒细胞百分比 92.1%(50%~70%),**白细胞计数 5.47×10⁹/L**(3.69×10⁹/L~9.16×10⁹/L)。胸片示两肺散在炎症,双胸腔积液。停美托洛尔,**予比索洛尔 2.5 mg qd po**(6 月 18 日—6 月 19 日)。

6 月 19 日,查降钙素原 3.580 μg/L(0.051~0.5 μg/L),CRP 189 mg/L(0~3 mg/L),中性粒细胞百分比 87.4%(50%~70%),**白细胞计数 4.99×10⁹/L**(3.69×10⁹/L~9.16×10⁹/L)。将地高辛加量为 0.125 mg qd po(6 月 19 日—6 月 27 日),予 8.5%氨基酸 250 ml qd iv(6 月 19 日—6 月 27 日)、安素口服营养,乌斯他汀抗炎。血气分析 pH 7.31(7.35~7.45),PCO_2 62.9 mmHg(35~45 mmHg),PO_2 94.7 mmHg(80~100 mmHg),HCO_3^- 28.3 mmol/L(22~27 mmol/L)。

6 月 20 日 13:00,予 5%碳酸氢钠 125 ml iv gtt。16:00,予 5%碳酸氢钠 125 ml iv gtt。

6 月 21 日 7:18,血气分析 pH 7.28(7.35~7.45),PCO_2 94.6 mmHg(35~45 mmHg),PO_2 212 mmHg(80~100 mmHg),HCO_3^- 40.6 mmol/L(22~27 mmol/L)。

6 月 22 日 5:04,血气分析 pH 7.56(7.35~7.45),PCO_2 48.7 mmHg(35~45 mmHg),PO_2 50.7 mmHg(80~100 mmHg),HCO_3^- 43.8 mmol/L(22~27 mmol/L)。

6 月 23 日 15:41,血气分析 pH 7.51(7.35~7.45),PCO_2 48.0 mmHg(35~45 mmHg),PO_2 88.2 mmHg(80~100 mmHg),HCO_3^- 47.7 mmol/L(22~27 mmol/L)。

6 月 24 日 5:22,血气分析 pH 7.564(7.35~7.45),PCO_2 42.5 mmHg(35~45 mmHg),PO_2 76 mmHg(80~100 mmHg),HCO_3^- 38.9 mmol/L(22~27 mmol/L)。**提示代谢性碱中毒,予盐酸精氨酸 20 ml qd iv gtt(6 月 24 日—6 月 25 日)纠正。**

13:56,血气分析 pH 7.44(7.35~7.45),PCO_2 57.3 mmHg(35~45 mmHg),PO_2 67.5 mmHg(80~100 mmHg),HCO_3^- 37 mmol/L(22~27 mmol/L)。

6 月 27 日 8:00,患者家属喂饭时脱离呼吸机辅助,出现血氧饱和度进行性下降,室性自主心律,血压进行性下降。10:00,意识不清,呼之无反应,点头样呼吸。心率 80 次/min,室性自主心律,四肢冰冷。患者家属签字后要求出院。

【病例用药分析】

一、患者发生感染性休克的主要原因

6 月 18 日 9:00 发生感染性休克的主要原因:

(1)患者有白细胞减少症,甲状腺功能减退症长期得不到纠正,Ⅱ型呼吸衰竭,可能有胃癌而引发恶病质,还存在冠心病、持续性房颤、心功能Ⅲ级(NYHA)、高血压病 3 级(极高危组)、二尖瓣三尖瓣主动脉瓣关闭不全、肺动脉高压、慢性肾功能不全,因此免疫功能十分低下,可使细菌感染进展迅速[1]。

(2)6 月 16 日 23:00,予吲哚美辛栓 50 mg 纳肛。体温记录单提示患者体温在 38℃ 以下,而吲哚美辛栓适用于高热,故适应证不适宜(见上海现代制药股份有限公司药品说明书)。吲哚美辛栓为非甾体抗炎药,可能引发严重心脑血管血栓性不良事件如急性心肌梗死,其风险是致命的。吲哚美辛栓对肝、肾功能不全者禁用,因其可引发白细胞减少、再生障碍性贫血,规定白细胞减少者慎用(见上海现代制药股份有限公司药品说明书)。故吲哚美辛栓可使白细胞上升不明显,体温上升不显著,从而掩盖感染症状及体征,使医师不能及时作出准确判断,加强抗感染,直到出现休克时才在头孢哌酮舒巴坦钠 1.5 g bid iv gtt(6 月 16 日—6 月 27 日)的基础上再增加抗菌药莫西沙星。感染性休克的常见致病菌为革兰阴性细菌如肠杆菌科细菌(大肠杆菌、克雷伯菌、肠杆菌等),不发酵杆菌(假单胞菌属、不动杆菌属等),脑膜炎球菌,类杆菌等,革兰阳性菌如葡萄球菌、链球菌、肺炎链球菌、梭状芽孢杆菌等。在病原菌未明确前选用强力的、抗菌谱广的杀菌剂进行治疗,剂量宜较大,宜联合用药[2]。

(3)2013 年 10 月住院时即发现甲减,一直予左甲状腺素钠 25 μg qd po,甲减始终未得到纠正反而加重,但未调整增加左甲状腺素钠剂量,也未采取其他措施。可引发甲状腺功能减退性心脏病(甲减心)。引起心肌收缩力减弱,心排血量和外周血流量减少等一系列症状和体征,由于心脏黏液性水肿、间质水肿、心肌纤维化,导致心肌松弛,收缩无力,发生继发性心肌病、心

包积液、心肌供氧减少,加重心力衰竭。因甲减始终未得到纠正反而加重,容易诱发感染。发生感染时又可能诱发"甲减危象",表现为低体温或体温上升不明显。低氧血症对呼吸的动力刺激减低,对高碳酸血症的通气反应减弱,出现呼吸肌减弱无力,呼吸抑制,加重低氧血症,导致二氧化碳麻醉和昏迷。虽然危象患者的诱发因素是众多的,但是最关键的因素是患者呼吸中枢对二氧化碳的刺激感受抑制。甲减以肺部感染为多见,机体对感染的反应差,不出现发热,白细胞不升高等。甲减还可引发低钠血症、贫血,最后患者可死于甲减性昏迷、感染或心脏并发症[1]。

(4) 将氯吡格雷 50 mg qd po(4 月 26 日—6 月 27 日)+奥美拉唑钠 20 mg qd po(4 月 26 日—6 月 27 日)合用。奥美拉唑钠可使氯吡格雷活性代谢物的血药浓度下降,导致血小板聚集抑制率降低,可加重心肌缺血,诱发心力衰竭,可能成为休克的诱发或加重因素之一(见赛诺菲制药有限公司药品说明书)。

二、患者发生代谢性碱中毒的主要原因

患者有二氧化碳潴留、呼吸性酸中毒,机体常常以增加碱储备来代偿,以维持 pH 于相对正常水平。当以机械通气等方法较为迅速地纠正呼吸性酸中毒时,原先已增加的碱储备会使 pH 升高,对机体造成严重危害,故对呼吸性酸中毒的患者,应注意潜在的代谢性碱中毒。

6 月 21 日 7:18,PCO_2 94.6 mmHg,因机械通气,6 月 22 日 PCO_2 下降为 48.7 mmHg,6 月 23 日 15:41 PCO_2 下降为 48.0 mmHg,而 HCO_3^- 变化不大。HCO_3^-/H_2CO_3 比值变大,使 pH 上升,发生代谢性碱中毒。

另外,6 月 19 日血气分析 pH 7.31,碱剩余 BE 值大于 −2.3 mmol/L。根据补碱量公式 (mmol)=(−2.3～实际测得的 BE 值)×0.25×体重(kg),患者 BE 值大于 −2.3 mmol/L,故无须补碱,而 6 月 20 日予 5% 碳酸氢钠 250 ml iv gtt。6 月 22 日 5:04 至 6 月 24 日 5:22 血气分析 pH 7.56,发生了代谢性碱中毒,且持续了 48 小时以上。5% 碳酸氢钠静脉滴注应从小剂量开始,根据血中实际剩余碱、pH、碳酸氢根浓度变化决定追加剂量。若大量静脉输注可致严重碱中毒、高钠血症(见山东新华制药股份有限公司药品说明书)。

代谢性碱中毒可使 pH 升高,脑脊液[H^+]降低,呼吸中枢抑制,可能加重缺氧[1]。代谢性碱中毒可使血液 pH 升高,可使血红蛋白与 O_2 的亲和力增强,以致相同氧分压下血氧饱和度可以增加,血红蛋白氧离曲线左移,血红蛋白不易将结合的 O_2 释放出,造成组织供氧不足,心肌供氧不足。这与患者病情进一步恶化可能有相关性。

【病例总结】

(1) 危及生命的感染应及时调整抗菌药,宜联合使用广谱强力抗菌药。

(2) 吲哚美辛栓适用于高热,肝、肾功能不全者禁用,白细胞减少者慎用。

(3) 应调整甲状腺素剂量以纠正甲减[1]。

(4) 不推荐氯吡格雷与奥美拉唑钠合用。

(5) 5% 碳酸氢钠静脉滴注适用于严重的代谢性酸中毒。

未遵守上述用药注意事项,不排除与患者发生感染性休克及代谢性碱中毒有相关性。

参 考 文 献

［1］陆再英,钟南山. 内科学［M］. 第 7 版. 北京：人民卫生出版社,2010,17 - 22,148 - 149,722 - 725, 826 - 827.

［2］刘洋,孟彦苓,杜斌. 呼吸机相关肺炎［J］. 协和医学杂志,2010,1(1)：103 - 107.

31. 延误使用抗菌药物

(2014 年 9 月 17 日)

【概述】

一例有长期高血压史的患者,此次因急性 ST 段抬高型下壁心肌梗死、心功能 Ⅱ 级 (Killip)、肺部感染可能而入院。入院后连续两天患者血气分析示 pH 偏高,第三天患者心率 37 次/min,窦性逸搏心律、血压、血氧饱和度下降,抢救无效死亡。通过此病例分析,主要探讨患者死亡与延误使用抗菌药之间的相关性。

【病史介绍】

患者 80 岁,女性,有高血压病史 40 年,血压最高 190/110 mmHg,平素口服缬沙坦 80 mg qd,血压控制情况不详。2014 年 9 月 14 日 12:45 因急性 ST 段抬高型下壁心肌梗死、心功能 Ⅱ级(Killip)、**肺部感染可能**被收入院。查体意识清,精神可,两肺可闻及中量湿啰音,心率 88 次/min,律不齐,血压 141/89 mmHg。白细胞计数 $13.84 \times 10^9/L(3.69 \times 10^9/L \sim 9.16 \times 10^9/L)$,中性粒细胞百分比 81.6%(50%~70%)。

【临床经过】

入院后立即予负荷剂量阿司匹林 100 mg、替格瑞洛 180 mg 嚼服,于 14:20 行 CAG+PCI 术,于 PL 近段植入一枚支架,术后入 CCU。

予硝酸甘油 10 mg iv gtt(9 月 14 日 12:45)降压扩冠,阿司匹林肠溶片 100 mg qd po(9 月 14 日—9 月 16 日)、替格瑞洛 90 mg bid po(9 月 14 日—9 月 16 日)抗血小板,福辛普利钠 10 mg qd po(9 月 14 日—9 月 16 日)改善重构,阿托伐他汀钙 20 mg qn po(9 月 14 日—9 月 16 日)稳定斑块,泮托拉唑钠 60 mg qd iv gtt(9 月 14 日—9 月 16 日)抑酸护胃,托拉塞米 10 mg qd po(9 月 14 日—9 月 16 日)利尿,氯化钾缓释片 0.5 g tid po(9 月 14 日—9 月 16 日)补钾,乳果糖 15 ml tid po(9 月 14 日—9 月 16 日)通便,**琥珀酸美托洛尔 23.75 mg po (9 月 14 日 16:00),减量为 11.75 mg po (9 月 15 日)**减慢心率。

16:18,血气分析示 pH 7.529(7.35~7.45),PO_2 50.3 mmHg(80~100 mmHg),PCO_2 25.5 mmHg(35~45 mmHg)。

9 月 15 日 00:00—8:30,心率 74~84 次/min,**血压 140~159/87~93 mmHg**。

9 月 15 日 10:00,神清气平,两肺可闻及少量哮鸣音及湿啰音,心率 72 次/min,血压 130/

75 mmHg。白细胞 17.22×10^9/L(3.69×10^9/L～9.16×10^9/L),中性粒细胞百分比 81.6%(50%～70%),肌酐 91 μmol/L(46～92 μmol/L)。总胆红素 34.2 μmol/L(0～21 μmol/L),直接胆红素 20.4 μmol/L(0～5 μmol/L)。CKMB 2.27 μg/L(0.10～4.94 μg/L),肌红蛋白 187.1 μg/L(25～58 μg/L),肌钙蛋白 0.368 μg/L(0～0.014 μg/L),EF 58%,BNP 2 119 ng/L(<450 ng/L),**降钙素原 0.617 μg/L(0.051～0.5 μg/L)。停美托洛尔,予比索洛尔 1.25 mg qd po(9 月 15 日—9 月 16 日)**减慢心率。

11:00,两肺下叶可闻及中量湿啰音,予布地奈德雾化吸入,二羟丙茶碱 0.5 g iv gtt。11:30,心率 83 次/min,**血压 152/88 mmHg**。13:00,予甲泼尼龙琥珀酸钠 40 mg iv。

13:19,血气分析示 pH 7.518(7.35～7.45),PO$_2$ 43.4 mmHg(80～100 mmHg),PCO$_2$ 28.3 mmHg(35～45 mmHg)。**床边胸片读片提示两肺重度感染,右肺模糊阴影性质待排。13:39,予哌拉西林他唑巴坦钠 4.5 g q8h iv gtt(9 月 15 日—9 月 16 日)**抗感染。

14:30,心率 96 次/min,**血压 145/75 mmHg**。15:00,心电监护提示血氧饱和度下降,双通道吸氧情况下维持在 80%～90%,查体两肺闻及哮鸣音和湿啰音。予甲泼尼龙琥珀酸钠 40 mg iv,硝酸甘油 20 mg iv,呋塞米 20 mg iv。血氧饱和度仍在 85%～90%波动。患者使用 BiPAP 呼吸机后情绪烦躁,拒绝使用。

17:01,患者咳嗽咳痰,两肺闻及湿啰音及哮鸣音,心率 90 次/min,血压 81/63 mmHg。加用**莫西沙星氯化钠 0.4 g qd iv gtt(9 月 15 日—9 月 16 日)**抗感染。

18:10,予二羟丙茶碱 0.5 g iv gtt。19:00,予呼吸机辅助通气,患者可耐受。

20:00,心率 89 次/min,**血压 84/55 mmHg**。

23:30,呼吸机使用 5 小时后哮鸣音明显改善,仍闻及湿啰音。

9 月 16 日 6:00,**降钙素原 1.1 μg/L(0.051～0.5 μg/L)**,CRP 279 mg/L(0～3 mg/L)。

6:54,患者解便后心电监护示 37 次/min,窦性逸搏心律,患者呼之不应,血压及血氧饱和度下降。立即予胸外按压、球囊辅助通气,呼吸兴奋剂、肾上腺素、多巴胺、异丙肾上腺素抢救无效。7:46 心电图呈一直线,宣告临床死亡。

【病例用药分析】

一、患者发生代谢性碱中毒的主要原因

9 月 14 日 16:18 血气分析示 pH 7.529(7.35～7.45),9 月 15 日 13:19 血气分析示 pH 7.518(7.35～7.45)。

代谢性碱中毒的可能原因是患者原先有二氧化碳潴留、呼吸性酸中毒,机体常常以增加碱储备来代偿,使 HCO$_3^-$/H$_2$CO$_3$ 保持在 20∶1,以维持 pH 于相对正常水平。当以机械通气等方法较为迅速地排出 CO$_2$ 以纠正呼吸性酸中毒时,原先已增加的碱储备会使 pH 升高,对机体造成严重危害,故对呼吸性酸中毒的患者,应注意潜在的代谢性碱中毒[3]。另外,患者血钾低也可引发代谢性碱中毒[3]。

代谢性碱中毒可使 pH 升高,脑脊液[H$^+$]降低,呼吸中枢抑制,可能加重缺氧[3]。代谢性碱中毒可使血液 pH 升高,使血红蛋白与 O$_2$ 的亲和力增强,以致相同氧分压下血氧饱和度可以增加,血红蛋白氧离曲线左移,血红蛋白不易将结合的 O$_2$ 释放出,造成组织供氧不足,心肌供氧不足。这与患者病情进一步恶化可能有相关性。故应及时纠正代谢性碱中毒,可予盐酸

精氨酸静脉滴注。

二、抗菌药物使用有延误

传统抗生素治疗方法是升阶梯,即逐代升级,先用级别较低的抗生素,当体温不降,症状无改善时再换用高一级抗生素。实践证明,该方法只适用于轻中度感染,但不适用于重症感染或严重基础疾病并发的感染。若不能及时而有效地控制感染,会使炎症进展,基础疾病恶化。一方面由于病情加重,使患者营养状况每况愈下,机体抵抗力、免疫力日益降低,此时即使更换更强力的抗菌药物治疗,也未必能改善预后;另一方面,频繁更换抗菌药物容易诱导细菌耐药性。实验结果证实,如起始抗生素治疗不当,即使根据药敏结果改变治疗方案所致的病死率也高于从一开始就选用最佳广谱抗生素的患者病死率。

通常认为以下条件为降阶梯治疗适宜人群:① 既往有抗生素治疗史;② 有侵袭性处置操作史;③ 长期住院,有耐药菌产生的危险因素;④ 机械通气 7 天以上;⑤ 老年人、生理指数高者、合并多脏器衰竭或有休克表现者。

患者为 80 岁高龄女性,因急性 ST 段抬高型下壁心肌梗死、肺部感染可能,予 CAG+PCI 术。降钙素原 0.617 $\mu g/L$,PO_2 43.4 mmHg,CRP 279 mg/L,呼吸机辅助通气。入院第二天床边胸片示两肺重度感染。结合症状体征,患者病情危重,肺部感染较难控制,**符合降阶梯治疗条件**[2],应在 5 小时之内使用抗菌药。为保证早期抗菌药治疗的正确性,需要联合应用广谱抗菌药,覆盖耐药革兰阴性杆菌和革兰阳性球菌。该患者常见致病菌可能有铜绿假单胞菌、耐甲氧西林金黄色葡萄球菌(MRSA)、不动杆菌、肠杆菌属细菌和厌氧菌等,可选择氟喹诺酮类或氨基糖苷类联合下列药物之一:① 抗假单胞菌 β-内酰胺酶类,如头孢他啶,头孢哌酮,哌拉西林等;② 广谱 β-内酰胺类/β-内酰胺酶抑制药,如头孢哌酮/舒巴坦钠,哌拉西林/他唑巴坦等;③ 碳青霉烯类如亚胺培南/西司他丁钠和美罗培南;估计金黄色葡萄球菌感染可能者联合应用万古霉素、替考拉宁、利奈唑胺;估计真菌感染可能者联合应用抗真菌药物如氟康唑、伏立康唑、伊曲康唑、米卡芬净等[2]。

碳青霉烯类抗生素适用于产超广谱 β-内酰胺酶的菌株、产氨基糖苷类钝化酶的菌株、多重耐药菌引起的严重感染、混合感染、院内感染,以及应用 β-内酰胺类、氨基糖苷类、喹诺酮类抗菌药物疗效不佳的患者。万古霉素、去甲万古霉素、利奈唑胺适用于耐甲氧西林金黄色葡萄球菌和表皮葡萄球菌感染[3]。

由此可见,若 9 月 14 日入院后立即予亚胺培南西司他丁钠和(或)万古霉素,不排除有控制感染的可能性。**实际上 9 月 15 日 13:39 才予哌拉西林他唑巴坦钠 4.5 g q8h iv gtt(9 月 15 日—9 月 16 日),在抗感染治疗上有延误,可能增加死亡风险。**

三、患者死亡的可能原因

(1)严重感染得不到有效控制。

(2)根据患者症状、心电图、冠脉造影检查结果,目前急性 ST 段抬高型下壁心肌梗死诊断明确,此次患者还合并肺部感染及肺部可疑阴影,予以积极药物抗凝、抗血小板聚集,扩冠,解痉平喘,抗感染,护胃,通便等对症支持治疗,但患者高龄,肺部感染加重心功能不全,且患者有卧床史,伴有下肢留置鞘管,故肺栓引起猝死可能性大。

（3）该患者为老年女性，本次入院根据患者症状、心电图、冠脉造影检查结果，目前急性 ST 段抬高型心肌梗死诊断明确，对于心肌梗死患者，积极开通或重建冠脉血运尤为重要，并应积极预防心肌梗死常见的并发症。

根据《中国高血压防治指南 2010》，不稳定型心绞痛、非 ST 段抬高型和 ST 段抬高型心肌梗死而血压高于正常者目标血压水平一般小于 130/80 mmHg。9 月 15 日 00：00—14：30，患者血压处于 140～159/75～93 mmHg 的高位，可增加心脏负荷，增加心肌耗氧量，诱发心力衰竭、严重心律失常等[4]。

【病例总结】

严重的危及生命的感染，应在 5 小时之内使用抗菌药。为保证早期抗菌药治疗的正确性，需要联合应用广谱抗菌药，覆盖耐药革兰阴性杆菌和革兰阳性球菌。如起始抗生素治疗不当，即使根据药敏结果改变治疗方案所致的病死率也高于从一开始就选用最佳广谱抗生素的患者病死率[2]。

未遵守上述用药注意事项，不排除与患者发生代谢性碱中毒及死亡有相关性。

参 考 文 献

［1］陆再英，钟南山. 内科学［M］. 第 7 版. 北京：人民卫生出版社，2010，17 - 22，148 - 149，722 - 725，826 - 827.

［2］梁德雄. 重症肺炎抗生素降阶梯治疗使用策略［J］. 中国医学文摘. 内科学，2005，26（4）：484 - 487.

［3］刘洋，孟彦苓，杜斌. 呼吸机相关肺炎［J］. 协和医学杂志，2010，1（1）：103 - 107.

［4］中国高血压防治指南修订委员会. 中国高血压防治指南 2010. 中华心血管病杂志，2011，39（7）：579 - 599.

32. 可能与去乙酰毛花苷、当飞利肝宁等相关的室性逸搏

（2014 年 10 月 24 日）

【概述】

一例高血压合并糖尿病患者，此次因临床诊断为冠心病、急性冠脉综合征、阵发性房颤、心功能Ⅰ级（NYHA）而入院。患者心电图示室性逸搏心律，通过此病例分析，主要探讨患者发生缓慢性心律失常室性逸搏的主要可能原因。

【病史介绍】

患者 65 岁，男性，有高血压病史 3 年，最高时 180/100 mmHg，平时不规律用药，不监测。有糖尿病病史 5 年，平时不规律用药，未监测。平时口服阿司匹林、阿托伐他汀钙、ACEI、格列齐特缓释片、二甲双胍、**麝香保心丸**。2012 年出现胸闷症状，持续数分钟，含服麝香保心丸后可以缓解。因脂肪肝近来服用**当飞利肝宁胶囊 4 粒 tid po**。

2014 年 10 月 21 日 4:00 出现胸闷胸痛症状，自述服用阿司匹林、**含服麝香保心丸后不能缓解**，为求进一步治疗，骑车 10 分钟至我院急诊。过程中患者胸闷胸痛症状并无缓解。

急诊查心肌酶：CK - MB 8.25 μg /L（0.10～4.94 μg /L），TNT 0.016 μg /L（0～0.014 μg /L），肌红蛋白 100.8 μg /L（25～58 μg /L）。血常规、肾功能、D-二聚体基本正常。心电图提示异位心律、房颤（快室率 163 次/min）。临床诊断为冠心病、急性冠脉综合征、阵发性房颤、心功能Ⅰ级（NYHA）、高血压 3 级（极高危组）、2 型糖尿病。

【临床经过】

6:00，血压 143/83 mmHg，房颤心室率 102 次/min，予 5％ GS 250 ml＋能量合剂 1 支＋10％氯化钾 5 ml iv gtt，**并予去乙酰毛花苷 0.4 mg iv**。6:15，患者大汗、心率 50 次/min，血压 65/43 mmHg，SPO₂ 95％，心电图示室性逸搏心律。立即予多巴胺 200 mg iv gtt，肾上腺素 1 mg iv。6:25，患者房颤心室率 105 次/min，血压 150/110 mmHg，意识尚清，反应淡漠。转入 CCU。

患者入院后未发作胸痛不适，给予负荷量阿司匹林、替格瑞洛，建议完善冠脉造影，后患者及家属向医师要求立即转院治疗，详细告知风险后，患者及家属慎重考虑，仍坚持转院治疗，签字后予立即转院。

出院查体血压 130/66 mmHg 神清,气平。双肺呼吸音清,未闻及干湿啰音。心率 93 次/min,律齐,各瓣膜区未闻及杂音。腹软,无压痛,肝脾肋下未及,腹水征阴性。双下肢无水肿。

【病例用药分析】

发生缓慢性心律失常室性逸搏的主要可能原因:

(1) 患者冠心病、急性冠脉综合征,有引发缓慢性心律失常的疾病基础[1]。

(2) 10 月 21 日 6:00 予 5% GS 250 ml+能量合剂 1 支+10%氯化钾 5 ml iv gtt。1 支三磷酸腺苷辅酶胰岛素(能量合剂)中包含 20 mg 三磷酸腺苷二钠,对窦房结有明显的抑制作用,因此规定对窦房结功能不全患者慎用或不用(见上海禾丰制药有限公司药品说明书)。

(3) 10 月 21 日 6:00 予去乙酰毛花苷 0.4 mg iv;在这之前曾自行舌下含服麝香保心丸,该药包含蟾酥,为强心苷,过量对心脏的作用类似洋地黄,通过兴奋迷走神经及直接作用于心肌(见上海和黄药业有限公司药品说明书),患者有冠心病、急性冠脉综合征,心肌缺血缺氧,心肌自律性增强,对洋地黄耐受性降低,敏感性增加,即使低于中毒浓度,仍可能已经出现洋地黄类中毒。再加上患者平时口服阿司匹林、阿托伐他汀钙、ACEI 类、磺酰脲类降糖药均可增加洋地黄类浓度(见上海旭东海普药业有限公司药品说明书),可能引发缓慢性心律失常。

(4) 患者因脂肪肝近来服用当飞利肝宁胶囊 4 粒 tid po。该药主要成分包含当药苷、当药苦苷、龙胆碱、齐墩果酸、水飞蓟宾等。其中大剂量龙胆碱有降压作用,并能抑制心脏,减慢心率;当药苦苷能升高皮肤温度,与拟副交感类药物的作用相似,也可能减慢心率(见四川美大康药业有限公司药品说明书)。

(5) 能量合剂有引发过敏性休克的报道。患者有血压下降,但没有伴随瘙痒、皮疹、恶心呕吐、腹痛腹泻、双肺湿啰音等过敏性休克症状,故可能性不大[2]。

【病例总结】

应了解和关注当飞利肝宁、麝香保心丸、三磷酸腺苷辅酶胰岛素(能量合剂)中包含可减慢心率的药物成分,与去乙酰毛花苷合用可能增加发生缓慢性心律失常的风险。

未遵守上述用药注意事项,不排除与患者发生缓慢性心律失常有相关性。

参 考 文 献

[1] 葛均波,徐永健.内科学[M].第 8 版.北京:人民卫生出版社,2013,183-185,204-209.
[2] 冯德发.能量合剂致过敏性休克 1 例[J].中国现代应用药学杂志,2000,17(2):105.

33. 碘帕醇相关的肾功能不全

(2014 年 10 月 21 日)

【概述】

一例高血压史合并支架植入史患者，此次因急性非 ST 段抬高型心肌梗死，室性期前收缩，心功能 I 级(Killip)而入院。患者入院后，肌酐持续性升高，CK－MB 不降反升。通过此病例分析，主要探讨以下两点：① 患者肾功能不全加重的可能原因；② 患者 CK－MB 不降反升的药物因素。

【病史介绍】

患者 82 岁，女性，高血压史多年，血压控制不佳。2007 年植入 2 枚支架，术后规律服药。2014 年 9 月 30 日 9:00 突发压榨样胸痛伴恶心呕吐，12:00 来我院急诊，考虑 ACS。

【临床经过】

9 月 30 日予负荷量阿司匹林肠溶片 300 mg 嚼服，替格瑞洛 180 mg 吞服，**进入急性心肌梗死临床路径治疗**。13:30—14:30，绿色通道直接入导管室 CAG 示左主干近段 100% 闭塞，植入支架 1 枚。**术中予碘帕醇(碘必乐)250 ml**。术后入 CCU，IABP 使用中，临床诊断为急性非 ST 段抬高型心肌梗死，室性期前收缩，PCI 术后，心功能 I 级(Killip)，高血压 2 级(极高危)。

14:35，**心率 65 次/min，血压 92/58 mmHg**，予胺碘酮 300 mg＋NS 50 ml iv gtt，替罗非班 2.5 mg＋NS 50 ml iv gtt。

14:48，予阿司匹林肠溶片 100 mg qd po(9 月 30 日—10 月 2 日)、**替格瑞洛 90 mg bid po (9 月 30 日—10 月 5 日)、氯吡格雷 75 mg qd po(10 月 5 日—10 月 22 日)**抗血小板聚集，阿托伐他汀钙 20 mg qn po(9 月 30 日—10 月 22 日)稳定斑块，**福辛普利钠 5 mg qd po(9 月 30 日)**改善重构，螺内酯 20 mg qd po(9 月 30 日—10 月 3 日)，加量为 20 mg tid po(10 月 3 日—10 月 16 日)、氯化钾缓释片 1 g bid po(9 月 30 日—10 月 3 日)补钾，泮托拉唑钠 60 mg＋NS 50 ml bid iv gtt(9 月 30 日—10 月 16 日)护胃，胺碘酮 0.2 g bid po(9 月 30 日)抗心律失常，头孢哌酮舒巴坦钠 3 g＋NS 100 ml q12h iv gtt(9 月 30 日—10 月 5 日)抗感染，复方氨基酸 250 ml qd iv gtt(9 月 30 日—10 月 11 日)营养。

15:00，心率 61 次/min，血压 95/61 mmHg，PO_2 51.6 mmHg(80～100 mmHg)。

16:00,血压 104/38 mmHg,予 NS 250 ml iv gtt,硝酸甘油 10 mg＋NS 50 ml,托拉塞米 40 mg＋NS 50 ml。17:30,予多巴胺 160 mg＋NS 50 ml iv gtt。18:30,患者烦躁,血压 85/31 mmHg。18:45,呕吐咖啡色液体约 120 ml。19:00,血压 82/31 mmHg。20:00,予替罗非班 2.5 mg iv gtt。21:00,血压 99/40 mmHg。22:00,予 NS 250 ml＋胰岛素(RI)3 U＋10％氯化钾 7.5 ml iv gtt。22:16,白细胞计数 12.79×10^9/L(3.69×10^9/L～9.16×10^9/L),中性粒细胞百分比 86.3％(50％～70％),血红蛋白 104 g/L(113～151 g/L)。血糖 14.8 mmol/L(4.10～5.90 mmol/L),CK－MB 300 μg/L(0.10～4.94 μg/L),高敏肌钙蛋白 10.0 μg/L(0～0.014 μg/L),肌红蛋白 2 425 μg/L(25.0～58.0 μg/L)。肌酐 119 μmol/L(46～92 μmol/L),尿素氮 11.7 mmol/L(2.50～6.10 mmol/L)。尿素氮：肌酐＝0.098。

10 月 1 日 3:45,予替罗非班 2.5 mg＋NS 50 ml iv gtt。

7:00,18 小时共补液 1 500 ml,口服 150 ml。尿量 1 200 ml,呕吐 100 ml。

7:07,丙氨酸转氨酶 118 U/L(9～50 U/L),肌酐 144 μmol/L(46～94 μmol/L),尿素氮 15.44 mmol/L(2.50～6.10 mmol/L)。降钙素原 1.26 μg/L(0.051～0.5 μg/L)。CK－MB 300 μg/L(0.10～4.94 μg/L),高敏肌钙蛋白 10.0 μg/L(0～0.014 μg/L),肌红蛋白 1 034 μg/L(25.0～58.0 μg/L)。BNP 8 070 ng/L(＜450 ng/L)。

10:11,予低分子肝素钙 2 000 U qd ih(10 月 1 日—10 月 2 日)抗凝。

12:00,予替罗非班 2.5 mg＋NS 50 ml iv gtt。12:37,予 5％ GS 500 ml＋RI 6 U＋维生素 C 2 g＋10％氯化钾 15 ml＋维生素 B$_6$ 0.2 g iv gtt(10 月 1 日—10 月 3 日)。 17:30,予呋塞米 50 mg＋NS 50 ml iv。20:30,予 10％ GS 500 ml＋RI 10 U＋能量合剂 2 支＋10％氯化钾 15 ml iv gtt(10 月 1 日—10 月 4 日)。

10 月 2 日 7:00,24 小时尿量 2 800 ml,补液 1 650 ml,口服 300 ml。10:00,有胸闷气促不适发作,双肺闻及湿啰音,粪隐血(一),但不排除有消化道出血,停阿司匹林肠溶片,停低分子肝素钙,予西洛他唑 50 mg bid po(10 月 2 日—10 月 22 日)抗血小板。10:03,CK－MB 33.6 μg/L(0.10～4.94 μg/L),高敏肌钙蛋白 10.0 μg/L(0～0.014 μg/L),肌红蛋白 396.4 μg/L(25.0～58.0 μg/L)。

10 月 3 日,血红蛋白 90 g/L(113～151 g/L),粪隐血(一),肌酐 156 μmol/L(46～94 μmol/L),尿素氮 18.2 mmol/L(2.50～6.10 mmol/L),尿酸 377 μmol/L(149～369 μmol/L)。钠 132 mmol/L(137～145 mmol/L)。CK－MB 10.4 μg/L(0.10～4.94 μg/L),肌钙蛋白 10.0 μg/L(0～0.014 μg/L),肌红蛋白 133.4 μg/L(25.0～58.0 μg/L),降钙素原 2.03 μg/L(0.051～0.5 μg/L)。予托拉塞米 20 mg qd po(10 月 3 日—10 月 17 日),螺内酯 20 mg tid po(10 月 3 日—10 月 16 日),胺碘酮 0.2 g tid po(10 月 4 日—10 月 6 日)。

10 月 4 日,ADP 聚集率 5％(69％～88％),花生四烯酸聚集率 20％(74％～99％),钠 122 mmol/L(137～145 mmol/L),氯 88 mmol/L(98～107 mmol/L),粪隐血(一),血红蛋白 65 g/L(113～151 g/L),平均红细胞体积 120.5 fL(82.6～99.1 fL)。CRP 90.4 mg/L(0～3 mg/L)。

10 月 5 日,PO$_2$ 36 mmHg,血红蛋白 82 g/L(113～151 g/L),钠 131 mmol/L(137～145 mmol/L),肌酐 186 μmol/L(46～92 μmol/L),尿酸 466 μmol/L(149～369 μmol/L)。谷丙转氨酶 63 U/L(9～52 U/L)。CK－MB 5.54 μg/L(0.10～4.94 μg/L),肌钙蛋白 10.0 μg/L

(0～0.014 μg/L),肌红蛋白 79.2 μg/L(25.0～58.0 μg/L)。连续 4 次粪隐血均阴性,无消化道出血依据。双下肢及左侧锁骨下有瘀斑,不排除血肿与血红蛋白下降有关。**予蔗糖铁 100 mg＋5% GS 100 ml iv gtt,予生血宁 2 粒 tid po(10 月 5 日—10 月 11 日)。**

10 月 6 日,血红蛋白 95 g/L(113～151 g/L),**予蔗糖铁 100 mg＋5% GS 100 ml iv gtt。**

10 月 7 日,CK－MB 5.53 μg/L(0.10～4.94 μg/L),肌钙蛋白 10.0 μg/L(0～0.014 μg/L),肌红蛋白 66.2 μg/L(25.0～58.0 μg/L)。**患者肌钙蛋白未明显下降,考虑心肌梗死范围大所致。**

10 月 8 日,心脏超声示中等量心包积液。房颤发作,再次予胺碘酮 0.2 g bid po(10 月 8 日—10 月 13 日),减量为 0.2 g qd po(10 月 8 日—10 月 13 日)。**予福辛普利钠 5 mg qd po (10 月 8 日—10 月 9 日),**阿普唑仑 0.4 mg qn po(10 月 8 日—10 月 22 日)。

10 月 9 日,肌酐 230 μmol/L(46～92 μmol/L),尿酸 665 μmol/L(149～369 μmol/L)。血红蛋白 102 g/L(113～151 g/L)。肾内科会诊予药用碳片 1.5 g tid po(10 月 9 日—10 月 13 日)。

10 月 10 日,予单硝酸异山梨酯缓释胶囊 50 mg qd po(10 月 10 日—10 月 22 日)。

10 月 11 日,CK－MB 8.39 μg/L(0.10～4.94 μg/L),肌钙蛋白 1.72 μg/L(0～0.014 μg/L),BNP 10 892 ng/L(＜450 ng/L)。肌酐 263 μmol/L(46～92 μmol/L),尿素氮 34.5 mmol/L(2.50～6.10 μmol/L),尿酸 769 μmol/L(149～369 μmol/L)。予碳酸氢钠 0.5 g tid po (10 月 11 日—10 月 22 日)。

10 月 13 日,予肾衰宁 4 粒 tid po(10 月 13 日—10 月 22 日)。10 月 14 日,转普通病房。

10 月 17 日,钾 5.2 mmol/L(3.5～5.1 mmol/L),尿酸 535 μmol/L(149～369 μmol/L),CK－MB 5.18 μg/L(0.10～4.94 μg/L),肌钙蛋白 0.305 μg/L(0～0.014 μg/L),肌红蛋白 66.7 μg/L(25.0～58.0 μg/L)。肌酐 251 μmol/L(46～92 μmol/L)。10 月 22 日,好转出院。

【病例用药分析】

一、患者肾功能不全加重的可能原因

患者 9 月 30 日入院时肌酐 119 μmol/L,后进行性上升,10 月 3 日肌酐 156 μmol/L,10 月 5 日 186 μmol/L,10 月 9 日 230 μmol/L,10 月 11 日 263 μmol/L,10 月 17 日 251 μmol/L。肾功能不全加重的主要可能原因:

(1) 患者因急性心肌梗死、感染等严重疾病使摄入减少且呕吐大量胃内容物,加上急性心肌梗死等使心肌收缩力降低、心排血量下降,患者血压下降。14:35 血压 92/58 mmHg,15:00 血压 95/61 mmHg,16:00 血压 104/38 mmHg,予托拉塞米 40 mg。尽管 17:30 予多巴胺 160 mg iv,但 18:30 血压降至 85/31 mmHg。18:45 呕吐咖啡色液体约 120 ml,19:00 血压降至 82/31 mmHg。托拉塞米对心力衰竭所致水肿,一般初始剂量 10 mg qd iv,如疗效不满意可增加剂量至 20 mg qd,每日最大剂量为 40 mg qd,疗程不超过一周。肾脏疾病所致的水肿,初始剂量 20 mg qd,以后根据需要可逐渐增加剂量至最大剂量每日 100 mg,疗程不超过一周。低血压、低血容量、低钾或低钠血症者禁用托拉塞米(见南京优科制药有限公司药品说明书)。容量不足导致肾血流量下降而引发肾功能不全[1]。9 月 30 日 22:16,肌酐 119 μmol/L,尿素氮 11.7 mmol/L。尿素氮:肌酐＝0.098。肾前性氮质血症是指血尿素氮:肌酐＞0.08。此系 GFR 下降引起肾小管内压低于正常,流经肾小管的原尿减少,速度减慢,因此未受损伤的肾

小管对尿素氮的重吸收相对增加,导致尿素氮清除减少。肾灌注减少可引起血浆肾素、醛固酮、ADH 等分泌增多,使尿量减少[1]。

(2) 9 月 30 日 13:30—14:30 行 PCI 术,术中予碘帕醇(碘必乐)250 ml。碘帕醇可造成肾功能损害,特别是患者存在急性心肌梗死、心力衰竭、高血压、原先肾功能不全等高危因素,更可能对肾脏造成损害[2]。

(3) 9 月 30 日 14:48 予福辛普利钠 5 mg qd po,10 月 8 日予福辛普利钠 5 mg qd po(10 月 8 日—10 月 9 日)。对存在水或盐耗竭、心力衰竭的患者,使用 ACEI 使发生肾功能损害的风险增加(见中美上海施贵宝制药有限公司药品说明书)。

二、患者 CK - MB 不降反升的药物因素

患者心肌酶下降比较缓慢,10 月 7 日肌钙蛋白仍高达 10.0 μg/L(0~0.014 μg/L),CK - MB 5.53 μg/L(0.10~4.94 μg/L)。10 月 11 日 CK - MB 8.39 μg/L(0.10~4.94 μg/L)。与患者心肌梗死范围大、肾功能不全等因素有关,但也不能排除药物因素:

(1) 10 月 1 日—10 月 3 日予 5% GS 500 ml + RI 6 U + 维生素 C 2 g + 10% 氯化钾 15 ml + 维生素 B$_6$ 0.2 g iv gtt。维生素 C 促进胶原蛋白合成,降低毛细血管的通透性,加速血液的凝固,刺激凝血功能,每日 1~4 g 可促进血管内凝血,引发深静脉血栓形成(见上海禾丰制药有限公司药品说明书)。有每日予 2 g 维生素 C 静脉滴注,几天后引发深静脉血栓、使原有栓塞加重的报道[3]。

(2) 予蔗糖铁 100 mg + 5% GS 100 ml qd iv gtt(10 月 5 日—10 月 6 日)。蔗糖铁只能与生理盐水配伍(见南京恒生制药有限公司药品说明书),实际上与 5% GS 配伍,可造成药物不稳定,可形成大量不溶性微粒,可能使原有冠状动脉栓塞加重。

【病例总结】

(1) 尿素氮:肌酐＞0.08,提示容量不足[1],可引发肾前性肾功能不全,此时予造影剂可增加肾功能损害的发生风险[2]。

(2) 蔗糖铁只能与生理盐水配伍。

未遵守上述用药注意事项,不排除与患者发生肾功能不全以及心肌梗死面积扩大有相关性。

参 考 文 献

[1] 陈主初.病理生理学[M].北京:人民卫生出版社,2001,371 - 378.
[2] 徐峰,徐永辉,王洪丽.碘帕醇冠脉造影对肾功能的影响[J].临床军医杂志,2009,37(3):359 - 361.
[3] 范永莉.大剂量维生素 C 致深静脉血栓形成 1 例[J].药物与临床,2014,8,63 - 64.

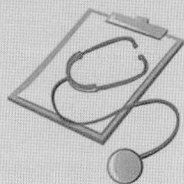

Part 3
2015 年临床病例用药分析

34. 药物应用不及时而致心搏骤停
（2015 年 1 月 27 日）

【概述】

一例高血压合并糖尿病患者，此次因冠心病、急性广泛前壁心肌梗死、心功能 Ⅲ 级（Killip）而入院。入院第四天，突发意识丧失，呼之不应，心搏呼吸骤停，大动脉搏动消失，血压测不出，经抢救无效死亡。通过此病例分析，主要探讨 ACEI、他汀类药物、抗菌药物应用不及时埋下的临床安全隐患。

【病史介绍】

患者 61 岁，女性，有高血压和糖尿病病史 15 年，因冠心病、急性广泛前壁心肌梗死、心功能 Ⅲ 级（Killip）于 2015 年 1 月 20 日 12:56 入院。查体神清气平，双下肺可闻及湿啰音，心率 80 次/min，血压 135/78 mmHg，双下肢无水肿。白细胞计数 5.12×10^9/L（3.5×10^9/L～9.5×10^9/L），中性粒细胞百分比 75.9％（40％～75％），CRP 14 mg/L（0～5 mg/L），**降钙素原 0.051 μg/L（0.047～0.5 μg/L，预示低风险脓毒血症或感染性休克）**，钠 132 mmol/L（137～145 mmol/L），氯 98 mmol/L（98～107 mmol/L），肌酐 72 μmol/L（46～92 μmol/L），**胸部正位片（床边）示双肺炎症**。

【临床经过】

2015 年 1 月 20 日予阿司匹林肠溶片 100 mg qd po（1 月 20 日—1 月 23 日）、替格瑞洛 90 mg bid po（1 月 20 日—1 月 23 日）抗血小板聚集，低分子肝素钙 4 000 U q12h ih（1 月 20 日—1 月 23 日）抗凝，阿托伐他汀钙 20 mg qn po（1 月 20 日—1 月 23 日）稳定斑块，呋塞米 20 mg tid po（1 月 20 日—1 月 23 日）利尿，螺内酯 20 mg tid po（1 月 20 日—1 月 23 日）保钾利尿，生物合成人胰岛素（诺和灵 30R）30 U 早上，20 U 晚上皮下注射（1 月 20 日—1 月 21 日），16 U 早上，12 U 晚上皮下注射（1 月 21 日—1 月 23 日）降糖，泮托拉唑钠 60 mg＋NS 100 ml qd iv gtt（1 月 20 日—1 月 22 日）＋雷贝拉唑钠肠溶片 10 mg qd po（1 月 22 日—1 月 23 日）抑酸护胃。

1 月 21 日 9:00，患者气喘较前略好转，无明显胸闷胸痛，心率 80 次/min，血压 130/68 mmHg，两下肺啰音较前明显减少，双下肢无水肿。

9:24，尿蛋白 2＋，镜检红细胞 2～3 个/HP。11:01，**总胆固醇 6.4 mmol/L（0～5.2 mmol/**

L),低密度脂蛋白-胆固醇 3.84 mmol/L(<3.34 mmol/L)。

12:04,葡萄糖 2.61 mmol/L(4.11~6.05 mmol/L),予 50% GS 40 ml iv。

1 月 22 日 9:00,神清气平,心率 85 次/min,血压 138/75 mmHg,双肺部啰音较前好转,左下肺可闻及少量啰音,双下肢无水肿。

9:30,心率 80 次/min,血压 135/78 mmHg,双下肺可闻及湿啰音。

15:15—15:50,局麻下行 CAG+PCI 术,前降支置入支架一枚,术中共用肝素 7 000 U,患者无不适,术中血压 130/70 mmHg,心率 80 次/min。术后血压 130/70 mmHg,心率 80 次/min。

1 月 23 日 7:00,心率 78 次/min,血压 142/71 mmHg。8:00,心率 76 次/min,血压 129/59 mmHg。8:26,肌酐 88 μmol/L(46~92 μmol/L)。9:00,心率 84 次/min,血压 105/68 mmHg。9:30,突发意识丧失,呼之不应,心搏呼吸骤停,大动脉搏动消失,血压测不出。经抢救无效,10:55 宣告临床死亡。

【病例用药分析】

患者突发心搏呼吸骤停的主要原因:

(1) 存在冠心病、急性广泛前壁心肌梗死、心功能Ⅲ级(Killip)、高血压病 3 级(极高危)、2 型糖尿病等诱发致死性心律失常的疾病基础[1]。

(2) 肺部感染诊断依据是① 新近出现咳嗽咳痰或原有呼吸道症状加重;② 发热;③ 肺实变体征和闻及湿性啰音;④ 白细胞计数大于 10×10⁹/L 或小于 4×10⁹/L;⑤ 胸部 X 线检查证据。①②③④中任何一项,加上⑤,排除肺水肿等疾病即可确诊[1]。患者入院时胸部正位片(床边)示双肺炎症,但因有肺水肿,且体温正常,白细胞计数 5.12×10⁹/L,中性粒细胞百分比 75.9%,CRP 14 mg/L,降钙素原 0.051 μg/L(0.047~0.5 μg/L,预示低风险脓毒血症或感染性休克),双肺肺炎症状体征以及实验室检查不明显,故未予抗感染治疗。患者 2 型糖尿病多年,免疫功能低下,若合并肺部感染体温、血象可以正常,并缺乏典型的呼吸道症状和体征。故应加强监测血象、CRP、降钙素原等指标,必要时果断使用抗菌药及时控制感染[2]。实际情况是没有密切监测,也没有使用抗菌药,可能使感染进行性加重。可能诱发呼吸衰竭,并加重心脏负荷和心力衰竭而诱发致死性心律失常[3]。

(3) ACEI 可降低急性心肌梗死死亡率,是急性心肌梗死、心功能不全的必需用药。绝对禁忌证是曾因 ACEI 导致的喉头水肿、无尿性肾功能衰竭。相对禁忌证(或慎用)为双侧肾动脉狭窄、血肌酐>265 μmol/L(3 mg/L)、高钾血症、收缩压<90 mmHg,这些患者先接受其他抗心力衰竭、心肌梗死治疗,待上述指标改善后再决定是否应用 ACEI[4]。患者 1 月 20 日肌酐 72 μmol/L,1 月 23 日肌酐 88 μmol/L。护理记录显示血压除极个别时间段外始终正常。可尝试予小剂量 ACEI,但实际上未给予。

(4) 急性心肌梗死有使用他汀类降脂药的强适应证,且患者肝肾功能正常无禁忌证。1 月 21 日总胆固醇 6.4 mmol/L,低密度脂蛋白-胆固醇 3.84 mmol/L。阿托伐他汀钙可用至 40 mg qn po(见辉瑞制药有限公司药品说明书),实际上予 20 mg qn po,可能延缓心肌梗死的恢复,增加严重心律失常发生风险。

【病例总结】

（1）严重疾病基础上合并肺部感染，应及时予抗菌药控制感染。

（2）急性心肌梗死 ACEI 有强适应证，只要没有禁忌证就应给予。

（3）低密度脂蛋白胆固醇高的患者阿托伐他汀钙应予偏大剂量。

未遵守上述用药注意事项，不排除与患者病情恶化死亡有相关性。

参 考 文 献

［1］葛均波，徐永健. 内科学［M］. 第 8 版. 北京：人民卫生出版社，2013，41－45，207－214，602－606.

［2］邱宜军，顾靖华，张海波. 糖尿病合并无呼吸道症状老年性肺炎 20 例临床分析［J］. 中国基层医药，2014，21(14)：2187－2189.

［3］金惠铭，王建枝. 病理生理学［M］. 第 7 版. 北京：人民卫生出版社，2011，199－201.

［4］中华医学会心血管病学分会，中华心血管病杂志编辑委员会，中国循环杂志编辑委员会. 急性心肌梗死诊断和治疗指南［J］. 2001，29(12)：705－720.

35. 多巴胺、多巴酚丁胺注射室颤致死

（2015 年 2 月 7 日）

【概述】

一例扩张型心肌病史、起搏器植入史患者,此次因心功能Ⅲ级、心律失常而入院。入院后患者肾功能改善,BNP 下降;在给予药物去乙酰毛花苷、托拉塞米、二羟丙茶碱、呋塞米、多巴胺、多巴酚丁胺后,患者突发意识不清,心电监护示室颤,抢救无效死亡。通过此病例分析,主要探讨此患者发生室颤死亡的主要原因。

【病史介绍】

患者 54 岁,男性,有扩张型心肌病史 10 多年,高血压病史 10 多年。2008 年因突发心源性休克安装 CRT 起搏器。2015 年 1 月 24 日因扩张型心肌病 CRTD 植入术后,心功能Ⅲ级、心律失常入院。胸闷气促,血压 118/72 mmHg,心率 79 次/min,全心扩大,双肺闻及散在哮鸣音及湿啰音,双下肢无水肿。白细胞计数 6.0×10^9/L(3.5×10^9/L~9.5×10^9/L),中性粒细胞百分比 80.2%(40%~75%),肌酐 209 μmol/L(58~110 μmol/L),BNP 25 226 ng/L(< 125 ng/L)。

【临床经过】

2015 年 1 月 24 日予美托洛尔缓释片 47.5 mg qd po(1 月 24 日—2 月 3 日)减慢心率,螺内酯 40 mg bid po(1 月 24 日—2 月 1 日)保钾利尿,呋塞米 140~200 mg qd iv gtt(1 月 24 日—1 月 29 日)利尿,肾衰宁胶囊 4 粒 tid po(1 月 24 日—1 月 26 日)、药用炭片 1.5 g tid po(1 月 25 日—2 月 1 日)改善肾功能,头孢吡肟 2 g＋NS 100 ml bid iv gtt(1 月 24 日—2 月 3 日)抗感染,雷贝拉唑钠肠溶胶片 10 mg qd po(1 月 25 日—1 月 27 日)泮托拉唑钠 40 mg＋NS 100 ml bid iv gtt(1 月 27 日—2 月 1 日)泮托拉唑钠 40 mg＋NS 100 ml qd iv gtt(2 月 1 日—2 月 3 日)抑酸护胃,NS 500 ml＋维生素 C 2 g＋维生素 B$_6$ 0.2 g qd iv gtt(1 月 25 日—1 月 29 日)补充容量。

1 月 26 日,肌酐 227 μmol/L(58~110 μmol/L),钠 136 mmol/L(137~145 mmol/L),BNP 30 718 ng/L(< 125 ng/L),总胆红素 49.6 μmol/L(0~21 μmol/L),直接胆红素 23.4 μmol/L(0~5 μmol/L)。

1 月 27 日,患者胸闷气促症状显著减轻。动态心电图示多源性室性期前收缩(有 5 种形

态)、部分二联律、三联律,短阵室性心动过速。

1 月 28 日,钠 133 mmol/L(137～145 mmol/L),肌酐 140 μmol/L(58～110 μmol/L),BNP 19 543 ng/L(<125 ng/L)。

1 月 29 日,**予 NS 500 ml＋10％氯化钠 30 ml＋维生素 C 2 g＋维生素 B₆ 0.2 g qd iv gtt**(1 月 29 日—1 月 31 日)补钠。

1 月 31 日,钠 134 mmol/L(137～145 mmol/L),**肌酐 119 μmol/L(58～110 μmol/L)**,BNP 7 870 ng/L(<125 ng/L)。心率 80 次/min,血压 140/90 mmHg。

2 月 1 日,患者目前仍偶有胸闷气促,血压 108/70 mmHg,心率 82 次/min,双肺闻及散在哮鸣音及湿啰音。**予托拉塞米 10 mg bid po**(2 月 1 日—2 月 3 日)利尿,螺内酯 20 mg tid po(2 月 1 日—2 月 3 日)保钾利尿。

2 月 2 日,**予 NS 250 ml＋10％氯化钠 30 ml＋维生素 C 2 g＋维生素 B₆ 0.2 g qd iv gtt**(2 月 2 日—2 月 3 日)补钠。

2 月 3 日 00:00,予去乙酰毛花苷 0.2 mg iv。00:30,予托拉塞米 10 mg iv,二羟丙茶碱 0.25 g iv,二羟丙茶碱 0.5 g＋NS 50 ml iv gtt。11:00,予呋塞米 60 mg＋NS 50 ml iv gtt。**12:00,予多巴胺 40 mg＋多巴酚丁胺 40 mg＋NS 50 ml iv gtt**。12:36,BNP 18 475 ng/L(<125 ng/L)。

16:10,患者精神萎靡,心率 80 次/min,血压 106/70 mmHg,神清气平,双肺可闻及散在湿啰音。19:00,心率 88 次/min。**20:00,心率 101 次/min**。

20:15,患者突发意识不清,心电监护示室颤。立即予胸外按压、除颤,肾上腺素静脉推注,气管插管。21:00,抢救无效死亡。

【病例用药分析】

2 月 3 日 20:15 患者在肾功能得到改善,BNP 下降的情况下发生室颤死亡的主要原因有:

(1) 存在扩张型心肌病 CRTD 植入术后、心功能Ⅲ级、肾功能不全、多源性室性期前收缩、短阵室性心动过速等诱发致死性心律失常的疾病基础[1]。

(2) 可能肺部感染,感染可能未得到有效控制,可能加重心脏负荷和心力衰竭,诱发致死性心律失常[2]。

(3) 患者是在多巴胺 40 mg＋多巴酚丁胺 40 mg＋氯化钠 50 ml 静脉推泵过程中发生室颤。多巴胺在低浓度时与多巴胺受体结合,使 cAMP 水平提高而导致血管舒张。高浓度时作用于心脏 β_1 受体,使心肌收缩力增强,心排血量增加,可增加收缩压和脉压,也可使心率加快,有可能增加心肌耗氧量并引发严重心律失常[3]。因此药品说明书规定:当患者心率增快时,多巴胺滴速必须减慢或暂停滴注(见上海禾丰制药有限公司药品说明书)。多巴酚丁胺激动心脏 β_1 受体,相比异丙肾上腺素,其正性肌力作用比正性频率作用显著,较少增加心肌耗氧量,但在滴速过快或浓度较高时,也可能使心率加快、心肌耗氧量增加、血压升高[3]。因此药品说明书规定:如出现收缩压增加 10～20 mmHg,或者心率在原来基础上每分钟增加 5～10 次者,应减量或暂停多巴酚丁胺(见上海第一生化药业有限公司药品说明书)。实际情况是,2 月 3 日 19:00 心率 88 次/min,20:00 心率增加至 101 次/min,而医师未将多巴胺和多巴酚丁胺减量或暂停,可能引发致死性心律失常。

(4) 2月3日0:30予托拉塞米10 mg iv,二羟丙茶碱0.25 g iv,二羟丙茶碱0.5 g+NS 50 ml iv gtt。2月1日—2月3日予托拉塞米10 mg bid po。因同时使用的托拉塞米可加强茶碱类药物的作用(见南京新港医药有限公司药品说明书),而茶碱剂量过大时,可能导致心律失常,甚至呼吸心搏骤停(见天津金耀氨基酸有限公司药品说明书)。

(5) 2月2日—2月3日予生理盐水250 ml+10%氯化钠30 ml+维生素C 2 g+维生素B$_6$ 0.2 g qd iv gtt。10%氯化钠适用于水中毒及严重低钠血症,充血性心力衰竭者禁用(见扬州中宝制药有限公司药品说明书)。患者钠最低133 mmol/L,因此不宜使用10%氯化钠。静脉滴注10%氯化钠可显著增加心脏负荷,增加室颤风险,建议改用口服。

【病例总结】

(1) 当患者心率增快时,多巴胺滴速必须减慢或暂停滴注。当收缩压增加10～20 mmHg,或者心率在原来基础上每分钟增加5～10次者,应减量或暂停多巴酚丁胺。

(2) 同时使用的托拉塞米可加强茶碱类药物的作用。

(3) 10%氯化钠适用于水中毒及严重低钠血症,充血性心力衰竭者禁用。

未遵守上述用药注意事项,不排除与患者发生室颤有相关性。

参 考 文 献

[1] 葛均波,徐永健.内科学[M].第8版.北京:人民卫生出版社,2013,272-277.

[2] 金惠铭,王建枝.病理生理学[M].第7版.北京:人民卫生出版社,2011,199-201.

[3] 杨宝峰.药理学[M].第7版.北京:人民卫生出版社,2011,91-94.

36. 多种药物因素引发室颤
(2015 年 6 月 11 日)

【概述】

一例合并多种基础疾病的患者,此次因冠心病 PCI 术后、房颤、心功能Ⅳ级、慢性支气管炎急性发作而入院。入院后,患者在肺部感染有所好转的情况下发生室颤,抢救无效死亡。通过此病例分析,主要探讨此患者发生室颤的主要药物因素。

【病史介绍】

患者 84 岁,男性,有高血压病史 30 多年,2 型糖尿病病史 20 年,老年型慢性支气管炎史 6 年多。2008 年及 2009 年因冠心病先后植入支架 3 枚。有房颤史数年。2015 年 4 月因急性脑梗死,遗留双下肢活动障碍、反应差、认知功能减退。2015 年因冠心病 PCI 术后、房颤、心功能Ⅳ级、慢性支气管炎急性发作于 6 月 6 日 21:45 入院。神志不清,气急、躁动不安,满肺哮鸣音,咳黄浓痰,房颤率 140 次/min,血压 132/70 mmHg。血气分析示 pH 7.52(7.35～7.45),PCO_2 25.7 mmHg(35～45 mmHg),PO_2 54 mmHg(80～100 mmHg),白细胞 11.23×10^9/L(3.5×10^9/L～9.5×10^9/L),中性粒细胞百分比 83%(40%～75%),BNP>35 000 ng/L(<450 ng/L),D-二聚体 16 mg/L(<0.55 mg/L),尿素氮 10 mmol/L(3.2～7.1 mmol/L),肌酐 102 μmol/L(58～110 μmol/L),钾 3.3 mmol/L(3.5～5.1 mmol/L),Ca^{2+} 0.9 mmol/L(1.03～1.20 mmol/L)。

【临床经过】

2015 年 6 月 6 日气管插管呼吸机辅助通气,予氯吡格雷 50 mg qd po(6 月 6 日—6 月 8 日),地高辛 0.13 mg qd po(6 月 6 日—6 月 8 日),呋塞米 20 mg tid po(6 月 6 日—6 月 8 日),螺内酯 20 mg tid po(6 月 6 日—6 月 8 日),二羟丙茶碱 0.5 g+NS 50 ml qd iv gtt(6 月 6 日—6 月 8 日),泮托拉唑钠 40 mg+NS 50 ml qd iv gtt(6 月 6 日—6 月 8 日),亚胺培南西司他丁钠 1 g+NS 100 ml q8h iv gtt(6 月 6 日—6 月 8 日),莫西沙星氯化钠 0.4 g qd iv gtt(6 月 6 日—6 月 8 日)。

23:20,予去乙酰毛花苷 0.2 mg iv,胺碘酮 450 mg iv gtt,甲泼尼龙琥珀酸钠 40 mg iv,呋塞米 20 mg iv。

6 月 7 日 6:25,心电图示 Q-Tc 0.541 s。

9:00,予低分子肝素钙 4 000 U q12h ih(6 月 7 日—6 月 8 日),氯化钾缓释片 1 g bid po(6 月 7 日—6 月 8 日)。

13:00,房颤率 97～105 次/min,血压 130/73 mmHg,双下肺可闻及中小湿啰音。血糖 20.9 mmol/L(<7.8 mmol/L),予生物合成人胰岛素 6 U ih。

22:00,房颤率 91 次/min,血压 115/68 mmHg,血糖 21.8 mmol/L(<7.8 mmol/L),予精蛋白生物合成人胰岛素 6 U ih。

6 月 8 日 7:11,钾 3.4 mmol/L(3.5～5.1 mmol/L)。白细胞 9.75×10^9/L(3.5×10^9/L～9.5×10^9/L),中性粒细胞百分比 76%(40%～75%)。

9:00,血糖 18.9 mmol/L(<7.8 mmol/L),予精蛋白锌重组人胰岛素混合液 70/30 早上 22 U、晚上 12 U 餐前 ih。予阿托伐他汀钙 20 mg qn po,胺碘酮 0.2 g tid po,8.5%复方氨基酸 250 ml qd iv gtt,肠内营养混悬液 250 ml qd po。

12:30,房颤率 77 次/min,血压 111/60 mmHg。

13:11,丙氨酸转氨酶 84 U/L(9～50 U/L)。

14:23,BNP 13 609 ng/L(<450 ng/L),降钙素原 3.1 μg/L(0.051～0.5 μg/L)。

14:40,房颤率 54 次/min,血压 94/57 mmHg,血氧饱和度 70%。

15:00,房颤率 90 次/min,血压 95/47 mmHg。15:17,房颤率 40 次/min,发生室颤。予胸外按压、电除颤,反复予肾上腺素、多巴胺等静脉推注。16:40,抢救无效死亡。

【病例用药分析】

患者在肺部感染有所好转的情况下发生室颤,其主要原因:

(1) 患者有冠心病 PCI 术后、房颤、心功能 Ⅳ 级、慢性支气管炎急性发作、高血压病 3 级(极高危)、2 型糖尿病、脑梗死后等诱发致死性心律失常的疾病基础[1]。

(2) 患者发生肝功能损害,可能造成心肌电生理不稳,增加严重心律失常的风险[1]。

(3) 将胺碘酮与莫西沙星合用,两药均可延长 Q-T 间期,增加室性心律失常风险(见拜耳医药保健有限公司药品说明书)。患者有肝功能损害,可能造成胺碘酮和莫西沙星在体内的蓄积,加上患者低钾血症,进一步增加包括室颤在内的致死性心律失常的风险(见赛诺菲制药有限公司药品说明书)。

(4) 发生室颤时正予二羟丙茶碱静脉推泵。二羟丙茶碱舒张支气管的作用机制之一是促进内源性肾上腺素释放,使交感神经兴奋性增加,有直接兴奋心肌,加强心肌收缩力的作用,剂量大时可加快心率,使左心室负荷加重,使患者易激动、惊厥,严重时可诱发室颤(见上海现代哈森药业有限公司药品说明书)。患者 84 岁高龄,存在肝肾功能损害,胺碘酮可抑制 P450 酶系 CYP2D6 和 CYP2C9 的作用而减少茶碱的代谢,因此可能使茶碱在体内过量,使室颤发生风险增加[2]。

(5) 患者 84 岁高龄存在肾功能减退,而地高辛、毛花苷主要从肾脏排泄,故容易在体内蓄积(见上海信谊药厂有限公司药品说明书);予螺内酯可使地高辛半衰期延长(见上海信谊药厂有限公司药品说明书);予胺碘酮可使地高辛血药浓度增加 70%以上(见上海信谊药厂有限公司药品说明书);予阿托伐他汀钙可使地高辛稳态血药浓度增加 20%(见辉瑞制药有限公司药品说明书);予泮托拉唑钠能显著提高地高辛的药效及生物利用度,通过提高胃内 pH,抑制胃酸对地高辛的破坏(见上海信谊药厂有限公司药品说明书);予莫西沙星氯化钠可将地高辛浓度增加 30%(见拜耳医药保健有限公司药品说明书)。加上患者冠心病 PCI 术后、房颤、心功能Ⅳ级,使心肌缺血坏死造成地高辛中毒浓度阈值下降,往往不到中毒浓度就已经发生严重毒副反应,再加上血钾偏低,使室颤发生风险增加[3]。在发生室颤前房颤率减慢至最低 54 次/min,在某种程度上提示地高辛过量的可能性。

【病例总结】

(1) 胺碘酮可增加茶碱血药浓度,高龄、肝功能损害患者茶碱在体内过量风险增加。

(2) 胺碘酮禁止与莫西沙星合用,因会增加室性心律失常风险。

(3) 螺内酯可使地高辛半衰期延长;胺碘酮可使地高辛血药浓度增加 70% 以上;阿托伐他汀钙可使地高辛稳态血药浓度增加 20%;泮托拉唑钠能显著提高地高辛的药效及生物利用度;莫西沙星可将地高辛浓度增加 30%。

未遵守上述用药注意事项,不排除与患者发生室颤有相关性。

参 考 文 献

[1] 葛均波,徐永健.内科学[M].第 8 版.北京:人民卫生出版社,2013,174 - 176,200 - 204.

[2] 刘萍,边强.抗心律失常药的药物相互作用[J].国外医药—合成药生化药制剂分册,2001,22(4):243 - 248.

[3] 任红心,韩雷,赵宁民,等.影响地高辛血药浓度的因素分析[J].中国医药科学,2012,2(19):33 - 35.

37. 突发尖端扭转型室性心动过速
(2015 年 5 月 23 日)

【概述】

一例多年高血压史合并慢性支气管炎史的高龄女性患者,此次因肺心病、心功能Ⅲ级(NYHA)、肾功能不全、窦性静止、房室交界性逸搏心律、高钾血症而入院。入院后给予积极的降钾措施,但第三天钾仍有 6.5 mmol/L,而且患者突发尖端扭转型室性心动过速。通过此病例分析,主要探讨以下两点:① 患者高钾血症纠正效果差的主要原因;② 患者突发尖端扭转型室性心动过速的主要原因。

【病史介绍】

患者 82 岁,女性,有高血压史 30 多年,慢性支气管炎史 50 多年。因肺心病、心功能Ⅲ级(NYHA)、肾功能不全、窦性静止、房室交界性逸搏心律、高钾血症于 2015 年 5 月 13 日13:30 入院。查体神清气促,血压 136/76 mmHg,心率 75 次/min,律齐,双肺未闻及明显干湿啰音,双下肢中度水肿。钾 6.6 mmol/L(3.5～5.1 mmol/L),钠 136 mmol/L(137～145 mmol/L),尿素氮 25.4 mmol/L(2.5～6.1 mmol/L),肌酐 473 μmol/L(46～92 μmol/L),白细胞计数 7.94×10^9/L(3.69×10^9/L～9.16×10^9/L),中性粒细胞百分比 63.0%(50%～70%),CRP 15 mg/L(0～3 mg/L),血细胞比容 28.7%(40%～50%),血红蛋白 95 g/L(115～150 g/L),BNP 4 323 ng/L(<450 ng/L)。

【临床经过】

2015 年 5 月 13 日予**贝那普利 10 mg qd po(5 月 13 日—5 月 15 日)**减轻重构,氨氯地平5 mg qd po(5 月 13 日—5 月 16 日)降压,阿托伐他汀钙 20 mg qn po(5 月 13 日—5 月 16日)稳定斑块,复方甲氧那明 25 mg tid po(5 月 13 日—5 月 15 日)平喘,**胺碘酮 0.2 g qd po(5 月 13 日—5 月 15 日)**抗心律失常,托拉塞米 40 mg＋NS 50 ml qd iv gtt(5 月 13 日—5 月15 日)利尿,**螺内酯 40 mg qd po(5 月 13 日—5 月 15 日)**保钾利尿,头孢唑肟钠 2 g＋NS100 ml bid iv gtt(5 月 13 日—5 月 16 日)抗感染。

18:00,予呋塞米 20 mg iv,10% GS 250 ml＋生物合成人胰岛素 6 U iv gtt。19:17,钾6.4 mmol/L(3.5～5.1 mmol/L)。16:00—23:00,心率 45～58 次/min。

5 月 14 日 8:00,患者神清气促,双下肺可闻及散在湿啰音,心率 65 次/min,律齐,血压

108/70 mmHg,双下肢中度水肿。钾 6.1 mmol/L(3.5～5.1 mmol/L),钙 2.03 mmol/L(2.15～2.55 mmol/L),镁 1.19 mmol/L(0.65～1.05 mmol/L)。予肾衰宁 4 粒 tid po(5 月 14 日—5 月 16 日),呋塞米 40 mg bid po(5 月 14 日—5 月 15 日),聚磺苯乙烯钠散 15 g tid po(5 月 14 日—5 月 15 日)。

14:00,患者胸闷气促不适,血压 108/70 mmHg,双下肺可闻及散在干湿啰音,双下肢中度水肿。患者昨日一直无尿,膀胱未见积液。20:30,血气示 pH 7.285(7.35～7.45),PCO₂ 49 mmHg(35～45 mmHg),PO₂ 66 mmHg(80～100 mmHg)。

1:00—23:00,心率 42～51 次/min。

5 月 15 日 11:32,患者气促,精神欠佳,5 月 14 日夜间有排少量尿液,5 月 15 日一直无尿。血压 120/50 mmHg,双下肺可闻及散在湿啰音,双下肢中度水肿。钾 6.5 mmol/L(3.5～5.3 mmol/L),肌酐 573 μmol/L(45～84 μmol/L)。

18:15,转 ICU。继续予贝那普利 10 mg qd po(5 月 15 日—5 月 18 日),氨氯地平 5 mg qd po(5 月 15 日—5 月 17 日),阿托伐他汀钙 20 mg qn po(5 月 15 日—5 月 18 日),孟鲁斯特钠 10 mg qn po(5 月 15 日—5 月 18 日),**5% 碳酸氢钠 250 ml qd iv gtt(5 月 15 日—5 月 18 日)。**

19:30,降钙素原 0.44 μg/L(0.051～0.5 μg/L),BNP 7 187 ng/L(<450 ng/L)。尿素氮 32.0 mmol/L(2.5～6.1 mmol/L),肌酐 606 μmol/L(46～92 μmol/L),总胆红素 28 μmol/L(3～22 μmol/L),丙氨酸转氨酶 64 U/L(9～52 U/L),天冬氨酸转氨酶 262 U/L(14～36 U/L),γ-GT 212 U/L(12～43 U/L)。

20:15—5 月 16 日 6:00,总滤出液 2 693 ml,行 CRRT,心率 56 次/min,血压 113/50 mmHg。22:45,钾 3.3 mmol/L(3.5～5.1 mmol/L)。

5 月 15 日 1:00—23:00,心率 46～56 次/min。

5 月 16 日 8:30,予多索茶碱 0.2 g+NS 100 ml q12h iv gtt(5 月 16 日—5 月 18 日),美洛西林钠舒巴坦钠 3.75 g+NS 100 ml q8h iv gtt(5 月 16 日—5 月 18 日),泮托拉唑钠 40 mg+NS 100 ml q12h iv gtt(5 月 16 日—5 月 18 日)。

10:00—18:51,行 CRRT,总滤出液 2 473 ml,心率 55 次/min,血压 105/75 mmHg。

18:50,患者突发尖端扭转型室性心动过速,心室率 170 次/min,心电图示 Q-T 间期延长。查钾 2.6 mmol/L(3.5～5.1 mmol/L),予 10% 氯化钾 30 ml po。

19:05,心内科会诊予 25% 硫酸镁 10 ml+NS 100 ml iv。

5 月 16 日 00:30—23:00,心率 51～79 次/min。

5 月 17 日 9:30,肌酐 636 μmol/L(46～92 μmol/L),钾 3.6 mmol/L(3.5～5.1 mmol/L)。心率 45 次/min,予阿托品 0.5 mg+NS 50 ml iv gtt。

10:00,心电监护提示窦性停搏,交界性逸搏心律,心率 38 次/min,予 10% 氯化钾 7.5 ml+25% 硫酸镁 10 ml+生物合成人胰岛素 6 U+10% GS 250 ml iv gtt。10% 氯化钙 10 ml+NS 50 ml iv gtt。10:30,予异丙肾上腺素 1 mg+NS 50 ml iv gtt。

10:00—19:08,行 CRRT,总滤出液 774 ml。

5 月 17 日 1:00—23:00,心率 38～61 次/min。

5 月 18 日 4:40,心率 55 次/min,予异丙肾上腺素 1 mg+NS 50 ml iv gtt。5:00,心率 76 次/min。9:30,心率 54 次/min,血压 130/48 mmHg,自动出院。

【病例用药分析】

一、患者高钾血症纠正效果差的主要原因

2015 年 5 月 13 日钾 6.6 mmol/L,尽管予托拉塞米 40 mg iv gtt(5 月 13 日—5 月 15 日)、呋塞米 40 mg bid po(5 月 14 日—5 月 15 日)、聚磺苯乙烯钠散 15 g tid po(5 月 14 日—5 月 15 日)、10% GS 250 ml+生物合成人胰岛素 6 U iv gtt 等降钾措施,但 5 月 15 日 11:32 钾仍有 6.5 mmol/L。患者持续高钾血症得不到纠正的主要原因有:

(1)入院后肾功能不全进行性加重,持续无尿,使肾脏排钾大大减少[1]。而肾功能不全进行性加重可能与心力衰竭、心排血量降低、予贝那普利等有关[1]。

(2)在高钾血症的情况下仍予螺内酯 40 mg qd po(5 月 13 日—5 月 15 日),可进一步使肾脏排钾减少[1]。高钾血症者禁用螺内酯(见上海信谊药厂有限公司药品说明书)。

(3)在肾功能不全进行性加重的情况下,仍予贝那普利 10 mg qd po(5 月 13 日—5 月 15 日),ACEI 在肾功能不全加保钾利尿剂的情况下,可大大增加高钾血症的风险(北京诺华制药有限公司药品说明书)。当肌酐清除率小于 30 ml/min 或肌酐大于 265 μmol/L 时,禁用 ACEI(见北京诺华制药有限公司药品说明书)。

(4)予托拉塞米 40 mg iv(5 月 13 日—5 月 15 日)。托拉塞米可阻碍肾小管内的醛固酮与受体的结合,抑制醛固酮的分泌,维持血钾的浓度,在与螺内酯合用时可取得显著的排钠、保钾效果[2]。

(5)患者因肾功能衰竭而引发代谢性酸中毒,另外还有缺氧使钾从细胞内转移到细胞外[1]。

二、患者突发尖端扭转型室性心动过速的主要原因

5 月 15 日 20:15—5 月 16 日 6:00 行 CRRT 后,22:45 钾 3.3 mmol/L;5 月 16 日 10:00—18:51 行 CRRT 后,18:50 患者突发尖端扭转型室性心动过速,钾 2.6 mmol/L,其主要原因有:

(1)患者入院后一直心动过缓,5 月 13 日 16:00—23:00 心率 45～58 次/min,5 月 14 日 1:00—23:00 心率 42～51 次/min,5 月 15 日 1:00—23:00 心率 46～56 次/min,5 月 16 日 00:30—23:00,心率 51～79 次/min,可增加尖端扭转型室性心动过速的发生风险[1]。

(2)经 CRRT 后,加上予 5% 碳酸氢钠 250 ml qd iv gtt(5 月 15 日—5 月 18 日),使患者血钾快速下降,发生低钾血症,使 Q-T 间期延长,可增加尖端扭转型室性心动过速的发生风险[1]。

(3)予胺碘酮 0.2 g qd po(5 月 13 日—5 月 15 日)。患者有肝功能损害,可使胺碘酮代谢缓慢而在体内蓄积,又因胺碘酮表观分布容积非常大(60 L/kg),在身体各组织中分布广泛且结合力高,使 CRRT 不能将其清除,且半衰期很长,达 20 天以上,故尽管 5 月 15 日停用了胺碘酮,5 月 16 日仍在体内有较高浓度。可使 Q-T 间期延长而引发尖端扭转型室性心动过速的风险增加。在无起搏器治疗的情况下,胺碘酮禁用于窦性心动过缓、窦房结疾病、高度房室传导阻滞的患者(见杭州赛诺菲制药有限公司药品说明书)。

(4)予复方甲氧那明 2 粒 tid po(5 月 13 日—5 月 15 日)。每粒复方甲氧那明包含 2 mg

氯苯那敏,有阻滞心室细胞钾通道而使 Q－T 间期延长的作用[3],氯苯那敏蛋白结合率为 72%,故 CRRT 清除率不高,消除半衰期约为 20 小时[4]。故尽管 5 月 15 日已停用,但 5 月 16 日氯苯那敏仍在体内有较高存留,与胺碘酮合用使发生尖端扭转型室性心动过速的发生风险大大增加。

患者严重缓慢性心律失常与严重高钾血症有相关性,但在高钾血症被纠正后仍未能恢复。5 月 17 日 9:30 心率降至 45 次/min,予阿托品 0.5 mg iv gtt,10:00 心率甚至降至 38 次/min,予异丙肾上腺素 1 mg＋NS 50 ml iv gtt。除与心功能Ⅲ级(NYHA)、肺心病、高血压等原发疾病有关外,还与胺碘酮在体内仍有蓄积有相关性。此外,还与 5 月 16 日 19:05 予 25%硫酸镁 10 ml＋NS 100 ml iv gtt、5 月 17 日 10:00 予 10%氯化钾 7.5 ml＋25%硫酸镁 10 ml＋生物合成人胰岛素 6 U＋10% GS 250 ml iv gtt 有相关性。镁离子主要从肾脏排泄,患者肾功能衰竭可使镁离子在体内蓄积达到高浓度,尽管予 CRRT,但在静脉滴注硫酸镁时仍有可能发生暂时性高镁血症。镁离子可拮抗钙离子,有减慢心率、引发房室传导阻滞的作用,特别是在高浓度时。故规定有心脏传导阻滞者禁用硫酸镁(见上海旭东海普药业有限公司药品说明书)。5 月 17 日 10:00,在静脉滴注硫酸镁过程中心率降至 38 次/min,提示硫酸镁可能有减慢心率作用。

【病例总结】

(1) 高钾血症者禁用螺内酯。

(2) 当肌酐清除率小于 30 ml/min 或肌酐大于 265 μmol/L 时,禁用 ACEI。

(3) 在无起搏器治疗的情况下,胺碘酮禁用于窦性心动过缓、窦房结疾病、高度房室传导阻滞的患者。胺碘酮禁止与其他延长 Q－T 间期的药物合用。

(4) 有心脏传导阻滞者禁用硫酸镁。

未遵守上述用药注意事项,不排除与患者病情恶化有相关性。

参 考 文 献

[1] 葛均波,徐永健.内科学[M].第 8 版.北京:人民卫生出版社,2013,200－203,518－523,783－784.

[2] 张婷.用托拉塞米与呋塞米治疗急性心力衰竭对患者尿量及电解质水平的影响分析[J].当代医药论丛,2014,12(17):275－276.

[3] 何卫.氯苯那敏致不良反应 10 例分析[J].中国美容医学,2011,12(20):169－170.

[4] 汤文艳,郑恒,代宗顺,等.氨麻美敏分散片的人体相对生物利用度和生物等效性[J].中国医院药学杂志,2008,28(17):1469－1473.

38. 梗阻性肥厚型心肌病患者低血压突发心肌梗死

（2015 年 8 月 17 日）

【概述】

一例有心肌梗死病史患者，此次拟因冠心病？心肌病？收入院。入院第三天，患者突发意识模糊，呼之无法应答，大汗淋漓，血压无法测出。急查心电图示 V1～V4 导联 ST 段抬高，较前有动态变化。通过此病例分析，主要探讨此患者发生急性心肌梗死的主要原因。

【病史介绍】

患者 86 岁，女性，2002 年有"心肌梗死"病史。否认高血压、糖尿病、脑梗死、胃溃疡、慢性支气管炎等疾病史。2015 年 7 月下旬开始反复无明显诱因下发作胸闷心慌，有头晕，每次持续半小时左右好转。8 月 9 日无诱因再次出现胸闷心慌，伴大汗。来院查心电图示窦性心律，ST - T 改变（Ⅰ、V4、V5、V6 水平压低 0.5 mm），心肌酶正常。8 月 10 日 13:25 因冠心病？心肌病？收入院。查体心率 70 次/min，律齐，血压 127/73 mmHg，胸骨左缘可闻及 3/6SM 粗糙吹风样杂音。

【临床经过】

2015 年 8 月 10 日予阿司匹林肠溶片 100 mg qd po（8 月 10 日—8 月 11 日），阿托伐他汀钙 20 mg qn po（8 月 10 日—），**单硝酸异山梨酯缓释片 40 mg qd po（8 月 10 日—8 月 12 日）**，前列地尔 2 ml＋NS 100 ml qd iv gtt（8 月 10 日—8 月 12 日），蒙脱石散剂 6 g po（8 月 10 日 20:00）。

8 月 11 日 9:00，患者神清气平，双肺未闻及干湿性啰音，心率 76 次/min，律齐，胸骨左缘可闻及 3/6SM 粗糙吹风样杂音，双下肢无水肿。胸部正位片示主动脉钙化。心脏超声示室间隔基底段增厚致左室流出道梗阻（17 mm）升主动脉增宽，主动脉瓣钙化伴少中量反流，少量二尖瓣和三尖瓣反流，左室收缩功能正常。

停阿司匹林肠溶片，**予西洛他唑 50 mg bid po（8 月 11 日—8 月 12 日）**。

8 月 12 日 7:00，**停单硝酸异山梨酯缓释片，予地尔硫䓬缓释片 90 mg po**。

10:00，无明显不适主诉，生命体征稳定。

11:30，突发意识模糊，呼之无法应答，大汗淋漓，血压无法测出。予多巴胺升压后神志逐渐好转，但血压反复降低，急查心电图示 V1～V4 导联 ST 段抬高，较前有动态变化，考虑急性前壁心肌梗死可能。

【病例用药分析】

左心室流出道存在梗阻时称为梗阻性肥厚型心肌病（HOCM）。HOCM 患者左心室流出道压差具有变异性，凡是能增强心肌收缩力或减轻左心室前、后负荷的因素皆可引起左心室流出道压差的增加。HOCM 的治疗原则为减轻左心室流出道狭窄、减慢心率等。目前对 HOCM 的治疗药物以 β 受体阻滞剂、钙通道阻滞剂、丙吡胺等为主。临床常用的一些心血管病药物如血管紧张素转换酶抑制剂（ACEI）及血管紧张素 II 受体拮抗剂（ARB）、利尿剂、洋地黄类、硝酸酯类等，可增强心肌收缩力，或减轻心脏后负荷，从而加重 HOCM 左心室流出道梗阻[1]。常见的一种不合理用药是无冠状动脉粥样硬化性心脏病的患者，因胸痛或心电图非特异性改变，而使用了硝酸酯类药物[1]。减慢心率对 HOCM 患者具有以下作用：延长心脏舒张期，使心室被动充盈增加，从而改善舒张功能；延长心肌有效灌注时间，减轻心肌缺血症状。故心率可以作为判断药物治疗尤其是 β 受体阻滞剂量是否达标的一个重要指标。对于 HOCM 心率的控制范围，尚无明确的标准，一般以降至 60 次/min 左右为宜[1]。

8 月 12 日 11:30 患者出现血压无法测出、急性心肌梗死的主要可能原因：

（1）予单硝酸异山梨酯缓释片 40 mg qd po（8 月 10 日—8 月 12 日），尽管在 8 月 12 日 7:00 已经停用该药，但缓释片作用时间长，加上患者 86 岁高龄代谢减慢可使单硝酸异山梨酯缓释片作用时间更长。可使左心室流出道压差增加，减少心排血量，使血压下降。梗阻性肥厚型心脏病患者禁用单硝酸异山梨酯缓释片（见鲁南贝特制药有限公司药品说明书）。

（2）将西洛他唑片与地尔硫草缓释片合用。地尔硫草为 CYP3A4 抑制剂，而西洛他唑经 CYP3A4 代谢，故地尔硫草可较大增加西洛他唑药理作用，使西洛他唑过量风险增加。西洛他唑有抑制血管平滑肌磷酸二酯酶 III（PDIII）作用，可使血管扩张，过量可引发低血压。另外，可使心率加快，使心室充盈减少而减少心排血量。加上地尔硫草本身的降压作用，从而引发严重低血压。

（3）予前列地尔 2 ml＋NS 100 ml qd iv gtt（8 月 10 日—8 月 12 日），有扩张血管作用，可引发低血压（见北京泰德制药股份有限公司药品说明书）。

（4）患者予蒙脱石散剂 6 g po（8 月 10 日 20:00），可能有腹泻，可引发容量不足。

【病例总结】

（1）梗阻性肥厚型心脏病患者禁用单硝酸异山梨酯缓释片。

（2）地尔硫草可较大增加西洛他唑药理作用，使西洛他唑过量风险增加。

未遵守上述用药注意事项，不排除与患者发生急性心肌梗死有相关性。

参 考 文 献

[1] 陶永康,李一石,项志敏,等.肥厚型梗阻性心肌病的不合理用药分析[J].中国循环杂志,2007,22(5):355-357.

39. 严重肝功能损害、中心静脉压低致猝死

（2015 年 3 月 23 日）

【概述】

一例高血压病史合并直肠癌病史患者，此次因急性 ST 段抬高型前壁心肌梗死、心功能 Ⅱ级（Killip）而入院。入院后，患者尿素氮与肌酐比值一路升高，3 月 20 日 GPT 1 082 U/L，突发心搏骤停。通过此病例分析，主要探讨以下几点：① 患者发生容量不足的主要原因；② 患者发生严重肝功能损害的主要原因；③ 患者发生心搏骤停的主要原因。

【病史介绍】

患者 80 岁，男性，有高血压病史 20 年。有直肠癌病史 3 年，化疗 2 次，近期有少许便血。因急性 ST 段抬高型前壁心肌梗死、心功能 Ⅱ级（Killip）于 2015 年 3 月 15 日 20:25 入院。胸片示两肺慢性支气管炎样改变伴右下肺少许慢性炎症。白细胞计数 10.75×10^9/L（3.69×10^9/L～9.16×10^9/L），中性粒细胞百分比 78.3%（50%～70%），血红蛋白 113.0 g/L（115～150 g/L），**尿素氮 5.00 mmol/L（3.2～7.1 mmol/L），肌酐 64 μmol/L（58～110 μmol/L）**，GPT 17 U/L（11～72 U/L）。神清气平，双下肺可闻及少许湿啰音，心率 92 次/min，律齐，血压 110/73 mmHg，双下肢无水肿。**患者拒绝冠脉造影**。

【临床经过】

予阿司匹林肠溶片 100 mg qd po（3 月 15 日—3 月 16 日）、替格瑞洛 90 mg bid po（3 月 15 日）、氯吡格雷 75 mg qd po（3 月 16 日—3 月 20 日）抗血小板聚集，低分子肝素钙 2 000 U q12h ih（3 月 16 日—3 月 20 日）抗凝，阿托伐他汀钙 20 mg qn po（3 月 15 日—3 月 20 日）稳定斑块，美托洛尔 12.5 mg bid po（3 月 15 日—3 月 16 日），减量为 6.25 mg bid po（3 月 16 日—3 月 17 日）减慢心率，培哚普利 2 mg qd po（3 月 15 日—3 月 17 日）改善重构，呋塞米 20 mg qd po（3 月 16 日）、**托拉塞米 10 mg bid po（3 月 16 日—3 月 17 日）**利尿。螺内酯 20 mg bid po（3 月 16 日—3 月 20 日）保钾利尿，泮托拉唑钠 60 mg＋NS 50 ml qd iv gtt（3 月 16 日—3 月 20 日）抑酸护胃。

3 月 16 日 8:40，心电监护示房颤律 151 次/min，血压 107/78 mmHg。予去乙酰毛花苷 0.2 mg iv，胺碘酮 150 mg iv、300 mg 静脉推泵＋NS 50 ml iv gtt。EF 40%。

11:00，CRP 45.7 mg/L（0～3 mg/L），CKMB 203.6 μg/L（0.10～4.94 μg/L），**尿素氮**

7.00 mmol/L(3.2~7.1 mmol/L),肌酐 75 μmol/L(58~110 μmol/L)。

11:30,患者呕吐。13:00,**予胺碘酮 200 mg qd po(3 月 16 日—3 月 20 日)**。14:00,**予托拉塞米 20 mg+NS 50 ml iv gtt**。19:00,予硝酸甘油 15 mg+NS 50 ml iv gtt。20:00,**予托拉塞米 40 mg+NS 50 ml iv gtt**。

3 月 17 日 8:00—10:00,心率 92 次/min,血压 86~89/47~63 mmHg。意识清,精神可,左下肺闻及湿啰音。肌钙蛋白 9.55 μg/L(0~0.014 μg/L),CKMB 124.8 μg/L(0.10~4.94 μg/L)。**床边胸片示两肺炎症,右肺明显。停美托洛尔、培哚普利**。予硝酸异山梨酯 5 mg bid po(3 月 17 日—3 月 20 日)扩冠。

13:00—14:00,心率 88~97 次/min,血压 79~82/49~55 mmHg。19:00,心率 90 次/min,血压 88/54 mmHg,予多巴胺 180 mg+NS 50 ml iv gtt。21:00,心率 92 次/min,血压 89/55 mmHg。23:00,心率 93 次/min,血压 89/56 mmHg,**予托拉塞米 20 mg+NS 50 ml iv gtt**。

3 月 18 日 10:00,患者意识清,精神可,心电监护示心率 82 次/min,血压 88/61 mmHg,双下肺可闻及湿啰音。BNP 26 608 ng/L(<450 ng/L),尿素氮 16.30 mmol/L(3.2~7.1 mmol/L),**肌酐 109 μmol/L(58~110 μmol/L)**。10:30,**予呋塞米 40 mg+NS 50 ml iv gtt**。12:10,予硝酸甘油 10 mg+NS 50 ml iv gtt。

14:30,CVP 5 cmH$_2$O,予 8.5% 复方氨基酸 250 ml qd iv gtt(3 月 18 日—3 月 20 日),氯化钾缓释片 1 g bid po(3 月 18 日—3 月 20 日),10% GS 250 ml+能量合剂 1 支+10% 氯化钾 5 ml qd iv gtt(3 月 18 日—3 月 20 日)。

18:00,予多巴胺 180 mg+NS 50 ml iv gtt。21:00,CVP 2 cmH$_2$O。23:10,**予托拉塞米 50 mg+NS 50 ml iv gtt**。

3 月 19 日 6:00,CVP 1 cmH$_2$O。7:35,予 NS 250 ml iv gtt。9:00,心率 83 次/min,血压 83/51 mmHg。

10:35,患者食欲缺乏,心率 80 次/min,血压 83/50 mmHg。双下肺可闻及湿啰音。血红蛋白 123.0 g/L(115~150 g/L),中性粒细胞百分比 81.9%(50%~70%),白细胞计数 9.85×10^9/L(3.69×10^9/L~9.16×10^9/L)。

11:00—12:00,心率 84 次/min,血压 83~87/50~52 mmHg。

14:25,予莫西沙星氯化钠 0.4 g(250 ml)qd iv gtt。

16:00—22:00,心率 88~96 次/min,血压 81~89/46~56 mmHg。

3 月 20 日 00:00—5:00,心率 84~91 次/min,血压 83~90/54~57 mmHg。6:00,CVP 12.5 cmH$_2$O。**查 GPT 1 082 U/L(11~72 U/L)**。

7:31,患者仍有胸闷气促,无创呼吸机支持,意识清,精神可,双肺可闻及湿啰音,心率 88 次/min,律齐,血压 88/50 mmHg。

8:25,患者突发心搏骤停,血压测不到,经抢救无效,于 8:55 死亡。

【病例用药分析】

一、患者发生容量不足的主要原因

3 月 15 日尿素氮 5.00 mmol/L,肌酐 64 μmol/L,尿素氮/肌酐=0.078。3 月 16 日尿素氮 7.00 mmol/L,肌酐 75 μmol/L,尿素氮:肌酐=0.093。3 月 18 日尿素氮 16.30 mmol/L,

肌酐 109 μmol/L,尿素氮∶肌酐＝0.014 9。尿素氮∶肌酐正常值＞0.08。增高提示容量不足。因容量不足时肾小管对尿素氮重吸收增加,使血尿素氮升高,而肌酐重吸收不增加[1]。3 月 18 日 21:00 CVP 2 cmH₂O,3 月 19 日 6:00 CVP 1 cmH₂O。发生容量不足的主要可能原因:

(1) 患者因严重疾病摄入不足、食欲缺乏、呕吐、因心力衰竭肺部感染而呼吸频率加快、因急性心肌梗死、心绞痛而出汗增多,可导致容量不足[1]。

(2) 3 月 16 日予 NS 200 ml iv gtt,3 月 17 日予 NS 100 ml iv gtt,静脉入量不足。

(3) 3 月 16 日口服托拉塞米 20 mg,14:00 予托拉塞米 20 mg iv gtt,20:00 予托拉塞米 40 mg iv gtt,共予托拉塞米 80 mg。3 月 17 日出现低血压,停培哚普利和美托洛尔,予多巴胺 180 mg 静脉推泵升压,而药品说明书规定应用多巴胺前必须先纠正低血容量(见远大医药有限公司药品说明书),实际上没有及时纠正低血容量,致使升压效果不明显,患者血压仍偏低。3 月 17 日 23:00 血压 89/56 mmHg,予托拉塞米 20 mg iv gtt。3 月 18 日 21:00 CVP 2 cmH₂O,23:10 予托拉塞米 50 mg iv gtt。3 月 19 日 6:00 CVP 1 cmH₂O。对心力衰竭而肾功能正常所致水肿,托拉塞米每日最大剂量为 40 mg(见南京海辰药业股份有限公司药品说明书)。因此托拉塞米剂量偏大是引发血容量不足的重要原因。

二、患者发生严重肝功能损害的主要原因

3 月 15 日 GPT 17 U/L,3 月 20 日 GPT 1 082 U/L,发生严重肝功能损害的主要可能原因:

(1) 患者急性前壁心肌梗死、心功能 Ⅱ 级(Killip),因患者放弃 CAG＋PCI 术而未能开通罪犯血管,还因发生血容量不足而加重心肌缺血,使心力衰竭加重而发生肝淤血[2]。

(2) 3 月 17 日床边胸片示两肺炎症,但未及时使用强力抗菌药控制感染,可加重心力衰竭,且细菌毒素可引发肝功能损害[2]。

(3) 3 月 16 日予胺碘酮 150 mg iv、300 mg 静脉推泵、胺碘酮 200 mg qd po(3 月 16 日—3 月 20 日),胺碘酮主要通过肝脏代谢,开始静脉给药即可能出现急性肝损害,尤其是与他汀类药物合用时。规定当 GPT 超过正常上限 3 倍时,应减少胺碘酮的剂量或停药(见赛诺菲制药有限公司药品说明书)。建议对有肝功能损害患者可改用索他洛尔。

(4) 3 月 19 日予莫西沙星氯化钠 0.4 g(250 ml)qd iv gtt,莫西沙星属于喹诺酮类,常见 GPT 上升,规定当 GPT 高于正常值上限 5 倍时禁用(见拜耳医药保健有限公司药品说明书)。

三、患者发生心搏骤停的主要原因

3 月 20 日 8:25 突发心搏骤停的主要可能原因:

(1) 患者急性 ST 段抬高型前壁心肌梗死、心功能 Ⅱ 级(Killip)、直肠癌术后、高血压 3 级(极高危),并因拒绝 PCI 术而未能及时开通罪犯血管,有引发严重心力衰竭、致死性心律失常的疾病基础[3]。

(2) 入院后 CVP 最低仅 1 cmH₂O,存在容量不足(与托拉塞米大剂量使用有相关性),可增加血黏度,并使血压降低。可减少冠脉血供,加重心肌缺血坏死,成为心力衰竭加重和致死性心律失常的诱因[3]。建议在使用大剂量利尿剂的同时适当补充容量。

（3）患者发生较严重的肝功能损害，可能造成心肌电生理不稳，增加严重心律失常的风险[3]。

（4）3 月 17 日床边胸片示两肺炎症，右肺明显，结合严重基础疾病，应及时使用强力抗菌药控制感染。实际上 3 月 19 日才予莫西沙星，可使感染得不到控制并且加重，增加心脏负荷，增加致死性心律失常的风险[3]。

（5）将胺碘酮与莫西沙星合用，两药均可延长 Q-T 间期，增加室性心律失常风险（见拜耳医药保健有限公司药品说明书）。患者有比较严重的肝功能损害，可能造成胺碘酮和莫西沙星在体内的蓄积，进一步增加包括心搏骤停在内的致死性心律失常的风险（见赛诺菲制药有限公司药品说明书）。

【病例总结】

（1）应用多巴胺前必须先纠正低血容量。

（2）对心力衰竭而肾功能正常所致水肿，托拉塞米每日最大剂量为 40 mg。

（3）当 GPT 超过正常上限 3 倍时，应减少胺碘酮的剂量或停药。

（4）当 GPT 高于正常值上限 5 倍时禁用莫西沙星。

未遵守上述用药注意事项，不排除与患者病情恶化有相关性。

参 考 文 献

［1］王礼振.临床输液学［M］.北京：人民卫生出版社，1998，8-21.

［2］吴在德，吴肇汉.外科学［M］.第 7 版.北京：人民卫生出版社，2010，62-64.

［3］葛均波，徐永健.内科学［M］.第 8 版.北京：人民卫生出版社，2013，174-176，200-204.

40. 低血容量性休克
（2015 年 3 月 17 日）

【概述】

一例合并多种基础疾病的高龄患者，此次因高热、咳嗽咳痰、胸闷气促，动态心电图提示间歇性Ⅲ度房室传导阻滞，交接性逸搏心律、多源性室性期前收缩而入院。治疗过程中，患者精神萎靡，气促较明显，血压 69/33 mmHg，考虑低血容量性休克。通过此病例分析，主要探讨此患者发生低血容量性休克的主要原因。

【病史介绍】

患者 84 岁，男性，有慢性支气管炎病史 20 年，高血压病史 10 多年，冠心病病史 15 年，于 2000—2009 年先后植入支架 3 枚。2015 年 2 月因高热、咳嗽咳痰、胸闷气促住院，动态心电图（2 月 3 日）提示间歇性Ⅲ度 AVB，交接性逸搏心律、多源性室性期前收缩。经哌拉西林他唑巴坦钠＋莫西沙星抗感染等治疗，2 月 12 日症状略好转后出院。

因冠心病 PCI 术后、心功能Ⅲ级（NYHA）、慢性支气管炎伴感染于 2 月 22 日收治心内科。查体神清气平，血压 109/70 mmHg，房颤心律 120 次/min，双下肺闻及干湿啰音，双下肢轻度水肿。EF 35％。BNP 8 258 ng/L（<450 ng/L），**钠 131 mmol/L（137～145 mmol/L）**，尿素氮 5 mmol/L（3.2～7.1 mmol/L），肌酐 57 μmol/L（58～110 μmol/L），白细胞计数 15.79×10⁹/L（3.69×10⁹/L～9.16×10⁹/L），中性粒细胞百分比 88.5％（50％～70％），**血细胞比容 32％（40％～50％）**。

【临床经过】

2 月 22 日予阿司匹林肠溶片 100 mg qd po（2 月 22 日—2 月 25 日）抗血小板，阿托伐他汀钙 20 mg qn po（2 月 22 日—2 月 25 日）稳定斑块，硝酸异山梨酯 5 mg bid po（2 月 22 日—3 月 11 日）扩冠，头孢哌酮舒巴坦钠 3 g＋NS 100 ml bid iv gtt（2 月 22 日—2 月 27 日）抗感染，二羟丙茶碱 0.5 g＋NS 50 ml qd 静脉推泵（2 月 22 日—2 月 25 日）平喘，螺内酯 20 mg bid po（2 月 22 日—2 月 27 日），加量为 20 mg tid po（2 月 27 日—3 月 9 日），又减量为 20 mg bid po（3 月 9 日—3 月 11 日）保钾利尿，呋塞米 20 mg bid po（2 月 23 日—2 月 27 日）利尿。**小便量 1 500 ml**。

2 月 23 日，**小便量 1 200 ml**。

2 月 25 日,**小便量** 2 500 ml。停阿司匹林肠溶片、二羟丙茶碱、**阿托伐他汀钙**,予氯吡格雷 50 mg qd po(2 月 25 日—3 月 12 日),低分子肝素钙 4 000 U qd ih(2 月 25 日—3 月 5 日)。

2 月 26 日,**小便量** 500 ml。白细胞计数 15.82×10⁹/L(3.69×10⁹/L～9.16×10⁹/L),中性粒细胞百分比 86.2%(50%～70%),BNP 7 110 ng/L(<450 ng/L),血红蛋白 139.0 g/L(115～150 g/L),**血细胞比容 36.7%(40%～50%)**。GPT 138 U/L(9～50 U/L),尿素氮 3.8 mmol/L(2.86～8.21 mmol/L),肌酐 73 μmol/L(59～104 μmol/L)。

2 月 27 日,**小便量** 1 500 ml。抗感染效果不佳,停头孢哌酮舒巴坦钠,予**亚胺培南西司他丁钠** 1 g+NS 100 ml q12h iv gtt(2 月 27 日—3 月 9 日),予还原型谷胱甘肽 1.2 g+5% GS 250 ml qd iv gtt(2 月 27 日—3 月 3 日),托拉塞米 20 mg qd po(2 月 27 日—2 月 28 日),加量为 20 mg bid po(2 月 28 日—3 月 9 日),又减量为 10 mg qd po(3 月 9 日—3 月 11 日)。

2 月 28 日,**小便量** 1 200 ml。3 月 1 日,**小便量** 900 ml。

3 月 2 日,患者咳嗽咳痰明显好转,胸闷气促减轻。神清气平,房颤心室率 134 次/min,血压 98/64 mmHg。双下肺少量干湿啰音,双下肢无水肿。因痰培养出白色念珠菌,予氟康唑 50 mg qd po(3 月 2 日—3 月 10 日)。

3 月 3 日,**小便量** 800 ml。**钠** 128 mmol/L(137～145 mmol/L),钾 3.3 mmol/L(3.5～5.3 mmol/L),GPT 60 U/L(9～50 U/L)。予 10%氯化钠 10 ml tid po(3 月 3 日—3 月 10 日),氯化钾缓释片 1 g bid po(3 月 3 日—3 月 6 日),多烯磷脂酰胆碱 15 ml+5% GS 250 ml qd iv gtt(3 月 3 日—3 月 13 日)。

3 月 4 日,**小便量** 900 ml。

3 月 5 日,**小便量** 1 100 ml。

3 月 6 日,患者小便量 1 100 ml。仍有咳嗽咳痰胸闷气促,精神欠佳。血气分析示 pH 7.502(7.35～7.45),钠 135 mmol/L(137～145 mmol/L),GPT 50 U/L(21～72 U/L),**尿素氮** 15 mmol/L(3.2～7.1 mmol/L),肌酐 100 μmol/L(58～110 μmol/L)。白细胞计数 13.90×10⁹/L(3.69×10⁹/L～9.16×10⁹/L),中性粒细胞百分比 89.7%(50%～70%),**血细胞比容 39.5%(40%～50%)**。BNP 8 488 ng/L(<450 ng/L)。**予地高辛 0.13 mg qd po(3 月 5 日—3 月 9 日)**,减量为 0.13 mg qod po(3 月 9 日—3 月 11 日)。

3 月 7 日,患者小便量 800 ml。出现右侧耳鸣,耳痛难忍。五官科会诊予**复方对乙酰氨基酚(Ⅱ)**1 片 bid po(3 月 7 日—3 月 8 日),甲钴胺 0.5 mg tid po(3 月 7 日—3 月 11 日)。

3 月 8 日,患者小便量 900 ml。CT 示纵隔气肿,右半卵圆中心及双侧基底节区腔梗。

3 月 9 日 8:00,患者**小便量** 1 200 ml。咳嗽咳痰较前好转,稍有胸闷气促,精神萎靡,房颤心室率 86 次/min,血压 88/64 mmHg,双下肺闻及少量干湿啰音。白细胞计数 6.69×10⁹/L(3.69×10⁹/L～9.16×10⁹/L),中性粒细胞百分比 66.4%(50%～70%),**血细胞比容 45.3%(40%～50%)**。停亚胺培南西司他丁钠,予吡拉西坦氯化钠 100 ml qd iv(3 月 9 日—3 月 13 日),阿托伐他汀钙 20 mg qn po(3 月 8 日—3 月 9 日),**甲磺酸倍他司汀 6 mg tid po(3 月 9 日—3 月 10 日)**,芪苈强心胶囊 2 粒 tid po(3 月 9 日—3 月 12 日)。14:00,房颤心室率 80 次/min,血压 78/52 mmHg。

3 月 10 日,患者**小便量** 1 100 ml。

3 月 11 日 8:00,精神萎靡,气促较明显,房颤心室率 100 次/min,血压 69/33 mmHg。

9:00,考虑低血容量性休克,予深静脉穿刺,多巴胺 120 mg＋NS 50 ml iv gtt,乳酸林格液 500 ml＋10％氯化钾 10 ml iv gtt,呋塞米 20 mg iv。

10:20,**予泮托拉唑钠 40 mg＋NS 50 ml iv gtt(3 月 11 日—3 月 13 日)**,8.5％复方氨基酸 250 ml qd iv gtt(3 月 11 日—3 月 13 日)。

13:24,患者食欲缺乏、嗜睡,气促较明显。查钾 5.6 mmol/L(3.5～5.5 mmol/L),**钠 156 mmol/L(135～145 mmol/L)**,二氧化碳分压 58.7 mmHg(35～45 mmHg),氧分压 75 mmHg(80～100 mmHg)。21:30,血压 65/40 mmHg,予 10％ GS 500 ml＋水溶性维生素 1 瓶 iv gtt。

3 月 12 日 1:30,血压 86/40 mmHg,予多巴胺 120 mg＋NS 50 ml iv gtt。6:00,**体温 38℃**。10:00,**体温 37.7℃,点头样呼吸嗜睡中**。15:15,血压 71/39 mmHg,予多巴胺 120 mg＋NS 50 ml iv gtt。予尼可刹米 2 250 mg＋NS 40 ml iv gtt。21:45,血压 70/29 mmHg,予多巴胺 180 mg＋NS 50 ml iv gtt。**小便量 500 ml**。

3 月 13 日 1:00,血压 72/45 mmHg,予尼可刹米 2 250 mg＋NS 40 ml iv gtt。3:00,血压 77/40 mmHg,予多巴胺 180 mg＋NS 50 ml iv gtt。6:00,**体温 37.8℃**。7:40,房颤心室率 122 次/min,血压 51/25 mmHg,呼吸 33 次/min,予多巴胺 180 mg＋NS 50 ml iv gtt。8:10,患者呼之不应,予尼可刹米 2 250 mg＋洛贝林 18 mg＋NS 50 ml iv gtt。

9:56,血压、心率、血氧饱和度测不出,呼吸骤停,宣告死亡。

【病例用药分析】

3 月 11 日发生低血容量性休克的主要可能原因:

(1) 患者因严重疾病摄入不足、食欲缺乏、呕吐、因心力衰竭肺部感染而呼吸频率加快、出汗增多,可导致容量不足[1]。

(2) 2 月 22 日—2 月 25 日,NS 250 ml qd iv gtt。2 月 25 日—2 月 27 日,NS 200 ml qd iv gtt。2 月 27 日—3 月 9 日,NS 200 ml qd iv gtt,5％ GS 250 ml。3 月 10 日,NS 100 ml iv gtt,5％ GS 250 ml iv gtt。而每日尿量约 1 000 ml,若不能在饮水进食中得到补充,则易引发脱水低血容量。

(3) 因容量不足时肾小管对尿素氮重吸收增加,使血尿素氮升高,而肌酐重吸收不增加[1]。2 月 22 日入院时尿素氮 5 mmol/L,肌酐 57 μmol/L,尿素氮:肌酐＝0.09＞0.08,已经提示血容量不足。2 月 22 日钠 131 mmol/L,考虑到心力衰竭稀释性低钠血症,予呋塞米 20 mg bid po(2 月 23 日—2 月 27 日),托拉塞米 20 mg qd po(2 月 27 日—2 月 28 日),20 mg bid po(2 月 28 日—3 月 9 日)。3 月 6 日尿素氮 15 mmol/L,肌酐 100 μmol/L,尿素氮:肌酐＝0.15,比 2 月 22 日的 0.09 有上升,提示血容量不足加重[1]。2 月 22 日入院时血细胞比容 32％,3 月 6 日血细胞比容 39.5％,假定 2 月 22 日刚入院时 Ht 为正常 Ht,则可估算出与 2 月 22 日刚入院时相比,体液缺失量＝体重(kg)×0.6×(1－正常 Ht/脱水后 Ht)＝70×0.6×(1－0.32/0.395)＝8 L[1]。实际上未能及时补足容量。

(4) 3 月 9 日血细胞比容 45.3％,同理可估算出与 2 月 22 日刚入院时相比,体液缺失量＝70×0.6×(1－0.32/0.453)＝12 L[1]。假定 3 月 6 日 Ht 为正常 Ht,则可估算出与 3 月 6 日相比,体液缺失量＝体重(kg)×0.6×(1－正常 Ht/脱水后 Ht)＝70×0.6×(1－0.395/

0.453)＝5 L。但仍未能引起医师关注,未予补足容量。

（5）3 月 11 日发生低血容量性休克后,未监测血常规,没有 Ht 数据。3 月 11 日查钠 156 mmol/L,可估算出缺水量＝体重(kg)×0.5×(PNa÷140－1)＝70×0.5×(156÷140－1)＝4 L。实际情况是,3 月 11 日静脉补充 NS 200 ml＋乳酸钠林格液 500 ml＋5％ GS 250 ml＋10％ GS 500 ml＋8.5％复方氨基酸 250 ml＝1 800 ml。3 月 12 日静脉补充 NS 350 ml＋5％ GS 250 ml＋8.5％复方氨基酸 250 ml＝850 ml。此时患者已经完全不能进水进食,完全依靠静脉输入,显然静脉入量是不足的。为维持血压,予大剂量多巴胺静脉推泵,而药品说明书规定应用多巴胺前必须先纠正低血容量(见远大医药有限公司药品说明书)。患者血容量得不到纠正,则多巴胺升压效果不明显。

（6）3 月 9 日因血象正常而停亚胺培南西司他丁钠,3 月 12 日 6:00 体温 38℃,10:00 体温 37.7℃,3 月 13 日 6:00 体温 37.8℃。提示患者感染复发,而医师未能及时加用强力抗菌药如亚胺培南西司他丁钠＋万古霉素(或利奈唑胺)以控制感染,可能引发感染性休克,可使患者血压、低血容量得不到纠正。

【病例总结】

（1）尿素氮：肌酐＞0.08 提示容量不足,血细胞比容上升、血钠上升提示脱水。可根据公式估算体液缺失量＝体重(kg)×0.6×(1－正常 Ht/脱水后 Ht)[1];可根据公式估算出缺水量＝体重(kg)×0.5×(PNa÷140－1)[1]。

（2）应用多巴胺前必须先纠正低血容量。

（3）当感染复发时应及时予抗菌药控制。

未遵守上述用药注意事项,不排除与患者病情恶化有相关性。

参 考 文 献

[1] 王礼振.临床输液学[M].北京：人民卫生出版社,1998,8-21,46-48,317-321.

41. 严重低血容量不足、肾功能衰竭

(2015 年 4 月 1 日)

【概述】

一例脑梗死史合并脑萎缩史患者,此次因冠心 PCI 术后、房颤起搏器植入术后、心功能Ⅲ级(NYHA)、慢性支气管炎伴感染、肺部感染而入院。入院时患者不存在血容量不足,之后尿素氮/肌酐比值不断升高,提示血容量不足;患者肾功能不全进行性加重,最终发生肾功能衰竭。通过此病例分析,主要探讨以下两点:① 患者入院后发生血容量不足的主要原因;② 患者发生肾功能衰竭的主要原因。

【病史摘要】

患者 76 岁,男性,有脑梗死病史 10 年,脑萎缩病史 7 年,有慢性支气管炎、肺气肿、肾功能不全病史。因冠心 PCI 术后、房颤起搏器植入术后、心功能Ⅲ级(NYHA)、慢性支气管炎伴感染、肺部感染于 2015 年 3 月 16 日入院。

查体神清气平,血压 102/76 mmHg,房颤,心率 78 次/min,双下肺未闻及干湿啰音,双下肢不肿。总胆红素 59.2 μmol/L(0~21 μmol/L),直接胆红素 29.8 μmol/L(0~5 μmol/L),EF 29%。BNP>35 000 ng/L(<450 ng/L),白细胞计数 11.17×10^9/L(3.69×10^9/L~9.16×10^9/L),中性粒细胞百分比 78.8%(50%~70%),**血细胞比容 49.4%(40%~50%),血红蛋白 171 g/L(130~175 g/L)**。钠 136 mmol/L(137~145 mmol/L),尿素氮 14.7 mmol/L(3.2~7.1 mmol/L),肌酐 271 μmol/L(58~110 μmol/L)。

【临床经过】

予氯吡格雷 50 mg qd po(3 月 16 日—3 月 26 日)抗血小板,先予瑞舒伐他汀钙 5 mg qn po(3 月 16 日—3 月 19 日),后换成阿托伐他汀钙 20 mg qn po(3 月 19 日—3 月 26 日)稳定斑块,地高辛 0.13 mg qd po(3 月 16 日—3 月 26 日)强心,亚胺培南西司他丁钠 1 g+NS 100 ml q8h iv gtt(3 月 16 日—3 月 24 日)抗感染,泮托拉唑钠 60 mg+NS 50 ml qd 静脉推泵(3 月 16 日—3 月 24 日)抑酸护胃,螺内酯 20 mg bid po(3 月 16 日—3 月 24 日),后减量为 20 mg qd po(3 月 24 日—3 月 26 日)保钾利尿,肾衰宁 4 粒 tid po(3 月 17 日—3 月 26 日)改善肾功能。予托拉塞米 40 mg+NS 100 ml iv gtt。

3 月 17 日 7:00,24 小时入量(补液 300 ml+口服 450 ml),尿量 1 000 ml。予门冬氨酸钾镁

10 ml tid po(3 月 17 日—3 月 26 日)补钾镁,胺碘酮 0.2 g qd po(3 月 17 日—3 月 26 日)抗心律失常。**予托拉塞米 20 mg + NS 50 ml iv gtt。**

3 月 18 日 7:00,**24 小时入量**(补液 400 ml + 口服 800 ml),**尿量** 3 000 ml。白细胞计数 $9.47 \times 10^9 / L(3.69 \times 10^9 / L \sim 9.16 \times 10^9 / L)$,中性粒细胞百分比 79.6%(50%~70%),**血细胞比容 53.2%(40%~50%),血红蛋白 178 g/L(130~175 g/L)。尿素氮 19.2 mmol/L(3.2~7.1 mmol/L),肌酐 282 μmol/L(58~110 μmol/L)。** 予美托洛尔 6.25 mg bid po(3 月 18 日—3 月 19 日)减慢心率。

3 月 19 日 7:00,**24 小时入量**(补液 350 ml + 口服 800 ml),**尿量** 900 ml。8:30,双肺可闻及中量湿啰音,有咳嗽痰不易咳出,予氨溴索化痰(3 月 19 日—3 月 26 日)。**予托拉塞米 60 mg + NS 100 ml iv gtt。**

3 月 20 日 7:00,**24 小时入量**(补液 500 ml + 口服 1 100 ml),**尿量** 1 600 ml。8:30,双肺可闻及中量湿啰音,有咳嗽痰不易咳出。**予托拉塞米 30 mg + NS 30 ml qd 静脉推泵(3 月 20 日—3 月 24 日)。予呋塞米 50 mg + NS 50 ml iv gtt。**

3 月 21 日 7:00,**24 小时入量**(补液 450 ml + 口服 850 ml),**尿量** 1 300 ml。

9:00,BNP 27 862 ng/L(<450 ng/L),钠 147 mmol/L(137~145 mmol/L),尿素氮 21.8 mmol/L(3.2~7.1 mmol/L),肌酐 271 μmol/L(58~110 μmol/L)。白细胞计数 $11.38 \times 10^9 / L(3.69 \times 10^9 / L \sim 9.16 \times 10^9 / L)$,中性粒细胞百分比 74.4%(50%~70%),**血细胞比容 63.3%(40%~50%),血红蛋白 206 g/L(130~175 g/L)。予托拉塞米 40 mg + NS 50 ml iv gtt。**

3 月 22 日 7:00,**24 小时入量**(补液 450 ml + 口服 800 ml),**尿量** 1 100 ml。8:30,精神欠佳,**予托拉塞米 40 mg + NS 50 ml iv gtt,呋塞米 60 mg + NS 50 ml iv gtt。**

3 月 23 日 7:00,**24 小时入量**(补液 550 ml + 口服 1 000 ml),**尿量** 1 200 ml。予 8.5% 复方氨基酸 250 ml qd iv gtt(3 月 23 日—3 月 26 日)。**患者神志欠清,气促。**

12:14,**血细胞比容 60.3%(40%~50%),血红蛋白 198 g/L(130~175 g/L),尿素氮 29.5 mmol/L(3.2~7.1 mmol/L),肌酐 301 μmol/L(58~110 μmol/L)。**

3 月 24 日 7:00,**24 小时入量**(补液 650 ml + 口服 950 ml),**尿量** 1 800 ml。9:00,**患者神志欠清,双肺闻及中等量湿啰音,房颤心室率 112 次/min,血压(108/72 mmHg)**,予呋塞米 20 mg qd po(3 月 24 日—3 月 26 日)。

14:00,患者因肺部感染,请呼吸内科会诊停亚胺培南西司他丁钠,予头孢噻肟钠 2 g + NS 100 ml bid iv(3 月 24 日—3 月 26 日)。

3 月 25 日 7:00,**24 小时入量**(补液 650 ml + 口服 950 ml),**尿量** 1 600 ml。予乳果糖 15 ml tid po(3 月 25 日—3 月 26 日),**呋塞米 50 mg + NS 50 ml iv gtt,托拉塞米 50 mg + NS 50 ml iv gtt。**

3 月 26 日 7:00,**24 小时入量**(补液 600 ml + 口服 700 ml),**尿量** 900 ml。皮肤低温伴发绀。

8:50,BNP>35 000 ng/L(<450 ng/L),**尿素氮 42.8 mmol/L(3.2~7.1 mmol/L),肌酐 438 μmol/L(58~110 μmol/L)。钠 157 mmol/L(137~145 mmol/L),白细胞计数 18.69 × 10^9/L** $(3.69 \times 10^9 / L \sim 9.16 \times 10^9 / L)$,中性粒细胞百分比 85.2%(50%~70%),**血细胞比容 70.9%(40%~50%),血红蛋白 228 g/L(130~175 g/L)。患者神志不清,查体不合作,双肺可闻及大量痰鸣音及湿啰音,房颤心室率 111 次/min,血压 105/61 mmHg。**

9:30,吸出黄浓痰。14:00,体温 38.5℃。22:49 死亡。

【病例用药分析】

一、患者入院后发生血容量不足的主要原因

3 月 16 日血细胞比容 49.4%,血红蛋白 171 g/L。尿素氮 14.7 mmol/L,肌酐 271 μmol/L,尿素氮∶肌酐=0.05＜0.08,提示血容量不存在不足[1]。

3 月 18 日,24 小时入量 1 200 ml,尿量 3 000 ml。血细胞比容 53.2%,血红蛋白 178 g/L。尿素氮 19.2 mmol/L,肌酐 282 μmol/L,尿素氮∶肌酐=0.07＜0.08,提示血容量有减少[1]。

3 月 21 日,24 小时入量 1 300 ml,尿量 1 300 ml。钠 147 mmol/L,血细胞比容 63.3%,血红蛋白 206 g/L。尿素氮 21.8 mmol/L,肌酐 271 μmol/L,尿素氮∶肌酐=0.08,提示血容量继续减少[1]。

3 月 23 日,24 小时入量 1 550 ml,尿量 1 200 ml。血细胞比容 60.3%,血红蛋白 198 g/L,尿素氮 29.5 mmol/L,肌酐 301 μmol/L。尿素氮∶肌酐=0.10＞0.08,提示血容量进一步减少,已有容量不足[1]。

3 月 26 日,24 小时入量 1 300 ml,尿量 900 ml。钠 157 mmol/L,血细胞比容 70.9%,血红蛋白 228 g/L。尿素氮 42.8 mmol/L,肌酐 438 μmol/L。尿素氮∶肌酐=0.10＞0.08,提示血容量进一步减少,存在血容量不足[1]。

患者除 3 月 18 日尿量 3 000 ml,远大于入量 1 200 ml 外,其余时间入量与尿量基本平衡,导致容量不足的主要可能原因有:

(1) 正常呼吸频率每日经呼吸道排出水分约 400 ml,患者因肺部感染、心力衰竭而使呼吸急促,可能超过 1 000 ml[1]。体温正常时每日经皮肤蒸发水分 500 ml,体温每升高 1.5℃,皮肤蒸发量增加 500 ml。3 月 26 日,患者体温由 36.5℃ 飙升至 38.5℃,经皮肤蒸发量增加 500 ml 以上[2]。若患者出汗则蒸发的水分更多。加上经粪便排出水分约 200 ml,患者每日经非肾脏途径排出的水分在 2 000 ml 以上。

(2) 患者因严重疾病而饮食很少,食欲缺乏,故每日食物中的水分(正常情况下约 800 ml)可不计入,每日补液量加饮水量 1 300～1 500 ml。故尽管患者因肾功能衰竭而尿量少,仍有可能引发脱水。

(3) 水分可能进入第三间隙积聚,如胸水、腹水[2]。

3 月 16 日入院时血细胞比容 50%,3 月 22 日血细胞比容 60.3%,假定刚入院时 Ht 为正常 Ht,则可估算出与 3 月 22 日刚入院时相比,体液缺失量=体重(kg)×0.6×(1－正常 Ht/脱水后 Ht)=70×0.6×(1－0.5/0.6)=7 L[1]。实际上因担忧加重心力衰竭而未能及时补足容量。

3 月 26 日血细胞比容 70.9%,同理可估算出与 3 月 16 日刚入院时相比,体液缺失量=70×0.6×(1－0.5/0.709)=12 L[1],但因担忧尿量少而仍未予补足容量。

二、患者发生肾功能衰竭的主要原因

患者肾功能不全进行性加重,最终发生肾功能衰竭,其主要原因:

(1) 因冠心 PCI 术后、心功能Ⅲ级(NYHA)等基础疾病,可导致肾血液灌流量降低[2]。

(2) 因未能补足容量而引发了比较严重的脱水、低血容量,导致肾血液灌流量和肾小球滤

过率(GFR)显著降低[2]。

(3) 3月24日呼吸内科会诊停亚胺培南西司他丁钠,改用头孢噻肟钠。3月26日体温飙升至38.5℃,双肺大量痰鸣音,提示肺部感染及全身感染加重,可引发肾血管强烈收缩,诱发肾功能衰竭[2]。

患者为慢性支气管炎伴感染、肺部感染,合并心力衰竭、肾功能不全等基础疾病,在细菌培养及药敏结果出来之前,按规定首选 β-内酰胺类/β-内酰胺酶抑制剂(头孢哌酮舒巴坦钠、哌拉西林他做巴坦钠等)+呼吸喹诺酮类,或碳青霉烯类+呼吸喹诺酮类,如怀疑有 MDR 球菌感染可联合万古霉素(或利奈唑胺)[3]。头孢噻肟钠属于第三代头孢菌素,对大肠埃希菌等肠杆菌科革兰阴性菌有强大抗菌活性,但对铜绿假单胞菌无抗菌活性,对革兰阳性球菌抗菌活性相对于第一、第二代头孢菌素差。故一般不作为严重肺部感染或院内感染的选择[3]。患者感染迅速加重与3月24日改用头孢噻肟钠可能有相关性。

3月26日患者感染迅速恶化,当时应迅疾更换头孢哌酮舒巴坦钠+利奈唑胺以控制感染。感染恶化可使患者低血容量得不到纠正,引发休克,导致肾功能衰竭以及其他脏器衰竭。

【病例总结】

(1) 尿素氮:肌酐>0.08 提示容量不足,血细胞比容上升、血钠上升提示脱水。可根据公式估算体液缺失量=体重(kg)×0.6×(1-正常 Ht/脱水后 Ht)[1]。

(2) 头孢噻肟钠一般不作为严重肺部感染或院内感染的选择[3]。

未遵守上述用药注意事项,不排除与患者病情恶化有相关性。

参 考 文 献

[1] 王礼振.临床输液学[M].北京:人民卫生出版社,1998,8-21,46-48,317-321.
[2] 王建枝,殷莲华.病理生理学[M].第8版.北京:人民卫生出版社,2013,15-21,246-259.
[3] 葛均波,徐永健.内科学[M].第8版.北京:人民卫生出版社,2013,21-27,41-45.

42. 低血容量、低血压、阿-斯综合征发作

（2015 年 12 月 3 日）

【概述】

一例糖尿病患者,此次因急性前壁心肌梗死、心功能Ⅰ级(Killip)而入院。患者 11 月 20 日晚入院,11 月 25 日突发阿-斯综合征,11 月 26 日再发两次急性心肌梗死,入院后一直低血容量和低血压。通过此病例分析,主要探讨低血容量、低血压与此患者突发阿-斯综合征的联系。

【病史介绍】

患者 87 岁,女性,有 2 型糖尿病病史 10 多年,1 天前突发剧烈胸痛伴大汗淋漓,因急性前壁心肌梗死、心功能Ⅰ级(Killip)于 11 月 20 日 20:50 入院。**血细胞比容 36%(35.0%~45.0%)**,血红蛋白 119 g/L(115~150 g/L)。22:51 行 CAG 及 PCI 术。

【临床经过】

11 月 21 日 9:22,胸痛明显好转,双肺闻及湿啰音,心率 74 次/min,血压 92/53 mmHg,24 小时尿量为 1 600 ml。**尿素氮 10.94 mmol/L(2.9~8.2 mmol/L),肌酐 68 μmol/L(45~84 μmol/L)**。予阿司匹林 100 mg qd po(11 月 21 日—11 月 30 日),替格瑞洛 90 mg bid po(11 月 21 日—),低分子肝素钙 2 000 U q12h ih(11 月 21 日—11 月 27 日),阿卡波糖 50 mg bid po(11 月 21 日—11 月 24 日),格列吡嗪控释片 5 mg qd po(11 月 21 日—11 月 24 日),阿托伐他汀钙 20 mg qn po(11 月 21 日—),泮托拉唑钠 40 mg + NS 50 ml qd iv gtt(11 月 21 日—11 月 23 日)80 mg + NS 50 ml qd iv gtt(11 月 23 日—11 月 30 日)80 mg + NS 50 ml bid iv gtt(11 月 30 日—),**托拉塞米 10 mg bid po(11 月 22 日—11 月 30 日)**10 mg qd po(11 月 30 日—),螺内酯 20 mg bid po(11 月 22 日—11 月 30 日)、20 mg qd po(11 月 30 日—),乳果糖 15 ml bid po(11 月 22 日—),10%氯化钠 10 ml tid po(11 月 22 日—11 月 24 日),10%氯化钾 10 ml tid po(11 月 22 日—11 月 24 日),10%氯化钾 10 ml tid iv gtt(11 月 22 日—11 月 24 日)。

10:00,予呋塞米 20 mg iv。11:30,心率 65 次/min,血压 80/45~50 mmHg,双下肺闻及中小湿啰音。予多巴胺 140 mg + NS 50 ml 3 ml/h iv gtt,硝酸异山梨酯 10 mg + NS 50 ml 5 ml/h iv gtt,**托拉塞米 20 mg + NS 50 ml iv gtt**。18:00 **予呋塞米 60 mg + NS 50 ml iv gtt**。

19:00 予多巴胺 140 mg＋NS 50 ml iv gtt。

11 月 23 日 7:00，予多巴胺 140 mg＋NS 50 ml iv gtt。9:22，心率 75 次/min，血压 89/54 mmHg，24 小时尿量为 1 700 ml。双肺可闻及湿啰音。**血细胞比容 36.4%（35.0%～45.0%），血红蛋白 121 g/L（115～150 g/L），天冬氨酸转氨酶 227 U/L（13～35 U/L），丙氨酸转氨酶 44 U/L（7～40 U/L）。尿素氮 14.35 mmol/L（2.9～8.2 mmol/L），肌酐 104 μmol/L（45～84 μmol/L）。**

10:00，**托拉塞米 20 mg＋NS 50 ml iv gtt。**16:00，予多巴胺 280 mg＋NS 100 ml iv gtt。

11 月 24 日 9:15，患者诉气促乏力，心率 78 次/min，血压 82/46 mmHg，24 小时尿量为 3 320 ml，双肺闻及湿啰音。**予呋塞米 20 mg iv，硝酸异山梨酯 10 mg＋NS 50 ml iv gtt。**15:00，予多巴胺 140 mg＋NS 50 ml iv gtt，**托拉塞米 20 mg＋NS 50 ml iv gtt。**20:00，予多巴胺 140 mg iv gtt。

11 月 25 日 6:58，患者突发呼之不应，双眼直视，全身抽搐，伴出冷汗，心率 67 次/min，**血压 60/40 mmHg，**立即予心外按压，去甲肾上腺素 10 mg＋NS 50 ml iv gtt，多巴胺 140 mg＋NS 50 ml iv gtt。约 3 s 后自行恢复意识，复测血压 114/70 mmHg，心率 73 次/min。

9:43，24 小时尿量 2 250 ml，CVP 6 cmH$_2$O。**予呋塞米 20 mg iv，氢氯噻嗪 25 mg po，**5% GS 250 ml＋能量合剂 1 支 iv gtt。11:00 予去甲肾上腺素 10 mg＋NS 50 ml iv gtt。13:00，予 NS 500 ml＋10%氯化钾 10 ml iv gtt。17:00—21:00，3 次予多巴胺 140 mg＋NS 50 ml iv gtt。

11 月 26 日 9:00，患者诉胸闷胸痛气促，伴大汗，**予吗啡 3 mg ih，**硝酸异山梨酯 10 mg＋NS 50 ml iv gtt，硝酸甘油 0.5 mg 舌下含服。心率 80 次/min，**血压 46/35 mmHg，**24 小时尿量 2 660 ml，CVP 3 cmH$_2$O。

10:00，**床旁心电图提示再发心肌梗死可能，**予多巴胺 5 mg iv，多巴胺 140 mg＋NS 50 ml iv gtt。患者血压升至 160/70 mmHg。予硝酸甘油 20 mg＋NS 50 ml iv gtt，硝酸甘油 0.5 mg 2 次舌下含服，血压维持在 110/65 mmHg，予 NS 250 ml＋10%氯化钾 7.5 ml iv gtt。

查尿素氮 16.77 mmol/L（2.9～8.2 mmol/L），肌酐 146 μmol/L（45～84 μmol/L），血细胞比容 36.9%（35.0%～45.0%），血红蛋白 126 g/L（115～150 g/L），钠 134 mmol/L（137～145 mmol/L）。

11:14，患者持续胸痛伴出冷汗，查心电图考虑再次心肌梗死可能，心肌梗死三项较前有所升高。予呋塞米 20 mg iv。13:00，予呋塞米 60 mg＋NS 50 ml iv gtt。14:00—20:00，四次予多巴胺 140 mg＋NS 50 ml iv gtt。

11 月 27 日，**尿素氮 19.49 mmol/L（2.9～8.2 mmol/L），肌酐 152 μmol/L（45～84 μmol/L）。**

11 月 29 日，患者仍诉胸闷气促不适，伴出汗，血压波动明显，反复有一过性降低，考虑心源性休克，予多巴胺强心升压。

11 月 30 日 9:23，又出现一过性血压偏低，血压最低 38/22 mmHg，予去甲肾上腺素 1 mg 联合多巴胺升压。

【病例用药分析】

患者因急性前壁心肌梗死于 11 月 20 日晚入院，11 月 25 日突发阿-斯综合征，11 月 26 日再发两次急性心肌梗死,除与原发疾病有关外,入院后低血容量和血压降得过低是重要因素。

11月20日血细胞比容36％,血红蛋白119 g/L。11月21日尿素氮10.94 mmol/L,肌酐68 μmol/L,尿素氮：肌酐＝0.161＞0.08。一般情况下,血尿素氮：肌酐＝0.04,当血容量不足时,肾小管重吸收钠和水的同时,对尿素氮的重吸收也显著增多,而肌酐不被重吸收,这样就使血尿素氮：肌酐＞0.08[1]。11月21日血压降至80/45～50 mmHg,需要多巴胺静脉推泵维持,也提示存在容量不足。

11月23日,在多巴胺静脉推泵维持下,患者血压89/54 mmHg。尿素氮14.35 mmol/L,肌酐104 μmol/L,尿素氮：肌酐＝0.138＞0.08,提示容量不足[1]。血细胞比容36.4％(11月20日为36％),血红蛋白121 g/L(11月20日为119 g/L),有上升趋势,提示容量不足可能加重。患者入院时血细胞比容36％,当时已有容量不足,故患者平时正常血细胞比容应该小于36％,现假设为35％,则可计算出11月23日体液缺失量＝体重(kg)×0.6×(1－正常 Ht/脱水后 Ht)＝60×0.6×(1－0.35/0.364)＝1.4 L[1]。患者输液量为维持输液量1 500～2 000 ml＋丢失量1 000 ml＞2 500 ml。实际上因担忧加重心力衰竭一天仅静脉输入300 ml。11月24日尿量3 320 ml,正常呼吸频率每日经呼吸道排出水分约400 ml,患者因心力衰竭等使呼吸急促,可能超过1 000 ml[1];因急性心肌梗死心绞痛而大汗淋漓可蒸发较多水分,每日经非肾脏途径排出的水分可在2 000 ml以上。故患者一天通过肾脏和非肾脏途径排出的水分可在5 000 ml以上。患者若能从胃肠道摄入足量的食物(正常情况下每日摄入的食物含水量约800 ml)和水,则即使静脉输入量很少,也可能维持容量平衡,但患者因严重疾病而食欲缺乏,每日饮水量少,可能引发脱水。另外患者右心力衰竭,水分可进入第三间隙积聚,如胸水、腹水[2]。还有每日予托拉塞米40 mg,加上予呋塞米(11月21日—11月24日)。上述原因引发了容量不足。

11月25日6:58,患者心率67次/min,血压60/40 mmHg,阿-斯综合征发作,经抢救好转。当天尿量2 250 ml,静脉输液量增加至1 100 ml。

11月26日9:00,患者诉胸闷胸痛气促伴大汗,予吗啡3 mg ih,硝酸异山梨酯10 mg＋NS 50 ml iv,硝酸甘油0.5 mg舌下含服。血压降至46/35 mmHg,CVP仅3 cmH$_2$O,之后再次发生了急性心肌梗死。尿素氮16.77 mmol/L,肌酐146 μmol/L,尿素氮：肌酐＝0.115,大于0.08,提示容量不足[1]。血细胞比容上升至36.9％(11月20日为36％,11月23日为36.4％)。有进一步上升趋势,提示容量不足可能进一步加重。可计算出11月26日体液缺失量＝体重(kg)×0.6×(1－正常 Ht/脱水后 Ht)＝60×0.6×(1－0.35/0.369)＝1.85 L。患者输液量应为维持输液量1 500～2 000 ml＋丢失量1 850 ml＞3 350 ml。实际上静脉输入600 ml。

对心功能不全合并血容量不足并有食欲缺乏的患者,建议予肠内营养液补充容量。包括肠内营养乳剂(TPF－T)(瑞能),若有糖尿病则推荐肠内营养混悬液(SP)(百普力)。

休克尚未纠正控制前禁用吗啡,严重肝功能不全禁用吗啡(见东北制药集团沈阳第一制药有限公司药品说明书)。患者存在肝功能损害,存在明显的血容量不足,需要多巴胺等提升血压,11月26日9:00患者因胸闷胸痛予吗啡3 mg im,可能导致血压显著下降,加上予硝酸甘油静脉滴注及舌下含服,可引发血压进一步下降。

【病例总结】

（1）尿素氮：肌酐＞0.08 提示容量不足，血细胞比容上升、血钠上升提示脱水。可估算出体液缺失量＝体重（kg）×0.6×（1－正常 Ht/脱水后 Ht）[1]。

（2）对心功能不全合并容量不足者，可予肠内营养液。

（3）休克尚未纠正控制前禁用吗啡，严重肝功能不全禁用吗啡。

未遵守上述用药注意事项，不排除与患者病情恶化有相关性。

参 考 文 献

［1］王礼振.临床输液学［M］.北京：人民卫生出版社，1998，8－21，46－48，317－321.

［2］王建枝，殷莲华.病理生理学［M］.第 8 版.北京：人民卫生出版社，2013，15－21，246－259.

43. 严重高钠血症

（2015 年 4 月 11 日）

【概述】

一例高血压史合并腰椎骨折史的脑出血患者,此次因肺梗阻性肥厚型心肌病、室性期前收缩、心功能Ⅲ级、肺部感染、电解质紊乱而入院。入院第二天 CVP 3.5 cmH$_2$O 提示容量不足,第三天尿量仅 200 ml。通过此病例分析,主要探讨以下两点: ① 患者发生容量不足的主要原因;② 患者发生肾功能不全进行性加重的主要原因。

【病史介绍】

患者 78 岁,男性,有高血压病史 30 多年,脑出血 4 次,遗留构音障碍、吞咽困难等后遗症。有腰椎 L$_1$ 压缩性骨折 4 个月。因肺梗阻性肥厚型心肌病、室性期前收缩、心功能Ⅲ级、肺部感染、电解质紊乱于 2015 年 4 月 3 日 14:30 入院。查体神清气促,血压 138/100 mmHg,心率 138 次/min,双肺可闻及广泛干湿啰音,双下肢无水肿。查 CRP 67 mg/L(0～3 mg/L),肌酐 110 μmol/L(58～110 μmol/L),白细胞计数 25.15×10^9/L(3.69×10^9/L～9.16×10^9/L),中性粒细胞百分比 91.0%(50%～70%),钾 1.9 mmol/L(3.5～5.1 mmol/L),BNP＞35 000 ng/L(＜450 ng/L)。

【临床经过】

2015 年 4 月 3 日予亚胺培南西司他丁钠 1 g＋NS 100 ml q8h iv gtt(4 月 3 日—4 月 6 日)、莫西沙星氯化钠 0.2 g qd iv gtt(4 月 3 日—4 月 6 日)抗感染,泮托拉唑钠 60 mg＋NS 50 ml bid 静脉推泵(4 月 3 日—4 月 4 日)、泮托拉唑钠 60 mg＋NS 50 ml qd 静脉推泵(4 月 4 日—4 月 6 日)抑酸,氯化钾缓释片 1 g bid po(4 月 3 日—4 月 6 日)补钾,氨氯地平 5 mg qd po(4 月 3 日—4 月 5 日)降压。

17:40,转入 CCU。呼之不应、呼吸急促,体温 38.9℃,心率 101 次/min,血压 195/101 mmHg,呼吸 30 次/min,SPO$_2$79%。予面罩吸氧(4 月 3 日—4 月 5 日)。

18:00,予呋塞米 20 mg iv。23:30,心率 96 次/min,血压 131/63 mmHg,呼吸 33 次/min,予 8.5%复方氨基酸 250 ml iv gtt。

4 月 4 日 7:00,14 小时补液量 700 ml,尿量 800 ml。予 10%氯化钾 30 ml＋NS 50 ml 静脉推泵。查 CRP 119 mg/L(0～3 mg/L),BNP＞35 000 ng/L(＜450 ng/L),钠 153 mmol/L

(137～145 mmol/L)，钾 2.7 mmol/L(3.5～5.1 mmol/L)。尿素氮 10.4 mmol/L(3.2～7.1 mmol/L)，肌酐 156 μmol/L(58～110 μmol/L)。降钙素原 3.35 μg/L(0.051～0.5 μg/L)，PCO_2 64.4 mmHg(35～45 mmHg)。

10:00，予肠内营养混悬液(能全力)1 000 ml qd po(4 月 4 日—4 月 5 日)、500 ml qd po(4 月 5 日—4 月 6 日)。

19:00，心率 104 次/min，血压 113/68 mmHg，呼吸 32 次/min，CVP 3.5 cmH$_2$O。予 10% 氯化钾 20 ml＋NS 50 ml 静脉推泵。

4 月 5 日 6:00，**体温 38.1℃**，心率 108 次/min，血压 93/61 mmHg，呼吸 26 次/min，CVP 6 cmH$_2$O。

7:15，24 小时入量为补液 1 000 ml＋鼻饲 850 ml，尿量 750 ml 及大便 4 次。

8:45，予托拉塞米 20 mg＋NS 50 ml 静脉推泵。予螺内酯 20 mg bid po(4 月 5 日—4 月 6 日)保钾利尿。

10:30，白细胞计数 23.15×10^9/L(3.69×10^9/L～9.16×10^9/L)，中性粒细胞百分比 89.8%(50%～70%)，血红蛋白 109 g/L(130～175 g/L)，血细胞比容 36%(40%～50%)。**钠 158 mmol/L(137～145 mmol/L)**，钾 3.7 mmol/L(3.5～5.1 mmol/L)。**尿素氮 20.7 mmol/L (3.2～7.1 mmol/L)，肌酐 190 μmol/L(58～110 μmol/L)。**

11:30，心率 100 次/min，血压 79/40 mmHg，SPO$_2$79%。予无创呼吸机辅助通气，多巴胺 180 mg＋NS 50 ml 静脉推泵。

12:00—15:00，心率 100～121 次/min，血压 70～81/37～56 mmHg，SPO$_2$ 75%～87%。

15:00，患者四肢湿冷，血气分析示 pH 7.178(7.35～7.45)，PO$_2$ 38.4 mmHg(80～100 mmHg)，PCO$_2$ 87.9 mmHg(35～45 mmHg)，钾 4.4 mmol/L(3.5～5.5 mmol/L)，**钠 160 mmol/L(135～145 mmol/L)**。予甲泼尼龙琥珀酸钠 40 mg iv，**8.5%复方氨基酸 250 ml iv gtt，5%碳酸氢钠 250 ml iv gtt**，多巴胺 180 mg＋NS 50 ml 静脉推泵。

15:30，血压 76/50 mmHg，CVP 11 cmH$_2$O，予去甲肾上腺素 4 mg＋5% GS 50 ml 静脉推泵。

16:00，血压 65/44 mmHg，心率 127 次/min，SPO$_2$42%，予多巴胺 360 mg＋NS 50 ml 静脉推泵。

19:00，入量为补液 1 300 ml＋鼻饲 1 000 ml，尿量 200 ml。

20:00，心率 134 次/min，血压 59/48 mmHg，SPO$_2$66%。予去甲肾上腺素 4 mg＋NS 50 ml 静脉推泵，多巴胺 360 mg＋NS 50 ml 静脉推泵。

4 月 6 日 1:30，予去甲肾上腺素 4 mg＋5% GS 50 ml 静脉推泵，多巴胺 360 mg＋NS 50 ml 静脉推泵。

6:00，体温 38.4℃，心率 137 次/min，血压 85/60 mmHg。予多巴胺 360 mg＋NS 50 ml 静脉推泵。

6:42，出现逸搏心律，血压、血氧饱和度测不出，经抢救无效死亡。

4 月 9 日，血培养出革兰阳性菌(4 月 4 日抽血)。

【病例用药分析】

一、患者发生容量不足的主要原因

4月4日7:00,14小时补液量700 ml,尿量800 ml。钠153 mmol/L,尿素氮10.4 mmol/L,肌酐156 μmol/L。尿素氮:肌酐＝0.067,<0.08,提示血容量不存在不足[1]。缺水量(L)＝患者体重(kg)×0.6×(1−140/153)＝3.6 L(以70 kg体重计),加上生理需求量1.5 L,共需入量为5.1 L[3]。实际予NS 700 ml＋肠内营养混悬液(能全力)1 000 ml共1 700 ml,显然入量不足。4月4日19:00,CVP 3.5 cmH$_2$O提示容量不足。

4月5日10:30,尿素氮20.7 mmol/L,肌酐190 μmol/L,钠158 mmol/L。尿素氮:肌酐＝0.11>0.08,提示血容量不足加剧[1]。缺水量(L)＝患者体重(kg)×0.6×(1−140/158)＝4.8 L(以70 kg体重计),加上生理需求量1.5 L,共需入量为6.3 L[1](不需要在一天内补足)。实际予NS 550 ml＋NS 250 ml＋5％GS 50 ml＋5％碳酸氢钠250 ml＋8.5％复方氨基酸250 ml＋鼻饲1 000 ml,总计2 350 ml,显然入量不足。4月5日15:30,CVP 11 cmH$_2$O,提示容量不足,心力衰竭可能加重。

患者4月5日8:45−19:00尿量仅200 ml,有医师可能担心增加补液量会加重心力衰竭。

正常呼吸频率每日经呼吸道排出水分约400 ml,患者因肺部感染、心力衰竭而使呼吸急促(呼吸频率30次/min以上及使用呼吸机),可超过1 000 ml[1]。体温正常时每日经皮肤蒸发水分500 ml,体温每升高1.5℃,皮肤蒸发量增加500 ml。患者高热达38.9℃,经皮肤蒸发量增加500 ml以上[1]。若患者出汗则蒸发的水分更多。加上经粪便排出水分约500 ml(排便次数多),患者每日经非肾脏途径排出的水分在2 500 ml以上。另外,水分可能进入第三间隙积聚,如胸水、腹水[2]。故尽管尿量很少,仍有可能发生容量不足。

患者发生浓缩性高钠血症与补充容量不足有关,还可能与患者4次脑出血影响下丘脑和垂体的内分泌功能,导致肾脏排钠减少有关[1]。另外,肠内营养混悬液(能全力)含纤维素,可因排泄而带走水分,应保证足够的液体摄入(见纽迪希亚制药有限公司药品说明书);5％碳酸氢钠为血渗透压的3倍,相当于9 g氯化钠包含的钠离子,可能引发高钠血症,使脑脊液压力下降甚至诱发颅内出血(见上海长征富民金山制药有限公司药品说明书);8.5％复方氨基酸为血渗透压的3倍,属于高渗液(见华瑞制药有限公司药品说明书)。浓缩性高钠血症可诱发震颤,抽搐,以至昏迷甚至因脑组织不可逆转性损害而死亡,患者有4次脑出血史,可诱发颅内出血[1]。

综上所述,对于浓缩性高血钠应采取措施制止水分继续丢失,以使过高血渗得以下降,尽量口服为宜。静脉注射等渗糖水可快速使血渗下降,但过快纠正严重高钠血症也可能导致严重并发症,一般希望在48小时以内将血钠降至接近正常水平。补液种类根据基本病因而异,单纯失水引起者用5％葡萄糖水,必要时注射少量胰岛素。如果同时合并有失盐,可将补液总量的3/4补充5％葡萄糖水,其余1/4补充生理盐水[1]。

二、患者发生肾功能不全进行性加重的主要原因

(1)因肺梗阻性肥厚型心肌病、室性期前收缩、心功能Ⅲ级、电解质紊乱、高血压3级(极

高危),脑出血后遗症,腰椎压缩性骨折基础上并发严重肺部感染,可导致肾血液灌流量降低[3]。

（2）因未能补足容量而引发了比较严重的脱水、低血容量,导致肾血液灌流量和 GFR 显著降低[3]。

（3）予亚胺培南西司他丁钠＋莫西沙星抗感染疗效不佳,未能及时更换对革兰阳性球菌如 MRSA 有效的利奈唑胺等,使感染加重,可引发肾血管强烈收缩,诱发肾功能衰竭[3]。

【病例总结】

（1）尿素氮：肌酐＞0.08 提示容量不足,血细胞比容上升、血钠上升提示脱水。可估算出体液缺失量＝体重(kg)×0.6×(1－正常 Ht/脱水后 Ht)[1];可根据公式估算出缺水量＝体重(kg)×0.6×(1－140/PNa)[1]。

（2）5%碳酸氢钠为血渗透压的 3 倍,可能引发高钠血症,使脑脊液压力下降甚至诱发颅内出血;8.5%复方氨基酸为血渗透压的 3 倍,属于高渗液。高钠血症患者不宜使用。

（3）严重感染患者抗感染效果不佳应及时调整抗菌药。

未遵守上述用药注意事项,不排除与患者病情恶化有相关性。

参 考 文 献

［1］王礼振.临床输液学[M].北京：人民卫生出版社,1998,8－21,46－48,317－321.

［2］王建枝,殷莲华.病理生理学[M].第 8 版.北京：人民卫生出版社,2013,15－21,246－259.

［3］葛均波,徐永健.内科学[M].第 8 版.北京：人民卫生出版社,2013,21－27,41－45.

44. 可能与西替利嗪相关的肾功能严重损害致猝死

（2015 年 4 月 30 日）

【概述】

一例高血压史合并糖尿病史患者,此次因冠心病、房颤、心功能Ⅲ～Ⅳ级(NYHA)、肾功能不全而入院。入院第三天患者房颤心室率 160 次/min,意识丧失,血压测不出,心率下降,经抢救无效死亡。通过此病例分析,主要探讨患者发生猝死的主要原因。

【病史介绍】

患者 76 岁,女性,有高血压病史 10 多年,糖尿病病史 10 年,予阿卡波糖 50 mg tid po,3 年前行 DDD 永久起搏器植入术,术后行房颤射频消融术。因冠心病、房颤、心功能Ⅲ～Ⅳ级(NYHA)、肾功能不全于 2015 年 4 月 26 日 9:36 入院。查体神清气平,血压 89/58 mmHg,房颤心室率 151 次/min,双肺未闻及干湿啰音。BNP＞35 000 ng/L(＜450 ng/L),白细胞计数 $6.82×10^9$/L($3.69×10^9$/L～$9.16×10^9$/L),中性粒细胞百分比 84.1%(50%～70%),血细胞比容 32.4%(40%～50%),血红蛋白 99 g/L(115～150 g/L),血小板计数 $117×10^9$/L($125×10^9$/L～$350×10^9$/L),**尿素氮 28 mmol/L(2.5～6.1 mmol/L),肌酐 197 μmol/L(46～92 μmol/L),总胆红素 28.3 μmol/L(3～22 μmol/L),直接胆红素 7.7 μmol/L(0～5 μmol/L)**,D-二聚体 2.25 mg/L(＜0.555 mg/L),钠 138 mmol/L(137～145 mmol/L)。

【临床经过】

2015 年 4 月 26 日**予阿卡波糖 50 mg tid po(4 月 26 日—4 月 27 日)**控制血糖,曲美他嗪 20 mg tid po(4 月 26 日—4 月 28 日)营养心肌,地高辛 0.13 mg qd po(4 月 26 日—4 月 28 日)强心,华法林 1.25 mg qd po(4 月 26 日—4 月 28 日)抗凝,硝酸异山梨酯 5 mg bid po(4 月 26 日—4 月 27 日)扩冠,托拉塞米 10 mg bid po(4 月 26 日—4 月 28 日)利尿,螺内酯 20 mg qd po(4 月 26 日—4 月 28 日)保钾利尿,比索洛尔 5 mg qd po(4 月 26 日—4 月 27 日),减量为 2.5 mg qd po(4 月 27 日—4 月 28 日)减慢心率,肾衰宁 4 粒 tid po(4 月 26 日—4 月 28 日)保肾。

11:30,予呋塞米 40 mg iv gtt。15:00,予多巴胺 120 mg iv gtt。15:30,予去乙酰毛花苷 0.2 mg iv。**18:00,予托拉塞米 40 mg iv gtt。20:30,予托拉塞米 40 mg iv gtt。**

4 月 27 日 6:00,**血糖 3.8 mmol/L(4.56~6.38 mmol/L)**。

7:30,**予托拉塞米 40 mg iv gtt**,多巴胺 120 mg iv gtt。9:44,头孢哌酮舒巴坦钠 1.5 g+NS 100 ml bid iv gtt(4 月 27 日—4 月 28 日)抗感染。

10:00,患者尿量少,血压 89/51 mmHg,两肺闻及散在湿啰音,房颤心室率 130 次/min,双下肢明显水肿。肌酐清除率 22.7 ml/min,为慢性肾脏疾病(CKD)4 期。CRP 182 mg/L(0~3 mg/L),**血糖 2.13 mmol/L(4.56~6.38 mmol/L)**。停阿卡波糖。

13:00,**患者因右下肢脚踝部破溃,请皮肤科会诊,建议予西替利嗪口服。**

14:00,血压 89/51 mmHg,房颤心室率 125 次/min。

15:00,**予托拉塞米 40 mg iv**,去乙酰毛花苷 0.4 mg iv,硝酸甘油 10 mg iv gtt。16:00。**予呋塞米 200 mg iv gtt,40 mg iv**。18:00,**予西替利嗪 10 mg po 抗过敏**。

20:00,予多巴胺 180 mg iv gtt。23:00,予硝酸甘油 10 mg iv gtt,**托拉塞米 40 mg iv gtt**,阿普唑仑 0.4 mg po。

4 月 28 日 4:00,房颤心室率 139 次/min。5:00,房颤心室率 160 次/min。

5:45,患者出现意识丧失,血压测不出,心率下降。经抢救无效。7:03 心电图呈一直线,宣告死亡。

【病例用药分析】

患者发生猝死的主要原因有:

(1) 存在冠心病、房颤、心功能Ⅲ~Ⅳ级(NYHA)、肾功能不全、2 型糖尿病、高血压 2 级(极高危)等诱发致死性心律失常的疾病基础[1]。

(2) 可能肺部感染,感染可能未得到有效控制,可能加重心脏负荷和心力衰竭,诱发致死性心律失常[2]。

(3) 4 月 27 日 6:00,血糖 3.8 mmol/L,10:00 血糖 2.13 mmol/L。低血糖可加重心肌缺血、脑缺血,使猝死风险增加[2]。予阿卡波糖 50 mg tid po(4 月 26 日—4 月 27 日),抑制各种 α 葡萄糖苷酶如麦芽糖酶、异麦芽糖酶、葡萄糖淀粉酶及蔗糖酶的活性,使淀粉分解成寡糖如麦芽糖(双糖)、麦芽三糖及糊精(低聚糖)进而分解成葡萄糖的速度减慢,使蔗糖分解成葡萄糖和果糖的速度减慢,因此造成肠道葡萄糖的吸收减缓,从而缓解餐后高血糖,达到降低血糖的作用。阿卡波糖很少引发低血糖,但剂量过大可能引发低血糖。严重肾功能不全患者,阿卡波糖血药峰浓度及药时曲线下面积较正常者分别高 5~6 倍。因此规定肌酐清除率小于 25 ml/min 患者禁用阿卡波糖(见拜耳医药保健有限公司药品说明书)。

(4) 4 月 27 日 18:00 予西替利嗪 10 mg po,为第二代 H_1 受体阻滞剂,相对安全,心脏毒副反应小,但大剂量使用有引起心脏猝死的报道[3]。西替利嗪的 60% 以上由肾脏以原型经药物排出,中度肾功能不全的患者血浆半衰期增加 3 倍,药物清除率降低 70%,故剂量应减半。严重肾功能损害患者禁用(见 UCB Pharm S. p. A 药品说明书)。大剂量的 H_1 受体阻滞剂可作用于心脏 H_1 受体,刺激心脏肥大细胞直接释放组胺,而组胺可以抑制房室传导,促使心室细胞后除极从而诱发室性心律失常;可阻滞心室细胞膜的钾离子通道,导致心室细胞动作电位复极延迟,心电图示校正后 Q-T 间期(Q-Tc)延长,且增加心室细胞在易损期对期前除极的敏感性,尤其是浦肯野纤维区,导致各种心律失常,如室性心动过速、心室颤动、心搏骤停、尖端扭转型室性心动过速、房室传导阻滞、心动过缓等,少数甚至死亡[3]。

　　(5) 4 月 27 日 20:00 予多巴胺 180 mg iv gtt。患者是在多巴胺 40 mg 静脉推泵过程中发生猝死。多巴胺在低浓度时与多巴胺受体结合,使 cAMP 水平提高而导致血管舒张。高浓度时作用于心脏 β_1 受体,使心肌收缩力增强,心排血量增加,可增加收缩压和脉压,也可使心率加快,有可能增加心肌耗氧量并引发严重心律失常[4]。因此药品说明书规定:当患者心率增快时,多巴胺滴速必须减慢或暂停滴注(见上海禾丰制药有限公司药品说明书)。实际情况是,4 月 28 日 4:00 房颤心室率 139 次/min。5:00 房颤心室率加至 160 次/min,而医师可能未将多巴胺减量或暂停,可能引发致死性心律失常。

【病例总结】

　　(1) 肌酐清除率小于 25 ml/min 患者禁用阿卡波糖。

　　(2) 严重肾功能损害患者禁用西替利嗪。

　　(3) 当患者心率增快时,多巴胺滴速必须减慢或暂停滴注。

　　未遵守上述用药注意事项,不排除与患者猝死有相关性。

参 考 文 献

[1] 葛均波,徐永健.内科学[M].第 8 版.北京:人民卫生出版社,2013,272 - 277.

[2] 金惠铭,王建枝.病理生理学[M].第 7 版.北京:人民卫生出版社,2011,199 - 201.

[3] 任耘,崔琳.西替利嗪的临床应用进展及安全性[J].中国医院用药评价与分析,2003,3(6):369 - 371.

[4] 杨宝峰.药理学[M].第 7 版.北京:人民卫生出版社,2011,91 - 94.

45. 严重低容量不纠正致肾衰竭

（2015 年 6 月 9 日）

【概述】

一例患者因冠心病、房颤、心功能 Ⅲ 级（NYHA）、慢性支气管炎、2 型糖尿病、高血压 3 级（极高危）、脑梗死后而入院。入院后，患者的尿素氮与肌酐比值一直大于 0.08，提示容量可能存在不足，并且数值有增大趋势，提示容量不足进一步恶化；患者入院时肌酐 61 μmol/L，肾功能正常，治疗过程中肌酐飙升至 437 μmol/L，最终发生肾功能衰竭。通过此病例分析，主要探讨以下两点：① 患者发生容量不足的主要原因；② 患者发生肾功能衰竭的主要原因。

【病史介绍】

患者 86 岁，女性，因冠心病、房颤、心功能 Ⅲ 级（NYHA）、慢性支气管炎、2 型糖尿病、高血压病 3 级（极高危）、脑梗死后于 2015 年 5 月 13 日入急危重病科病房。查体神清气平，血压 102/76 mmHg，房颤心室率 88 次/min，双下肺可闻及少量湿啰音，双下肢水肿。白细胞计数 5.35×10^9/L（3.69×10^9/L～9.16×10^9/L），中性粒细胞百分比 70%（50%～70%），降钙素原 0.085 μg/L（0.051～0.5 μg/L），CRP 35 mg/L（0～3 mg/L），尿素氮 6.3 mmol/L（2.9～8.2 mmol/L），肌酐 61 μmol/L（45～84 μmol/L）。

【临床经过】

考虑患者有肺部感染，曾多次使用抗菌药，予万古霉素 0.5 g bid iv gtt（5 月 13 日—5 月 15 日）、亚胺培南西司他丁钠 1 g q8h iv gtt（5 月 13 日—5 月 15 日）抗感染，另外予阿司匹林、法舒地尔、地高辛、阿托伐他汀钙、格列齐特等治疗。

5 月 15 日，降级为哌拉西林他唑巴坦钠 4.5 g q8h iv gtt（5 月 15 日—5 月 19 日）、环丙沙星 0.4 g qd iv gtt（5 月 15 日—5 月 19 日）。

5 月 19 日，患者气促咳痰，双下肺可闻及明显湿啰音，白细胞计数 9.53×10^9/L（3.69×10^9/L～9.16×10^9/L），中性粒细胞百分比 86%（50%～70%），**血细胞比容 44%（35%～45%），血红蛋白 143 g/L（115～150 g/L）**。尿素氮 6.6 mmol/L（2.9～8.2 mmol/L），肌酐 61 μmol/L（45～84 μmol/L）。考虑感染加重，改用亚胺培南西司他丁钠 1 g q8h iv gtt（5 月 19 日—5 月 29 日）、莫西沙星 0.4 g qd iv gtt（5 月 19 日—5 月 25 日）。

5 月 25 日，白细胞计数 14.75×10^9/L（3.69×10^9/L～9.16×10^9/L），中性粒细胞百分比

82%(50%～70%),**血细胞比容 49%(35%～45%),血红蛋白 164 g/L(115～150 g/L)**。CRP 62 mg/L(0～3 mg/L)。尿素氮 9.7 mmol/L(2.9～8.2 mmol/L),肌酐 65 μmol/L(45～84 μmol/L)。停莫西沙星,**予万古霉素 1 g bid iv gtt(5 月 25 日—5 月 27 日)**。

5 月 27 日,白细胞计数 14.33×10^9/L(3.69×10^9/L～9.16×10^9/L),中性粒细胞百分比 81%(50%～70%),**血细胞比容 45%(35%～45%),血红蛋白 148 g/L(115～150 g/L)**。CRP 120 mg/L(0～3 mg/L)。尿素氮 14.7 mmol/L(2.9～8.2 mmol/L),**肌酐 248 μmol/L(45～84 μmol/L)**。停万古霉素,予替加环素 50 mg q12h iv gtt(5 月 28 日—5 月 29 日)。

5 月 29 日转心内科,胸闷气促较前明显好转,无明显咳嗽咳痰,房颤率 86 次/min,血压 124/80 mmHg,双下肺可闻及湿啰音。予氯吡格雷 50 mg qd po(5 月 29 日—6 月 7 日),地高辛 0.125 mg qd po(5 月 29 日—6 月 7 日),亚胺培南西司他丁钠 1 g＋NS 100 ml q8h iv gtt(5 月 29 日—6 月 2 日),泮托拉唑钠 60 mg＋NS 100 ml qd iv gtt(5 月 29 日—6 月 3 日),**二羟丙茶碱 0.5 g＋地塞米松磷酸钠 5 mg＋NS 50 ml qd iv gtt(5 月 29 日—6 月 6 日)**,单硝酸异山梨酯 25 mg＋NS 100 ml qd iv gtt(5 月 29 日—6 月 3 日),精蛋白生物合成人胰岛素(诺和灵 30R)14 U 早餐前 ih,8 U 晚餐前 ih(5 月 29 日—6 月 7 日),呋塞米 20 mg bid po(5 月 29 日—6 月 5 日),螺内酯 20 mg bid po(5 月 29 日—6 月 4 日),8.5%复方氨基酸 250 ml qd iv gtt(5 月 29 日—6 月 4 日)qd iv gtt。

5 月 31 日 10:00,患者仍有恶心感,精神较萎靡,听力下降,双肺可闻及湿啰音,房颤率 86 次/min。19:00,血糖 20.6 mmol/L(<7.8 mmol/L)。

6 月 1 日 10:00,白细胞计数 11.42×10^9/L(3.69×10^9/L～9.16×10^9/L),中性粒细胞百分比 87%(50%～70%),**血细胞比容 46%(35%～45%),血红蛋白 159 g/L(115～150 g/L)**。尿素氮 36.9 mmol/L(2.9～8.2 mmol/L),肌酐 256 μmol/L(45～84 μmol/L)。19:00,血糖 19.4 mmol/L(<7.8 mmol/L)。

6 月 2 日,患者食欲缺乏,反复干呕,两肺闻及湿啰音。血糖 14.3～21.6 mmol/L (<7.8 mmol/L)。**停亚胺培南西司他丁钠**,予莫西沙星 0.4 g qd po(6 月 2 日—6 月 7 日),精蛋白生物合成人胰岛素 8 U ih(6 月 2 日—6 月 7 日)。

6 月 4 日,白细胞计数 12.68×10^9/L(3.69×10^9/L～9.16×10^9/L),中性粒细胞百分比 86%(50%～70%),**血细胞比容 51.5%(35%～45%),血红蛋白 177 g/L(115～150 g/L)**。尿素氮>40 mmol/L(2.9～8.2 mmol/L),肌酐 312 μmol/L(45～84 μmol/L)。钾 6.6 mmol/L (3.5～5.1 mmol/L),血糖 16.4～22.8 mmol/L(<7.8 mmol/L)。**停用所有静脉输液**,予雷贝拉唑钠 10 mg qd po(6 月 4 日—6 月 7 日)。

6 月 5 日,**予呋塞米 20 mg bid iv(6 月 5 日—6 月 7 日)**,二羟丙茶碱 0.5 g＋NS 50 ml qd iv gtt(6 月 6 日—6 月 7 日)。

6 月 6 日,血糖 17.2～29.9 mmol/L(<7.8 mmol/L)。予温开水 1 000 ml＋安素 bid 胃管内注入(6 月 6 日—6 月 7 日)。

6 月 7 日,体温 38.2℃。丙氨酸转氨酶 88 U/L(9 052 U/L),血糖 12.6～22.9 mmol/L (<7.8 mmol/L)。白细胞计数 18.31×10^9/L(3.69×10^9/L～9.16×10^9/L),中性粒细胞百分比 90.4%(50%～70%),**血细胞比容 58.1%(35%～45%),血红蛋白 198 g/L(115～150 g/L)**。尿素氮 65.3 mmol/L(2.9～8.2 mmol/L),肌酐 437 μmol/L(45～84 μmol/L),尿

比重 1.02(1.003～1.03)，钾 5.3 mmol /L(3.5～5.1 mmol /L)，钠 152 mmol /L(137～145 mmol /L)。患者高血糖高渗状态，精神状态差，呼吸急促为 25 次/min。予补液后未见明显排尿，查肾功能处于尿毒症期。予出院转 ICU。

【病例用药分析】

一、患者发生容量不足的主要原因

5 月 19 日血细胞比容 44%，血红蛋白 143 g/L，尿素氮 6.6 mmol/L，肌酐 61 μmol/L。尿素氮：肌酐＝0.108＞0.08，提示容量可能存在不足[1]。6 月 1 日血细胞比容 46%，血红蛋白 159 g/L。尿素氮 36.9 mmol/L，肌酐 256 μmol/L。尿素氮：肌酐＝0.144＞0.08，提示容量不足加重[1]。6 月 4 日血细胞比容 51.5%，血红蛋白 177 g/L，尿素氮＞40 mmol/L，肌酐 312 μmol/L。尿素氮：肌酐＝0.128＞0.08，提示容量不足进一步加重[1]。6 月 7 日血细胞比容 58.1%，血红蛋白 198 g/L，尿素氮 65.3 mmol/L，肌酐 437 μmol/L。尿素氮：肌酐＝0.149＞0.08，提示容量不足进一步恶化[1]。

导致患者容量不足的主要原因有：

(1) 正常呼吸频率每日经呼吸道排出水分约 400 ml，患者因肺部感染、心力衰竭而使呼吸急促，可能超过 1 000 ml[1]。患者出汗蒸发的水分较多。加上经粪便排出水分约 200 ml，患者每日经非肾脏途径排出的水分可达到 2 000 ml。

(2) 患者因严重疾病而饮食很少，食欲缺乏，故每日食物中的水分(正常情况下约 800 ml)可不计入或计入较少，患者饮水也较少；加上 6 月 3 日之后停用所有静脉补液；再加上呋塞米 20 mg bid po(5 月 29 日—6 月 5 日)，6 月 5 日为降血钾，予呋塞米 20 mg bid iv(6 月 5 日—6 月 7 日)，可引发脱水。

(3) 水分可能进入第三间隙积聚，如胸水、腹水[2]。

5 月 19 日血细胞比容 44%，6 月 4 日血细胞比容 51.5%，假定 5 月 19 日 Ht 为正常，则可估算出与 5 月 19 日相比，体液缺失量＝体重(kg)×0.6×(1－正常 Ht/脱水后 Ht)＝70×0.6×(1－0.44/0.515)＝6 L[1]。实际上因担忧加重心力衰竭而未能及时补足容量。

6 月 7 日血细胞比容 58.1%，同理可估算出与 5 月 19 日刚入院时相比，体液缺失量＝70×0.6×(1－0.44/0.581)＝10 L[1]。但因担忧尿量少而仍未予补足容量，直到 6 月 7 日才予胃管内注入水分。

二、患者发生肾功能衰竭的主要原因

2015 年 5 月 13 日肌酐 61 μmol/L，肾功能正常，予万古霉素 0.5 g bid iv gtt(5 月 13 日—5 月 15 日)。5 月 25 日肌酐 65 μmol/L，予万古霉素 1 g bid iv gtt(5 月 25 日—5 月 27 日)，5 月 27 日肌酐上升至 248 μmol/L。6 月 7 日肌酐飙升至 437 μmol/L。患者肾功能不全进行性加重，最终发生肾功能衰竭，其主要原因：

(1) 因冠心病、房颤、心功能Ⅲ级(NYHA)、慢性支气管炎、2 型糖尿病、高血压病 3 级(极高危)、脑梗死后等疾病，可导致肾血液灌流量降低[2]。

(2) 因未能补足容量而引发了比较严重的脱水、低血容量，导致肾血液灌流量和 GFR 显著降低[2]。

(3) 患者入院后感染反复。6月7日体温38.2℃,双肺闻及湿啰音,血象再次上升,提示肺部感染及全身感染加重,可引发肾血管强烈收缩,诱发肾功能衰竭[2]。

(4) 5月25日肌酐65 μmol/L,予万古霉素1 g bid iv gtt(5月25日—5月27日),5月27日肌酐上升至248 μmol/L。患者86岁高龄,即使肌酐正常肌酐清除率仍约为50 ml/min,按规定万古霉素最多予0.5 g bid iv gtt,实际予1 g bid iv gtt,剂量过大可诱发肾功能损害以及发生暂时性或永久性耳毒性(见浙江医药股份有限公司新昌制药厂药品说明书)。患者听力受损不排除与万古霉素剂量过大有关。

患者收入心内科病房后血糖极高,最高近30 mmol/L,与静脉滴注地塞米松磷酸钠5 mg(5月29日—6月6日)有相关性。

胰岛素一天用量为体重(kg)×(0.3~0.5)(U)=70×(0.3~0.5)(U)[3],至少21 U。处于急性应激状态适宜使用短效胰岛素,早上9 U、中午5 U、晚上7 U。待血糖达标后,改用预混胰岛素,早晚餐前两次注射。餐后血糖高于10 mmol/L,每增高2 mmol/L加胰岛素1 U,但一次加量不超过4 U[3]。患者餐后血糖达28 mmol/L以上,应增加9 U,因此患者至少应给予胰岛素30 U。实际予精蛋白生物合成人胰岛素(诺和灵30R)22 U。

【病例总结】

(1) 尿素氮∶肌酐>0.08提示容量不足,血细胞比容上升提示脱水。可估算出体液缺失量=体重(kg)×0.6×(1−正常 Ht/脱水后 Ht)[1]。

(2) 肌酐清除率50 ml/min左右,按规定万古霉素最多予0.5 g bid iv gtt。

(3) 血糖极高时应及时调整胰岛素控制血糖。

未遵守上述用药注意事项,不排除与患者病情恶化有相关性。

参 考 文 献

[1] 王礼振.临床输液学[M].北京:人民卫生出版社,1998,8-21,46-48,317-321.

[2] 王建枝,殷莲华.病理生理学[M].第8版.北京:人民卫生出版社,2013,15-21,246-259.

[3] 葛均波,徐永健.内科学[M].第8版.北京:人民卫生出版社,2013,21-27,41-45,784-793.

46. 两次 INR 飙升、地高辛中毒、多器官衰竭

(2015 年 7 月 23 日)

【概述】

一例高血压史合并二尖瓣三尖瓣置换成形术史患者,此次因二尖瓣关闭不全、心功能Ⅳ级(NYHA)、房早室早伴短阵室性心动过速、肺部感染而入院。入院第二天,INR 3.61;入院第三天,地高辛浓度 4.36 μg/L,INR 4.78;经过控制,INR 下降至正常范围后又飙升至 6.86;最终患者因严重感染脓毒血症得不到有效控制而诱发多器官衰竭而死亡。通过此病例分析,主要探讨以下几点:① 患者发生地高辛中毒的主要原因;② 患者 INR 偏高的主要原因;③ 患者 INR 正常后又飙升的主要原因;④ 患者发生多器官衰竭的主要原因。

【病史介绍】

患者 60 岁,男性,有高血压史 20 多年,9 年前因风湿性心脏病行二尖瓣置换及三尖瓣成形术,术后长期口服华法林、地高辛、螺内酯、呋塞米等。因三尖瓣关闭不全、心功能Ⅳ级(NYHA)、房早室早伴短阵室性心动过速、肺部感染于 2015 年 6 月 30 日入院。查 INR 3.32(0.8～1.5),肌酐 117 μmol/L(58～110 μmol/L),EF 20%,B 超示腹腔积液。神清气促,皮肤巩膜黄染,双肺闻及湿啰音,双下肢Ⅱ度水肿,房颤率 119 次/min,血压 95/72 mmHg,CVP 30 cmH$_2$O。

【临床经过】

2015 年 6 月 30 日予**地高辛 0.13 mg qd po**(6 月 30 日—7 月 2 日),呋塞米 20 mg bid po(6 月 30 日—7 月 1 日),**螺内酯 20 mg bid po**(6 月 30 日—7 月 2 日),亚胺培南西司他丁钠 1 g+NS 100 ml q12h iv gtt(6 月 30 日—7 月 14 日),**胺碘酮 300 mg iv gtt**。

7 月 1 日,予**胺碘酮共 900 mg iv gtt**,托拉塞米共 90 mg iv gtt,呋塞米共 440 mg iv gtt,多巴胺共 300 mg iv gtt。**胺碘酮 0.2 g bid po**(7 月 1 日—7 月 6 日),10%氯化钠 10 ml tid po(7 月 1 日—7 月 7 日),**华法林 0.63 mg qd po**(7 月 1 日—7 月 2 日),氢氯噻嗪 25 mg qd po(7 月 2 日—7 月 10 日),加量为 25 mg bid po(7 月 10 日—7 月 19 日)。心率 68 次/min,可闻及期前收缩,血压 100/68 mmHg,镜检红细胞＋＋＋,INR 3.61(0.8～1.5)。CVP 30 cmH$_2$O。

7 月 2 日,房颤率 64～80 次/min,总胆红素 110 μmol/L(3～22 μmol/L),尿素氮

15.8 mmol/L(3.2～7.1 mmol/L),肌酐 175 μmol/L(58～110 μmol/L),**地高辛浓度 4.36 μg/L(0.9～2.0 μg/L),INR 4.78(0.8～1.5)。停地高辛和华法林。**予托伐普坦 15 mg qd po(7月2日—7月19日)。

7月3日,INR 4.09(0.8～1.5)。予氯化钾片 1 g tid po(7月3日—7月7日)。

7月4日,INR 3.18(0.8～1.5),7月5日,INR 2.5(0.8～1.5)。

7月6日,INR 1.96(0.8～1.5),**予华法林 0.63 mg qd po(7月6日—7月9日),将胺碘酮减量为 0.2 g qd po(7月6日—7月17日),**予乳果糖 15 ml tid po(7月6日—7月15日),加量为 30 ml tid po(7月15日—7月17日)。

7月7日,INR 1.71(0.8～1.5)。7月8日,INR 1.54(0.8～1.5)。

7月9日,**将华法林加量为 1.25 mg qd po(7月9日—7月13日)。**

7月10日,INR 1.32(0.8～1.5),BNP 9 944 ng/L(<125 ng/L)。7月11日,BNP 12 369 ng/L(<125 ng/L),INR 1.13(0.8～1.5)。

7月13日,白细胞计数 11.18×10⁹/L(3.5×10⁹/L～9.5×10⁹/L),中性粒细胞百分比 79.3%(40%～75%),血小板计数 226×10⁹/L(125×10⁹/L～350×10⁹/L),尿素氮 15.7 mmol/L(3.2～7.1 mmol/L),肌酐 182 μmol/L(58～110 μmol/L),INR 1.78(0.8～1.5)。BNP 16 809 ng/L(<125 ng/L),**将华法林加量为 1.88 mg qd po(7月13日—7月18日)。**

7月14日,患者食欲稍改善,高枕卧位可休息,咳嗽、咳痰、气促较前减轻。白细胞计数 9.15×10⁹/L(3.5×10⁹/L～9.5×10⁹/L),中性粒细胞百分比 79.9%(40%～75%),血小板计数 211×10⁹/L(125×10⁹/L～350×10⁹/L),尿素氮 18.6 mmol/L(3.2～7.1 mmol/L),肌酐 164 μmol/L(58～110 μmol/L),降钙素原 2.4 μg/L(0.051～0.5 μg/L)。**停亚胺培南西司他丁钠,予莫西沙星 400 mg qd po(7月14日—7月19日)。**

7月15日,BNP 5 720 ng/L(<125 ng/L),总胆红素 70.5 μmol/L(3～22 μmol/L),尿素氮 16.8 mmol/L(3.2～7.1 mmol/L),肌酐 121 μmol/L(58～110 μmol/L)。

7月17日,患者胸闷气促加重,夜间不能平卧,心电监护示窦性心动过缓 48～55 次/min,INR 2.10(0.8～1.5)。**停胺碘酮。**

7月18日,白细胞计数 11.74×10⁹/L(3.5×10⁹/L～9.5×10⁹/L),中性粒细胞百分比 78.6%(40%～75%),血小板计数 180×10⁹/L(125×10⁹/L～350×10⁹/L),尿素氮 19.9 mmol/L(3.2～7.1 mmol/L),肌酐 279 μmol/L(58～110 μmol/L),钾 5.5 mmol/L(3.5～5.1 mmol/L)。INR 3.46(0.8～1.5),PT 41.4 s(9.0～13.0 s),APTT 55.3 s(20.0～40.0 s),D-二聚体 4.34 mg/L(<0.55 mg/L),纤维蛋白原 1.876 g/L(1.8～3.5 g/L),纤维蛋白原降解产物 49.4 mg/L(<5.0 mg/L),镜检红细胞 4～6/HPF(0～3)。

7月19日 8:33,患者气促不能平卧,精神萎靡,心率 70 次/min。总胆红素 68.1 μmol/L(3～22 μmol/L),尿素氮 23.2 mmol/L(3.2～7.1 mmol/L),肌酐 319 μmol/L(58～110 μmol/L),钾 5.3 mmol/L(3.5～5.1 mmol/L)。INR 6.86(0.8～1.5),PT 82.5 s(9.0～13.0 s),APTT 67 s(20.0～40.0 s),D-二聚体 6.69 mg/L(<0.55 mg/L),纤维蛋白原 1.852 g/L(1.8～3.5 g/L),纤维蛋白原降解产物 58 mg/L(<5.0 mg/L)。白细胞计数 16.95×10⁹/L(3.5×10⁹/L～9.5×10⁹/L),中性粒细胞百分比 80.0%(50%～70%),血小板计数 153×10⁹/L

$(125×10^9/L～350×10^9/L)$。**降钙素原 5.1 μg/L(0.051～0.5 μg/L)**。BNP＞35 000 ng/L $(<125 ng/L)$。CVP 30 cmH$_2$O。

10:00,予亚胺培南西司他丁钠 1 g iv gtt。11:50,予维生素 K$_1$ 5 mg iv gtt。

14:30,患者无尿不能平卧,BiPAP 辅助通气。

19:20,患者昏迷,点头样呼吸,血压和血氧饱和度测不出。

20:56,心电图呈一直线死亡。

21:00,INR 2.93(0.8～1.5),PT 34.9 s(9.0～13.0 s),APTT 21 s(20.0～40.0 s),D－二聚体 8.74 mg/L(＜0.55 mg/L),纤维蛋白原 1.48 g/L(1.8～3.5 g/L),纤维蛋白原降解产物 81 mg/L(＜5.0 mg/L)。

【病例用药分析】

一、患者发生地高辛中毒的主要原因

7月2日(入院第三天)地高辛浓度 4.36 μg/L(0.9～2.0 μg/L),其主要原因:

(1) 患者瓣膜术后长期口服地高辛,2015 年 6 月 30 日入院时肌酐 117 μmol/L,7 月 2 日肌酐上升至 175 μmol/L。患者肾功能不全加重,而地高辛主要从肾脏排泄,故容易在体内蓄积(见上海信谊药厂有限公司药品说明书)。

(2) 患者瓣膜术后长期口服螺内酯,入院后继续口服。螺内酯可使地高辛半衰期延长,故规定地高辛用量应减半(见上海信谊药厂有限公司药品说明书)。

(3) 6 月 30 日予胺碘酮 300 mg iv gtt,7 月 1 日予胺碘酮共 900 mg iv gtt,胺碘酮 0.2 g bid po(7 月 1 日—7 月 6 日)。胺碘酮可使与组织结合的地高辛释放到血液中,还可使地高辛肾脏及肾外排泄减少,使地高辛血药浓度增加 70% 以上(见上海信谊药厂有限公司药品说明书)。

二、患者 INR 偏高的主要原因

7 月 1 日予华法林 0.63 mg qd po(7 月 1 日—7 月 2 日),INR 3.61(0.8～1.5)。7 月 2 日 INR 4.78(0.8～1.5),其主要原因:

(1) 胺碘酮与华法林合用可抑制华法林在肝脏代谢并减少其肾脏清除,使出血风险增加 3.2 倍,是引发华法林出血的极高危因素。合用时应将华法林减量 50% 并密切观察[1]。胺碘酮每日维持剂量为 400 mg、300 mg、200 mg 和 100 mg 时,华法林每日剂量降幅分别约为 40%、35%、30% 和 25%。因此两药的相互作用与胺碘酮的剂量呈显著相关性[2]。6 月 30 日予胺碘酮 300 mg iv gtt,7 月 1 日予胺碘酮共 900 mg iv gtt,胺碘酮 0.2 g bid po(7 月 1 日—7 月 6 日)。7 月 1 日—7 月 2 日予较大剂量胺碘酮也可进一步增加华法林抗凝作用。

(2) 患者存在肝功能损害和肾功能不全,可抑制华法林代谢,增加其抗凝作用(见上海信谊九福药业有限公司药品说明书)。

在 7 月 2 日停用华法林后,7 月 6 日 INR 降至 1.96(0.8～1.5),重新予华法林 0.63 mg qd po(7 月 6 日—7 月 9 日),并将胺碘酮减量为 0.2 g qd po(7 月 6 日—7 月 17 日),但 7 月 8 日 INR 降至 1.54(0.8～1.5),7 月 9 日将华法林加量为 1.25 mg qd po(7 月 9 日—7 月 13 日),但 7 月 11 日 INR 进一步降至 1.13(0.8～1.5)。

7月13日将华法林进一步加量为1.88 mg qd po(7月13日—7月18日)。在增加华法林剂量的情况下INR反而不断降低,其主要原因是:

(1)胺碘酮每日维持剂量为400 mg、300 mg、200 mg和100 mg时,华法林每日剂量降幅分别约为40%、35%、30%和25%。因此两药的相互作用与胺碘酮的剂量呈显著相关性[2]。7月6日将胺碘酮减量为0.2 g qd po(7月6日—7月17日)。胺碘酮剂量大幅度减少,使其对华法林的增加抗凝作用大大降低。

(2)经过抗心力衰竭、抗感染等治疗,患者肝功能有改善(胆红素下降),可增加对华法林的代谢。

三、患者INR正常后又飙升的主要原因

7月13日将华法林加量为1.88 mg qd po(7月13日—7月18日),在7月17日停胺碘酮后,7月19日INR飙升至6.86(0.8~1.5),其主要原因:

(1)患者INR飙升的同时,血小板进行性下降,7月13日血小板计数$226×10^9$/L,7月14日$211×10^9$/L,7月18日$180×10^9$/L,7月19日$153×10^9$/L。APTT延长了10 s以上,PT显著延长,D-二聚体进行性上升,已经符合DIC实验室诊断标准[3]。结合患者发生了较为严重的感染[7月14日降钙素原2.4 μg/L(0.051~0.5 μg/L),7月19日降钙素原5.1 μg/L(0.051~0.5 μg/L),白细胞、中性粒细胞计数不断上升,心力衰竭不断加重,精神萎靡],患者有DIC倾向[3]。

(2)7月15日肌酐121 μmol/L,7月18日肌酐279 μmol/L,7月19日肌酐319 μmol/L,并出现无尿。患者发生肾功能衰竭,加上肝功能严重损害,可在较大程度上抑制华法林代谢,大大增加其抗凝作用(见上海信谊九福药业有限公司药品说明书)。

(3)曾有报道患者同时服用抗凝剂和包括莫西沙星在内的抗生素抗凝活性升高。其危险因素包括感染(及其炎症过程)、年龄和患者的一般情况。尽管莫西沙星和华法林的相互作用在临床试验中未经证实,但应监测INR,如有必要应调整口服抗凝剂的剂量(见拜耳医药保健有限公司药品说明书)。

四、患者发生多器官衰竭的主要原因

患者发生多器官衰竭(multiple organ failure,MOF)的主要原因是严重感染脓毒血症得不到有效控制,加上原先已有肾功能不全、肝功能损害、心功能Ⅳ级(NYHA)等[4],而通常MODS最常见诱发因素是严重感染脓毒血症[1]。严重感染脓毒血症时,炎症反应异常放大或失控,对机体的作用从保护性转变为损害性,炎症细胞激活和炎症介质的异常释放、组织缺氧和自由基、肠道屏障功能破坏和细菌和(或)毒素移位均是机体炎症反应失控的表现,构成了MODS的炎症[4]。

患者为严重疾病基础上并发严重感染,应及早开始正确的经验性抗生素治疗(通常应在入院后5小时之内开始抗生素治疗),早期治疗若不能覆盖所有可能致病菌,显著增加死亡率。为保证早期抗生素治疗的正确性,需要联合应用广谱抗生素,覆盖耐药革兰阴性杆菌和革兰阳性球菌。该患者常见致病菌可能有铜绿假单胞菌、耐甲氧西林金黄色葡萄球菌(MRSA)、不动杆菌、肠杆菌属细菌和厌氧菌等,可选择氟喹诺酮类或氨基糖苷类联合头孢菌素类或广谱β-

内酰胺类/β-内酰胺酶抑制药或碳青霉烯类;估计金黄色葡萄球菌感染可能者联合应用万古霉素、替考拉宁、利奈唑胺;估计真菌感染可能者联合应用抗真菌药物如氟康唑、伏立康唑、伊曲康唑、米卡芬净等;抗感染 2～3 天效果不佳应及时更换抗生素[5]。

实际情况是,7 月 14 日降钙素原 2.4 μg/L(0.051～0.5 μg/L),停亚胺培南西司他丁钠,予莫西沙星 400 mg qd po(7 月 14 日—7 月 19 日)。7 月 17 日患者心力衰竭加重,精神萎靡,肾功能不全进行性加重,血象上升,但未能及时调整抗菌药,致使感染进一步加重。

【病例总结】

(1) 螺内酯与地高辛合用可使地高辛半衰期延长。

(2) 胺碘酮可使地高辛血药浓度增加 70% 以上。

(3) 胺碘酮与华法林合用时,胺碘酮剂量越大引发出血的风险越大[1]。

(4) 严重疾病基础上并发严重感染,应及早开始正确的经验性抗生素治疗,抗感染 2～3 天效果不佳应及时调整抗菌药[5]。

未遵守上述用药注意事项,不排除与患者病情恶化有相关性。

参 考 文 献

[1] 苏恒海,母光妍,向倩,等.心血管内科患者华法林与其他药物联用相关的出血发生情况分析[J].药物不良反应杂志,2014,16(1):15-21.

[2] Hirsh J,Fuster V,Ansell J,et al. American Heart Association/American College of Cardiology Foundation guide to Warfarin therapy [J]. Circulation,2003,107:1692-1711.

[3] 葛均波,徐永健.内科学[M].第 8 版.北京:人民卫生出版社,2014,518-523,634-637.

[4] 陈孝平,汪建平.外科学[M].第 8 版.北京:人民卫生出版社,2013,30-39.

[5] 刘洋,孟彦苓,杜斌.呼吸机相关肺炎[J].协和医学杂志,2010,1(1):103-107.

47. 可能血压过低引发脑梗死

（2015 年 2 月 10 日）

【概述】

一例高血压史 94 岁高龄女性，此次因冠心病、急性 ST 段抬高型下壁及后壁心肌梗死、心功能Ⅰ级（Killip）而入院。入院后患者血压 63～89/37～50 mmHg；入院第五天，患者突发左侧肢体不能活动，查体神欠清，左侧肢体肌力 0 级，左侧巴宾斯基征阳性，MRI 示右侧颞叶急性梗死。通过此病例分析，主要探讨血压过低与脑梗死之间的关系。

【病史介绍】

患者 94 岁，女性，有高血压病史 40 年，最高血压达 180/90 mmHg，平素口服贝那普利，自述血压控制可。因冠心病、急性 ST 段抬高型下壁及后壁心肌梗死、心功能Ⅰ级（Killip）于 2015 年 1 月 31 日 19:22 入院。查体神清气平，双肺未闻及干湿啰音，心率 70 次/min，律齐，双下肢无水肿。肌酐 150 μmol/L（46～92 μmol/L）。

【临床经过】

1 月 31 日予阿司匹林肠溶片 100 mg qd po（1 月 31 日—）、氯吡格雷 50 mg qd po（1 月 31 日）抗血小板聚集，阿托伐他汀钙 20 mg qn po（1 月 31 日—2 月 3 日）瑞舒伐他汀钙 5 mg qn po（2 月 3 日—）稳定斑块，美托洛尔 6.25 mg bid po（1 月 31 日—2 月 3 日）减慢心率，**坎地沙坦酯 4 mg qd po（1 月 31 日—2 月 2 日）降压**，单硝酸异山梨酯缓释片 40 mg qd po（1 月 31 日—2 月 2 日）扩冠，泮托拉唑钠 60 mg＋NS 50 ml qd iv gtt（1 月 31 日—2 月 5 日）抑酸护胃。

2 月 1 日 8:30，患者仍有胸闷症状，胸痛较前好转，心电监护示心率 70 次/min，血压 89/64 mmHg。12:00，**予硝酸甘油 10 mg＋NS 50 ml iv gtt。**

2 月 2 日 9:00，患者仍略有胸闷，有恶心呕吐症。心电监护示心率 73 次/min，血压 86/48 mmHg。昨日尿量 1 350 ml。钠 144.0 mmol/L（137～145 μmol/L），**肌酐 141 μmol/L（46～92 μmol/L），尿素氮 12.4 mmol/L（3.2～7.1 mmol/L）。**予 8.5% 复方氨基酸 250 ml qd iv（2 月 2 日—2 月 5 日）静脉营养，**停坎地沙坦酯，改用培哚普利 2 mg qd po（2 月 2 日—2 月 3 日）**，予 NS 250 ml＋维生素 C 2 g＋维生素 B₆ 200 mg＋10% 氯化钾 7.5 ml iv gtt 补充容量。19:00—23:00，心率 70～88 次/min，**血压 74～87/40～47 mmHg。**

2 月 3 日 00:00—21:00，心率 70～80 次/min，**血压 63～89/37～50 mmHg。**昨日尿量

1 300 ml。9:00,予 5% GS 250 ml+能量合剂 1 支+10%氯化钾 7.5 ml iv gtt。**将培哚普利加量为 4 mg qd po(2 月 3 日)**。21:00,予多巴胺 120 mg 加 NS 50 ml iv gtt。

2 月 4 日 8:00,心电监护示心率 73 次/min,血压 89/45 mmHg。昨日尿量 1 200 ml。查体下肺可闻及少量湿性啰音,四肢肌力 V 级,钠 134 mmol/L(137～145 mmol/L),**肌酐 173 μmol/L(46～92 μmol/L)**,**尿素氮 24.27 mmol/L(3.2～7.1 mmol/L)**。停培哚普利,予多巴胺 120 mg+NS 50 ml iv gtt。

13:00,血压 80/40 mmHg。14:00,血压 78/42 mmHg。15:00,血压 86/43 mmHg。19:00,血压 81/43 mmHg。

19:30,患者突发左侧肢体不能活动,查体神欠清,左侧肢体肌力 0 级,左侧巴宾斯基征阳性,10 分钟后,左侧下肢肌力恢复至 4 级。

2 月 5 日 15:44,MRI 示右侧颞叶急性梗死。

【病例用药分析】

患者发生脑梗死的主要原因:

(1) 患者 94 岁高龄女性,有高血压病史 40 年,其脑动脉、颈动脉可能已有粥样硬化,有脑血栓形成的疾病基础[1]。

(2) 患者急性心肌梗死,有慢性心功能不全,可能导致血循环淤滞形成附壁血栓,栓子脱落形成脑栓塞[2]。

(3) 患者 94 岁高龄,认知能力差,加上因严重疾病而饮食很少,食欲缺乏,故每日食物中的水分(正常情况下约 800 ml)以及钠的摄入可不计入或计入较少,患者饮水也较少,可引发低血容量。2 月 2 日尿素氮 12.4 mmol/L,肌酐 141 μmol/L,尿素氮:肌酐=0.088>0.08,提示低血容量。2 月 4 日尿素氮 24.27 mmol/L,肌酐 173 μmol/L,尿素氮:肌酐=0.140,提示低血容量进一步加剧。使血压降得过低而引发脑梗死[3]。

(4) 予坎地沙坦酯 4 mg qd po(1 月 31 日—2 月 2 日)、单硝酸异山梨酯缓释片 40 mg qd po(1 月 31 日—2 月 2 日)、培哚普利 2 mg qd po(2 月 2 日—2 月 3 日)、硝酸甘油 10 mg+NS 50 ml iv gtt(2 月 1 日 12:00),使血压降得更低,从而诱发脑梗死[1]。

患者为 94 岁高龄女性,2 月 4 日肌酐 173 μmol/L,体型瘦小(50 kg),可估算出肌酐清除率为 14 ml/min。坎地沙坦酯应从 2 mg qd po 开始(见广州白云山天心制药股份有限公司药品说明书),培哚普利应从 1 mg qd po 开始(见施维雅制药有限公司药品说明书)。实际上予坎地沙坦酯 4 mg qd po(1 月 31 日—2 月 2 日),培哚普利 2 mg qd po(2 月 2 日—2 月 3 日),2 月 3 日将培哚普利加量为 4 mg qd po,加上给予硝酸酯类,使血压降得过低而引发脑梗死[3]。

【病例总结】

(1) 尿素氮:肌酐>0.08,提示低血容量,比值上升提示低血容量进一步加剧[3]。

(2) 肌酐清除率小于 30 ml/min,坎地沙坦酯应从 2 mg qd po 开始,培哚普利应从 1 mg qd po 开始。

未遵守上述用药注意事项,不排除与患者发生脑梗死有相关性。

参 考 文 献

［1］贾建平,陈生弟.神经病学[M].第7版.北京:人民卫生出版社,2014,170-186.

［2］中华医学会心血管病学分会,中华心血管病杂志编辑委员会,中国循环杂志编辑委员会.急性心肌梗死诊断和治疗指南[J].中华心血管杂志,2001,29(12):705-720.

［3］苏庆杰,陈志斌,蔡美华,等.院内降压过度诱发急性脑梗死7例分析[J].中国误诊学杂志,2007,7(1):174-175.

48. 亚胺培南西司他丁钠抗感染治疗剂量不足

（2015 年 8 月 31 日）

【概述】

一例因冠心病、急性前壁心肌梗死、陈旧性下壁心肌梗死、心功能 Ⅱ 级（Killip）、高血压 3 级（极高危）、陈旧性脑梗死、慢性支气管炎、肺占位性病变？肺部感染而入院的患者，在住院 40 余天中，感染一直都没有得到控制。通过此病例分析，主要探讨此患者抗感染治疗中的不合理处置。

【病史介绍】

患者 75 岁，男性，因冠心病、急性前壁心肌梗死、陈旧性下壁心肌梗死、心功能 Ⅱ 级（Killip）、高血压病 3 级（极高危）、陈旧性脑梗死、慢性支气管炎、肺占位性病变？肺部感染于 2015 年 7 月 15 日 11：16 入院。神清气平，双肺闻及湿啰音，心率 110 次/min，血压 117/70 mmHg。肌酐 105 μmol/L（58～110 μmol/L），肝功能正常，血红蛋白 142 g/L（130～175 g/L），白细胞 9.26×10^9/L（3.5×10^9/L～9.5×10^9/L），中性粒细胞百分比 67.1%（40%～75%）。17：00，行 CAG＋IVUS＋PCI 术。

【临床经过】

2015 年 7 月 15 日予阿司匹林肠溶片 100 mg qd po（7 月 15 日—7 月 25 日），氯吡格雷 75 mg qd po（7 月 15 日—7 月 25 日），低分子肝素钙 2 000 U q12h ih（7 月 16 日—7 月 20 日），阿托伐他汀钙 20 mg qn po（7 月 15 日—8 月 26 日），比索洛尔 1.25 mg qd po（7 月 15 日—7 月 26 日），呋塞米 20 mg bid po（7 月 15 日—7 月 16 日），托拉塞米 10 mg bid po（7 月 17 日—8 月 26 日），螺内酯 20 mg bid po（7 月 15 日—7 月 23 日），培哚普利 2 mg qd po（7 月 15 日—7 月 17 日），单硝酸异山梨酯缓释片 40 mg qd po（7 月 15 日—7 月 16 日），**亚胺培南西司他丁钠 0.5 g q12h iv gtt（7 月 15 日—7 月 17 日）**。

7 月 16 日 6：39，肌酐 91 μmol/L（58～110 μmol/L），白细胞 11.88×10^9/L（3.5×10^9/L～9.5×10^9/L），中性粒细胞百分比 79.3%（40%～75%）。BNP 7 021 ng/L（＜450 ng/L）。

10：45，全身乏力，食欲缺乏，有干咳，心率 88 次/min，血压 104/68 mmHg，两肺闻及中等量湿啰音。

14：00，患者突发剧烈咳嗽，咳少量白色痰，胸闷气促，呼吸困难，烦躁。心电监护示心率

130 次/min,血压 100/60 mmHg,血氧饱和度 86%。双肺可闻及中等量湿啰音和哮鸣音。立即予无创呼吸机辅助通气(7 月 16 日—8 月 26 日),高流量吸氧。予呋塞米 40 mg iv,二羟丙茶碱 0.25 g iv,甲泼尼龙琥珀酸钠 40 mg iv,托拉塞米 50 mg iv,二羟丙茶碱 0.5 g iv gtt,患者呼吸逐渐平稳。

16:47,肌酐 129 $\mu mol/L$(58~110 $\mu mol/L$)。白细胞 18.83×10^9/L(3.5×10^9/L~9.5×10^9/L),中性粒细胞百分比 65.2%(40%~75%)。

7 月 17 日 8:06,白细胞 16.77×10^9/L(3.5×10^9/L~9.5×10^9/L),中性粒细胞百分比 79.9%(40%~75%),BNP 5 335 ng/L(<450 ng/L)。**将亚胺培南西司他丁钠加量为 1 g q12h iv gtt(7 月 17 日—7 月 23 日)**。7 月 18 日,肌酐 133 $\mu mol/L$(58~110 $\mu mol/L$)。

7 月 19 日 14:20,患者突发意识丧失,心电图示室颤。予双向波 200 J 除颤成功。予胺碘酮 300 mg iv gtt,0.2 g tid po(7 月 19 日—7 月 21 日)。

22:01,再次出现意识丧失,室颤。予电除颤、气管插管,呼吸机辅助通气,肾上腺素、多巴胺升压等抢救成功。

7 月 20 日,白细胞 15.98×10^9/L(3.5×10^9/L~9.5×10^9/L),中性粒细胞百分比 79.7%(40%~75%),体温 37.8℃。患者发生室颤诱因不明,考虑室壁瘤可能性大。

7 月 22 日 11:18,患者体温 38.2℃,精神仍较差,白细胞 17.29×10^9/L(3.5×10^9/L~9.5×10^9/L),中性粒细胞百分比 80.2%(40%~75%)。

20:00,患者出现呼吸困难,血氧饱和度降至 80%,呼吸肌阻力明显增加,可见大量黏稠痰,为痰多浓稠堵塞管道引发。

7 月 23 日,转 ICU。停亚胺培南西司他丁钠,**予美洛西林钠舒巴坦钠 2.5 g q8h iv gtt(7 月 23 日—8 月 4 日)**。

7 月 24 日,血气分析示 PCO_2 69.9 mmHg(35~45 mmHg)。

7 月 25 日 19:35,出现心搏骤停,予胸外按压、肾上腺素等静脉推注。患者气管插管不畅,予重新气管插管、呼吸及辅助通气。气管插管内可吸出鲜红色液体,考虑气道内出血可能。停阿司匹林、氯吡格雷。

7 月 26 日 5:00,气管插管内吸出鲜红色液体,血氧饱和度测不出,考虑气管插管阻塞。予更换气管插管,吸痰,**予蛇毒巴曲酶 2 U q8h iv(7 月 26 日—7 月 31 日)**,**予垂体后叶素 12~36 U qd iv gtt(7 月 26 日—8 月 2 日)**。体温 38.4℃。

7 月 29 日,患者反复气道出血,纤支镜检查见肺泡弥漫性渗血。**予卡巴克洛 5 mg tid po(7 月 29 日—8 月 11 日)**。7 月 30 日,肌酐 110 $\mu mol/L$(59~104 $\mu mol/L$)。

8 月 4 日,体温 38.6℃。白细胞 18.16×10^9/L(3.5×10^9/L~9.5×10^9/L),中性粒细胞百分比 78.1%(40%~75%)。停美洛西林钠舒巴坦钠,**重新给予亚胺培南西司他丁钠 1 g q8h iv gtt(8 月 4 日—8 月 10 日)**。

8 月 10 日,体温 38℃,床旁胸片示两肺弥漫性炎症。白细胞 12.68×10^9/L(3.5×10^9/L~9.5×10^9/L),中性粒细胞百分比 71.1%(40%~75%)。痰培养出鲍曼不动杆菌(40%)和铜绿假单胞菌(60%),对碳青霉烯类、替加环素、喹诺酮类、β-内酰胺类/β-内酰胺酶抑制剂均耐药;其中**鲍曼不动杆菌仅对氨基糖苷类敏感**。停亚胺培南西司他丁钠,**予头孢哌酮舒巴坦钠 3 g q12h iv gtt(8 月 10 日—8 月 20 日)**,**氟康唑 200 mg qd iv gtt(8 月 10 日—8 月 17 日)**。

8 月 17 日,体温 38.4℃,**予磷霉素钠 4 g q8h iv gtt(8 月 17 日—8 月 26 日)**。

8 月 20 日,体温 38.2℃。床旁胸片示两肺弥漫性炎症,较前未见明显吸收。家属拒绝超量使用替加环素 50 mg q8h iv gtt,**将头孢哌酮舒巴坦钠加量为 3 g q8h iv gtt(8 月 20 日—8 月 26 日)**。

8 月 20 日—8 月 24 日,体温＜37.5℃。8 月 24 日,白细胞 10.61×10⁹/L(3.5×10⁹/L～9.5×10⁹/L),中性粒细胞百分比 64.3%(40%～75%),血红蛋白 75 g/L(130～175 g/L)。

8 月 26 日,体温 39.4℃。21:30,心跳呼吸停止死亡。

【病例用药分析】

患者 75 岁高龄,因急性前壁心肌梗死、陈旧性下壁心肌梗死、心功能Ⅱ级(Killip)、高血压病 3 级(极高危)、陈旧性脑梗死、慢性支气管炎、肺占位性病变? 合并肺部感染入院,属于严重疾病基础上并发肺部感染,应及早开始正确的经验性抗生素治疗(通常应在入院后 5 小时之内开始抗生素治疗),早期治疗若不能覆盖所有可能致病菌,会显著增加死亡率。为保证早期抗生素治疗的正确性,需要联合应用广谱抗生素,覆盖耐药革兰阴性杆菌和革兰阳性球菌。该患者常见致病菌可能有铜绿假单胞菌、抗甲氧西林金黄色葡萄球菌(MRSA)、不动杆菌、肠杆菌属细菌和厌氧菌等,可选择氟喹诺酮类或氨基糖苷类联合头孢菌素类或广谱 β-内酰胺类/β-内酰胺酶抑制药或碳青霉烯类;估计金黄色葡萄球菌感染可能者联合应用万古霉素、替考拉宁、利奈唑胺;估计真菌感染可能者联合应用抗真菌药物如氟康唑、伏立康唑、伊曲康唑、米卡芬净等,并且要足量和足疗程[1];抗感染 2～3 天效果不佳应及时更换抗生素[1]。

实际上予亚胺培南西司他丁钠 0.5 g q12h iv gtt(7 月 15 日—7 月 17 日)抗感染,抗菌药选择符合原则,但剂量不足。患者 7 月 16 日肌酐 91 μmol/L,体重以 70 kg 计算,可得出肌酐清除率为 61 ml/min。按照药品说明书规定,严重敏感菌感染至少予亚胺培南 500 mg q8h iv,相当于亚胺培南西司他丁钠 1 g q8h iv gtt(见杭州默沙东制药有限公司药品说明书)。可见予 0.5 g q12h iv gtt 剂量明显不足,可大大降低抗感染疗效,并且可能筛选出耐药菌。7 月 15 日白细胞 9.26×10⁹/L,中性粒细胞百分比 67.1%;7 月 16 日 6:39 白细胞 11.88×10⁹/L,中性粒细胞百分比 79.3%。14:00 突发急性呼吸衰竭,血氧饱和度 86%。感染加重可能是重要原因,急性心肌梗死心力衰竭加重的可能性也不除外。

7 月 16 日 16:47 肌酐上升至 129 μmol/L,可计算出肌酐清除率为 43 ml/min,按照药品说明书规定,严重敏感菌感染至少予亚胺培南 500 mg q8h iv gtt,相当于亚胺培南西司他丁钠 1 g q8h iv gtt(见杭州默沙东制药有限公司药品说明书)。7 月 17 日白细胞 16.77×10⁹/L,中性粒细胞百分比 79.9%。提示感染加重,将亚胺培南西司他丁钠加量为 1 g q12h iv gtt(7 月 17 日—7 月 23 日),剂量仍然不足,可降低抗感染疗效。

7 月 19 日两次突发室颤,可能与急性心肌梗死、心力衰竭加重、室壁瘤形成等有关,但感染得不到控制甚至加重的可能性也不除外。7 月 20 日体温 37.8℃,7 月 22 日 11:18,体温 38.2℃,20:00 血氧饱和度降至 80%,因大量黏稠痰堵塞管道而引发,均提示感染加重。

7 月 23 日转 ICU,停亚胺培南西司他丁钠,予美洛西林钠舒巴坦钠 2.5 g q8h iv gtt(7 月 23 日—8 月 4 日)。美洛西林钠舒巴坦钠属于广谱青霉素,对肠杆菌科细菌、部分不发酵葡萄糖革兰阴性杆菌(如铜绿假单胞菌)作用强大,对肠球菌、凝固酶阴性葡萄球菌有效。亚胺培南西司他丁钠属于碳青霉烯类抗生素,抗菌谱极广,对绝大多数革兰阳性与阴性菌、需氧菌与厌氧菌均具有良好的抗菌作用,仅对抗甲氧西林金黄色葡萄球菌、嗜麦芽窄食单胞菌、黄杆菌耐药[2]。因此美洛西林钠舒巴坦钠与亚胺培南西司他丁钠比较,其抗菌谱没有任何优势,予亚胺培南西司他丁钠抗感染效果不佳,改用美洛西林钠舒巴坦钠是不适宜的,可能使感染加重。

　　7月26日5:00,血氧饱和度测不出,气管插管内吸出鲜红色液体,考虑气管插管阻塞。予更换气管插管并吸痰,予蛇毒巴曲酶2 U q8h iv(7月26日—7月31日),予垂体后叶素12～36 U qd iv gtt(7月26日—8月2日)。

　　蛇毒巴曲酶成人一般出血1～2 U。紧急出血需立即静脉注射0.25～0.5 U,同时肌内注射1 U;咯血每12小时皮下注射1 U,必要时,开始时再加静脉注射1 U;异常出血剂量加倍,间隔6小时肌内注射1 U,至出血完全停止;有血栓病史者禁用(见兆科药业(合肥)有限公司药品说明书)。可见予蛇毒巴曲酶2 U q8h iv(7月26日—7月31日)剂量过大,可能加重栓塞,加重心肌缺血和坏死。垂体后叶素可促进肺动脉、冠状动脉收缩,可加重心肌缺血及坏死。高血压、冠状动脉疾病、心力衰竭、肺源性心脏病患者忌用垂体后叶素。

　　7月29日纤维支气管镜检查见肺泡弥漫性渗血,感染加重是重要原因。

　　8月4日体温38.6℃,停美洛西林钠舒巴坦钠,重新给予亚胺培南西司他丁钠1 g q8h iv gtt(8月4日—8月10日)。根据7月30日肌酐110 μmol/L,可计算出肌酐清除率为51 ml/min。按照药品说明书规定,严重敏感菌感染至少予亚胺培南500 mg q8h iv gtt,相当于亚胺培南西司他丁钠1 g q8h iv gtt(见杭州默沙东制药有限公司药品说明书)。可见予亚胺培南西司他丁钠1 g q8h iv gtt(8月4日—8月10日)剂量适宜,但还可考虑加量至1 g q6h iv gtt。

　　8月10日体温38℃,床旁胸片显示两肺弥漫性炎症,感染加重。停亚胺培南西司他丁钠,予头孢哌酮舒巴坦钠3 g q12h iv gtt(8月10日—8月20日),氟康唑200 mg qd iv gtt(8月10日—8月17日)。亚胺培南西司他丁钠仅对抗甲氧西林金黄色葡萄球菌、嗜麦芽窄食单胞菌、黄杆菌耐药,而头孢哌酮舒巴坦钠对嗜麦芽窄食单胞菌敏感,因此改用头孢哌酮舒巴坦钠是适宜的,在治疗严重感染时,每日剂量可增加至12 g,肌酐清除率<30 ml/min时舒巴坦钠应减量(见辉瑞制药有限公司药品说明书)。因此予3 g q12h iv gtt剂量偏小。另外可考虑予针对抗甲氧西林金黄色葡萄球菌的抗菌药如万古霉素、利奈唑胺等。实际上未给予。

　　8月17日体温38.4℃,**予磷霉素钠4 g q8h iv gtt(8月17日—8月26日)**。磷霉素与多种β-内酰胺类、氨基糖苷类、喹诺酮类、碳青霉烯类联用,有很好的协同抗菌作用,可在较大程度上提高疗效,适用于严重的顽固性感染[3]。

　　8月20日床旁胸片显示两肺弥漫性炎症,将头孢哌酮舒巴坦钠加量为3 g q8h iv gtt(8月20日—8月26日)。8月20日—8月24日,体温小于37.5℃,血象有改善,提示抗感染可能有效。8月26日体温39.4℃,21:30死亡。严重感染若不能使用有效抗菌药予以较快控制,可对机体造成较大损害,即使最后使用了有效抗菌药,可能也不能挽回。因此若进入ICU就予磷霉素钠4 g q8h iv gtt+头孢哌酮舒巴坦钠加量为3 g q8h iv gtt,结果可能会好些。

【病例总结】

　　(1) 严重疾病基础上并发肺部感染,抗菌药应足量足疗程。对体重大于70 kg、肌酐清除率在40～70 ml/min的患者,应至少予亚胺培南500 mg q8h iv gtt,相当于亚胺培南西司他丁钠 1 g q8h iv gtt。

（2）美洛西林钠舒巴坦钠与亚胺培南西司他丁钠比较，其抗菌谱没有任何优势，予亚胺培南西司他丁钠抗感染效果不佳，改用美洛西林钠舒巴坦钠不适宜。

（3）有血栓病史者禁用蛇毒巴曲酶，予蛇毒巴曲酶 2 U q8h iv 剂量过大。

（4）垂体后叶素对高血压、冠状动脉疾病、心力衰竭患者忌用。

（5）头孢哌酮舒巴坦钠在治疗严重过感染性感染时，每日剂量可增加至 12 g，肌酐清除率小于 30 ml/min 时舒巴坦钠应减量。

未遵守上述用药注意事项，不排除与患者感染未被控制有相关性。

参 考 文 献

［1］刘洋,孟彦苓,杜斌. 呼吸机相关肺炎［J］. 协和医学杂志,2010,1(1)：103 - 107.

［2］范洪伟,吕玮,吴东,等. 桑德福抗微生物治疗指南［M］. 第 43 版. 北京：中国协和医科大学出版社,2011,15 - 16,35 - 41.

［3］连家建,唐青云. 磷霉素钠与其他抗菌药联用的协同作用及其临床应用［J］. 国外医药抗生素分册,2003,24(1)：44 - 46.

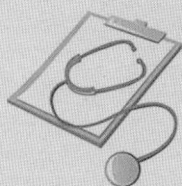

Part 4
2016 年临床病例用药分析

49. 低血钾、急性左心衰竭、肾功能不全加重

（2016 年 7 月 24 日）

【概述】

一例 PCI 术后患者，因陈旧性前壁心肌梗死 PCI 术后、持续性心房颤动、心功能 Ⅲ 级（NYHA）、肺部感染而入院。入院后患者发生低钾血症，最低时降至 2.0 mmol/L，急性左心衰竭发作并且心率减慢，最慢时房颤率 38 次/min，24 小时尿量仅 490 ml，肌酐上升至 157 μmmol/L。通过此病例分析，探讨以下三点：① 患者低钾并进行性加重的原因分析；② 患者急性左心衰竭的主要原因；③ 患者肾功能不全加重的主要原因。

【病史介绍】

患者 65 岁，男性。高血压病史 10 年，最高 200/100 mmHg，目前未服药，自诉血压偏低；2009 年前行冠脉造影＋PCI 术，植入 2 枚支架，有 2 次脑梗死病史；有慢性支气管炎史 10 年。2016 年 7 月 13 日因陈旧性前壁心肌梗死 PCI 术后、持续性心房颤动、心功能 Ⅲ 级（NYHA）、肺部感染入院。查体神清气平，血压 98/50 mmHg，心率 61 次/min，律绝对不齐，两肺可闻及散在干湿性啰音。查钾 2.9 mmol/L（3.5～5.1 mmol/L），肌酐 120 μmol/L（58～110 μmol/L），尿素氮 9.91 mmol/L（3.2～7.1 mmol/L），总胆红素 52 μmol/L（3～22 μmol/L），直接胆红素 30 μmol/L（0～5 μmol/L），INR 1.29（0.8～1.5），BNP 10 978 ng/L（＜125 ng/L）。

【临床经过】

7 月 13 日，予华法林 2.5 mg qd po（7 月 13 日—），地高辛 0.13 mg qd po（7 月 13 日—7 月 14 日），**螺内酯** 40 mg qd po（7 月 13 日—7 月 15 日），阿托伐他汀钙 20 mg qn po（7 月 13 日—），**氯化钾片** 0.5 g bid po（7 月 13 日—），前列地尔 10 μg＋NS 100 ml qd iv gtt（7 月 13 日—7 月 14 日），莫西沙星氯化钠 0.4 g qd iv gtt（7 月 13 日—7 月 14 日），**呋塞米** 60 mg＋NS 50 ml iv gtt（15:00），予呋塞米 60 mg＋NS 50 ml iv gtt（22:00）。

7 月 14 日 3:00，予 10% **氯化钾** 30 ml po。

8:37，患者自觉胸闷气促较入院时明显好转，血压 101/56 mmHg，双肺未闻及少量湿啰音，心率 69 次/min，房颤心律。

13:46，**钾** 2.0 mmol/L（3.5～5.1 mmol/L），予 10% **氯化钾** 40 ml po。

16:00，予门冬氨酸钾镁 10 ml tid po（7 月 14 日—7 月 15 日）。

18:00,测心电监测提示频发室性期前收缩,短阵室性心动过速,查体血压 98/50 mmHg,两肺可闻及散在干湿性啰音,**予 10% 氯化钾 40 ml po,予 5% GS 250 ml + 10% 氯化钾7.5 ml + 25% 硫酸镁 20 ml + 能量合剂 1 支 iv gtt**。

19:25,转入 CCU,予托拉塞米 40 mg + NS 50 ml iv gtt。

19:50,予多巴胺 200 mg + NS 50 ml iv gtt,二羟丙茶碱 0.25 g iv。

20:23,房颤率 38 次/min,**予阿托品 1 mg iv**。

20:30,房颤率 58 次/min,血压 74/45 mmHg,呼吸 35 次/min。

21:40,**钾 4.8 mmol/L(3.5～5.1 mmol/L)**,患者突发胸闷气急,不能平卧,心率 65 次/min,指末血氧饱和度 88%,冷汗,血压 75/60 mmHg,两肺可闻及散在干湿性啰音,双下肢重度水肿。予无创呼吸机辅助通气。

23:00,**诉排尿困难,予留置导尿**。

7 月 15 日 2:00,患者仍胸闷气促,不能平卧,冷汗,四肢干冷。予吗啡 5 mg iv,甲泼尼龙琥珀酸钠 40 mg iv,呋塞米 20 mg iv,托拉塞米 50 mg iv,硝酸甘油 50 mg iv。

6:33,患者现精神较萎,心电监测提示房颤率 45～55 次/min,短阵室性心动过速,血压94/57 mmHg,双下肢重度水肿。予加大多巴胺推泵用量至 10 ml/h,阿托品 1 mg iv。**钾6.2 mmol/L(3.5～5.1 mmol/L),肌酐 157 μmol/L(58～110 μmol/L)**,尿素氮 12.9 mmol/L(3.2～7.1 mmol/L),予 5% 碳酸氢钠 125 ml iv gtt。

7:20,**24 小时尿量 490 ml**,呕吐 100 ml,补液量 350 ml,口服 400 ml。

8:12,患者烦躁不安,自诉仍有胸闷,有咳嗽,伴咳少许黄痰,心电监护提示呼吸 21 次/min,血压 96/78 mmHg,心率 83 次/min,血氧饱和度 98%～100%。

13:38,肌酐 191 μmol/L(58～110 μmol/L),尿素氮 19.5 mmol/L(3.2～7.1 mmol/L)。

【病例用药分析】

一、患者低钾并进行性加重的原因分析

患者每日生理性需要摄入氯化钾约 5.7 g,非少尿性肾功能不全患者常有良好的钾适应能力而维持钾平衡,但若增加钾负荷可能导致高钾血症。患者在摄入食物(不禁食)并且肾功能正常的情况下,血清钾 3.0～3.5 mmol/L(轻度缺钾),心电图及临床表现不明显,一般补充氯化钾 3 g;血清钾 2.5～3.0 mmol/L(中度缺钾),心电图改变轻微,临床仅感软弱无力、肢瘫较轻,一般补充氯化钾 6 g;血清钾<2.5 mmol/L(重度缺钾),心电图改变明显,并有肢体软瘫,一般补充氯化钾 9 g[1]。在心力衰竭而肾功能正常情况下,螺内酯:呋塞米=2:1 对血钾影响最小,因此螺内酯 40 mg qd po 联合呋塞米 20 mg qd po 通常不会引发高钾血症[2]。

患者入院后,医师开具螺内酯 40 mg qd po(7 月 13 日—7 月 15 日)和氯化钾片 0.5 g bidpo(7 月 13 日—)的长期医嘱,但未开出螺内酯和氯化钾片的临时医嘱。按照医院的流程,患者 7 月 13 日的螺内酯 40 mg 和氯化钾片 1 g 实际上未口服。7 月 13 日入院当天 15:00 钾2.9 mmol/L,属于轻中度缺钾,应补充氯化钾 3～6 g。实际上 7 月 13 日 15:00 予呋塞米60 mg iv gtt,22:00 予呋塞米 60 mg iv gtt,7 月 14 日 3:00 予 10% 氯化钾 30 ml po(3 g 氯化钾)。在未能口服螺内酯 40 mg 却予呋塞米 120 mg iv gtt 并且只补充 3 g 氯化钾的情况下,即使存在肾功能不全,也可能使低钾血症进一步加重。13:46 钾进一步降至 2.0 mmol/L,此时

已经口服了 40 mg 螺内酯,再予 10%氯化钾 40 ml po,18:00 予 10%氯化钾 40 ml po,予 5%
GS 250 ml＋10%氯化钾 7.5 ml＋25%硫酸镁 20 ml iv gtt。共补充氯化钾 8.75 g。21:40 钾
4.8 mmol/L,低钾血症被纠正。

二、患者急性左心衰竭的主要原因

患者因心力衰竭加重急性左心衰竭而转入 CCU,之后继续急性左心衰竭发作并且心率减
慢,最慢时房颤率 38 次/min,其主要原因是:

(1) 患者有心功能Ⅲ级(NYHA)、陈旧性前壁心肌梗死 PCI 术后、慢性支气管炎、肺部感
染、持续性心房颤动、2 次脑梗死后、高血压病等诱发和加重心力衰竭的疾病基础[3]。

(2) 低钾血症进一步加重,可抑制心肌收缩力,诱发和加重心力衰竭[3]。

(3) 18:00 予 5% GS 250 ml＋10%氯化钾 7.5 ml＋25%硫酸镁 20 ml iv gtt。患者肾功能
不全,静脉滴注 25%硫酸镁可使镁离子在体内暂时过量的风险增加。镁离子可拮抗钙离子,
抑制神经末梢运动终板释放乙酰胆碱,严重时可能引发肌麻痹,抑制心肌收缩力,使血管扩张
而致血压下降,抑制呼吸中枢和呼吸肌而致呼吸衰竭;还可抑制心肌收缩力而诱发及加重心力
衰竭,抑制心脏传导而引发严重缓慢性心律失常[1]。有心肌损害、心脏传导阻滞患者禁用
25%硫酸镁,静脉滴注过程中应警惕心力衰竭肺水肿的发生(见民生制药有限公司药品说明
书)。20:23,在低钾血症可能已经纠正的情况下,房颤率仅 38 次/min,予阿托品 1 mg iv。严
重缓慢性心律失常可减少心排血量而加重心力衰竭。

三、患者肾功能不全加重的主要原因

7 月 15 日 6:33 患者 24 小时尿量仅 490 ml,肌酐上升至 157 μmol/L,出现肾功能不全加
重的主要原因:

(1) 患者入院后心力衰竭进行性加重,出现低血压、低氧血症,可引发肾脏血流灌注
不足[3]。

(2) 7 月 14 日 20:23 房颤率仅 38 次/min,予阿托品 1 mg iv,23:00 诉排尿困难,予留置导
尿。阿托品有抗 M 胆碱样不良反应,容易引发排尿困难(见上海旭东海普药业有限公司药品
说明书),尿路梗阻可引发肾后性肾功能不全[3]。

(3) 严重低钾血症可损伤肾小管,造成肾功能损害。另外,可因加重心力衰竭而引发肾功
能不全加重。

肾功能不全加重、尿量少,造成了在没有补钾的情况下 7 月 15 日 6:33 钾上升至
6.2 mmol/L,而严重高钾血症又可减弱心肌收缩力而加重心力衰竭,并能减慢心率。7 月
15 日 6:33 房颤率 45～55 次/min 可能与高钾血症有关。

【病例总结】

(1) 患者每日生理性需要摄入氯化钾约 5.7 g。患者正常饮食且无肾功能不全,轻度缺钾
一般补充氯化钾 3 g,中度缺钾一般补充氯化钾 6 g,重度缺钾一般补充氯化钾 9 g。

(2) 在心力衰竭而肾功能正常情况下,螺内酯:呋塞米＝2:1 对血钾影响最小。

(3) 为确保在规定的时间内用药,医师应兼顾长期医嘱和临时医嘱。

(4) 有心肌损害、心脏传导阻滞患者禁用 25% 硫酸镁,静脉滴注过程中应警惕心力衰竭、肺水肿的发生。

未遵守上述用药注意事项,不排除与患者病情加重有相关性。

参 考 文 献

[1] 王礼振.临床输液学[M].北京:人民卫生出版社,1998,54-56,57-60,67-72,162-164,518-523.

[2] 代铁成,赵月.不同剂量利尿剂联合应用对心力衰竭患者血钾的影响[J].心血管康复医学杂志,2010,19(6):636-638.

[3] 葛均波,徐永健.内科学[M].第 8 版.北京:人民卫生出版社,2014,162-166,174-176,518-523.

50. 低血压休克、室性逸搏心律
（2016 年 12 月 30 日）

【概述】

一例高血压合并多种疾病患者，因急性冠脉综合征、GABG 术后、心功能Ⅲ级（NYHA）、Ⅱ型呼吸衰竭而入院。入院后患者发生低血压休克、室性逸搏心律等情况。通过此病例分析，探讨以下两点：① 患者发生低血压休克的主要原因；② 患者发生室性逸搏心律的可能原因。

【病史介绍】

患者 59 岁，男性。高血压史 20 年，血压最高 200/100 mmHg，平素口服氨氯地平 5 mg bid po，奥美沙坦酯 20 mg qd po 降压，自诉血压控制可；糖尿病病史 8 年，予二甲双胍 850 mg bid po 降糖，血糖控制不详；痛风病史 10 余年。

2016 年 12 月 17 日因急性冠脉综合征、GABG 术后、心功能Ⅲ级（NYHA）、Ⅱ型呼吸衰竭而入院。查体血压 108/77 mmHg，精神可，两肺未闻及明显干湿性啰音，心率 85 次/min，律齐，双下肢无水肿。心电图示室性期前收缩。

【临床经过】

12 月 17 日，予阿司匹林肠溶片 100 mg qd po（12 月 17 日—），氯吡格雷 75 mg qd po（12 月 17 日—），低分子肝素钙 4 200 U q12h ih（12 月 17 日—12 月 21 日），阿托伐他汀钙 20～40 mg qn po（12 月 17 日—），氨氯地平 5 mg bid po（12 月 17 日—12 月 20 日），减量为 5 mg qd po（12 月 21 日），**培哚普利 8 mg qd po（12 月 17 日—12 月 21 日）**，单硝酸异山梨酯缓释片 40 mg qd po（12 月 17 日—12 月 21 日），美托洛尔缓释片 47.5 mg qd po（12 月 17 日—12 月 19 日），二甲双胍 850 mg bid po（12 月 17 日—12 月 27 日），泮托拉唑钠 40 mg＋NS 100 ml qd iv gtt（12 月 17 日—12 月 27 日）。

12 月 18 日 9:00，103/67 mmHg，神清气平，双肺未闻及明显干湿啰音，心率 99 次/min，律齐，双下肢无水肿。二氧化碳分压 84.9 mmHg（35～45 mmHg）。予托拉塞米 10 mg bid po（12 月 18 日—12 月 21 日），螺内酯 20 mg bid po（12 月 18 日—）。

17:50，患者小便后出现胸闷、气促、心慌，心电监护示窦性心动过速、频发室性期前收缩。查体：患者呼之能应，神志淡漠，反应迟钝，双肺呼吸音粗，未闻及明显干湿啰音，心率 140 次/min，律不齐，可闻及期前收缩。

12月19日,患者气促明显,偶有咳嗽咳痰,考虑肺部感染,查肌酐104 μmol/L(58～110 μmol/L),予头孢哌酮舒巴坦钠3 g＋NS 100 ml bid iv gtt(12月19日—)。

12月20日,改用比索洛尔2.5 mg qd po(12月20日—12月21日),予托拉塞米20 mg iv gtt。**体温最高38.1℃。**

12月21日7:00,**24小时入量1 400 ml(补液量450 ml,口服950 ml),出量3 100 ml(尿量2 900 ml,出汗量200 ml)。**

9:30,患者咳嗽咳黄浓痰,血压108/60 mmHg,神清气平,双下肺散在湿啰音,心率84次/min,律齐,双下肢无水肿。**予托拉塞米20 mg＋NS 50 ml iv gtt。**

10:40,患者房颤心室率132次/min,**予去乙酰毛花苷0.2 mg iv,**予无创呼吸机辅助通气。

11:00,房颤心室率127次/min,血压115/65 mmHg,**予胺碘酮300 mg＋5％ GS 50 ml iv gtt。**

13:10,**予莫西沙星0.4 g＋5％ GS 250 ml＋胰岛素4 U iv gtt。**

13:55,**予双氯芬酸钠50 mg po,**血压104/63 mmHg,房颤心室率92次/min。

15:00,房颤心室率112次/min,**血压82/51 mmHg。**

15:16,**予去乙酰毛花苷0.4 mg iv,**乳酸钠林格液500 ml iv gtt,胺碘酮300 mg＋5％ GS 50 ml iv gtt。

16:00,房颤心室率108次/min,血压73/47 mmHg,四肢湿冷。考虑与莫西沙星过敏反应有关,予停用。

16:45,予多巴胺240 mg＋NS 50 ml iv gtt,患者恢复窦性心律,出现室性逸搏心律,心率40～50次/min,停胺碘酮,予地塞米松5 mg iv。

17:00,心率68次/min。20:00,心率70次/min,血压83/53 mmHg。

21:00,血压恢复正常。

【病例用药分析】

一、患者发生低血压休克的主要原因

12月21日16:00患者发生低血压休克的主要原因:

(1) 予培哚普利8 mg qd po(12月17日—12月21日)。患者心功能Ⅲ级(NYHA),肾素-血管紧张素-醛固酮系统过度激活,对ACEI特别敏感,起始剂量偏大可使血压过度下降,因此规定培哚普利起始剂量为2 mg qd po,如果患者能够耐受,2周后可增至4 mg qd po。另外规定,使用利尿剂可因容量减少而激活肾素-血管紧张素-醛固酮系统,也对ACEI特别敏感,故规定培哚普利应从2 mg qd po开始(见施维雅制药有限公司药品说明书)。患者院外予奥美沙坦酯20 mg qd po,奥美沙坦酯最大剂量为40 mg qd po(见第一三共制药有限公司药品说明书)。照此估算,该患者培哚普利至多可予4 mg qd po,实际予8 mg qd po,剂量过大可能引发低血压。

(2) 予托拉塞米10 mg bid po(12月18日—12月21日),12月20日予托拉塞米20 mg iv gtt。12月21日7:00 24小时入量1 400 ml,出量3 100 ml(尿量2 900 ml,出汗量200 ml),出量大于入量1 700 ml。正常呼吸频率每日经呼吸道排出水分约400 ml,患者因肺部感染、心力衰竭而使呼吸急促,可能超过1 000 ml[1]。体温正常时每日经皮肤蒸发水分500 ml,体温每升

高 1.5℃，皮肤蒸发量增加 500 ml。患者体温由 36.5℃升至 38.2℃，经皮肤蒸发量增加 700 ml 以上[1]。由此可见患者 12 月 20 日—12 月 21 日实际出量大于入量可达 2 700 ml，可能引发低血容量而导致休克。

（3）予单硝酸异山梨酯缓释片 40 mg qd po(12 月 17 日—12 月 21 日)，可扩张外周血管而引发低血压(见鲁南贝特制药有限公司药品说明书)。

（4）予氨氯地平 5 mg bid po(12 月 17 日—12 月 20 日)，减量为 5 mg qd po(12 月 21 日)，氨氯地平为二氢吡啶类钙拮抗剂，可抑制钙离子进入血管平滑肌而舒张血管，降低血压(见辉瑞制药有限公司药品说明书)。加上予比索洛尔 2.5 mg qd po(12 月 20 日—12 月 21 日)，可减慢心率降低血压。

（5）发生低血压休克时正静脉滴注胺碘酮和莫西沙星。胺碘酮有非竞争性的 α 受体和 β 受体抑制作用，可使血压下降(见杭州赛诺菲制药有限公司药品说明书)。莫西沙星引发过敏性休克多在用药 30 min 内出现，占 82%，说明速发型过敏性休克发生率较高。静脉给药者休克均发生于用药后 20 min 内，其中以 10 min 内居多；口服用药多发生于给药后 30 min 或更长时间发生[2]。13：10 予莫西沙星 0.4 g＋5% GS 250 ml＋胰岛素 4 U iv gtt。15：00 血压降至 82/51 mmHg。16：00 血压进一步降至 73/47 mmHg，四肢湿冷。因此莫西沙星引发过敏性休克的可能性较小。

（6）患者心力衰竭加重、感染等是休克的危险因素[3]。

二、患者发生室性逸搏心律的可能原因

16：45 患者恢复窦性心律，出现室性逸搏心律，心率 40～50 次/min，其可能原因有：

（1）12 月 21 日 10：40 予去乙酰毛花苷 0.2 mg iv，11：00 予胺碘酮 300 mg iv gtt，15：16 予去乙酰毛花苷 0.4 mg iv、胺碘酮 300 mg iv gtt。胺碘酮和去乙酰毛花苷均可减慢心率，胺碘酮可使地高辛血药浓度增加 70% 以上(见上海信谊药厂有限公司药品说明书)；予螺内酯 20 mg bid po(12 月 18 日—)可使地高辛半衰期延长(见上海信谊药厂有限公司药品说明书)；予阿托伐他汀钙 20～40 mg qn po(12 月 17 日—)可使地高辛稳态血药浓度增加 20%(见辉瑞制药有限公司药品说明书)；予泮托拉唑钠 40 mg＋NS 100 ml qd iv gtt(12 月 17 日—12 月 27 日)能显著提高地高辛的药效及生物利用度，通过提高胃内 pH，抑制胃酸对地高辛的破坏(见上海信谊药厂有限公司药品说明书)；12 月 21 日 13：10 予莫西沙星 0.4 g iv gtt 可能将地高辛浓度增加 30%(见拜耳医药保健有限公司药品说明书)；予阿司匹林肠溶片 100 mg qd po(12 月 17 日—)可减少地高辛的肾脏清除而增加地高辛血药浓度(见拜耳医药保健有限公司药品说明书)；12 月 21 日 13：55 予双氯芬酸钠 50 mg po，可增高地高辛血药浓度(见中国药科大学制药有限公司药品说明书)；予培哚普利 8 mg qd po(12 月 17 日—12 月 21 日)，血管紧张素转换酶抑制剂可提高地高辛血药浓度(见上海信谊药厂有限公司药品说明书)。因此不能排除洋地黄过量的可能性。

（2）患者有急性冠脉综合征、GABG 术后、心功能Ⅲ级(NYHA)、Ⅱ型呼吸衰竭，使心肌缺血坏死造成地高辛中毒浓度阈值下降，往往不到中毒浓度就已经发生严重毒副反应，可使缓慢性心律失常的发生风险增加[3]。

将胺碘酮与莫西沙星合用，两药均可延长 Q-T 间期，增加室性心律失常风险(见拜耳医

药保健有限公司药品说明书)。

【病例总结】

(1) 心力衰竭或使用利尿剂的患者,培哚普利起始剂量为 2 mg qd po。

(2) 肺部感染、心力衰竭患者呼吸急促,经呼吸道排出水分可能超过 1 000 ml,体温每升高 1.5℃经皮肤蒸发量增加 700 ml 以上,应慎重使用利尿剂。

(3) 胺碘酮、螺内酯、阿托伐他汀钙、泮托拉唑钠、莫西沙星、阿司匹林、双氯芬酸钠、培哚普利均可增加地高辛血药浓度。

(4) 胺碘酮禁止与莫西沙星合用。

未遵守上述用药注意事项,不排除与患者病情加重有相关性。

参 考 文 献

[1] 王礼振. 临床输液学[M]. 北京:人民卫生出版社,1998,8-21.

[2] 张翔,宁媛,张维民. 莫西沙星致过敏性休克 11 例文献分析[J]. 山东医药,2012,52(23):99-100.

[3] 王建枝,殷莲华. 病理生理学[M]. 第 8 版. 北京:人民卫生出版社,2013,165-167.

51. 多种药物合用致消化道大出血死亡

（2016 年 3 月 13 日）

【概述】

一例高血压合并多种基础疾病患者，因缺血性心肌病、心功能Ⅳ级（NYHA）、高血压病2级（极高危组）、2型糖尿病、肺部感染而入院。入院后患者发生消化道大出血，最终死亡。通过此病例分析，探讨治疗过程中多种药物合用对此次消化道大出血的影响和作用。

【病史介绍】

患者 86 岁，男性。既往有高血压病史 30 年；近期监测血糖升高；18 年前有面瘫病史；有脑梗死病史，具体不详；50 余年前曾患十二指肠溃疡，目前无节律性周期性上腹痛；吸烟史60 年，每日 6 支，饮酒史 60 年，每日半两黄酒。

3 月余前于地段医院诊断"肺部感染"，予抗感染，改善心功能等治疗。此次入院前 2 周，患者静息状态下觉胸闷气促明显加重，伴夜间阵发性呼吸困难，伴双下肢水肿，偶有咳嗽咳痰。2016 年 3 月 7 日因缺血性心肌病、心功能Ⅳ级（NYHA）、高血压病 2 级（极高危组）、2 型糖尿病、肺部感染收入 CCU 病区。查 CRP 9 mg/L（0～3 mg/L），白细胞计数 9.77×10^9/L（3.5×10^9/L～9.5×10^9/L），中性粒细胞百分比 92.9%（50%～70%），血红蛋白 127 g/L（130～175 g/L）。心电图示窦性心律、Ⅱ度Ⅰ型 AVB、ST 段异常、T 波改变。血压 144/82 mmHg，神清气平，双肺可闻及明显湿啰音，心率 80 次/min，双下肢中度水肿。

【临床经过】

3 月 7 日，予阿司匹林肠溶片 100 mg qd po（3 月 7 日—3 月 8 日），培哚普利 4 mg qd po（3 月 7 日—3 月 8 日），螺内酯 20 mg bid po（3 月 7 日—3 月 9 日），阿托伐他汀钙 20 mg qn po（3 月 7 日—3 月 10 日），10%氯化钾 10 ml tid po（3 月 7 日—3 月 9 日），10%氯化钠 10 ml tid po（3 月 7 日—3 月 9 日），泮托拉唑钠 40 mg qd iv gtt（3 月 7 日—3 月 9 日），莫西沙星 0.4 g＋胰岛素 4 U＋5% GS 250 ml qd iv gtt（3 月 7 日—3 月 10 日）。

12:55，**予二羟丙茶碱 0.5 g iv gtt，甲泼尼龙琥珀酸钠 40 mg iv，呋塞米 100 mg iv gtt**。心脏超声示左室收缩功能减低，EF 35%。

15:40，**予托拉塞米 50 mg iv gtt**。

22:00，心率 70 次/min，血压 101/57 mmHg，**予二羟丙茶碱 0.5 g iv gtt，硝酸甘油 20 mg** iv gtt。

3月8日1:45,心率74次/min,血压94/67 mmHg,**予托拉塞米50 mg iv gtt**。

9:16,血压108/62 mmHg,神清气平,双肺可闻及明显湿啰音,心率84次/min。尿素氮16.7 mmol/L(3.2～7.1 mmol/L),肌酐116 μmol/L(58～110 μmol/L),白细胞计数9.4×10^9/L(3.5×10^9/L～9.5×10^9/L),中性粒细胞百分比91.6%(50%～70%),血红蛋白123 g/L(130～175 g/L)。予氯吡格雷75 mg qd po(3月8日)。

12:50,予托拉塞米40 mg iv gtt。

15:00,心率59次/min,血压84/40 mmHg。

20:00—3月9日7:00,心率74～89次/min,血压74～89/38～52 mmHg。

3月9日4:00,**解黑便**,CVP 5 cmH_2O,予乳酸钠林格液500 ml iv gtt。

8:52,患者精神疲软,心电监护提示血压70/40 mmHg,心率115次/min,血氧饱和度98%～100%。双肺可闻及少许干湿啰音,双下肢中度水肿。肌酐149 μmol/L(58～110 μmol/L),尿素氮25.48 mmol/L(3.2～7.1 mmol/L),粪便隐血＋＋＋。中性粒细胞百分比83.8%(50%～70%),白细胞计数8.37×10^9/L(3.5×10^9/L～9.5×10^9/L),**血细胞比容(HCT)27.6%(40%～50%)**,血红蛋白92.0 g/L(130～175 g/L)。予多巴胺200 mg iv gtt,将泮托拉唑钠加量为40 mg q8h iv gtt,予8.5%复方氨基酸250 ml iv gtt。

13:50,血压72/44 mmHg,心率106次/min,予多巴胺200 mg iv gtt,**氨溴索30 mg iv**。

17:30,心率94次/min,血压93/50 mmHg,予多巴胺240 mg iv gtt。

21:00,心率85次/min,血压46/38 mmHg,予多巴胺240 mg ivgt。

21:45,CVP 5 cmH_2O,考虑失血性休克,**予羟乙基淀粉(200/0.5)氯化钠500 ml iv gtt**。

22:40,**血细胞比容(HCT)24.3%(40%～50%)**,血红蛋白77.0 g/L(130～175 g/L)。予奥曲肽和凝血酶冻干粉。

3月10日1:08,患者今日出现暗红色血便,血压持续性低灌注状态,予申请红细胞悬液改善贫血。患者心率下降至60～70次/min,心电监护示房室传导阻滞,后迅速出现逸搏心律,心电图呈一直线,宣布临床死亡。

【病例用药分析】

引发上患者消化道大出血的主要原因有:

(1) 50余年前曾患十二指肠溃疡,目前无节律性周期性上腹痛,但不除外溃疡复发,而且患者有60年的吸烟饮酒史[1]。

(2) 因急性冠脉综合征予阿司匹林具有抑制前列腺素合成的作用,可能造成胃肠道黏膜损伤,溃疡和出血(见拜耳医药保健有限公司产品说明书)。

(3) 2次予二羟丙茶碱0.5 g iv gtt,对胃肠道有较强的刺激作用,加上患者86岁高龄可使茶碱在体内过量,再加上与托拉塞米联用可增加茶碱的药理作用(见南京海辰药业股份有限公司药品说明书),可加强对胃肠道的刺激作用,有舒张外周血管和胃肠道平滑肌的作用,可能引发消化性溃疡,并使活动性消化性溃疡患者的出血加重(见上海现代哈森药业有限公司药品说明书)。二羟丙茶碱适用于支气管哮喘、喘息性慢性支气管炎、心源性哮喘(见上海现代哈森药业有限公司药品说明书),患者双肺闻及湿啰音而无干啰音和哮鸣音,故二羟丙茶碱适应证不明确。急性心肌梗死基础上并发的急性左心衰竭,茶碱类不宜使用。患者 86 岁高龄,容易使茶碱在体内过量。二羟丙茶碱舒张支气管的作用机制之一是促进内源性肾上腺素释放,使交感神经兴奋性增加,有直接兴奋心肌,加强心肌收缩力的作用,剂量大时可加快心率,使左心室负荷加重,使急性心肌梗死加重(见上海现代哈森药业有限公司药品说明书)。

(4) 甲泼尼龙琥珀酸钠为糖皮质激素,可诱发或加重消化道溃疡。另外可降低抗凝作用,形成栓塞性脉管炎、血栓;增加儿茶酚胺的血管收缩效应,盐皮质激素样作用引起水钠潴留,使血压升高,左心室负荷加重;还有诱发速发型变态反应致冠状动脉痉挛。糖皮质激素可抑制蛋白质的合成,促进蛋白质的分解,引发类固醇肌病,可延缓甚至阻止急性心肌梗死坏死心肌的修复,可引发心肌梗死后的心肌断裂,引发严重心律失常(见 Pfizer Man ufact uring Belgi um NV)。

(5) 螺内酯对胃肠道有刺激性,可引发恶性、呕吐、胃痉挛,有引发消化道溃疡的报道(见上海信谊药厂有限公司药品说明书)。

(6) 氨溴索对胃肠道有刺激性,可引发恶心、呕吐、腹部疼痛,规定胃溃疡患者禁用(见上海勃林格殷格翰药业有限公司药品说明书)。

(7) 3 月 9 日 21:45,在予多巴胺静脉推泵维持下,CVP 5 cmH₂O,血压低于正常,发生失血性休克,血细胞比容(HCT)24.3%(40%～50%)。予羟乙基淀粉(200/0.5)氯化钠 500 ml iv gtt,有容量扩充效应和血液稀释效应,可引发血液成分如凝血因子、血红蛋白的稀释,可使血细胞比容下降。使用羟乙基淀粉时,可能发生与剂量相关的血液凝结异常(患者肾功能不全,羟乙基淀粉易在体内过量)。规定严重凝血功能紊乱患者不宜使用,在没有心血管或肺功能危险的患者血细胞比容应不低于 30%(见北京费森尤斯卡比医药有限公司药品说明书)。因此在发生了消化道大出血且不易止住,血细胞比容已降至 24.3% 的情况下,予羟乙基淀粉(200/0.5)氯化钠 500 ml iv gtt 可加重贫血,还可能加重出血,促使患者死亡。当时若能尽快输注红细胞悬液,可能结局会改善。

【病例总结】

(1) 急性心肌梗死基础上并发的急性左心衰竭,茶碱类和糖皮质激素不宜使用。
(2) 高龄患者茶碱在体内过量的风险增加,托拉塞米可增加茶碱的药理作用。
(3) 羟乙基淀粉(200/0.5)氯化钠有容量扩充效应和血液稀释效应,在没有心血管或肺功能危险的患者血细胞比容应不低于 30%。
未遵守上述用药注意事项,不排除与患者上消化道大出血死亡有相关性。

参 考 文 献

[1] 葛均波,徐永健. 内科学[M]. 第 8 版. 北京:人民卫生出版社,2014,99 - 106,369 - 374,634 - 637.

【病例用药分析】

3月25日7:20和11:45,患者两次癫痫发作的主要原因:

(1) 患者有脑梗死史2年,入院后3月25日CT显示左侧额顶叶、两侧基底节及半卵圆区腔隙性脑梗死及软化灶。有引发癫痫的疾病基础[1]。

(2) 3月23日尿素氮7.4 mmol/L,肌酐72 μmol/L,尿素氮∶肌酐=0.103>0.08,提示血容量不足[2]。3月23日血细胞比容38.6%(35%～45%),钠139 mmol/L(137～145 mmol/L)。予呋塞米20 mg bid po(3月23日—3月24日)+托拉塞米10 mg bid iv(3月23日—3月28日)后,3月25日血细胞比容上升至46.9%(35%～45%),钠上升至147 mmol/L(137～145 mmol/L)。血钠浓度快速上升可引发脑细胞脱水,引发惊厥、癫痫[2]。另外,脱水可能使患者腔隙性脑梗死加重而诱发癫痫[1]。治疗水肿性疾病,呋塞米起始剂量为每日20～40 mg,老年人低血压、电解质紊乱、血栓形成的机会增加(见上海朝晖药业有限公司药品说明书)。治疗充血性心力衰竭所致水肿,托拉塞米一般初始剂量为每日5～10 mg,对老年人要仔细监察电解质、血容量不足和血液浓缩(见南京海辰药业股份有限公司药品说明书)。可见予呋塞米20 mg bid po(3月23日—3月24日)+托拉塞米10 mg bid iv(3月23日—3月28日)剂量过大,加上患者92岁高龄有脑梗死史,可能使口渴觉不敏感而摄入少,极易引发脱水。3月26日高钠脱水被纠正后未再有癫痫发作,在一定程度上提示高钠脱水引发了癫痫。3月23日钙2.01 mmol/L(2.1～2.55 mmol/L),有轻度低钙血症,可使神经肌肉的兴奋性增强,引发手足抽搐[3]。

对于浓缩性高血钠应采取措施制止水分继续丢失,以使过高血渗得以下降,尽量口服为宜。静脉注射等渗糖水可快速使血渗下降,但过快纠正严重高钠血症也可能导致严重并发症,一般希望在48小时以内将血钠降至接近正常水平。补液种类根据基本病因而异,单纯失水引起者用5%葡萄糖,必要时注射少量胰岛素。如果同时合并有失盐,可将补液总量的3/4补充5%葡萄糖,其余1/4补充生理盐水[3]。

根据公式可估算出缺水量(L)=患者体重(kg)×0.6×(1-140/147)=1.7 L(以60 kg体重计)[3],通常每日先补充1/3,加上每日生理需求量1.5 L,共需入量为3 L[3]。3月25日共予400 ml生理盐水,若口服摄入2 000 ml水则能基本纠正脱水及高钠血症。

【病例总结】

(1) 治疗水肿性疾病,呋塞米起始剂量为每日20～40 mg,老年人低血压、电解质紊乱、血栓形成的机会增加。

(2) 治疗充血性心力衰竭所致水肿,托拉塞米一般初始剂量为每日5～10 mg,对老年人要仔细监察电解质、血容量不足和血液浓缩。

未遵守上述用药注意事项,不排除与患者发生脱水及癫痫发作有相关性。

参 考 文 献

［1］贾建平,陈生弟.神经病学[M].第 7 版.北京：人民卫生出版社,2014,297－299.

［2］王礼振.临床输液学[M].北京：人民卫生出版社,1998,8－21,41－45.

［3］陈孝平,汪建平.外科学[M].第 8 版.北京：人民卫生出版社,2013,17－18.

53. 急性心肌梗死后血压降得过低致脑梗死

(2016 年 1 月 8 日)

【概述】

一例高血压合并脑梗死患者,因冠心病、急性冠脉综合征、心功能 I 级(NYHA)而入院。入院后患者发生感染,临床经过多次抗感染药物的调整,此外急性心肌梗死后又发生脑梗死。通过此病例分析,探讨以下两点:① 该患者的抗感染方案是否合理;② 患者发生急性心肌梗死后又发生脑梗死的可能原因。

【病史介绍】

患者 82 岁,男性。高血压史 20 余年,最高血压 180/95 mmHg,规律服用硝苯地平控释片;2008 年行头颅 CT 提示**腔隙性脑梗死**。

2015 年 11 月 23 日因冠心病、急性冠脉综合征、心功能 I 级(NYHA)而入院。查体神清气平,双肺闻及干湿啰音,**血压 176/75 mmHg**,心率 72 次/min。尿素氮 6.83 mmol/L(3.2～7.1 mmol/L),肌酐 90 μmol/L(58～110 μmol/L)。

【临床经过】

11 月 23 日,予阿司匹林肠溶片 100 mg qd po(11 月 23 日—),替格瑞洛 90 mg bid po(11 月 23 日—),低分子肝素钙 4 000 U q12h ih(11 月 23 日—11 月 27 日),阿托伐他汀钙 20 mg qn po(11 月 23 日—11 月 26 日),瑞舒伐他汀钙 10 mg qn po(11 月 26 日—),美托洛尔缓释片 0.25 mg qd po(11 月 23 日—11 月 26 日),培哚普利 4 mg qd po(11 月 23 日—11 月 26 日),**硝苯地平控释片 30 mg qd po(11 月 23 日—11 月 26 日)**,呋塞米 20 mg bid po(11 月 24 日—11 月 26 日),螺内酯 20 mg bid po(11 月 23 日—11 月 30 日),加量至 20 mg tid po(11 月 30 日—12 月 6 日)。

11 月 24 日 9:00,患者腋温 37.6℃,心率 70 次/min,**血压 163/56 mmHg**。

尿隐血 3+,尿白细胞 3+,尿蛋白定性试验 2+,镜检白细胞＋＋＋＋/HPF,白细胞计数 17.83×10⁹/L(3.5×10⁹/L～9.5×10⁹/L),中性粒细胞百分比 82%(40%～75%),天冬氨酸转氨酶 720 U/L(17～59 U/L),丙氨酸转氨酶 94 U/L(21～72 U/L),确诊急性正后壁心肌梗死、非阵发性房性心动过速、心功能 II 级(Killip)。

13:18,**予头孢唑肟钠 2 g q12h iv gtt(11 月 24 日—11 月 25 日),莫西沙星 0.4 g qd ivgt**

（11 月 24 日—11 月 26 日）。泌尿外科会诊嘱血培养、中段尿培养。

11 月 25 日，腋温 37.6℃，心率 79 次/min，血压 161/59 mmHg。双肺可闻及干湿啰音，胸部正位（床边）片示两肺炎症，右肺为著。**停头孢唑肟钠，予亚胺培南西司他丁钠 1 g q8h iv gtt（11 月 25 日—12 月 7 日）。**

11 月 26 日，患者诉气促，心悸胸闷，腋温 38.1℃，心率 77 次/min，血压 156/65 mmHg，双肺可闻及湿啰音。白细胞计数 20.88×10^9/L（3.5×10^9/L～9.5×10^9/L），中性粒细胞百分比 79%（40%～75%），镜检白细胞＋＋＋/HPF，尿隐血 3＋，尿蛋白定性试验 1＋，镜检红细胞 3～5/HPF。**停莫西沙星，改用环丙沙星 0.4 g qd iv gtt（11 月 26 日—）。停硝苯地平控释片，予氨氯地平 5 mg qd po（11 月 26 日—12 月 3 日），将培哚普利加量为 6 mg qd po（11 月 26 日—12 月 5 日），予比索洛尔 1.25 mg qd po（11 月 26 日—），托拉塞米 30 mg qd iv gtt（11 月 27 日—12 月 4 日）。**

11 月 27 日，血压 109～158/52～62 mmHg，肌酐 106 μmol/L（58～110 μmol/L），尿素氮 7.68 mmol/L（3.2～7.1 mmol/L）。胸部 CT 示两肺散在多发炎症，两侧胸腔积液。

11 月 28 日—11 月 29 日，血压 117～168/49～88 mmHg。

11 月 30 日，白细胞计数 15.94×10^9/L（3.5×10^9/L～9.5×10^9/L），中性粒细胞百分比 78%（40%～75%）。肌酐 116 μmol/L（58～110 μmol/L），尿素氮 6.3 mmol/L（3.2～7.1 mmol/L）。

12 月 1 日，患者咳嗽，腋温 36.9℃，心电监护示心率 82 次/min，血压 110～165/38～63 mmHg，CVP 8 cmH$_2$O。**予单硝酸异山梨酯缓释片 40 mg qd po（12 月 1 日—12 月 6 日）。**

12 月 2 日，患者有咳嗽，腋温 36.8℃，心率 68 次/min，血压 83～117/40～57 mmHg，CVP 10.5 cmH$_2$O。

12 月 3 日，心率 68 次/min，血压 106～128/48～57 mmHg。患者出现意识不清，对答不合理，左侧肢体无力 5 小时，神经内科急会诊诊断脑梗死，予依达拉奉 30 mg＋NS 100 ml bid iv gtt（12 月 3 日—）。**停氨氯地平。**

12 月 4 日，心率 63～80 次/min，血压 102～119/44～58 mmHg。**呼吸内科会诊予甲泼尼龙琥珀酸钠 40 mg iv（12 月 4 日—12 月 7 日），改为 20 mg qd po（12 月 7 日—12 月 9 日）。**

12 月 5 日，心率 68 次/min，血压 113/68 mmHg，**暂停培哚普利。**

12 月 6 日，头颅 CT 平扫示右侧颞顶枕叶梗死灶，双侧基底节区、半卵圆中心多发腔梗。

【病例用药分析】

一、该患者的抗感染方案是否合理

11 月 24 日患者腋温 37.6℃，尿白细胞 3＋，镜检白细胞＋＋＋＋/HPF，尿隐血 3＋。提示尿路感染。复杂尿路感染致病菌为肠杆菌科、铜绿假单胞菌、肠球菌等，按规定在细菌培养＋药敏结果出来之前，首选哌拉西林他唑巴坦钠、替卡西林克拉维酸、亚胺培南西司他丁钠、美罗培南；备选环丙沙星、左氧氟沙星、头孢吡肟、头孢他啶；如耐甲氧西林金黄色葡萄球菌可选用万古霉素[1]。11 月 25 日胸片示两肺炎症，院内获得性肺炎合并急性心肌梗死、插管、使用激素等危险因素，致病菌为肠杆菌科细菌、金黄色葡萄球菌（MRSA）、厌氧菌，按规定在细菌培养＋药敏结果出来之前,首选β-内酰胺类/β-内酰胺酶抑制剂(如哌拉西林他唑巴坦钠、头孢哌酮舒巴坦钠)、碳青霉烯类＋氟喹诺酮类,备选氟喹诺酮类＋氨基糖苷类[1]。

实际上予头孢唑肟钠 2 g q12h iv gtt(11 月 24 日—11 月 25 日)、莫西沙星 0.4 g qd iv gtt(11 月 24 日—11 月 26 日)。莫西沙星总清除率为 179～246 ml/min,肾清除率仅 24～53 ml/min,仅 20％通过肾脏排泄,在尿中浓度很低,因此不适用于尿路感染(见拜耳医药保健有限公司药品说明书)。可见予头孢唑肟钠对院内获得性肺炎不适宜,莫西沙星对复杂尿路感染不适宜,可能使感染加重。

11 月 25 日—11 月 26 日停头孢唑肟钠和莫西沙星,予亚胺培南西司他丁钠 1 g q8h iv gtt(11 月 25 日—12 月 7 日)、环丙沙星 0.4 g qd iv gtt(11 月 26 日—)的选择是正确的,使感染得到了有效控制。

二、患者发生急性心肌梗死后又发生脑梗死的可能原因

(1)急性心肌梗死引发室壁运动异常,可能导致心室附壁血栓形成,栓子脱落形成脑梗死[2]。

(2)有高血压史、吸烟史,可能存在脑动脉硬化,有引发脑梗死疾病基础[2]。

(3)患者有腔隙性脑梗死史,属于再发脑梗死的危险因素[2]。

(4)予美托洛尔缓释片 0.25 mg qd po(11 月 23 日—11 月 26 日),培哚普利 4 mg qd po(11 月 23 日—11 月 26 日),硝苯地平控释片 30 mg qd po(11 月 23 日—11 月 26 日),呋塞米 20 mg bid po(11 月 24 日—11 月 26 日),11 月 23 日—11 月 26 日血压 156～176/59～75 mmHg。11 月 26 日停硝苯地平控释片,予氨氯地平 5 mg qd po(11 月 26 日—12 月 3 日),将培哚普利加量为 6 mg qd po(11 月 26 日—12 月 5 日),予比索洛尔 1.25 mg qd po(11 月 26 日—),托拉塞米 30 mg qd iv gtt(11 月 27 日—12 月 4 日)。12 月 2 日降至血压 83～117/40～57 mmHg,12 月 3 日血压降至 106～128/48～57 mmHg。脑组织低灌流成为脑梗死的重要诱因[2]。

(5)予甲泼尼龙琥珀酸钠 40 mg iv(12 月 4 日—12 月 7 日)。糖皮质激素可降低抗凝作用,形成栓塞性脉管炎、血栓,增加脑梗死风险;增加儿茶酚胺的血管收缩效应,盐皮质激素样作用引起水钠潴留,使血压升高,左心室负荷加重;还可升高血糖和血脂。糖皮质激素可抑制蛋白质的合成,促进蛋白质的分解,引发类固醇肌病,可延缓甚至阻止急性心肌梗死坏死心肌的修复(见 Pfizer Manufacturing Belgium NV)。

硝苯地平控释片初始剂量为 30 mg qd po(见拜耳医药保健有限公司药品说明书),而老年患者或肝功能不全患者氨氯地平药时曲线下面积(AUC)增加 40％～60％,初始剂量应为 2.5 mg qd po(见辉瑞制药有限公司药品说明书)。

【病例总结】

(1)头孢唑肟钠对院内获得性肺炎不适宜,莫西沙星对复杂尿路感染不适宜。

(2)老年有脑梗死史的患者,血压下降幅度不宜过大。

未遵守上述注意事项,不排除与患者病情加重再发脑梗死有相关性。

参 考 文 献

［1］范洪伟,吕玮,吴东,等.桑德福抗微生物治疗指南［M］.第 43 版.北京：中国协和医科大学出版社,
　　2011,35 - 41.
［2］刘一尔,邓海波,李文华,等.急性心肌梗死并发脑梗死的临床特点［J］.中国现代医学杂志,2003,13
　　(10)：125 - 126.

54. 抗感染效果不佳且长期使用胺碘酮

（2016 年 6 月 15 日）

【概述】

一例既往高血压合并直肠癌手术史患者，因急性非 ST 段抬高型心肌梗死、心功能 Ⅱ 级（Killip）、肺部感染而入院。入院后患者使用了莫西沙星、头孢哌酮舒巴坦钠、亚胺培南西司他丁钠、利奈唑胺等抗感染药物，但是抗感染效果不佳；患者使用胺碘酮长达 24 天，但是最后病情危重，心力衰竭而死亡。通过此病例分析，探讨以下两点：① 患者抗感染效果不佳的原因分析；② 患者使用胺碘酮的方案是否合理。

【病史介绍】

患者 83 岁，男性。高血压病史 5 年，20 余年前有直肠癌手术史。2016 年 5 月 13 日因急性非 ST 段抬高型心肌梗死、心功能 Ⅱ 级（Killip）、肺部感染而入院。肌酐 86 μmol/L（58～110 μmol/L），BNP 1 426 ng/L（<450 ng/L），急诊行 CAG+PCI 术，术中予碘帕醇。心脏超声示中度二尖瓣关闭不全（**部分腱索断裂可能**），EF 54%。**床旁胸片示两肺炎症**。患者胸闷气促，两肺可闻及散在湿性啰音，白细胞 10.4×10^9/L（3.69×10^9/L～9.16×10^9/L），中性粒细胞百分比 76.8%（50%～70%）。

【临床经过】

5 月 13 日，**予莫西沙星氯化钠 0.4 g（250 ml）qd iv gtt（5 月 13 日—5 月 14 日）**。另外予阿司匹林、氯吡格雷、阿托伐他汀钙、泮托拉唑钠等。

17:00，急性左心衰竭发作，予托拉塞米 30 mg iv gtt，呋塞米 60 mg iv gtt，多巴胺 600 mg iv gtt，甲泼尼龙琥珀酸钠 80 mg iv gtt。

5 月 14 日，患者血压 96/60 mmHg，意识清，精神可，两肺可闻及散在湿性啰音。心率 87 次/min，律不齐，白细胞 14.39×10^9/L（3.69×10^9/L～9.16×10^9/L），中性粒细胞百分比 89.3%（50%～70%）。停莫西沙星，**予头孢哌酮舒巴坦钠 3 g＋NS 100 ml q12h iv gtt（5 月 14 日—5 月 20 日）**。另外，予螺内酯 20 mg qd po（5 月 14 日—5 月 16 日），加量为 20 mg bid po（5 月 16 日—6 月 8 日），胺碘酮 0.2 g tid po（5 月 14 日—5 月 23 日），减量为 0.2 g bid po（5 月 23 日—5 月 28 日），继续减量为 0.2 g qd po（5 月 28 日—6 月 7 日）。予托拉塞米 40 mg iv gtt、呋塞米 40 mg iv gtt、胺碘酮 750 mg iv gtt、多巴胺 400 mg iv gtt。

5 月 15 日—5 月 16 日,予托拉塞米 100 mg iv gtt、多巴胺 1 000 mg iv gtt。

5 月 17 日,患者突发房颤,予托拉塞米 40 mg iv gtt、呋塞米 60 mg iv gtt、胺碘酮 900 mg iv gtt、多巴胺 400 mg iv gtt。白细胞 $9.66 \times 10^9/L(3.69 \times 10^9/L \sim 9.16 \times 10^9/L)$,中性粒细胞百分比 84.8%(50%～70%)。尿量 2 500 ml。

5 月 18 日,患者突发房颤,予托拉塞米 20 mg iv gtt、呋塞米 80 mg iv gtt、胺碘酮 900 mg iv gtt、多巴胺 200 mg iv gtt,5% GS 250 ml iv gtt。尿素氮 16.5 mmol/L(3.2～7.1 mmol/L)、肌酐 112 μmol/L(58～110 μmol/L)、钠 147 mmol/L(137～145 mmol/L)。胸片示两肺炎症,**右肺炎症部分吸收。**

5 月 19 日,予托拉塞米 40 mg iv gtt、呋塞米 80 mg iv gtt、胺碘酮 900 mg iv gtt、去乙酰毛花苷 0.6 mg iv。**钠 151 mmol/L(137～145 mmol/L)**,白细胞介素 6 15.35 ng/L(0～7 ng/L)。白细胞 $11.74 \times 10^9/L$($3.69 \times 10^9/L \sim 9.16 \times 10^9/L$),中性粒细胞百分比 76.5%(50%～70%)。

5 月 20 日,予托拉塞米 40 mg iv gtt、呋塞米 80 mg iv gtt、胺碘酮 300 mg iv gtt、5% GS 1 000 ml,**嘱患者适当饮水。尿素氮 18.1 mmol/L(3.2～7.1 mmol/L),肌酐 154 μmol/L(58～110 μmol/L),钠 152 mmol/L(137～145 mmol/L)**,CRP 35.5(0～3 mg/L)、白细胞 $14.67 \times 10^9/L(3.69 \times 10^9/L \sim 9.16 \times 10^9/L)$,中性粒细胞百分比 79.6% (50%～70%)。停头孢哌酮舒巴坦钠,**予亚胺培南西司他丁钠 1 g + NS 100 ml q8h iv gtt(5 月 20 日—5 月 27 日)1 g + NS 100 ml q12h iv gtt(5 月 27 日—5 月 31 日)。**予美托洛尔 6.25 mg qd po(5 月 20 日—5 月 25 日)(5 月 31 日—6 月 7 日)。

5 月 21 日—5 月 22 日,予托拉塞米 120 mg iv gtt、呋塞米 120 mg iv gtt、胺碘酮 300 mg iv gtt。

5 月 23 日,胸片示两肺炎症,**较 5 月 18 日增多。**予托拉塞米 20 mg iv gtt、呋塞米 40 mg iv gtt、胺碘酮 600 mg iv gtt。予 8.5% 复方氨基酸 250 ml qd iv gtt(5 月 23 日—6 月 7 日)。

5 月 24 日,予托拉塞米 60 mg iv gtt。钠 132 mmol/L(137～145 mmol/L),尿素氮 13.5 mmol/L(3.2～7.1 mmol/L),肌酐 127 μmol/L(58～110 μmol/L)。予 10% 氯化钠 10 ml tid po(5 月 24 日—5 月 26 日),加量为 20 ml tid po(5 月 31 日—6 月 6 日)。

5 月 25 日—5 月 26 日,患者再发心房颤动和心房扑动,予托拉塞米 80 mg iv gtt、呋塞米 20 mg iv gtt、胺碘酮 1 800 mg iv gtt。

5 月 27 日,BNP 7 516 ng/L(<450 ng/L),CRP 35 mg/L(0～3 mg/L),白细胞 $17.88 \times 10^9/L(3.69 \times 10^9/L \sim 9.16 \times 10^9/L)$,中性粒细胞百分比 87.4%(50%～70%)。胸片示两肺炎症,**比较前片部分吸收。**予托拉塞米 40 mg iv gtt、胺碘酮 300 mg iv gtt。**加用利奈唑胺 0.6 g q12h iv gtt(5 月 27 日—6 月 3 日)。**

5 月 28 日—5 月 30 日,予呋塞米 120 mg iv gtt、托拉塞米 80 mg iv gtt、胺碘酮 900 mg iv gtt。

5 月 31 日,**停亚胺培南西司他丁钠。**予托拉塞米 10 mg bid po(5 月 31 日—6 月 6 日)。

6 月 1 日,白细胞 $11.28 \times 10^9/L(3.69 \times 10^9/L \sim 9.16 \times 10^9/L)$,中性粒细胞百分比 76% (50%～70%),BNP 2 083 ng/L(<450 ng/L)。CT 示左肺上叶占位,周围型肺癌可能性大,两肺散在炎症。

6月2日,白细胞 10.30×10⁹/L(3.69×10⁹/L~9.16×10⁹/L),中性粒细胞百分比 74.0% (50%~70%),BNP 1 876 ng/L(<450 ng/L),CVP 10 cmH₂O,予呋塞米 20 mg iv。

6月3日,患者无胸闷气促,无咳嗽咳痰。双下肺呼吸音清,未闻及干湿啰音,心率 112 次/min,律不齐。白细胞 9.66×10⁹/L(3.69×10⁹/L~9.16×10⁹/L),中性粒细胞百分比 72% (50%~70%)。**停利奈唑胺**。予胺碘酮 600 mg iv gtt、呋塞米 20 mg iv gtt。

6月4日,BNP 6 765 ng/L(<450 ng/L),予胺碘酮 900 mg iv gtt、呋塞米 20 mg iv gtt。

6月5日,患者诉安静时胸闷气促,不能平卧,血氧饱和度 86%。血压 90/60 mmHg,心率 110 次/min(心房扑动),双下肺可闻及广泛湿啰音。BNP 7 810 ng/L(<450 ng/L)。予胺碘酮 600 mg iv gtt、呋塞米 60 mg iv gtt、托拉塞米 30 mg iv gtt。

6月6日,GPT 1 193 U/L(21~72 U/L),总胆红素 32 μmol/L(3~22 μmol/L),非结合胆红素 20.4 μmol/L(0~10 μmol/L)。白细胞 15.92×10⁹/L(3.69×10⁹/L~9.16×10⁹/L),中性粒细胞百分比 86.3%(50%~70%)。尿素氮 29.5 mmol/L(3.2~7.1 mmol/L),肌酐 305 μmol/L(58~110 μmol/L)。予胺碘酮 900 mg iv gtt、呋塞米 300 mg iv gtt、托拉塞米 80 mg iv gtt。

6月7日9:00,停利奈唑胺后白细胞 16.62×10⁹/L(3.69×10⁹/L~9.16×10⁹/L),中性粒细胞百分比 89.2%(50%~70%)。尿素氮 34.7 mmol/L(3.2~7.1 mmol/L),肌酐 420 μmol/L(58~110 μmol/L)。**重新予利奈唑胺 0.6 g q12h iv gtt,亚胺培南西司他丁钠 1 g+NS 100 ml q12h iv gtt**。患者因心力衰竭致尿量进行性减少,ICU 会诊认为不能耐受 CRRT 治疗,不宜转科。

14:03,患者病情危重,胸闷气促较前加重,端坐呼吸,精神萎靡,神志淡漠,双肺布满湿啰音,心电监护示房颤心室率 90~110 次/min,血压 90~100/50~60 mmHg,指尖血氧饱和度 86%~88%,24 小时尿量约 750 ml。予胺碘酮 900 mg iv gtt、呋塞米 1 080 mg iv gtt、托拉塞米 340 mg iv gtt。

6月8日3:59,患者血压、心率、血氧饱和度进行性下降,心电图呈一直线,宣告临床死亡。

【病例用药分析】

一、患者抗感染效果不佳的原因分析

患者 83 岁高龄,急性非 ST 段抬高型心肌梗死,二尖瓣部分腱索断裂可能,急性左心衰竭发作,有直肠癌手术史和高血压史。在多种严重疾病基础上并发肺部感染,病情危重,感染较难控制,**符合降阶梯治疗条件**[1]。应及时开始正确的抗菌药治疗。为保证早期抗菌药治疗的正确性,一般应联合应用广谱抗菌药,覆盖耐药革兰阴性杆菌和革兰阳性球菌。患者常见致病菌可能有铜绿假单胞菌,耐甲氧西林金黄色葡萄球菌(MRSA),不动杆菌,肠杆菌属细菌和厌氧菌等,可选择氟喹诺酮类或氨基糖苷类联合下列药物之一:① 抗假单胞菌 β-内酰胺酶类,如头孢他啶,头孢哌酮,哌拉西林等;② 广谱 β-内酰胺类/β-内酰胺酶抑制药,如头孢哌酮/舒巴坦钠,哌拉西林/他唑巴坦等;③ 碳青霉烯类如亚胺培南/西司他丁钠和美罗培南;估计金黄色葡萄球菌感染可能者联合应用万古霉素、替考拉宁、利奈唑胺;估计真菌感染可能者联合应用抗真菌药物如氟康唑、伏立康唑、伊曲康唑、米卡芬净等[2]。

按规定,社区获得性肺炎抗菌药疗程一般为 7~10 天,有基础疾病、年老者为 7~14 天。

院内获得性肺炎抗菌药疗程一般为至少 10～14 天,金黄色葡萄球菌感染根据情况延长疗程。肺脓肿、吸入性肺炎抗菌药疗程至少 1～2 个月[2]。这是以抗菌药有效为前提的,如果无效或疗效不明显,则疗程可能会被拖得更长[2]。

予莫西沙星氯化钠 0.4 g(250 ml)qd iv gtt(5 月 13 日—5 月 14 日)。氟喹诺酮类抗菌药对各种革兰阴性杆菌包括铜绿假单胞菌、不动杆菌均具有良好抗菌活性,且对革兰阳性菌、衣原体、支原体、弓形体、军团菌、结核杆菌等细胞内病原体均具有强大作用。莫西沙星为第四代氟喹诺酮类,其抗菌谱更广,尤其对 G+菌,包括耐 β-内酰胺类和大环内酯类抗生素的葡萄球菌和肺炎球菌,抗菌活性是第四代氟喹诺酮类最强者之一(见拜耳医药保健有限公司药品说明书)。

予莫西沙星抗感染效果不佳,改用头孢哌酮舒巴坦钠 3 g q12h iv gtt(5 月 14 日—5 月 20 日)是适宜的。β-内酰胺酶抑制剂与青霉素、头孢菌素合用时,可保护 β-内酰胺类抗生素不被酶破坏,起了扩大抗菌谱和增强抗菌活性的作用。头孢哌酮舒巴坦钠对肠杆菌科细菌、铜绿假单胞菌、不动杆菌、嗜麦芽窄食单胞菌等院内条件致病菌有强大抗菌作用。5 月 17 日白细胞 $9.66×10^9$/L、中性粒细胞百分比 84.8%,血象有下降,5 月 18 日胸片示右肺炎症部分吸收,提示予头孢哌酮舒巴坦钠有效。5 月 20 日白细胞 $14.67×10^9$/L、中性粒细胞百分比 79.6%,血象再次上升,心力衰竭发作,提示感染再次加重,不排除有新的条件致病菌感染。

碳青霉烯类抗生素适用于产超广谱 β-内酰胺酶的菌株、产氨基糖苷类钝化酶、多重耐药菌引起的严重感染、混合感染、院内感染,以及应用 β-内酰胺类、氨基糖苷类、喹诺酮类抗菌药物疗效不佳的患者[2]。因此停头孢哌酮舒巴坦钠,改用亚胺培南西司他丁钠 1 g q8h iv gtt(5 月 20 日—5 月 27 日),减量为 1 g q12h iv gtt(5 月 27 日—5 月 31 日)也是适宜的。5 月 24 日肌酐 127 μmol/L,83 岁男性,体重 70 kg,可估算出肌酐清除率为 39 ml/min,对照药品说明书规定剂量也适宜(见默沙东制药有限公司药品说明书)。

5 月 23 日胸片示两肺炎症,较 5 月 18 日增多。5 月 27 日 BNP 7 516 ng/L,心力衰竭加重,白细胞 $17.88×10^9$/L 和中性粒细胞百分比 87.4%,血象进一步上升,提示予亚胺培南西司他丁钠抗感染效果不佳。对莫西沙星、头孢哌酮舒巴坦钠、亚胺培南西司他丁钠均无效或效果不佳,则致病菌很有可能是耐甲氧西林金黄色葡萄球菌和表皮葡萄球菌感染,对万古霉素、去甲万古霉素、利奈唑胺敏感[2]。因此**加用利奈唑胺 0.6 g q12h iv gtt(5 月 27 日—6 月 3 日)是正确的选择**。

先后予莫西沙星(5 月 13 日—5 月 14 日)、头孢哌酮舒巴坦钠(5 月 14 日—5 月 20 日)、亚胺培南西司他丁钠(5 月 20 日—5 月 31 日)抗感染均无效或效果不佳,则从 5 月 13 至 5 月 31 日共 19 天的疗程不能计算在内。

5 月 31 日停亚胺培南西司他丁钠,6 月 1 日 BNP 降至 2 083 ng/L,6 月 2 日白细胞 $10.30×10^9$/L、中性粒细胞百分比 74.0%,BNP 进一步降至 1 876 ng/L,CVP 10 cmH$_2$O,心力衰竭得到改善。6 月 3 日,患者无胸闷气促,无咳嗽咳痰。双下肺呼吸音清,未闻及干湿啰音。心力衰竭得到进一步改善,白细胞 $9.66×10^9$/L、中性粒细胞百分比 72%,血象基本正常。**提示予利奈唑胺抗感染有效**。此时利奈唑胺只使用了 7 天,按药品说明书规定:利奈唑胺对社区获得性肺炎(包括伴发的菌血症),建议疗程为 10～14 天;院内获得性肺炎,建议疗程为 10～14 天;对万古霉素耐药的屎肠球菌感染(包括伴发的菌血症),建议疗程为 14～28 天(见

Fresenius Kabi AS 药品说明书)。由此可见,利奈唑胺的疗程是远远不足的。

6月3日停利奈唑胺后,6月4日 BNP 上升至 6 765 ng/L,6月5日 BNP 进一步升至 7 810 ng/L 且急性左心衰竭再次发作,6月6日白细胞 15.92×10⁹/L,中性粒细胞百分比 86.3%,肌酐 305 μmol/L,GPT 1 193 U/L,总胆红素 32 μmol/L。患者心力衰竭再次加重,血象再次上升,并且出现肝、肾功能衰竭,除与原发疾病加重有关外,过早停用抗感染有效的利奈唑胺使感染加重有较大的相关性[3]。

二、患者使用胺碘酮的方案是否合理

胺碘酮用于房颤复律,对住院患者每日 1.2~1.8 g 分次口服,直到总量达到 10 g;院外患者因缺乏监控,每日 0.6~0.8 g 分次口服,直到总量达到 10 g;静脉用药每日 1.2~1.8 g,直到总量达到 10 g。当总量达到 10 g 之后,一般予维持剂量每日 0.2 g[4]。患者予胺碘酮 0.6 g qd po(5月14日—5月23日),5月14日予胺碘酮 750 mg iv gtt,5月17日予胺碘酮 900 mg iv gtt,5月18日予胺碘酮 900 mg iv gtt,5月19日予胺碘酮 900 mg iv gtt,5月20日予胺碘酮 300 mg iv gtt,5月21日予胺碘酮 300 mg iv gtt,5月23日予胺碘酮 600 mg iv gtt。5月23日胺碘酮累加总量已达到 10.65 g。但5月24日之后,予胺碘酮 0.2 g bid po(5月23日—5月28日),减量为 0.2 g qd po(5月28日—6月7日),予胺碘酮 300~900 mg iv gtt(5月25日—6月7日)。静脉注射胺碘酮一日总量一般不应超过 1 200 mg,静脉注射胺碘酮最好不超过 3~4 天[见赛诺菲(杭州)制药有限公司药品说明书]。实际达到了 24 天。没有予维持剂量胺碘酮,可能使尖端扭转型室性心动过速、严重缓慢性心律失常的发生风险大增[见赛诺菲(杭州)制药有限公司药品说明书]。

【病例总结】

(1) 院内获得性肺炎抗菌药疗程一般为至少 10~14 天,金黄色葡萄球菌感染根据情况延长疗程。这是以抗菌药有效为前提的,如果无效或疗效不明显,则疗程可能会被拖得更长[2]。

(2) 利奈唑胺对院内获得性肺炎,建议疗程为 10~14 天;对万古霉素耐药的屎肠球菌感染(包括伴发的菌血症),建议疗程为 14~28 天。

未遵守上述用药注意事项,不排除与患者病情恶化死亡有相关性。

参 考 文 献

[1] 梁德雄. 重症肺炎抗生素降阶梯治疗使用策略[J]. 中国医学文摘·内科学,2005,26(4):484-487.

[2] 刘洋,孟彦苓,杜斌. 呼吸机相关肺炎[J]. 协和医学杂志,2010,1(1):103-107.

[3] 葛均波,徐永健. 内科学[M]. 第8版. 北京:人民卫生出版社,2013,21-27,41-45.

[4] 朱俊. 正确应用胺碘酮——《胺碘酮抗心律失常治疗应用指南》修订解读[J]. 中国心脏起搏与心电生理杂志,2008,22(5):386-387.

55. 突发急性左心衰竭、INR 升高

（2016 年 6 月 7 日）

【概述】

一例房颤合并高血压患者，因冠心病 PCI 术后、房颤伴室性期前收缩、心功能 Ⅲ 级 （NYHA）而入院。入院后患者发生急性左心衰竭、INR 升高等情况。通过此病例分析，探讨以下两点：① 患者发生急性左心衰竭的主要原因；② 患者 INR 升高的可能原因。

【病史介绍】

患者 80 岁，男性。房颤史 4 年，目前口服华法林 1.25 mg qd po；高血压病史 20 年，**平素口服培哚普利 4 mg qd po**；糖尿病 10 年余。2014 年 3 月 4 日行 CAG，见冠脉多支病变，成功植入支架 2 枚。**心脏超声示 LVEF 20%**。

2016 年 5 月 13 日因冠心病 PCI 术后、房颤伴室性期前收缩、心功能 Ⅲ 级（NYHA）入院。查肌酐 115 μmol/L（58～110 μmol/L），尿素氮 9.39 mmol/L（3.2～7.1 mmol/L），INR 1.86（0.8～1.5），BNP 15 414 μg/L（<450 μg/L）。

【临床经过】

5 月 13 日，予氯吡格雷 75 mg qd po（5 月 13 日—5 月 27 日），培哚普利 4 mg qd po（5 月 13 日—5 月 26 日），比索洛尔 1.25 mg qd po（5 月 13 日—），瑞舒伐他汀钙 10 mg qn po（5 月 13 日—5 月 25 日），改为阿托伐他汀钙 10 mg qn po（5 月 25 日—5 月 26 日），**华法林 1.25 mg qd po（5 月 13 日—5 月 27 日），单硝酸异山梨酯缓释片 40 mg tid po（5 月 13 日—5 月 23 日）**，减量为 40 mg qd po（5 月 24 日），改为硝酸异山梨酯片 5 mg tid po（5 月 26 日—），阿卡波糖 50 mg tid po（5 月 13 日—5 月 27 日），呋塞米 20 mg bid po（5 月 13 日—5 月 23 日），呋塞米 20 mg qd iv（5 月 23 日），螺内酯 20 mg bid po（5 月 13 日—），曲美他嗪 20 mg tid po（5 月 13 日—），泮托拉唑钠肠溶胶囊 40 mg qd po（5 月 13 日—5 月 27 日），前列地尔 10 μg＋NS 100 ml qd iv gtt（5 月 13 日—5 月 24 日）。

5 月 17 日，患者双肺未闻及明显干湿啰音，房颤心室率 89 次/min。胸部 CT 示两肺多发肺大泡，散在炎症，两肺下叶间质性肺炎可能，心包积液，左肾小囊肿可能。心脏超声示 LVEF 20%。动态心电图示房颤；频发多源性室性期前收缩，成对，短阵室性心动过速。**予胺碘酮 0.2 g qd po（5 月 17 日—5 月 26 日）**。

5月20日,BNP 13 806 ng/L(<450 ng/L),肌酐122 μmol/L(58~110 μmol/L),尿素氮9.61 mmol/L(3.2~7.1 mmol/L),血红蛋白101 g/L(130~175 g/L),HCT 30.6%(40%~50%)。**钾3.4 mmol/L(3.5~5.1 mmol/L)**。5月21日,予氯化钾片0.5 g bid po(5月21日—5月23日)。

5月23日,患者胸闷气促不适较前有所加重,咳嗽伴咳少许褐色浓痰。查BNP 28 386 ng/L(<450 ng/L),INR 2.27(0.8~1.5),肌酐130 μmol/L(58~110 μmol/L),尿素氮9.6 mmol/L(3.2~7.1 mmol/L)。患者诉从5月21日晚起出现咳浓痰,量少不易咳出,痰液偏褐色。复查胸部CT示两肺炎症,右侧胸腔积液,较前进展,考虑肺部感染可能,予头孢哌酮舒巴坦钠1.5 g + NS 100 ml q12h iv gtt(5月23日—5月24日),莫西沙星氯化钠0.4 g(250 ml)qd iv gtt(5月23日—5月26日),呋塞米60 mg qd iv gtt(5月23日—5月26日),托拉塞米10 mg qd po(5月26日—)。**复方异丙托溴铵2.5 ml + 布地奈德0.1 mg bid 雾化吸入(5月23日—5月24日)**。患者诉小便排便不畅,排尿困难,尿量减少,昨日尿量800 ml。予非那雄胺5 mg qd po(5月23日—),甲磺酸多沙唑嗪缓释片4 mg qn po(5月23日—5月26日)。

5月24日12:00,患者精神萎,胃纳差,静息下仍有反复胸闷气促不适,伴冷汗,两下肺可闻及散在湿啰音。患者诉小便困难、疼痛,尿量减少,予留置导尿。胸部CT阅片示胸腔积液,**考虑心力衰竭加重所致,停头孢哌酮舒巴坦钠。**

19:00,予托拉塞米30 mg iv gtt。

21:00,急性左心衰竭发作,予二羟丙茶碱0.25 g iv,甲泼尼龙琥珀酸钠40 mg iv,吗啡5 mg iv。**转入心血管重症监护室。**

5月25日,患者精神萎,胃纳差,胸闷气促不适较前好转,血压91/50 mmHg,两下肺可闻及散在湿啰音,房颤心室率83次/min。白细胞7.06×10⁹/L(3.5×10⁹/L~9.5×10⁹/L),中性粒细胞百分比91%(50%~70%),血红蛋白81 g/L(130~175 g/L),HCT 24%(40%~50%)。BNP>35 000 ng/L(<450 ng/L),钾3.2 mmol/L(3.5~5.1 mmol/L)。

5月26日,患者尿量大增至2 795 ml。血压96/56 mmHg,两下肺可闻及散在湿啰音,房颤心室率83次/min。**肌酐262 μmol/L(58~110 μmol/L),尿素氮26.3 mmol/L(3.2~7.1 mmol/L),GPT 921 U/L(9~50 U/L)。停胺碘酮。中段尿(5月24日8:11)培养出乳房链球菌,对利奈唑胺敏感。**

5月27日,白细胞11.17×10⁹/L(3.5×10⁹/L~9.5×10⁹/L),中性粒细胞百分比84.5%(50%~70%),血红蛋白109 g/L(130~175 g/L),HCT 33.1%(40%~50%)。**INR 5.87(0.8~1.5)**,肌酐224 μmol/L(58~110 μmol/L),尿素氮24.0 mmol/L(3.2~7.1 mmol/L),GPT 925 U/L(9~50 U/L)。**停莫西沙星,予利奈唑胺0.6 g q12h iv gtt(5月27日—5月31日)。予维生素K₁ 10 mg im。**

5月28日,患者精神一般,胃纳差,胸闷气促不适较前好转。白细胞8.24×10⁹/L(3.5×10⁹/L~9.5×10⁹/L),中性粒细胞百分比78.9%(50%~70%),**INR 4.46(0.8~1.5)**。5月29日,INR 2.48(0.8~1.5)。

5月30日,GPT 252 U/L(9~50 U/L),肌酐142 μmol/L(58~110 μmol/L),尿素氮10.7 mmol/L(3.2~7.1 mmol/L)。白细胞7.69×10⁹/L(3.5×10⁹/L~9.5×10⁹/L),中性粒

细胞百分比 77%(50%～70%)。

5 月 31 日,患者神清气平,精神可,胃纳可,两下肺可闻及散在湿啰音。

【病例用药分析】

一、患者发生急性左心衰竭的主要原因

5 月 24 日急性左心衰竭发作,5 月 28 日好转,其主要原因:

(1)患者存在冠心病 PCI 术后、房颤伴室性期前收缩、心功能Ⅲ级(NYHA)、2 型糖尿病、高血压 3 级(极高危)、LVEF 20%,有诱发急性左心衰竭的疾病基础[1]。

(2)患者诉从 5 月 21 日晚起出现咳浓痰,复查胸部 CT 示两肺炎症,右侧胸腔积液,较前进展,考虑肺部感染可能。通常有影像学证据加上一个临床症状就可考虑肺部感染。另外,5 月 24 日 8:11 中段尿培养出乳房链球菌,如果是在插导尿管之前采集的标本,则患者存在尿路感染的可能性较大。感染可诱发急性左心衰竭[1]。5 月 27 日血象上升,予利奈唑胺 0.6 g q12h iv gtt(5 月 27 日—5 月 31 日)后血象恢复正常,心力衰竭症状得到改善,提示了感染诱发心力衰竭的可能性。

(3)患者诉平素无排尿困难、疼痛症状。予复方异丙托溴铵 2.5 ml＋布地奈德 0.1 mg bid 雾化吸入(5 月 23 日—5 月 24 日)后,患者出现排尿不畅和疼痛、排尿困难、尿量减少,可造成容量负荷过重而诱发急性左心衰竭[1]。患者存在前列腺肥大,而复方异丙托溴铵包含异丙托溴铵 0.5 mg,是一种具有抗胆碱能特性的四价铵化合物,可降低尿道及膀胱逼尿肌的张力和收缩幅度,对膀胱收缩有抑制作用,对前列腺肥大者可加重排尿困难。规定前列腺肥大者慎用(见上海勃林格殷格翰药业有限公司药品说明书)。5 月 23 日,在患者出现排尿困难症状时,已经予呋塞米 20 mg bid po(5 月 13 日—5 月 23 日),呋塞米 20 mg qd iv(5 月 23 日),加用呋塞米 60 mg qd iv gtt(5 月 23 日—5 月 26 日)。尿量增多可导致尿潴留和膀胱扩张,使肾皮质区域出现低灌注和无灌注,可诱发急性肾功能不全并加重心力衰竭。因此规定托拉塞米和呋塞米对排尿困难(如前列腺肥大)者禁用或慎用(见南京正科制药有限公司和南京优科制药有限公司药品说明书)。在插导尿管解除排尿困难后,患者心力衰竭症状得到改善,并且在拔除导尿管后未再有排尿困难发生,提示复方异丙托溴铵和大剂量利尿剂在诱发加重排尿困难中的作用。

二、患者 INR 升高的可能原因

5 月 27 日 INR 5.87(0.8～1.5),可能原因:

(1)患者因急性左心衰竭造成肝淤血而导致肝功能损害,因尿路梗阻和急性左心衰竭等因素造成急性肾功能不全,可在较大程度上抑制华法林代谢,大大增加其抗凝作用(见上海信谊九福药业有限公司药品说明书)。

(2)予胺碘酮 0.2 g qd po(5 月 17 日—5 月 26 日)。胺碘酮与华法林合用可抑制华法林在肝脏代谢并减少其肾脏清除,使出血风险增加 3.2 倍,是引发华法林出血的极高危因素。合用时应将华法林减量 50%并密切观察[1]。胺碘酮每日维持剂量为 400 mg、300 mg、200 mg 和 100 mg 时,华法林每日剂量降幅分别约为 40%、35%、30%和 25%。因此两药的相互作用与胺碘酮的剂量呈显著相关性[2]。

　　(3) 予莫西沙星氯化钠 0.4 g(250 ml) qd iv gtt(5 月 23 日—5 月 26 日)。曾有报道患者同时服用抗凝剂和包括莫西沙星在内的抗生素抗凝活性升高。其危险因素包括感染(及其炎症过程),年龄和患者的一般情况。尽管莫西沙星和华法林的相互作用在临床试验中未经证实,但应监测 INR,如有必要应调整口服抗凝剂的剂量(见拜耳医药保健有限公司药品说明书)。

【病例总结】

　　(1) 前列腺肥大者慎用复方异丙托溴铵气雾剂。

　　(2) 托拉塞米和呋塞米对排尿困难(如前列腺肥大)者禁用或慎用。

　　(3) 胺碘酮与华法林合用可使出血风险显著增加。

　　未遵守上述用药注意事项,不排除与患者病情恶化有相关性。

参 考 文 献

[1] 葛均波,徐永健. 内科学[M]. 第 8 版. 北京:人民卫生出版社,2014,41 - 45,162 - 166,518 - 523.

[2] Hirsh J,Fuster V,Ansell J,et al. American heart association/American college of cardiology foundation guide to warfarin therapy[J]. Circulation, 2003,107:1692 - 1711.

56. 严重感染、INR 升高、代谢性酸中毒合并呼吸性酸中毒最终死亡

（2016 年 2 月 8 日）

【概述】

一例既往糖尿病合并慢性支气管炎患者，因风湿性心脏病联合瓣膜病变、房颤、心功能Ⅲ级（NYHA）、慢性支气管炎伴肺部感染、陈旧性下壁心肌梗死、2 型糖尿病入院。入院后患者使用了亚胺培南西司他丁钠、莫西沙星、阿比培南、氟康唑等多种抗感染药物，治疗过程中国际标准化比率（INR）升高，代谢性酸中毒合并呼吸性酸中毒最终死亡。通过此病例分析，探讨以下两点：① 患者抗感染治疗方案是否合理；② 患者发生 INR 升高的主要原因。

【病史介绍】

患者 86 岁，女性。糖尿病史 5 年，慢性支气管炎史多年。2005 年行右下肢血栓取栓术，2009 年行左下肢动脉取栓术。

2016 年 1 月 4 日因风湿性心脏病联合瓣膜病变、房颤、心功能Ⅲ级（NYHA）、慢性支气管炎伴肺部感染、陈旧性下壁心肌梗死、2 型糖尿病入院。LVEF 60%，查 INR 2.93(0.8～1.5)，尿素氮 15.6 mmol/L(2.5～6.1 mmol/L)，肌酐 161(46～92 μmol/L)，白细胞计数 5.18×10^9/L($3.5×10^9$/L～$9.5×10^9$/L)，中性粒细胞百分比 78.4%(40%～75%)，CRP 51 mg/L(0～5 mg/L)。

【临床经过】

1 月 4 日，予西洛他唑 50 mg bid po(1 月 4 日—1 月 23 日)，单硝酸异山梨酯缓释胶囊 50 mg qd po(1 月 4 日—1 月 18 日)，比索洛尔 1.25 mg qd po(1 月 4 日—1 月 19 日)，地高辛 0.125 mg qd po(1 月 4 日—1 月 7 日)，螺内酯 20 mg bid po(1 月 4 日—1 月 19 日)，格列齐特缓释片 30 mg qd po(1 月 4 日—1 月 23 日)，阿卡波糖 50 mg tid po(1 月 5 日—1 月 23 日)，**华法林 1.875 mg qd po(1 月 4 日—1 月 21 日)**。

16:00，患者突发胸闷气促，不能平卧，有咳嗽咳痰，血压 180/105 mmHg，心率 102 次/min。考虑急性左心衰竭发作，予呋塞米、硝酸甘油等。**胸片示两肺中下野炎症**，考虑肺部感染合并严重基础疾病，予**亚胺培南西司他丁钠 1 g＋NS 100 ml q12h iv gtt(1 月 4 日—1 月 11 日)**。

1月6日,患者仍有气喘,予托拉塞米 10 mg bid po(1月6日—1月19日)。

1月7日,病情好转转入普通病房。

1月8日,患者仍有咳嗽咳痰,肺部闻及哮鸣音,予复方甲氧那明胶囊 12.5 mg tid po(1月8日—1月20日)。

1月10日,患者咳嗽咳痰、胸闷气促明显好转,予复方异丙托溴铵溶液 2.5 ml bid 雾化吸入(1月10日—1月17日)。

1月11日,**停亚胺培南西司他丁钠,予莫西沙星氯化钠 0.4 g qd iv gtt(1月11日—1月14日)、莫西沙星片 0.4 g qd po(1月14日—1月18日)。**

1月13日,INR 2.49(0.8～1.5),尿素氮 10.9 mmol/L(2.5～6.1 mmol/L),肌酐 139(46～92 μmol/L),肾小球滤过率 30 ml/min(80～120 ml/min),降钙素原 0.076 ng/ml(0.047～0.50 ng/ml 预示低风险脓毒血症或感染性休克),CRP 21.2 mg/L(0～5.0 mg/L),白细胞计数 9.63×10⁹/L(3.5×10⁹/L～9.5×10⁹/L),中性粒细胞百分比 85.7%(40%～75%)。

1月14日,患者偶有胃部不适,稍有咳嗽咳痰,两下肺闻及少量湿啰音。血压 112/72 mmHg,房颤心室率 76 次/min。予奥美拉唑肠溶胶囊 20 mg qd po(1月14日—1月19日)、**奥美拉唑钠 40 mg+NS 100 ml qd iv gtt(1月19日—1月23日)。**

1月18日,肌酐 165μmol/L(46～92 μmol/L),降钙素原 0.776 ng/ml(0.047～0.50 ng/ml 预示低风险脓毒血症或感染性休克),CRP>80 mg/L(0～5.0 mg/L),白细胞计数 13.95×10⁹/L(3.5×10⁹/L～9.5×10⁹/L),中性粒细胞百分比 90.6%(40%～75%)。**停莫西沙星片,予比阿培南 0.6 g+NS 100 ml q12h iv gtt(1月18日—1月23日)。**

1月19日,患者突发胸闷气促,有咳嗽咳痰,两肺闻及哮鸣音,血压 127/84 mmHg,房颤心室率 160 次/min。血气分析示低氧血症和二氧化碳潴留。予甲泼尼龙琥珀酸钠 40 mg+NS 100 ml qd iv gtt(1月19日—1月20日),维生素 C 2 g+NS 500 ml qd iv gtt(1月19日—1月21日),氟康唑氯化钠 100 mg qd iv gtt(1月19日—1月23日)。予无创呼吸机辅助通气,去乙酰毛花苷 0.2 mg iv。

1月20日,予螺内酯 20 mg qd po(1月20日—1月23日)。

1月21日,患者胸闷气促明显,**拒绝无创呼吸机**,血氧饱和度 80%,房颤心室率 162 次/min,血压 116/74 mmHg。降钙素原 0.766 ng/ml(0.047～0.50 ng/ml 预示低风险脓毒血症或感染性休克),CRP 71.1 mg/L(0～5.0 mg/L),白细胞计数 13.21×10⁹/L(3.5×10⁹/L～9.5×10⁹/L),中性粒细胞百分比 90.5%(40%～75%)。钠 150 mmol/L(137～145 mmol/L),尿素氮 17.2 mmol/L(2.5～6.1 mmol/L),肌酐 202(46～92 μmol/L),**INR 4.9(0.8～1.5)。**

1月22日,患者胸闷气促明显,血气分析示代谢性酸中毒合并呼吸性酸中毒。

1月23日 18:00,患者处于嗜睡状态。22:08,患者心室率降至 52 次/min,血压降至 58/31 mmHg,呼之不应,四肢湿冷。22:49 宣布临床死亡。

【病例用药分析】

一、患者抗感染治疗方案是否合理

患者 86 岁高龄,在风湿性心脏病联合瓣膜病变、房颤、心功能Ⅲ级(NYHA)、慢性支气管炎、陈旧性下壁心肌梗死、2 型糖尿病、下肢动脉取栓术基础上并发肺部感染,入院时 CRP 高,发生急性左心衰竭。结合症状体征,患者病情危重,肺部感染较难控制,**符合降阶梯治疗条件**[1]。为保证早期抗菌药治疗的正确性,需要联合应用广谱抗菌药,覆盖耐药革兰阴性杆菌和革兰阳性球菌。该患者常见致病菌可能有铜绿假单胞菌,耐甲氧西林金黄色葡萄球菌(MRSA),不动杆菌,肠杆菌属细菌和厌氧菌等,可选择氟喹诺酮类或氨基糖苷类联合下列药物之一:① 抗假单胞菌 β-内酰胺酶类,如头孢他啶,头孢哌酮,哌拉西林等;② 广谱 β-内酰胺类/β-内酰胺酶抑制药,如头孢哌酮/舒巴坦钠,哌拉西林/他唑巴坦等;③ 碳青霉烯类如亚胺培南/西司他丁钠和美罗培南;估计金黄色葡萄球菌感染可能者联合应用万古霉素、替考拉宁、利奈唑胺;估计真菌感染可能者联合应用抗真菌药物如氟康唑、伏立康唑、伊曲康唑、米卡芬净等[2]。碳青霉烯类抗生素适用于产超广谱 β-内酰胺酶的菌株、产氨基糖苷类钝化酶、多重耐药菌引起的严重感染、混合感染、院内感染,以及应用 β-内酰胺类、氨基糖苷类、喹诺酮类抗菌药物疗效不佳的患者。万古霉素、去甲万古霉素、利奈唑胺适用于耐甲氧西林金黄色葡萄球菌和表皮葡萄球菌感染[2]。

因此入院当天予亚胺培南西司他丁钠 1 g q12h iv gtt(1 月 4 日—1 月 11 日)是正确的。患者体重以 60 kg 计算,可估算出肌酐清除率在 21 ml/min,予亚胺培南西司他丁钠 1 g q12h iv gtt 剂量适宜。

1 月 11 日感染基本被控制后停亚胺培南西司他丁钠,降阶梯为莫西沙星。1 月 13 日降钙素原 0.076 ng/ml(0.047~0.50 ng/ml 预示低风险脓毒血症或感染性休克)。1 月 18 日,降钙素原上升至 0.776 ng/ml(0.047~0.50 ng/ml 预示低风险脓毒血症或感染性休克),CRP>80 mg/L,白细胞计数 13.95×10⁹/L,中性粒细胞百分比 90.6%。停莫西沙星片,予比阿培南 0.6 g q12h iv gtt(1 月 18 日—1 月 23 日)。

比阿培南在碳青霉烯类中对绿脓杆菌作用相对较强,对金黄色葡萄球菌、表皮葡萄球菌抗菌活性比亚胺培南西司他丁钠(泰能)明显弱,适用于治疗由敏感细菌所引起的败血症、肺炎、肺部脓肿、慢性呼吸道疾病引起的二次感染、难治性膀胱炎、肾盂肾炎、腹膜炎、妇科附件炎等。成人每日 0.6 g,分 2 次滴注。可根据患者年龄、症状适当增减给药剂量,但 1 天的最大给药量不能超过 1.2 g,严重肾功能不全者慎用(见南京先声东元制药有限公司药品说明书)。有循证医学证据表明,亚胺培南西司他丁钠(泰能)在治疗呼吸道、泌尿道及其他各种感染中,其疗效优于比阿培南。亚胺培南西司他丁钠特别适用于多种病原体所致和需氧/厌氧菌引起的混合感染,以及在病原菌未确定前的早期治疗。各种指南推荐亚胺培南西司他丁钠为初始经验性抗严重感染治疗首选(见默沙东制药有限公司药品说明书)。

美罗培南对大肠杆菌、肺炎克雷伯菌等肠杆菌属抗菌活性强大,对革兰阳性球菌抗菌活性不如亚胺培南西司他丁钠。适用于成人单一或多种对美罗培南敏感的细菌引起的感染;对粒细胞减少症伴发热患者,可单独应用本品或联合抗病毒药或抗真菌药使用。美罗培南单用或与其他抗微生物制剂联合使用可用于治疗多重感染(见珠海联邦制药股份有限公司药品说明书)。

当亚胺培南西司他丁钠疗效不佳时,通常推荐美罗培南。因此 1 月 18 日不予比阿培南,而改用亚胺培南西司他丁钠(入院时抗感染有效)或美罗培南可能更适宜。

1 月 19 日加用氟康唑氯化钠 100 mg qd iv gtt(1 月 19 日—1 月 23 日)。按照 WVUH 深

部真菌感染的危险因素评分标准,患者得分:广谱抗生素治疗≥4 天(5 分)+白细胞计数>10 000/mm³(3 分)+2 型糖尿病(3 分)=11 分。对非 ICU 患者>25 分应立即使用抗真菌药,处于 15～25 分应加强监测,低于 15 分不用抗真菌药[3]。因此 1 月 19 日予氟康唑不是很急迫,而应加强监测血象、降钙素原、CRP、G 实验等。予比阿培南抗感染效果不佳,考虑到患者严重肺部感染加上多种严重基础疾病,通常应立即更换为美罗培南(或亚胺培南)+万古霉素(或利奈唑胺)。

二、患者 INR 升高的主要原因

1 月 21 日 INR 上升至 4.9,其主要原因:

(1) 予奥美拉唑肠溶胶囊 20 mg qd po(1 月 14 日—1 月 19 日)、奥美拉唑钠 40 mg qd iv gtt(1 月 19 日—1 月 23 日),可抑制 CYP2C19 酶,而华法林主要通过 CYP2C19 酶代谢,因此可增加华法林的血药浓度及抗凝作用(见石药集团欧意药业有限公司药品说明书)。

(2) 予氟康唑氯化钠 100 mg qd iv gtt(1 月 19 日—1 月 23 日),为 CYP2C9 的强效抑制剂和 CYP3A4 的中效抑制剂,与华法林合用可使凝血酶原时间延长 12%,有较多氟康唑与华法林合用增加出血不良事件的报道(见 PFIZER PGM 药品说明书)。

(3) 予格列齐特缓释片 30 mg qd po(1 月 4 日—1 月 23 日),与血浆蛋白结合率达 95%,华法林与血浆蛋白结合率为 98%～99%。格列齐特可将华法林从血浆蛋白处置换出来,增加其抗凝作用(见施维雅制药有限公司药品说明书)。

(4) 其他与华法林联合使用的呋塞米、托拉塞米、螺内酯有抑制华法林的抗凝作用[4],因此没有使 INR 值上升得更高。

【病例总结】

(1) 当亚胺培南西司他丁钠疗效不佳时,通常推荐美罗培南,还可联合万古霉素或利奈唑胺。

(2) 奥美拉唑、氟康唑、格列齐特均可增加华法林出血风险。

未遵守上述用药注意事项,不排除与患者病情恶化有相关性。

参 考 文 献

[1] 梁德雄. 重症肺炎抗生素降阶梯治疗使用策略[J]. 中国医学文摘·内科学,2005,26(4):484-487.

[2] 刘洋,孟彦苓,杜斌. 呼吸机相关肺炎[J]. 协和医学杂志,2010,1(1):103-107.

[3] 范洪伟,吕玮,吴东,等. 桑德福抗微生物治疗指南[M]. 第 43 版. 北京:中国协和医科大学出版社,2011,35-41.

[4] 苏恒海,母光妍,向倩,等. 心血管内科患者华法林与其他药物联用相关的出血发生情况分析[J]. 药物不良反应杂志,2014,16(1):15-21.

57. 严重高血钾、高钠血症以及低血压最终死亡
（2016 年 3 月 25 日）

【概述】

一例高血压患者，因冠心病、心功能Ⅲ级、足趾坏疽等疾病入院。入院后患者发生严重高血钾、高钠血症、持续低血压，抢救无效死亡。通过此病例分析，探讨以下几点：① 患者发生严重高血钾的主要原因；② 患者高钠血症加重的主要原因；③ 患者持续低血压的主要原因；④ 患者死亡的主要原因。

【病史介绍】

患者 89 岁，男性。高血压史 30 多年；肾功能不全史 10 多年；下肢动脉硬化闭塞，1 年前左侧第四足趾坏疽；1 年前有上消化道大出血；既往有脑梗死史，未遗留后遗症。

2016 年 3 月 16 日因冠心病、心功能Ⅲ级、足趾坏疽等疾病入院。患者神清气平，心率 62 次/min，血压 116/58 mmHg，双肺未闻及干湿啰音，左侧第四足趾缺失，双侧足背动脉搏动未触及。肌酐 257 μmol/L（58～110 μmol/L），尿素氮 39.1 mmol/L（3.2～7.1 mmol/L），钾 5.9 mmol/L（3.5～5.1 mmol/L），钠 151 mmol/L（137～145 mmol/L）。

【临床经过】

3 月 16 日，予西洛他唑 50 mg bid po（3 月 16 日—3 月 17 日），普伐他汀钠 20 mg qn po（3 月 16 日—3 月 17 日），比索洛尔 2.5 mg qd po（3 月 16 日—3 月 17 日），氨氯地平 5 mg qd po（3 月 16 日—3 月 17 日），单硝酸异山梨酯缓释片 40 mg qd po（3 月 16 日—3 月 17 日），奥美拉唑钠 40 mg＋NS 100 ml qd iv gtt（3 月 16 日—3 月 17 日），前列地尔 10 μg＋NS 100 ml qd iv gtt（3 月 16 日—3 月 17 日），肾衰宁 3 片 tid po（3 月 16 日—3 月 17 日）。

3 月 17 日 9:00，心率 80 次/min，血压 78/58 mmHg，神清气平，双肺未闻及干湿啰音，双下肢无水肿。予呋塞米 20 mg iv，5% GS 500 ml＋RI 4 U iv gtt，碳酸氢钠片 1 g tid po，予低分子肝素钙 2 000 U ih，8.5%复方氨基酸 250 ml iv gtt。

12:00，钙 2.06 mmol/L（2.11～2.52 mmol/L），钾 6.15 mmol/L（3.5～5.3 mmol/L），钠 154 mmol/L（137～147 mmol/L）。

15:00，予呋塞米 20 mg iv，8.5%复方氨基酸 250 ml iv gtt。

16:00—17:00，血压 82/47～51 mmHg。

20:00,心率 67 次/min,血压 82/52 mmHg,予复方对乙酰氨基酚片 1 片口服。患者突发意识丧失,呕吐胃内容物,大便失禁,心率减慢至 30 次/min,血氧饱和度下降至 50%,血压下降至测不出,无呼吸,双侧瞳孔散大。

经抢救无效,21:44 死亡。

【病例用药分析】

一、患者发生严重高血钾的主要原因

患者 3 月 16 日 16:30 入院时钾 5.9 mmol/L,3 月 17 日 12:07 钾上升至 6.15 mmol/L,其主要原因:

(1) 存在肾功能不全,肾小球滤过率减少,肾小管排钾功能障碍;缺氧使 ATP 生成不足,使细胞膜上 Na^+-K^+ 泵转运障碍,再加上酸中毒而导致钾不能进入细胞内[1]。

(2) 未能及时采取降钾措施,直到第二天才予利尿剂、5% GS 500 ml+RI 4 U iv gtt 等。

(3) 3 月 17 日予低分子肝素钙 2 000 U ih。肝素可以抑制醛固酮肾上腺的分泌,导致高钾血症,特别是在血钾水平较高的患者或有增高血钾危险的患者,如慢性肾功能衰竭、代谢性酸中毒和服用可能增高血钾水平的药物(例如 NSAIDs),治疗期间可能增加高钾血症的危险(见葛兰素史克制药有限公司药品说明书)。

二、患者高钠血症加重的主要原因

3 月 16 日入院时钠 151 mmol/L,3 月 17 日钠上升至 154 mmol/L,高钠血症加重的主要原因:

(1) 3 月 16 日尿素氮 39.1 mmol/L,肌酐 257 μmol/L,尿素氮:肌酐=0.152>0.08,提示血容量不足[2]。缺水量(L)=患者体重(kg)×0.6×(1-140/151)=3.0 L(以 70 kg 体重计),每日补充 1/3 即 1 L,加上每日生理需求量 1.5 L,每日需入量至少为 2.5 L[2]。实际上3 月 16 日静脉入量为 NS 200 ml,如果患者经口摄入不足,则显然入量不足。3 月 17 日钠154 mmol/L,同理可估算出缺水量为 3.8 L,每日入量至少需为 2.8 L,实际上 3 月 17 日在20:00 意识丧失前静脉入量为 8.5%复方氨基酸 500 ml+5% GS 500 ml=1 L,如果患者经口摄入不足,则显然入量不足。

(2) 患者发生浓缩性高钠血症与补充容量不足有关,还可能与脑梗死史下丘脑和垂体的内分泌功能,导致肾脏排钠减少有关[2]。另外 8.5%复方氨基酸为血渗透压的 3 倍,属于高渗液(见华瑞制药有限公司药品说明书)。

(3) 患者无水肿,双肺无干湿啰音,却予呋塞米 40 mg iv 降钾利尿。

对于浓缩性高血钠应采取措施制止水分继续丢失,以使过高血渗得以下降,尽量口服为宜。静脉注射等渗糖水可快速使血渗下降,但过快纠正严重高钠血症也可能导致严重并发症,一般希望在 48 小时以内将血钠降至接近正常水平。补液种类根据基本病因而异,单纯失水引起者用 5%葡萄糖水,必要时注射少量胰岛素。如果同时合并有失盐,可将补液总量的 3/4 补充 5%葡萄糖水,其余 1/4 补充生理盐水[2]。

三、患者持续低血压的主要原因

3 月 17 日患者血压持续低于正常,其主要原因是:

（1）存在浓缩性高钠血症、低血容量。

（2）予氨氯地平 5 mg qd po、比索洛尔 2.5 mg qd po、单硝酸异山梨酯缓释片 40 mg qd po、西洛他唑 50 mg bid po、前列地尔 10 μg iv gtt（3 月 16 日—3 月 17 日），均可使血压降低。

四、患者死亡的主要原因

3 月 17 日 20:00，患者突发意识丧失，心率减慢至 30 次/min，血氧饱和度下降至 50%，血压下降至测不出，无呼吸，双侧瞳孔散大，患者发生猝死的主要原因：

（1）患者高钠血症可诱发震颤，抽搐，以至昏迷甚至因脑组织不可逆转性损害而死亡[2]。

（2）严重高钾血症可使神经肌肉复极化减慢，从而导致应激性减弱。严重者可出现四肢松弛性瘫痪，浅反射消失，呼吸困难而诱发呼吸衰竭；可使心肌受抑制，心肌张力减低，诱发和加重心力衰竭。中枢神经系统可表现为烦躁不安或神志不清[3]。

（3）血容量不足、血压长时间低于正常，可造成心脑等重要脏器供血不足，可加重心肌缺血及脑供血不足，加上患者有冠心病、心力衰竭、脑梗死史等原发疾病，可增加猝死风险。

【病例总结】

（1）高钾血症应及时采取降钾措施，如予聚磺苯乙烯钠散、排钾利尿剂等。

（2）尿素氮∶肌酐＞0.08，提示血容量不足，高钠血症患者应根据公式估算出缺水量（L），及时补足。补液总量的 3/4 补充 5% 葡萄糖水，其余 1/4 补充生理盐水。

（3）8.5% 复方氨基酸为血渗透压的 3 倍，属于高渗液。高渗患者不宜静脉滴注 8.5% 复方氨基酸。

（4）存在浓缩性高钠血症、低血容量患者慎用降压药。

未遵守上述用药注意事项，不排除与患者病情恶化有相关性。

参 考 文 献

［1］王建枝，殷莲华.病理生理学［M］.第 8 版.北京：人民卫生出版社，2013，26 - 31，72 - 74.

［2］王礼振.临床输液学［M］.北京：人民卫生出版社，1998，8 - 21，46 - 48，317 - 321.

［3］葛均波，徐永健.内科学［M］.第 8 版.北京：人民卫生出版社，2013，518 - 523，744 - 751，757 - 761，783 - 784.

58. 严重高血钾、空腹低血糖以及高血糖代谢性酸中毒

（2016 年 3 月 10 日）

【概述】

一例既往糖尿病合并高血压患者，因缺血性心脏病、Ⅲ度房室传导阻滞、心功能Ⅲ级、肾功能不全、肺部感染、双侧胸腔积液而入院。入院后患者发生严重高血钾、血糖控制不佳等情况。通过此病例分析，探讨以下三点：① 患者发生严重高血钾的主要原因；② 患者发生空腹低血糖的主要原因；③ 患者发生高血糖的主要原因。

【病史介绍】

患者 85 岁，男性。既往有糖尿病史 20 余年，近期予二甲双胍 500 mg qd po，**胰岛素 14 U qn ih**，血糖控制尚可；高血压病史 20 余年，平素口服氨氯地平，血压控制欠佳；10 年余前脑梗死，遗留有肢体活动欠佳；痛风病史 2 年余。

入院前 1 月余患者因双下肢水肿伴明显气促于某院就诊，查心电图提示Ⅲ度房室传导阻滞，2016 年 2 月 20 日 11:23 转诊至上级医院进一步治疗。诊断为缺血性心脏病？Ⅲ度房室传导阻滞、心功能Ⅲ级、肾功能不全、肺部感染、双侧胸腔积液。查体神清气平，血压 200/100 mmHg，右肺中叶可闻及干湿性啰音，心率 43 次/min。肌酐 193 μmol/L（58～110 μmol/L），尿素氮 10.7 mmol/L（3.2～7.1 mmol/L），BNP 2 597 ng/L（<450 ng/L），D-二聚体 2.6 mg/L（<0.55 mg/L）。

【临床经过】

2 月 20 日，予螺内酯 20 mg bid po（2 月 20 日—2 月 23 日），门冬氨酸钾镁 10 ml tid po（2 月 20 日—2 月 23 日），氯化钾 0.5 g bid po（2 月 20 日—2 月 23 日），呋塞米 20 mg qd iv（2 月 20 日—2 月 21 日），二甲双胍 500 mg qd po（2 月 20 日—2 月 22 日），前列地尔 10 μg＋NS 100 ml qd iv gtt（2 月 20 日—2 月 21 日）（2 月 24 日—2 月 25 日），氨氯地平 5 mg qd po（2 月 20 日—2 月 23 日），阿司匹林 100 mg qd po（2 月 20 日—2 月 21 日）（2 月 24 日），瑞舒伐他汀钙 10 mg qn po（2 月 20 日—2 月 24 日），阿托伐他汀钙 10 mg qn po（2 月 24 日），头孢哌酮舒巴坦钠 3 g bid iv gtt（2 月 20 日—2 月 22 日），亚胺培南西司他丁钠 1 g q12h iv gtt（2 月 22 日—2 月 24 日）。

2 月 21 日，患者未诉明显不适，神清气平，心率 41 次/min，血压 151/54 mmHg，双下肢无

水肿。

2 月 22 日,患者有胸闷、气喘,血压 169/57 mmHg,心率 44 次/min,双下肢无水肿。甲状腺素 3.92 μg/dl(5.10～14.1 μg/dl),游离甲状腺素 0.56 ng/dl(0.93～1.70 ng/dl),促甲状腺素 82.850 μU/ml(0.27～4.2 μU/ml),三碘甲腺原氨酸 0.76 ng/ml(0.80～2.0 ng/ml),游离三碘甲腺原氨酸 1.90 pg/ml(2.00～4.00 pg/ml)。尿素氮 11.85 mmol/L(3.2～7.1 mmol/L),肌酐 219 μmol/L(58～110 μmol/L),**空腹血糖 2.06 mmol/L(4.56～6.38 mmol/L)**,钠 150 mmol/L (137～145 mmol/L),钾 4.0 mmol/L(3.5～5.1 mmol/L),氯 112 mmol/L(98～107 mmol/ L)。**予肠内营养粉剂(安素)400 g 胃管内注入(2 月 22 日—2 月 24 日)。**

10:00 行永久起搏器植入术。予头孢呋辛钠 1.5 g iv gtt,予 10%氯化钾 7.5 ml＋5% GS 250 ml iv gtt。19:09,血糖 13.7 mmol/L(3.0～5.8 mmol/L)。予二羟丙茶碱共 1 g iv gtt。

2 月 23 日,肌酐 299 μmol/L(58～110 μmol/L),尿素氮 17.96 mmol/L(3.2～7.1 mmol/ L),CRP 45.9 mg/L(0～3 mg/L),BNP 5 858 ng/L(<450 ng/L),**钾 6.6 mmol/L(3.5～ 5.1 mmol/L)**,pH 7.36(7.35～7.45),HCO_3^- 22.7 mmol/L(21.0～28.0 mmol/L),剩余碱 −2.2 mmol/L(−2.3～+2.3 mmol/L)。予 5%碳酸氢钠 250 ml iv gtt,5%碳酸氢钠 125 ml iv gtt,呋塞米 280 mg iv gtt。**内分泌科会诊予左甲状腺素钠 12.5 μg qd po(2 月 23 日),100 μg qd po(2 月 24 日)。**

20:20,患者胸闷气促症状明显加重,持续不能缓解,血氧饱和度维持在 60%,心率 84 次/ min,血压 110/60 mmHg。尿量 350 ml 左右,较前明显减少,伴胸闷、气急,不能平卧,逐渐出现意识障碍。呈浅昏迷,点头样呼吸。两肺可闻及湿性啰音,双下肢中度水肿。予心电监测,无创呼吸机辅助通气纠正低氧血症。

20:45,pH 7.218(7.35～7.45),HCO_3^- 21.4 mmol/L(21.0～28.0 mmol/L),剩余碱 −3.2 mmol/L(−2.3～+2.3 mmol/L),**乳酸 3.9 mmol/L(0.5～1.6 mmol/L)**,**血糖 28 mmol/L(3.0～5.8 mmol/L)**。**血钾 7.1 mmol/L(3.5～5.1 mmol/L)**。予 10% GS 250 ml＋胰岛素 8 U iv gtt,5% GS 250 ml＋胰岛素 8 U iv gtt,10% GS 250 ml＋胰岛素 12 U iv gtt,5% GNS 500 ml＋胰岛素 8 U iv gtt。

21:05,pH 7.378(7.35～7.45),HCO_3^- 21.5 mmol/L(21.0～28.0 mmol/L),剩余碱 −3.8 mmol/L(−2.3～+2.3 mmol/L),**乳酸 2.9 mmol/L(0.5～1.6 mmol/L)**,**血糖 29 mmol/L (3.0～5.8 mmol/L)**。

23:00,钾 6.6 mmol/L(3.5～5.1 mmol/L),予聚磺苯乙烯钠散 15 g po。

2 月 24 日,患者精神疲软,气促较前好转,多巴胺静脉推泵下血压 128/68 mmHg,心率 70 次/min,血氧饱和度 98%～100%。19:25,pH 7.512(7.35～7.45),HCO_3^- 30.1 mmol/L (21.0～28.0 mmol/L),剩余碱 6.8 mmol/L(−2.3～+2.3 mmol/L),**血糖 17.8 mmol/L (3.0～5.8 mmol/L)**,钾 4.0 mmol/L(3.5～5.1 mmol/L)。予生物合成人胰岛素 30 U＋NS 50 ml iv gtt。

【病例用药分析】

一、患者发生严重高血钾的主要原因

患者入院后发生严重高钾血症,2 月 23 日 20:45 **血钾飙升至 7.1 mmol/L**,其主要原因有:

(1) 予螺内酯 20 mg bid po(2 月 20 日—2 月 23 日),呋塞米 20 mg qd iv(2 月 20 日—2 月 21 日),门冬氨酸钾镁 10 ml tid po(2 月 20 日—2 月 23 日),氯化钾 0.5 g bid po(2 月 20 日—2 月 23 日),2 月 22 日一整天未予呋塞米。对肾功能正常的心力衰竭患者,饮食正常且无额外补钾的情况下,螺内酯:呋塞米=2:1 对钾的影响最小[1]。2 月 22 日测血钾 4.0 mmol/L,但一整天未予呋塞米(呋塞米开的是临时医嘱,2 月 22 日很可能忘记开呋塞米医嘱),加上额外予门冬氨酸钾镁 10 ml tid po+氯化钾 0.5 g bid po(2 月 20 日—2 月 23 日)补钾,可引发高钾血症。

(2) 存在肾功能不全并有加重,肾小球滤过率减少,肾小管排钾功能障碍;缺氧使 ATP 生成不足,使细胞膜上 Na$^+$-K$^+$ 泵转运障碍,再加上酸中毒而导致钾不能进入细胞内[2]。

严重高钾血症可使神经肌肉复极化减慢,从而导致应激性减弱。严重者可出现四肢松弛性瘫痪,浅反射消失,呼吸困难而诱发呼吸衰竭;可使心肌受抑制,心肌张力减低,诱发和加重心力衰竭。中枢神经系统可表现为烦躁不安或神志不清[3]。心力衰竭和呼吸衰竭加重,加上严重感染,可能诱发甲减危象,反过来又可使心力衰竭和呼吸衰竭加重,还使肾功能不全加重,引发神志改变[3],造成恶性循环。在高钾血症得到纠正,将左甲状腺素钠从 12.5 μg qd po(2 月 23 日)加量至 100 μg qd po(2 月 24 日),并予加强抗感染等治疗后,患者病情逐渐好转,在一定程度上提示可能是严重高钾血症以及甲减危象造成了患者的呼吸衰竭、心力衰竭、神志不清。

二、患者发生空腹低血糖的主要原因

2 月 22 日**空腹血糖 2.06 mmol/L**,其主要原因:

(1) 肾功能不全加重,可使肾糖异生减少,肾廓清胰岛素能力减低,容易引发低血糖[2]。

(2) 因心力衰竭引发肝淤血肝硬化(3 个月前住院诊断),使肝功能减退,肝糖原合成储备不足,糖原分解减少,糖异生障碍;肝细胞对胰岛素灭活减少[2]。

(3) 各项指标提示患者存在比较严重的甲减,可使代谢率减低和交感神经兴奋性下降,使血糖下降[2]。

(4) 患者因严重疾病进食少,加上因严重心力衰竭等造成胃肠道淤血导致吸收减少[2]。

(5) 予二甲双胍 500 mg qd po(2 月 20 日—2 月 22 日),主要经肾脏排泄,患者肾功能不全加重,可造成二甲双胍在体内蓄积,使血糖下降明显。肌酐>132 μmol/L 者禁用二甲双胍(见中美上海施贵宝制药有限公司药品说明书)。

三、患者发生高血糖的主要原因

2 月 23 日 20:45 **血糖 28 mmol/L**,其主要原因是:

(1) 2 月 22 日空腹血糖 2.06 mmol/L 后,予肠内营养粉剂(安素)400 g 胃管内注入(2 月 22 日—2 月 24 日),该肠内营养粉剂每 100 g(1 882.8 kJ),其中碳水化合物 60.7 g,因此含较多糖,故不宜用于糖尿病患者(见瑞士雅培制药有限公司药品说明书)。糖尿病患者推荐肠内营养混悬液(SP),每 500 ml(2 092 kJ)含麦芽糊精 88 g,升高血糖作用相对不明显,故适用于糖尿病患者(见纽迪希亚制药有限公司药品说明书)。

(2) 患者心力衰竭、低氧血症、肾功能不全,可增加二甲双胍诱发乳酸性酸中毒的风险,故

不宜口服二甲双胍；加上予肠内营养粉剂（安素），应密切监测血糖并及时予胰岛素控制血糖，实际上未予胰岛素。

【病例总结】

（1）对肾功能正常的心力衰竭患者，饮食正常且无额外补钾的情况下，螺内酯∶呋塞米＝2∶1 对钾的影响最小[1]。

（2）在予螺内酯的同时，应予呋塞米，尤其对肾功能不全患者。

（3）肌酐＞132 μmol/L 者禁用二甲双胍。

（4）糖尿病患者推荐肠内营养混悬液（SP）。

未遵守上述用药注意事项，不排除与患者病情恶化有相关性。

参 考 文 献

［1］代铁成，赵月.不同剂量利尿剂联合应用对心力衰竭患者血钾的影响[J].心血管康复医学杂志,2010,19(6):636-638.

［2］王建枝,殷莲华.病理生理学[M].第8版.北京:人民卫生出版社,2013,26-31,72-74.

［3］葛均波,徐永健.内科学[M].第8版.北京:人民卫生出版社,2013,518-523,744-751,757-761,783-784.

59. 严重上消化道出血并加重
(2016 年 6 月 25 日)

【概述】

一例慢性胃窦炎病史合并多种疾病患者,因房颤、心功能Ⅲ级(NYHA)而入院。入院后患者发生严重的上消化道出血。通过此病例分析,多角度探讨该患者发生上消化道出血并且加重的原因。

【病史介绍】

患者 83 岁,女性。高血压病史 10 余年;慢性阻塞性肺病 3 年;慢性胃窦炎病史 40 余年,曾有胃出血史。2015 年 10 月和 2016 年 3 月分别行黑色素瘤手术。

患者入院 2 周前出现活动后胸闷心悸,持续时间数小时不等。2016 年 5 月 23 日就诊,心电图示房颤伴快速心室率,ST - T 改变。肺 CT 示两肺散在多发渗出,以两肺下叶为著,两侧胸腔积液,心影增大,考虑心功能不全可能。予地高辛、呋塞米、螺内酯等药物对症治疗,效果不佳,期间曾予中药治疗。为进一步诊疗于 2016 年 6 月 7 日入院,诊断为房颤、心功能Ⅲ级(NYHA)。查肌酐 70 μmol/L(46～92 μmol/L),INR 1.27(0.8～1.5)。血细胞比容 42.1%(35%～45%),血红蛋白 137 g/L(115～150 g/L)。

【临床经过】

6 月 7 日,予华法林 2.5 mg qd po(6 月 7 日—6 月 10 日),低分子肝素钠 4 250 U bid ih(6 月 7 日—6 月 10 日),比索洛尔 1.25 mg qd po(6 月 7 日—6 月 10 日),地高辛 0.13 mg qd po(6 月 7 日—6 月 10 日),单硝酸异山梨酯缓释片 40 mg qd po(6 月 7 日—6 月 8 日),阿托伐他汀钙 20 mg qn po(6 月 7 日—),呋塞米 20 mg qd po(6 月 7 日—6 月 8 日),**螺内酯** 20 mg qd po(6 月 7 日—6 月 8 日),**泮托拉唑钠肠溶胶囊** 40 mg qd po(6 月 7 日—6 月 10 日),乙酰毛花苷 0.2 mg iv。

6 月 8 日,白蛋白 29 g/L(40～55 g/L),总胆红素 33.4 μmol/L(0～21 μmol/L),直接胆红素 14.5 μmol/L(0～5 μmol/L),**予前列地尔** 10 μg + NS 100 ml qd iv gtt(6 月 8 日—6 月 10 日),氨溴索 30 mg tid po(6 月 8 日—)。

6 月 9 日,意识清精神可,两肺听诊未闻及明显干湿性啰音,心率 100 次/min,律不齐,双下肢无水肿。

6 月 10 日 7:23,患者呕出咖啡色液体,消化科会诊诊断上消化道出血(消化性溃疡?)、急性左心功能不全。予泮托拉唑钠 40 mg＋NS 100 ml q8h iv gtt(6 月 10 日—),10% GS 500 ml＋10%氯化钾 15 ml qd iv gtt(6 月 10 日—6 月 11 日)。**停华法林、低分子肝素钠、前列地尔,予二羟丙茶碱 0.25 g＋NS 50 ml iv gtt。**

10:20,再次呕吐深咖啡色 20 ml,解黑便 1 次。血压 90/60 mmHg,双肺未闻及干湿啰音,心率 150 次/min,房颤心律。予蛇毒巴曲酶 1 U q8h iv(6 月 10 日—6 月 12 日)。予去乙酰毛花苷 0.2 mg iv。

11:00,血细胞比容 29.9%(35%～45%),血红蛋白 97 g/L(115～150 g/L)。

12:18,消化内科再次会诊予生长抑素 6 mg q12h iv gtt(6 月 10 日—6 月 11 日),减量为 3 mg q12h iv gtt(6 月 12 日—6 月 13 日)。

14:00,血压 90/60 mmHg,神清气稍促,心率 150 次/min,房颤心律。肌酐 83 μmol/L(46～92 μmol/L),粪便隐血＋＋＋。

14:50,再次呕吐暗红色液体约 50 ml。INR 3.10(0.8～1.5),予维生素 K_1 10 mg 肌内注射。测 CVP 15 cmH$_2$O。

16:00,再次呕吐暗红色液体约 30 ml。嗜睡,精神萎靡,血压 90/60 mmHg,心率 67 次/min。

17:00,测 CVP 13 cmH$_2$O。**血细胞比容(HCT)25.3%(35%～45%),血红蛋白 79 g/L(115～150 g/L)。予羟乙基淀粉(200/ 0.5)氯化钠 500 ml iv gtt。**

18:00,**予地塞米松磷酸钠 5 mg iv。输浓缩红细胞 2 U。**

19:00,转 CCU。INR 4.66(0.8～1.5)。

6 月 11 日 0:05,INR 4.04(0.8～1.5),予维生素 K_1 10 mg im,予聚磺苯乙烯钠散 30 g po。

10:54,INR 2.03(0.8～1.5),血红蛋白 85.0 g/L(115～150 g/L),血细胞比容 24.8%(35%～45%)。

6 月 12 日,患者目前未再解黑便,予米汤 500 ml。INR 1.24(0.8～1.5),血红蛋白 66 g/L(115～150 g/L),血细胞比容 20.2%(35%～45%),再予输注血浆 100 ml、输浓缩红细胞 1 U。予蔗糖铁 100 mg biw iv gtt(6 月 12 日—)。

6 月 13 日 10:05,血红蛋白 70 g/L(115～150 g/L),血细胞比容 21.2%(35%～45%),患者精神及一般情况较差,自诉仍有上腹部不适。血压 109/48 mmHg,精神萎靡,气稍促,心率 66 次/min,律齐。予米汤 1 000 ml。

【病例用药分析】

患者上消化道出血并加重的原因有:

(1) 患者慢性胃窦炎病史 40 余年,曾有胃出血史,还存在心功能Ⅲ级(NYHA)等应激原[1]。

(2) 患者房颤,CHA$_2$DS$_2$ - VASc 评分＝心力衰竭(1 分)＋高血压(1 分)＋83 岁(2 分)＋女性(1 分)＝5 分[2],有栓塞高风险,应予华法林口服。患者 HAS - BLED 评分＝高血压(1 分)＋肝功能损害(1 分)＋老年(1 分)＋抗血小板药物(1 分)＝4 分[2],也有出血风险。患者以前从未口服过华法林,入院后首次予华法林 2.5 mg qd po(6 月 7 日—6 月 10 日)。老年患者建议起始剂量为 1.5~2 mg qd po。华法林血浆蛋白结合率高达 99%,患者血浆蛋白低,只有 29 g/L,导致游离华法林增多,加上患者胆红素高提示肝功能差,可使华法林的代谢变慢,从而导致出血风险增高[3],应密切监测 INR(见上海信谊药厂有限公司药品说明书)。实际上连续 3 天未监测。

(3) 予低分子肝素钠 4 250 U bid ih(6 月 7 日—6 月 10 日)。患者未形成血栓或发生栓塞,是因为房颤栓塞高风险而预防栓塞,按规定应予低分子肝素钠 4 250 U qd 皮下注射,实际予治疗血栓栓塞性疾病的剂量(见意大利阿尔法韦士曼制药有限公司药品说明书),可增加出血风险。

(4) 予前列地尔 10 μg+NS 100 ml qd iv gtt(6 月 8 日—6 月 10 日),有抑制血小板聚集的作用,改善微循环,增加出血风险(见北京泰德制药股份有限公司药品说明书)。

(5) 6 月 10 日晨,在已经呕吐出咖啡色液体的情况下,8:00 予二羟丙茶碱 0.25 g+NS 50 ml iv gtt。对胃肠道有较强的刺激作用,加上患者 83 岁高龄肝功能损害可使茶碱在体内过量,可加强对胃肠道的刺激作用,有舒张外周血管和胃肠道平滑肌的作用,可能引发消化性溃疡,并使活动性消化性溃疡患者的出血加重。消化道出血溃疡患者禁用二羟丙茶碱(见上海现代哈森药业有限公司药品说明书)。

(6) 6 月 10 日 18:00,在上消化道出血已经很严重的情况下,予地塞米松磷酸钠 5 mg iv(可能为预防输血引发过敏反应)。地塞米松为糖皮质激素,可诱发或加重消化道溃疡,胃与十二指肠溃疡患者一般不宜使用[见开封制药(集团)有限公司药品说明书]。建议对上消化道出血的患者,不予糖皮质激素,而予异丙嗪或苯海拉明。

(7) 螺内酯对胃肠道有刺激性,可引发恶性、呕吐、胃痉挛,有引发消化道溃疡的报道(见上海信谊药厂有限公司药品说明书)。

(8) 氨溴索对胃肠道有刺激性,可引发恶心、呕吐、腹部疼痛,规定胃溃疡患者禁用(见上海勃林格殷格翰药业有限公司药品说明书)。

(9) 6 月 10 日 17:00,血细胞比容 25.3%,予羟乙基淀粉(200/0.5)氯化钠 500 ml iv gtt。有容量扩充效应和血液稀释效应,可引发血液成分如凝血因子、血红蛋白的稀释,可使血细胞比容下降。使用羟乙基淀粉时,可能发生与剂量相关的血液凝结异常。规定严重凝血功能紊乱患者不宜使用,在没有心血管或肺功能危险的患者血细胞比容应不低于 30%。羟乙基淀粉(200/0.5)氯化钠可导致一过性凝血酶原时间、部分凝血活酶时间及凝血时间延长,使 INR 升高(见北京费森尤斯卡比医药有限公司药品说明书)。6 月 10 日 8:00 停华法林后,14:50 INR 3.10。17:00 予羟乙基淀粉(200/0.5)氯化钠 500 ml iv gtt 后,19:00 INR 上升至 4.66,6 月 11 日 0:05 INR 为 4.04,提示羟乙基淀粉(200/0.5)有使凝血酶原时间延长的作用。因此在发生了消化道大出血且不易止住,血细胞比容已降至 25.3% 且 INR 偏高的情况下,予羟乙基淀粉 500 ml iv gtt 可加重贫血,还可能加重出血。

【病例总结】

(1) 老年患者建议起始剂量为 1.5~2 mg qd po,肝功能损害患者应密切监测 INR。

(2) 消化道出血溃疡患者禁用二羟丙茶碱。

（3）胃与十二指肠溃疡患者一般不宜使用地塞米松。

（4）羟乙基淀粉（200/0.5）氯化钠有容量扩充效应和血液稀释效应，规定严重凝血功能紊乱患者不宜使用，在没有心血管或肺功能危险的患者血细胞比容应不低于 30%。

未遵守上述用药注意事项，不排除与患者病情恶化有相关性。

参 考 文 献

［1］葛均波，徐永健. 内科学［M］. 第 8 版. 北京：人民卫生出版社，2014，99-106，369-374，634-637.

［2］马长生. 心房颤动抗凝治疗的新观点和新指南［J］. 中国循环杂志，2011，26(5)：3-5.

［3］张晓兰，沈晓岚，何川. 华法林引起失血性休克的原因分析及对策［J］. 中国临床药理学杂志，2015，31(12)：1194-1196.

60. 药物相关性肝损和肾损、停用华法林后 INR 下降不明显

（2016 年 7 月 14 日）

【概述】

一例既往高血压合并胃溃疡出血史患者，5 月 24 日因心脏超声示有心房增大而入院，诊断肺动脉高压、肺栓塞。经治疗顺利出院后半月内因出现食欲减低，伴乏力，活动后胸闷气促，于 6 月 30 日再次收入院。入院后患者发生 INR 严重偏高，在停用华法林的情况下 INR 下降也不明显，解鲜红色大便，最终呼吸骤停而临床死亡。通过此病例分析，探讨以下两点：① 该患者药物性相关肝损和肾损分析；② 患者停用华法林后 INR 下降不明显的主要原因。

【病史介绍】

患者 68 岁，男性。高血压病史 30 余年，最高血压 180/95 mmHg，平时服用左旋氨氯地平 2.5 mg qd；6 年前发生一次胃溃疡出血。2016 年 5 月初心脏超声示右房室增大，肺动脉收缩压 55～60 mmHg，5 月 24 日收住心内科。

【临床经过】

5 月 25 日，**总胆红素 15.1 μmol/L（0～21 μmol/L），直接胆红素 8.5 μmol/L（0～5 μmol/L），γ‐GT 77 U/L（10～60 U/L），AKP 216 U/L（45～128 U/L）**。5 月 26 日动态心电图示 Ⅰ 度房室传导阻滞（间歇性）、T 波改变。5 月 27 日行右心导管检查术，诊断肺动脉高压、肺栓塞。**予阿托伐他汀钙 20 mg qn po（5 月 24 日—6 月 3 日）**，呋塞米 20 mg qd po（5 月 24 日—6 月 3 日）。螺内酯 20 mg qd po（5 月 4 日—6 月 3 日），华法林 2.5 mg qd po（5 月 27 日—6 月 3 日），地高辛 0.13 mg qd po（5 月 27 日—6 月 3 日），**波生坦 62.5 mg bid po（6 月 1 日—6 月 3 日）**。

5 月 30 日—6 月 1 日，INR 2.1（0.8～1.5），尿素氮 8.21 mmol/L（3.2～7.1 mmol/L），肌酐 105 μmol/L（58～110 μmol/L），BNP 3 854 ng/L（<125 ng/L）。

6 月 3 日，患者出院，**继续予阿托伐他汀钙 20 mg qn po（6 月 3 日—6 月 30 日）**，呋塞米 10 mg qd po（6 月 3 日—6 月 30 日），螺内酯 20 mg qd po（6 月 3 日—6 月 30 日），华法林 2.5 mg qd po（6 月 3 日—6 月 30 日），地高辛 0.13 mg qd po（6 月 3 日—6 月 30 日），**波生坦 62.5 mg bid po（6 月 3 日—6 月 30 日）**。

患者**半月前出现食欲减低，伴乏力，仍有活动后胸闷气促**，于 6 月 30 日再次收入院。

6 月 30 日,予肾衰宁 4 粒 tid po(6 月 30 日—7 月 1 日),非那雄胺 5 mg qd po(6 月 30 日—7 月 4 日),8.5% 复方氨基酸 250 ml qd iv gtt(7 月 1 日—7 月 4 日),泮托拉唑钠 40 mg + NS 100 ml qd iv gtt(6 月 30 日—7 月 2 日),加量为泮托拉唑钠 40 mg + NS 100 ml bid iv gtt(7 月 2 日—7 月 4 日),**多潘立酮 10 mg tid po(6 月 30 日—7 月 3 日),复方消化酶胶囊 2 粒 tid po(6 月 30 日—7 月 3 日)**,还原型谷胱甘肽 1.8 g + 5% GS 250 ml qd iv gtt(6 月 30 日—7 月 4 日),多烯磷脂酰胆碱 465 mg + 5% GS 250 ml qd iv gtt(6 月 30 日—7 月 4 日),曲美他嗪 20 mg tid po(6 月 30 日—7 月 4 日),呋塞米 20 mg bid po(6 月 30 日—7 月 4 日),螺内酯 20 mg bid po(6 月 30 日),华法林 2.5 mg qd po(6 月 30 日),**波生坦 62.5 mg bid po(6 月 30 日)**。

15:50,INR 11.04(0.8~1.5),PT>100 s(9.0~13.0 s),APTT 70.1 s(20.0~40.0 s),**尿素氮 35.55 mmol/L(3.2~7.1 mmol/L),肌酐 243 μmol/L(58~110 μmol/L),钾 5.6 mmol/L**(3.5~5.1 mmol/L),总胆红素 53.3 μmol/L(3~22 μmol/L),天冬氨酸转氨酶 391 U/L(17~59 U/L),γ-谷氨酰基转移酶 76 U/L(7~45 U/L),丙氨酸转氨酶 338 U/L(7~40 U/L),白蛋白 40 g/L(40~55 g/L),碱性磷酸酶 237 U/L(50~135 U/L)。Hb 118 g/L(130~175 g/L),**血小板计数 155×10⁹/L(125×10⁹/L~350×10⁹/L)**,BNP 13 313 ng/L(<450 ng/L)。血气分析示代谢性酸中毒、低氧血症。**转 CCU,予维生素 K₁ 10 mg + NS 100 ml iv gtt。停华法林、地高辛、螺内酯。**

23:00,INR 9.66(0.8~1.5),PT>100 s(9.0~13.0 s)。

7 月 1 日,血压 104~110/62~70 mmHg,心率 66~74 次/min,血氧饱和度 98%~100%。纤维蛋白原 4.941 g/L(1.8~3.5 g/L),INR 8.74(0.8~1.5),PT 94.9 s(9.0~13.0 s),血红蛋白 122 g/L(130~175 g/L)。**血小板计数 127×10⁹/L(125×10⁹/L~350×10⁹/L)**。

7 月 2 日,解暗红色大便 6 次,总量约 100 ml,大便 OB(2~3+),血压 97/71 mmHg,心率 75 次/min,血氧饱和度 92%。神清精神萎,气尚平。血红蛋白 121 g/L(130~175 g/L),白蛋白 37 g/L(40~55 g/L),丙氨酸转氨酶 362 U/L(7~40 U/L),结合胆红素 5.6 μmol/L,总胆红素 54.4 μmol/L(3~22 μmol/L),天冬氨酸转氨酶 263 U/L(17~59 U/L),碱性磷酸酶 213 U/L(50~135 U/L)。**尿素氮 38.6 mmol/L(3.2~7.1 mmol/L),肌酐 208 μmol/L(58~110 μmol/L)**。

7 月 3 日 9:30,患者胸闷气促较昨日明显加重,血压 102/60 mmHg,心率 82 次/min,血氧饱和度 89%。粪便隐血++。血红蛋白 119 g/L(130~175 g/L),**血小板计数 98×10⁹/L(125×10⁹/L~350×10⁹/L)**。D-二聚体 0.400 mg/L(<0.55 mg/L),INR 8.64(0.8~1.5),纤维蛋白原 4.511 g/L(1.8~3.5 g/L),纤维蛋白(原)降解产物 3.2 μg/ml(<5.0 μg/ml),PT 93.8 s(9.0~13.0 s)。

18:00,患者目前因解鲜红色大便,予新鲜冷冻血浆 100 ml iv gtt。

7 月 4 日 8:50,患者烦躁胸闷、气促明显,仍有鲜红色大便,量不多。心电监护提示血压 105/70 mmHg,心率 76 次/min,血氧饱和度 82%。两肺未闻及干湿啰音。碱性磷酸酶 168 U/L(50~135 U/L),天冬氨酸转氨酶 425 U/L(17~59 U/L),白蛋白 34 g/L(40~55 g/L),总胆红素 74.4 μmol/L(3~22 μmol/L),丙氨酸转氨酶 411 U/L(7~40 U/L),血红蛋白 115 g/L(130~175 g/L),血小板计数 93×10⁹/L(125×10⁹/L~350×10⁹/L)。

9:00,患者出现呼吸骤停,并出现心率减慢,血压下降,瞳孔固定散大。经抢救无效,10:41宣告临床死亡。

【病例用药分析】

一、该患者药物性相关肝损和肾损分析

药物性肝病是指使用一种或多种药物后,由药物或其代谢产物引起的肝脏损伤。多数患者若及时停药预后良好,若停药不及时或肝功能损伤严重者预后较差。不同类型药物性肝损伤病死率有差异,肝细胞型约12.7%,胆汁郁积型约7.8%,混合型约2.4%[1]。

患者第一次收治心内科时,5月25日查总胆红素15.1 μmol/L(0～21 μmol/L),直接胆红素8.5 μmol/L(0～5 μmol/L),γ-GT 77 U/L(10～60 U/L),AKP 216 U/L(45～128 U/L)。γ-GT是判断肝脏炎症程度的一个非常有价值的指标。γ-GT的升高可见于各型肝炎、脂肪肝、酒精性肝病、肝癌及胆管疾病等;AKP高见于肝胆疾病如肝外胆道阻塞、肝癌、肝硬化、毛细胆管性肝炎等;直接胆红素增高,属阻塞性黄疸、肝细胞性黄疸。以直接胆红素升高为主常见于原发性胆汁型肝硬化、胆道梗阻等。肝炎与肝硬化患者的直接胆红素都可以升高。

在检验值提示患者肝功能可能有损伤的情况下,予波生坦62.5 mg bid po(6月1日—6月3日),阿托伐他汀钙20 mg qn po(5月24日—6月3日),6月3日出院后继续予波生坦62.5 mg bid po(6月3日—6月30日),阿托伐他汀钙20 mg qn po(6月3日—6月30日)。

波生坦主要不良反应为肝脏损害和致畸作用,常可引起与剂量有关的血清转氨酶活性升高,并可引起血红蛋白显著减少,发生率高于3%。因此规定,中度或严重肝功能损害者禁用,天冬氨酸转氨酶(AST)和/或丙氨酸转氨酶的基线值高于正常值上限的3倍(ULN),尤其是胆红素增加超过正常值上限2倍的患者禁用。波生坦伴随可逆性、剂量相关的天冬氨酸转氨酶(AST)和丙氨酸转氨酶(ALT)增加,在某些病例中还伴随有胆红素升高。肝酶升高通常在开始治疗前16周内出现,然后在数天至9周内恢复到治疗前水平,或者减少剂量或者停药后自动恢复。在治疗前需检测肝脏转氨酶水平,随后最初12个月内每个月检测一次,以后4个月检测一次。**先前存在肝脏损伤的患者建议再做一次肝功能检验证实**,如果证实,减少每日剂量或者停止治疗,至少每2周监测一次转氨酶水平。如果转氨酶恢复到治疗前水平,考虑继续或者再次使用波生坦。在波生坦治疗过程中出现恶心、呕吐、发热、腹痛、黄疸或者罕见嗜睡或疲劳时,应及时检查,**肝酶超过正常上限3倍,或者胆红素升高超过正常值上限水平2倍时**,治疗必须停止,不考虑使用波生坦(见山东中天医药科技有限公司药品说明书)。

阿托伐他汀钙使肝酶超过正常上限3倍的发生率在0.7%以上,因此规定,原因不明的肝脏转氨酶持续升高者禁用,在治疗前、治疗开始后12周及剂量增加后12周应检查肝功能(见辉瑞制药有限公司药品说明书)。

患者在予波生坦治疗之前,其直接胆红素、γ-GT、AKP值偏高,加上合用阿托伐他汀钙,更应该复查肝功能以明确是否存在肝脏疾病。6月3日出院后,6月上旬出现食欲减低,伴乏力,当时若及时检查肝功能以明确存在肝功能损害,则可及时停用波生坦,阻止肝损伤的进一步恶化。

6月30日再次收入院后查INR 11.04(0.8～1.5),其主要原因是患者严重肝功能损害合并肾功能损害,而华法林由肝脏代谢经肾脏排泄,故造成华法林在体内过量,大大增加其抗凝作用(见

上海信谊九福药业有限公司药品说明书)。联合使用的波生坦是一种 CYP3A4 和 CYP2C9 的中度诱导剂,而华法林通过这两种肝酶代谢,故波生坦与华法林合用可致 INR 降低[2]。

患者 5 月 30 日住院时,尿素氮 8.21 mmol /L(3.2～7.1 mmol /L),肌酐 105 μmol /L(58～110 μmol /L)。6 月 30 日再次入院时,尿素氮 35.55 mmol /L(3.2～7.1 mmol /L),肌酐 243 μmol /L(58～110 μmol /L)。

患者肾功能不全加重的主要原因是在 6 月 30 日入院时,可能存在容量不足,加上心力衰竭加重,导致肾脏灌注量下降。5 月 30 日尿素氮：肌酐＝0.078,6 月 30 日尿素氮：肌酐＝0.146＞0.08。一般情况下,血尿素氮：肌酐＝0.04,当血容量不足时,肾小管重吸收钠和水的同时,对尿素氮的重吸收也显著增多,而肌酐不被重吸收,这样就使血尿素氮：肌酐＞0.08[3]。患者容量不足的主要原因是予呋塞米 10～20 mg qd po(5 月 24 日—6 月 3 日)以及食欲缺乏导致摄入少。

二、患者停用华法林后 INR 下降不明显的主要原因

6 月 30 日 15:50 INR 11.04(0.8～1.5),立即停用华法林,并予维生素 K_1 10 mg＋NS 100 ml iv gtt,23:00 INR 9.66,7 月 1 日 INR 8.74,7 月 3 日 INR 8.64。INR 下降不明显的主要原因是：

(1) 肝功能损害进一步加重,合成凝血因子的功能下降。

(2) 维生素 K 是肝脏合成因子 Ⅱ、Ⅶ、Ⅸ、Ⅹ 所必需的物质,维生素 K 缺乏可引起这些凝血因子合成障碍或异常。有肝功能损伤的患者,肝脏利用维生素 K_1 合成凝血因子的功能下降,故疗效不明显,盲目加量反而加重肝损伤。严重肝脏疾患或肝功不良者禁用维生素 K_1(见国药集团荣生制药有限公司药品说明书)。

患者肝功能损害进一步加重,加上肺动脉高压、心力衰竭等原发疾病的恶化,最终导致患者死亡。

【病例总结】

(1) 在波生坦治疗过程中出现恶心、呕吐、发热、腹痛、黄疸或者罕见嗜睡或疲劳时,应及时检查,**肝酶超过正常上限 3 倍,或者胆红素升高超过正常值上限水平 2 倍时**,治疗必须停止,不考虑使用波生坦。

(2) 严重肝脏疾患或肝功不良者禁用维生素 K_1。

未遵守上述用药注意事项,不排除与患者病情恶化有相关性。

参 考 文 献

[1] 葛均波,徐永健. 内科学[M]. 第 8 版. 北京：人民卫生出版社,2014,416 - 418,518 - 523.

[2] 顾智淳,刘晓琰,倪晓珺,等. 波生坦与华法林致 INR 降低 1 例[J]. 中国药物警戒,2014,11(6)：379 - 380.

[3] 王礼振. 临床输液学[M]. 北京：人民卫生出版社,1998,8 - 21,46 - 48,317 - 321.

61. 疑似感冒药物引发急性心肌梗死

（2016 年 3 月 20 日）

【概述】

一例高脂血症患者，因出现发热，体温最高达 40℃，伴全身不适入院。入院后患者发生急性 ST 段抬高型心肌梗死。通过此病例分析，探讨感冒药物成分与患者突发急性心肌梗死之间的关系。

【病史介绍】

患者 56 岁，男性。自诉有高脂血症史，吸烟史 20 年，近来每日 3～5 支。否认高血压、糖尿病、冠心病、慢性支气管炎等慢性病史。

2016 年 2 月 16 日出现发热，体温最高达 40℃，伴全身不适。查 CRP 124 mg /L（0～3 mg /L），白细胞计数 6. 12×10^9/L（3. 5×10^9/L～9. 5×10^9/L），中性粒细胞百分比 77%（50%～70%），红细胞计数 3. 73×10^{12}/L（4. 3×10^{12}/L～5. 8×10^{12}/L），血红蛋白 119 g /L（130～175 g /L）。胸片示两下肺纹理增多、模糊，左中肺致密影；主动脉硬化。

【临床经过】

2 月 16 日，予环丙沙星抗感染，患者仍有发热，后改用"头孢他啶＋莫西沙星"，病情稍改善。

2 月 20 日，全身不适加重伴呕吐腹泻。予苏黄止咳胶囊 3 粒 tid po（2 月 20 日—2 月 22 日），酚氨咖敏片 1 粒 tid po（2 月 20 日—2 月 22 日），对乙酰氨基酚片 0. 65 g tid po（2 月 20 日—2 月 22 日）。

2 月 22 日 11:30，查白细胞 11. 25×10^9/L（3. 5×10^9/L～9. 5×10^9/L），中性粒细胞百分比 92%（50%～70%），CRP＞150 mg /L（0～3 mg /L），红细胞 3. 47×10^{12}/L（4. 3×10^{12}/L～5. 8×10^{12}/L），血红蛋白 108 g /L（130～175 g /L）。心率 76 次/min，体温 38. 7℃，血压 94/58 mmHg。予莫西沙星 0. 4 g＋5% GS 250 ml qd iv gtt（2 月 22 日—），头孢唑肟钠 2 g＋NS 100 ml q12h iv gtt（2 月 22 日—2 月 23 日）。

22:00，予安乃近 0. 5 g po。

2 月 23 日 8:36，体温 37. 1℃，双肺闻及少许粗湿啰音，心率 82 次/min。予奥美拉唑钠 40 mg iv gtt。

13：00，因血压下降予多巴胺 180 mg iv gtt。

13：20，心电图示窦性心动过速、ST 段异常（V2、V3、V4、V5、V6 斜上型抬高 0.5～3 mm）。心肌酶上升，心内科会诊诊断冠心病、急性 ST 段抬高型心肌梗死 Killip Ⅱ级。

15：00 转 CCU，血压 76/43 mmHg，心率 91 次/min。红细胞 2.85×10^{12}/L（4.3×10^{12}/L～5.8×10^{12}/L），**血红蛋白 90 g/L（130～175 g/L）**，粪隐血弱阳性。

【病例用药分析】

心肌梗死的基本病因之一是交感神经兴奋性增加，血压、心率增高，左心室负荷明显加重，血黏度增高等因素导致在冠状动脉粥样硬化的基础上斑块破裂出血及血栓形成[1]。因此推测 2 月 23 日患者入院第二天发生急性 ST 段抬高型心肌梗死的主要原因有：

（1）患者有高脂血症史多年，可能合并有冠心病，又有长期吸烟史，存在诱发急性心肌梗死的疾病基础[1]。

（2）患者 2 月 16 日出现高热，经抗感染治疗效果不明显，入院后仍有高热，CRP、白细胞、中性粒细胞均偏高，存在肺部感染，可加重心脏负荷[1]。

（3）予苏黄止咳胶囊 3 粒 tid po（2 月 20 日—2 月 22 日），其中包含麻黄碱（见扬子江药业集团北京海燕药业有限公司药品说明书）。麻黄碱（或伪麻黄碱）对肾上腺素 α 受体和 β 受体均有激动作用，因可使皮肤、黏膜和内脏血管收缩，血流量减少，可以消除鼻黏膜充血和肿胀，故常与各种感冒药配成复方用于消除鼻塞；因可以松弛支气管平滑肌，故常与止咳化痰药配成复方用于痉挛性咳嗽。麻黄碱可兴奋心脏、收缩血管、升高血压，引起精神兴奋、失眠、不安等症状，因此可能增加心脑血管疾病的发生风险（包括急性心肌梗死），尤其是对那些已有高血压、糖尿病、冠心病等疾病的高危患者（见扬子江药业集团北京海燕药业有限公司药品说明书）。

（4）予酚氨咖敏片 1 粒 tid po、对乙酰氨基酚片 1 粒 tid po（2 月 20 日—2 月 22 日）、安乃近片 0.5 g po（2 月 22 日 22：00）。每片酚氨咖敏含氨基比林 0.1 g、对乙酰氨基酚 0.15 g、咖啡因 30 mg、马来酸氯苯那敏 2 mg，因可使痰液变黏稠而加重感染，故不可用于下呼吸道感染（见上海信谊药厂有限公司药品说明书），因此予酚氨咖敏片可能加重肺部感染而增加心脏负荷。另外，对乙酰氨基酚片、酚氨咖敏片中包含对乙酰氨基酚和氨基比林，加上安乃近片，均可抑制前列腺素合成，还可加大对乙酰氨基酚的用量，从而使胃十二指肠溃疡的发生风险增加。患者贫血进行性加重，大便隐血弱阳性，不能排除胃肠道出血的可能。2 月 16 日血红蛋白 119 g/L，2 月 23 日下降至血红蛋白 90 g/L，贫血可加重心脏负荷，加上患者胃纳差，予解热镇痛药引发大汗，导致容量不足血压偏低，可增加血黏度，心肌供血不足，增加急性心肌梗死的发生风险。

【病例总结】

（1）苏黄止咳胶囊包含麻黄碱，对那些已有高血压、糖尿病、冠心病等疾病的高危患者，可能增加心脑血管疾病的发生风险。

（2）酚氨咖敏不可用于下呼吸道感染。

（3）酚氨咖敏片、对乙酰氨基酚片、安乃近片合用可增加上消化道出血的风险。

未遵守上述用药注意事项,不排除与患者病情恶化有相关性。

参 考 文 献

[1] 葛均波,徐永健.内科学[M].第 8 版.北京:人民卫生出版社,2013,236 - 255.

62. 疑似米力农、塞来昔布、钙剂引发急性心肌梗死

（2016 年 4 月 15 日）

【概述】

一例冠心病合并多种基础疾病患者，因陈旧性下壁心肌梗死 PCI 术后、心功能 Ⅲ 级（NYHA）等入院。入院后患者发生下壁急性心肌梗死。通过此病例分析，探讨药物对引发急性心肌梗死的药理机制。

【病史介绍】

患者 89 岁，男性。高血压史 20 年；发现双侧颈动脉粥样硬化伴斑块形成 7 年；肾功能不全史 5 年，血肌酐维持在 110～130 $\mu mol/L$；慢性支气管炎 6 年，胆囊结石史 5 年；前列腺增生病史 6 年；老年抑郁状态 4 年，目前服用草酸艾司西酞普兰；骨质疏松病史 3 年，现服用骨化三醇、碳酸钙；有腰椎压缩性骨折，腰椎退行性变；冠心病心绞痛史 20 年，1997 年确诊急性下壁心肌梗死，2003 年 PCI to 右冠状动脉，见回旋支 90％梗死无法支架植入，建议行冠脉搭桥术，患者拒绝。

2016 年 3 月 16 日，患者因陈旧性下壁心肌梗死 PCI 术后、心功能 Ⅲ 级（NYHA）等入院，神清气平，血压 130/67 mmHg，双下肺可闻及湿啰音，心率 86 次/min，律齐，心尖区可闻及 3～4 级收缩期杂音。

【临床经过】

3 月 16 日，**予米力农 10 mg qd iv gtt（3 月 16 日—3 月 17 日）**，前列地尔 10 μg qd iv gtt（3 月 16 日—3 月 17 日），**骨化三醇 0.25 μg qd po（3 月 16 日—），碳酸钙 D₃ 片 1 粒 qd po（3 月 16 日—），复方 α 酮酸片（开同）4 粒 tid po（3 月 16 日—）**，阿司匹林肠溶片 100 mg qd po（3 月 16 日—），阿托伐他汀钙 20 mg qn po（3 月 16 日—），比索洛尔 2.5 mg qd po（3 月 16 日—），特拉唑嗪 2 mg qn po（3 月 16 日—），阿普唑仑 0.8 mg qn po（3 月 16 日—3 月 17 日），螺内酯 20 mg qd po（3 月 16 日—3 月 17 日），托拉塞米 10 mg iv（3 月 16 日），硝酸异山梨酯 10 mg qd iv gtt（3 月 16 日—3 月 17 日），草酸艾司西酞普兰 7 mg qd po（3 月 16 日—），泮托拉唑钠 40 mg iv（3 月 16 日—），氨氯地平 5 mg qd po（3 月 16 日）。

3 月 17 日 5:00，患者诉心前区疼痛，为针刺样疼痛，无放射性，无胸骨压榨感，无心悸、大

汗,无头晕、头痛,立即予以舌下含服两粒硝酸甘油,患者诉疼痛未缓解;查血压 96/56 mmHg,心率 79 次/min,脉搏 76 次/min,血氧饱和度 99%;予硝酸甘油 15 mg(5 ml/h)静脉推泵,患者诉疼痛有所缓解。血压 96/56 mmHg,诉近日血压维持在 90～98/56～60 mmHg,停氨氯地平。查 CK-MB 1.3 ng/ml(0.10～4.94 ng/ml),高敏肌钙蛋白 0.029 ng/ml(0～0.014 ng/ml),肌红蛋白 88.9 ng/ml(28～72 ng/ml),肌酐 162 μmol/L(58～110 μmol/L),尿素氮 11.5 mmol/L(3.2～7.1 mmol/L),BNP 1 029 ng/L(<450 ng/L)。

7:07,患者诉疼痛部位转移到两侧胸骨,患者目前情绪焦虑,嘱患者舒缓情绪,**予塞来昔布(西乐葆)0.2 g po。**

9:29,患者再次诉胸痛,性质较剧烈,心电监护提示 ST 段有抬高。

10:00,心内科会诊考虑急性下壁心肌梗死。予阿司匹林 300 mg po,替格瑞洛 180 mg po,拟行急诊 CAG。

12:00,CK-MB 97.12 ng/ml(0.10～4.94 ng/ml),高敏肌钙蛋白 3.56 ng/ml(0～0.014 ng/ml),肌红蛋白 593.8 ng/ml(28～72 ng/ml)。

3 月 18 日,血气分析示 cCa 1.13 mmol/L(1.03～1.20 mmol/L),钾 5.5 mmol/L(3.5～5.1 mmol/L),肌酐 194 μmol/L(58～110 μmol/L),尿素氮 15.0 mmol/L(3.2～7.1 mmol/L),BNP 4 503 ng/L(<450 ng/L)。

3 月 20 日血气分析示 cCa 1.27 mmol/L(1.03～1.20 mmol/L)。

【病例用药分析】

心肌梗死的基本病因之一是交感神经兴奋性增加,血压、心率增高,左心室负荷明显加重,血黏度增高等因素导致在冠状动脉粥样硬化的基础上斑块破裂出血及血栓形成[1]。因此推测 3 月 17 日入院第二天发生急性下壁心肌梗死的主要原因有:

(1)患者高血压、冠心病心绞痛史 20 年,1997 年确诊急性下壁心肌梗死,冠脉有多支严重病变,存在诱发再次急性心肌梗死的疾病基础[1]。

(2)因骨质疏松近来口服骨化三醇、碳酸钙,入院后予骨化三醇 0.25 μg qd po、碳酸钙 D_3 片 1 粒 qd po、复方 α 酮酸片 4 粒 tid po。骨化三醇是维生素 D_3 的最重要的代谢产物之一,因此禁止与药理学剂量的维生素 D 及其衍生物制剂合用,以避免可能发生的附加作用和高钙血症(见上海罗氏制药有限公司药品说明书);碳酸钙 D_3 每片含碳酸钙 1.5 g(相当于钙 600 mg),维生素 D_3 125 国际单位为药理学剂量,予碳酸钙 D_3 片 1 粒 qd po,相当于每日摄入 600 mg 钙(见北京康远制药有限公司药品说明书);复方 α 酮酸片(开同)是含 1 种羟代氨基酸钙、4 种酮代氨基酸钙和 5 种氨基酸的复方制剂,总钙量/片 1.25 mmol≈50 mg,予复方 α 酮酸片 4 粒 tid po 相当于每日摄入 600 mg 钙(见北京费森尤斯卡比医药有限公司药品说明书)。因此碳酸钙 D_3 片 1 粒 qd po、复方 α 酮酸片 4 粒 tid po 相当于每日摄入 1 200 mg 钙,而通常每日补钙量不应超过 1 000 mg(见上海罗氏制药有限公司药品说明书)。可升高钙的药物合用,特别是骨化三醇和碳酸钙 D_3 合用,可引发高钙血症,从而激活凝血因子,促发广泛性血栓形成,包括冠状动脉内血栓形成。另外,高钙血症使严重心律失常的风险大增;泌尿系统症状高血钙可致肾小管损害,使肾小管浓缩功能下降,钙在肾实质中沉积可引起间质性肾炎、失盐性肾病。肾钙质沉积症,最终发展为肾功能衰竭,也易发生泌尿系感染和结石。

（3）予米力农 10 mg qd iv gtt（3 月 16 日—3 月 17 日）为磷酸二酯酶抑制剂,有正性肌力及血管扩张作用,使心肌细胞内钙增加,在增加心肌收缩力的同时也可加快心率,增加心肌耗氧量（见鲁南贝特制药有限公司药品说明书）。其血管扩张作用可降低血压,加上氨氯地平、特拉唑嗪、托拉塞米、硝酸酯类,可引发低血压。最终增加急性心肌梗死发生风险。低血压、心动过速、心肌梗死者慎用米力农;适用于对洋地黄、利尿剂、血管扩张剂治疗无效或效果欠佳的各种原因引起的急慢性顽固性充血性心力衰竭（见鲁南贝特制药有限公司药品说明书）。

（4）3 月 17 日 7:07 予塞来昔布（西乐葆）0.2 g po,抑制前列腺素合成,增加水钠潴留,加重心脏负荷,拮抗利尿剂及 ACEI 疗效,从而增加急性心肌梗死发生风险（见辉瑞制药有限公司药品说明书）。

【病例总结】

（1）通常每日补钙量不应超过 1 000 mg。

（2）塞来昔布可增加水钠潴留,加重心脏负荷,拮抗利尿剂及 ACEI 疗效,从而增加急性心肌梗死发生风险。

未遵守上述用药注意事项,不排除与患者病情恶化有相关性。

参 考 文 献

［1］葛均波,徐永健. 内科学［M］. 第 8 版. 北京：人民卫生出版社,2013,236 - 255.

63. 疑似药物相关发生房颤致死

(2016 年 8 月 10 日)

【概述】

一例 86 岁高龄患者，因急性前壁心肌梗死(Killip Ⅱ级)高血压 3 级(极高危)、2 型糖尿病、肺部感染而入院。入院时患者情况尚可，临床治疗过程中发生房颤死亡。通过此病例分析，从以下三个药物方面探讨患者房颤致死的可能原因：① 抗感染方案的分析；② 地高辛中毒原因分析；③ 阿司匹林改用西洛他唑造成的影响。

【病史介绍】

患者 86 岁，女性。2016 年 7 月 2 日因急性前壁心肌梗死、Killip Ⅱ级、高血压 3 级(极高危)、2 型糖尿病而入院。患者气稍促、心率 98 次/min，血压 100/60 mmHg，双下肺闻及湿啰音。**胸部正位(床旁)示两下肺炎症**，心脏超声示心尖部室壁瘤形成，EF 43%。

【临床经过】

7 月 2 日，予阿司匹林肠溶片 100 mg qd po(7 月 2 日—7 月 13 日)，氯吡格雷 75 mg qd po(7 月 2 日—7 月 24 日)，加量为 75 mg bid po(7 月 24 日—7 月 29 日)，再减量为 75 mg qd po(7 月 29 日—7 月 31 日)，瑞舒伐他汀钙 10 mg qn po(7 月 2 日—7 月 13 日)，低分子肝素钙 2 000 U q12h ih(7 月 2 日—7 月 4 日)，培哚普利 4 mg qd po(7 月 2 日—7 月 13 日)，泮托拉唑钠 40 mg+NS 100 ml qd iv gtt(7 月 2 日—7 月 3 日)(7 月 13 日—7 月 16 日)，莫西沙星 0.4 g+NS 250 ml qd iv gtt(7 月 2 日—7 月 3 日)**头孢呋辛钠 1.5 g+NS 100 ml bid iv gtt(7 月 3 日—7 月 15 日)**，格列齐特缓释片 30 mg qd po(7 月 3 日—7 月 5 日)，加量为 60 mg qd po(7 月 5 日—7 月 16 日)，阿卡波糖 50 mg tid po(7 月 3 日—7 月 16 日)，**螺内酯 20 mg bid po(7 月 3 日—7 月 31 日)**，托拉塞米 10 mg bid po(7 月 6 日—7 月 13 日)，减量为 10 mg qd po(7 月 13 日—7 月 24 日)。

7 月 6 日，白细胞计数 9.79×10⁹/L(3.69×10⁹/L～9.16×10⁹/L)，中性粒细胞百分比 83%(50%～70%)，血小板计数 301×10⁹/L(101×10⁹/L～320×10⁹/L)，CRP 122 mg/L(0～5 mg/L)。尿素氮 14.2 mmol/L(3.1～8.8 mmol/L)，肌酐 127 μmol/L(41～81 μmol/L)。

7 月 7 日，行 CAG 成功 PCI to 前降支。

7 月 9 日，BNP 18 508 ng/L(0～450 ng/L)。

7 月 13 日,患者诉服药后有恶心、呕吐伴上腹胀痛不适。将阿司匹林减量至 50 mg qd po(7 月 13 日—7 月 15 日),加量为 75 mg qd po(7 月 15 日—7 月 16 日)。白细胞计数 13.42×10^9/L(3.69×10^9/L~9.16×10^9/L),中性粒细胞百分比 86%(50%~70%),血小板计数 287×10^9/L(101×10^9/L~320×10^9/L),CRP 25 mg/L(0~5 mg/L),BNP 19 009 ng/L(0~450 ng/L)。**胸部正位(床旁)示两肺炎症。**

7 月 14 日,尿素氮 22.4 mmol/L(3.1~8.8 mmol/L),肌酐 167 μmol/L(41~81 μmol/L)。**停培哚普利。**

7 月 15 日,患者精神萎靡,血压 96/65 mmHg,心率 93 次/min,双下肺可闻及湿啰音。**停头孢呋辛钠,予头孢哌酮舒巴坦钠 1.5 g+NS 100 ml bid iv gtt(7 月 15 日—7 月 20 日)。**

7 月 16 日,**予前列地尔 10 μg+NS 100 ml qd iv gtt(7 月 16 日—7 月 20 日)。**

7 月 18 日,白细胞计数 8.68×10^9/L(3.69×10^9/L~9.16×10^9/L),中性粒细胞百分比 84%(50%~70%),血小板计数 237×10^9/L(101×10^9/L~320×10^9/L),CRP 133 mg/L(0~5 mg/L),BNP>35 000 ng/L(0~450 ng/L),尿素氮 17.7 mmol/L(3.1~8.8 mmol/L),肌酐 197 μmol/L(41~81 μmol/L)。予美托洛尔缓释片 12.5 mg qd po(7 月 18 日—7 月 20 日)。

7 月 20 日,进食后突发上腹部不适,伴气促明显不适,两肺可闻及广泛湿啰音,PT 33.5 s(10~14 s)。**停头孢哌酮舒巴坦钠,重新予头孢呋辛钠 1.5 g+NS 100 ml bid iv gtt(7 月 20 日—7 月 24 日),予埃索美拉唑钠 20 mg qd po(7 月 20 日—7 月 24 日),西洛他唑 50 mg bid po(7 月 20 日—7 月 31 日),**托拉塞米 20 mg qd iv gtt(7 月 20 日—7 月 24 日),地高辛 0.13 mg qd po(7 月 20 日—7 月 24 日)(7 月 27 日—7 月 31 日),予去乙酰毛花苷 0.2 mg iv。

7 月 21 日,BNP>35 000 ng/L(0~450 ng/L)。

7 月 23 日,**胸部正位(床旁)示两肺多发渗出。**白细胞计数 11.04×10^9/L(3.69×10^9/L~9.16×10^9/L),中性粒细胞百分比 86%(50%~70%),血小板计数 215×10^9/L(101×10^9/L~320×10^9/L)。

7 月 24 日,患者胸闷气促,予多巴胺 160~320 mg iv gtt(7 月 24 日—7 月 31 日),心率 110 次/min,血压 110/70 mmHg,两肺可闻及湿啰音。**停头孢哌酮舒巴坦钠,予亚胺培南西司他丁钠 1 g+NS 100 ml bid iv gtt(7 月 24 日—7 月 31 日),**予泮托拉唑钠 40 mg+NS 100 ml qd iv gtt(7 月 24 日—7 月 31 日)。转入 CCU,**予去乙酰毛花苷 0.2 mg iv。**

7 月 25 日,PT 26.4 s(10~14 s),BNP>35 000 ng/L(0~450 ng/L),予托拉塞米 90 mg iv gtt。

7 月 26 日,患者胸闷气促较前减轻,可平卧,两肺可闻及湿啰音。予普伐他汀钠 20 mg qn po(7 月 26 日—7 月 31 日)。**予去乙酰毛花苷 0.2 mg iv,**予托拉塞米 30 mg iv gtt(7 月 26 日—7 月 27 日)。

7 月 28 日,患者胸闷气促较前减轻,可平卧,两肺可闻及湿啰音。心率 124 次/min,血压 91/55 mmHg。ECG 示房性心动过速可能。予托拉塞米 10 mg bid iv(7 月 28 日—7 月 31 日),**予胺碘酮 1 050 mg iv gtt。**

7 月 30 日,患者无胸闷气促,可平卧,**血压 85/52 mmHg,**心率 113 次/min。尿素氮 13.7 mmol/L(3.1~8.8 mmol/L),肌酐 157 μmol/L(41~81 μmol/L),白细胞计数 13.41×10^9/L(3.69×10^9/L~9.16×10^9/L),中性粒细胞百分比 90%(50%~70%),血小板计数

$177×10^9/L(101×10^9/L\sim320×10^9/L)$。

7月31日8:30,患者呼吸机脱机中,神清气尚平,两肺底可闻及湿啰音,心率120次/min,血压106/75 mmHg,**予去乙酰毛花苷0.2 mg iv**。

9:45,心电监护示室性心动过速频率168次/min,血压68/45 mmHg,患者反应迟钝,予胺碘酮300 mg静脉推泵,转为窦性心律78次/min,血压回升至81/55 mmHg,之后可见短阵房性心动过速,2:1传导,频发室性期前收缩。

10:07,心电监护示室性心动过速频率180次/min,患者神志不清、呼吸浅慢、血压测不出。予电复律3次后转为窦性心律,但仅维持数十秒后转为室性心动过速、心室颤动。经抢救无效,11:01死亡。

【病例用药分析】

一、抗感染方案的分析

患者86岁高龄女性,肺部感染合并急性前壁心肌梗死、2型糖尿病等基础疾病,应及早开始正确的经验性抗生素治疗,早期治疗若不能覆盖所有可能致病菌,会显著增加死亡率。为保证早期抗生素治疗的正确性,需要联合应用广谱抗生素,覆盖耐药革兰阴性杆菌和革兰阳性球菌。常见致病菌可能有铜绿假单胞菌,耐甲氧西林金黄色葡萄球菌(MRSA),不动杆菌,肠杆菌属细菌和厌氧菌等,可选择氟喹诺酮类或氨基糖苷类联合头孢菌素类或广谱β-内酰胺类/β-内酰胺酶抑制药或碳青霉烯类;估计金黄色葡萄球菌感染可能者联合应用万古霉素、替考拉宁、利奈唑胺;估计真菌感染可能者联合应用抗真菌药物如氟康唑、伏立康唑、伊曲康唑、米卡芬净等[1];抗感染2～3天效果不佳应及时更换抗生素。7月3日予头孢呋辛钠1.5 g bid iv gtt(7月3日—7月15日),7月13日血象上升,7月14日肾功能不全加重,7月15日患者精神萎靡,心力衰竭加重,停头孢呋辛钠,升级为头孢哌酮舒巴坦钠1.5 g bid iv gtt(7月15日—7月20日)是适宜的。7月20日患者心力衰竭加重(提示头孢哌酮舒巴坦钠疗效差),停头孢哌酮舒巴坦钠,予头孢呋辛钠1.5 g bid iv gtt(7月20日—7月24日)。患者先前已经使用过头孢呋辛钠1.5 g bid iv gtt(7月3日—7月15日)共13天,提示抗感染可能无效,重新予头孢呋辛钠可能不能控制感染甚至加重。

7月24日,血压下降心率加快,心力衰竭加重,提示感染可能加重,停头孢哌酮舒巴坦钠,升级为亚胺培南西司他丁钠1 g bid iv gtt(7月24日—7月31日)是适宜的。7月26日—7月31日,患者心力衰竭症状得到改善。

二、地高辛中毒原因分析

7月31日8:30因房性心动过速**予去乙酰毛花苷0.2 mg iv**,9:45发生室性心动过速,予胺碘酮后转为窦性心律但仍可见短阵房性心动过速伴频发室性期前收缩,10:07再发室性心动过速,予电复律后发生心室颤动死亡。固然与急性前壁心肌梗死室壁瘤等原发疾病有关,但洋地黄中毒的可能性不能除外。7月20日地高辛0.13 mg qd po(7月20日—7月24日)(7月27日—7月31日),予去乙酰毛花苷0.2 mg iv。7月24日予去乙酰毛花苷0.2 mg iv,7月26日予去乙酰毛花苷0.2 mg iv,7月31日8:30予去乙酰毛花苷0.2 mg iv。

(1)因心力衰竭加重合并感染,加上2型糖尿病、急性心肌梗死室壁瘤等,使肾灌注减少,可降低肾脏清除洋地黄的能力[2]。

（2）予螺内酯20 mg bid po（7月3日—7月31日），螺内酯可使地高辛半衰期延长，故规定地高辛用量应减半（见上海信谊药厂有限公司药品说明书）。实际上长期予地高辛0.125 mg qd po，未监测地高辛血药浓度并及时调整地高辛剂量。

（3）予泮托拉唑钠40 mg qd iv gtt（7月24日—7月31日），能显著提高地高辛的药效及生物利用度，通过提高胃内pH，抑制胃酸对地高辛的破坏[2]。

（4）7月28日予胺碘酮1 050 mg iv gtt，7月31日8:30因房性心动过速予去乙酰毛花苷0.2 mg iv，9:45发生室性心动过速予胺碘酮450 mg iv gtt，10:07再发室性心动过速予电复律后发生心室颤动死亡。胺碘酮可使与组织结合的地高辛释放到血液中，还可使地高辛肾脏及肾外排泄减少，使地高辛血药浓度增加70%以上（见上海信谊药厂有限公司药品说明书）。从予去乙酰毛花苷、胺碘酮的用药时间分析，有很大的时间相关性。

（5）患者急性前壁心肌梗死室壁瘤，存在心肌缺血缺氧，在这种情况下地高辛中毒浓度更小，中毒阈值下降，即使低于中毒浓度仍可能引发地高辛中毒，发生致死性心律失常[2]。

三、阿司匹林改用西洛他唑造成的影响

7月20日患者因进食后突发上腹部不适，停阿司匹林，改用西洛他唑50 mg bid po（7月20日—7月31日）。患者严重心力衰竭，西洛他唑通过抑制血小板及血管平滑肌内的环腺苷酸磷酸二酯酶活性，从而发挥血小板作用及血管扩张作用。西洛他唑和其代谢产物都是PDEⅢ的抑制剂，有报道Ⅲ～Ⅳ级心力衰竭患者服用具有该药理作用的其他药物后，有使病情加重的可能。该药可能使患者长时间出现血压心率积明显升高，使心率加快而诱发心绞痛，可能使心力衰竭加重，使血压下降（见浙江大冢制药有限公司药品说明书）。有口服西洛他唑后发生充血性心力衰竭，心肌梗死，心绞痛，室性心动过速的报道（见浙江大冢制药有限公司药品说明书）。关于西洛他唑是否增加死亡率各家报道不一，有报道周围血管疾病患者长期口服西洛他唑可使心血管事件死亡率和全因死亡率增加（OR为1.88）[3]，但也有不增加心力衰竭患者死亡率的报道[4]。

【病例总结】

（1）伴有严重基础疾病的肺炎，抗感染2～3天效果不佳，建议及时调整升级。

（2）已经口服地高辛的患者，予去乙酰毛花苷静脉推注应慎重，尤其是对存在肾功能不全以及正联合使用可增加地高辛血药浓度的药物的患者。

（3）西洛他唑可能使患者长时间出现血压心率积明显升高，使心率加快而诱发心绞痛，可能使心力衰竭加重，使血压下降。

未遵守上述用药注意事项，不排除与患者病情恶化有相关性。

参 考 文 献

［1］范洪伟,吕玮,吴东,等.桑德福抗微生物治疗指南［M］.第43版.北京：中国协和医科大学出版社,2013,41-44.

［2］贾公孚,谢惠民.药害临床防治大全[M].北京:人民卫生出版社,2002,299-300.

［3］William RH,Sanuel RM,Eric PB,et al. Long-term safety of cilostazol in patients with peripheral artery disease:The CASTLE study(Cilostazol:A Study in Lo ng-term Effects). J Vasc Surg,2008,47:330-336.

［4］Nicholas JL,Anna BM,Srinivasan VL,et al. Practice-Based Evidence:Profiling the Safety of Cilostazol by Text-Mining of Clinical Notes. PLOS ONE,2013,8(5):1-8.

64. 治疗中发生脑出血

（2016 年 11 月 10 日）

【概述】

一例因冠心病、不稳定型心绞痛、阵发性房颤、心功能 Ⅱ 级（NYHA）、高血压 1 级（极高危组）、2 型糖尿病而入院的患者，入院后患者发生脑出血。通过此病例分析，多角度探讨患者发生脑出血的主要原因。

【病史介绍】

患者 82 岁，女性。2016 年 10 月 26 日因冠心病、不稳定型心绞痛、阵发性房颤、心功能 Ⅱ 级（NYHA）、高血压 1 级（极高危组）、2 型糖尿病而入院。查血小板计数 $91 \times 10^9/L$（$125 \times 10^9/L \sim 350 \times 10^9/L$），肌酐 108 $\mu mol/L$（$46 \sim 92$ $\mu mol/L$）。

【临床经过】

10 月 26 日，予前列地尔 10 μg＋NS 100 ml qd iv gtt（10 月 26 日—11 月 4 日）改善微循环，氯吡格雷 75 mg qd po（10 月 26 日—10 月 31 日）抗血小板聚集，另外予培哚普利、美托洛尔、瑞舒伐他汀钙、呋塞米、螺内酯、泮托拉唑钠治疗。

10 月 27 日 15:00，患者自诉嘴角流涎，并有夜间流口水，神经内科会诊有反复头晕病史。头颅常规（CT 平扫双源）示双侧基底节区、半卵圆中心多发梗死（最大病变位于左侧半卵圆中心，直径约为 12 mm）。

10 月 28 日，予肾衰宁 4 粒 tid po（10 月 28 日—11 月 4 日）（72 粒自备）。

10 月 31 日，患者头颅 MRI 提示右侧半卵圆区急性脑梗死，头颅 MRA：左侧大脑中动脉 M1 段狭窄。评估 $CHA_2DS_2 - VASc$ 评分为 8 分、HAS - BLED 评分为 3 分，考虑栓塞风险大，同家属沟通情况后予抗凝治疗。予华法林 2.5 mg qd po（10 月 31 日—11 月 4 日），低分子肝素钙 2 000 U q12h ih（10 月 31 日—11 月 4 日），依达拉奉 30 mg＋NS 100 ml q12h iv gtt（10 月 31 日—11 月 4 日）。

11 月 3 日，患者无胸闷、胸痛，无头晕、头痛等不适。查体血压 130/63 mmHg，神清气平，对答切题，颈软，双肺未闻及明显干湿啰音，心率 61 次/min，律齐。

11 月 4 日 0:40，患者上厕所途中突发左侧肢体乏力，查血压 125/70 mmHg，左侧肢体肌力 Ⅳ 级，伸舌左偏，急诊查头颅 CT 示右侧额颞部出血灶存在，邀请神经外科急会诊，诊断脑出血。停用抗凝活血药物,加用止血药物,加用甘露醇降颅压,予氨氯地平控制血压。查肌酐 81 μmol/L(46~92 μmol/L),INR 1.53(0.80~1.50)。

【病例用药分析】

入院后发生脑出血的主要原因:

(1)患者糖尿病、高血压史多年,可使脑动脉强度和弹性降低,局部血管壁变薄弱并向外隆起,形成微动脉瘤,当血压波动时可导致血管壁破裂出血[1]。

(2)患者脑梗死,脑组织缺血性梗死可减轻该动脉周围组织的支持力,当血压突然升高时,可引发该动脉破裂出血[1]。

(3)予华法林 2.5 mg qd po(10 月 31 日—11 月 4 日)。华法林为间接作用的抗凝剂,通过抑制维生素 K 在肝脏细胞内合成凝血因子 II、VIII、IX、X,从而发挥抗凝作用(见上海信谊药厂有限公司药品说明书)。但 11 月 4 日发生脑出血当天 INR 为 1.53(0.80~1.50),提示华法林尚未起到明显抗凝作用。

(4)予低分子肝素钙 2 000 U q12h ih(10 月 31 日—11 月 4 日)。低分子肝素钙具有很高的抗凝血因子 X a 活性,故有抗凝作用(见葛兰素史克有限公司药品说明书)。

(5)予前列地尔 10 μg+NS 100 ml qd iv gtt(10 月 26 日—11 月 4 日)。是以脂微球为药物载体的静脉注射用前列地尔制剂,由于脂微球的包裹,前列地尔不易失活,且具有易于分布到受损血管部位的靶向特性,从而发挥本品扩张血管、抑制血小板聚集的作用(见北京泰德制药股份有限公司药品说明书),可能增加出血风险。

(6)予肾衰宁 4 粒 tid po(10 月 28 日—11 月 4 日)(72 粒自备)。肾衰宁包含丹参、大黄、太子参、黄连、牛膝、半夏(制)、红花、茯苓、陈皮、甘草。其中丹参具有活血作用,可扩张外周血管,改善微循环;大黄有肠兴奋作用,能增加推进性肠蠕动,并有抗菌作用;太子参有抗疲劳作用,是升阳药,可引发口鼻等出血;黄连有降血糖、抗菌作用,也有抑制 ADP 诱导的血小板聚集及释放作用;牛膝具有降低血黏度、抗炎、镇痛、抗衰老作用;半夏有镇咳、催吐、降压及对胰蛋白酶的抑制作用;红花有抗凝血、抗血栓、扩血管作用;茯苓有增强免疫力、利尿作用;陈皮具有刺激胃肠道、祛痰、舒张支气管、收缩肾血管使尿量减少、抗炎作用;甘草具有祛痰镇咳、抗心律失常、降脂、镇静、抗变态反应、抗血小板聚集等作用。由此可见,肾衰宁包含红花、丹参、太子参、牛膝等可能诱发出血的多种成分。因此规定有出血症状者禁止使用肾衰宁(见云南理想药业有限公司药品说明书)。

肾衰宁的适应证为慢性肾功能不全(见云南理想药业有限公司药品说明书),故该患者肾衰宁的适应证不适宜。

【病例总结】

肾衰宁的适应证为慢性肾功能不全并且禁止用于有出血症状患者。

未遵守上述用药注意事项,不排除与患者脑出血有相关性。

参 考 文 献

[1]匡培根.神经系统疾病药物治疗学[M].北京:人民卫生出版社,2003,335 - 344.

65. 治疗中严重心律失常猝死

(2016 年 12 月 22 日)

【概述】

一例腔隙性梗死合并多种心血管疾病患者,因急性冠脉综合征、心功能Ⅱ级(Killip)、高血压 3 级(极高危组)、慢性肾功能不全而入院。入院后患者发生严重心律失常,最终临床死亡。通过此病例分析,探讨该患者发生严重心律失常的主要原因。

【病史介绍】

患者 84 岁,女性。高血压病史 40 年,最高 260/120 mmHg,平时口服硝苯地平控释片、厄贝沙坦氢氯噻嗪片、可乐定等药物控制,平素血压控制可,血压为 140～180/60～70 mmHg,近一周血压控制欠佳;冠心病病史 3 年;有高血脂病史 3 年;腔隙性梗死病史 1 年。

2016 年 12 月 3 日因急性冠脉综合征、心功能Ⅱ级(Killip)、高血压 3 级(极高危组)、慢性肾功能不全而入院。查体神清气平,双肺未闻及干湿啰音,心率 60 次/min,律齐。查心肌酶偏高,肌酐 203 μmol/L(46～92 μmol/L),BNP 4 221 ng/L(<450 ng/L),低密度脂蛋白胆固醇 4.34 mmol/L(<4.14 mmol/L),血红蛋白 122 g/L(115～150 g/L)。

【临床经过】

12 月 3 日,予阿司匹林肠溶片 100 mg qd po(12 月 3 日—12 月 12 日),氯吡格雷 75 mg qd po(12 月 3 日—12 月 12 日),阿托伐他汀钙 20 mg qn po(12 月 3 日—12 月 12 日),泮托拉唑钠 40 mg＋NS 50～100 ml qd iv gtt(12 月 3 日—12 月 12 日),**自备硝苯地平片 20 mg tid po (12 月 3 日—12 月 5 日),减量为 20 mg bid po(12 月 5 日—12 月 8 日),可乐定 150 μg tid po (12 月 3 日—12 月 12 日)**,托拉塞米 10 mg bid po(12 月 3 日—12 月 5 日),减量为 10 mg qd po(12 月 5 日—12 月 8 日),再加量为 10 mg bid po(12 月 8 日—12 月 12 日),螺内酯 20 mg bid po(12 月 3 日—12 月 5 日),减量为 20 mg qd po(12 月 5 日—12 月 8 日),加量为 40 mg bid po(12 月 8 日—12 月 12 日),氯化钾片 0.5 g tid po(12 月 3 日—12 月 5 日)。另外予硝酸甘油静脉推泵。

12 月 5 日,神清气平,血压 180/90 mmHg,双肺未闻及明显干湿性啰音。心率 75 次/min,律齐。予还原型谷胱甘肽 1.8 g＋NS 100 ml qd iv gtt(12 月 5 日—12 月 12 日)。

12 月 6 日,予比沙可啶肠溶片 5 mg qd po(12 月 6 日—12 月 12 日)。

12月8日9:00,停硝苯地平片,**予非洛地平缓释片(波依定)10 mg qd po(12月8日—12月12日)**。

15:00,行CAG+PCI术,左前降支近段最重95%左右狭窄,远端最狭窄95%左右,D支近段90%左右狭窄,血流TIMI 3级;左回旋支OM中段95%左右狭窄,血流TIMI 3级;右冠状动脉中段95%左右狭窄,血流TIMI 3级。成功PCI to LAD近段。术中共用肝素7 000 U,予碘帕醇100 ml。术后患者血压130/70 mmHg,神清气平,双肺未闻及干湿啰音,心率84次/min,律齐。

12月9日,**予美托洛尔缓释片0.25 mg qd po(12月9日—12月12日)**。

12月11日7:12,BNP 34 254 ng/L(<450 ng/L),肌酐232 μmol/L(46~92 μmol/L),钾3.5 mmol/L(3.5~5.1 mmol/L)。

23:38,患者突发胸闷、心慌、气促,**急查床旁心电图示室上性心动过速,频率133次/min**。

23:51,患者突发呼之不应,自主呼吸减弱,心跳停止,血压测不出。经抢救心率103次/min,律齐,血压126/79 mmHg,昏迷状态,瞳孔对光反射存在,双下肺可闻及大量湿性啰音。结合患者病史,考虑支架内急性血栓可能。

12月12日14:00,患者心跳、呼吸停止,宣告临床死亡。

【病例用药分析】

12月11日23:38患者突发严重心律失常的可能原因:

(1) 患者存在冠脉多支病变、高脂血症、心力衰竭等PCI术后急性、亚急性支架内血栓形成的高危因素[1]。

(2) 12月8日9:00,停硝苯地平片20 mg tid po(12月3日—12月5日),减量为20 mg bid po(12月5日—12月8日),予非洛地平缓释片(波依定)10 mg qd po(12月8日—12月12日)。患者肾功能不全,因12月8日行CAG+PCI术予碘帕醇等原因,12月9日肌酐上升至232 μmol/L,患者84岁高龄,可估算出肌酐清除率为15 ml/min。药品说明书规定:65岁以上的患者,非洛地平的血浆清除率下降,仅为年轻患者的45%,故血药浓度会上升。建议起始剂量2.5 mg qd po,根据血压调整剂量。成年人每日最大剂量为10 mg qd po。当肌酐清除率<30 ml/min时慎用非洛地平。对失代偿性心力衰竭、急性心肌梗死、不稳定型心绞痛患者,禁忌使用非洛地平(见阿斯利康制药有限公司药品说明书)。实际上对84岁高龄有严重肾功能不全的患者予非洛地平缓释片10 mg qd po(12月8日—12月12日),非洛地平消除半衰期约16个小时,高龄肾功能不全者半衰期可延长至24小时以上,经过120个小时即5天可达最高血药浓度,12月11日23:38发生严重心律失常时,非洛地平可能在体内蓄积和过量,引发心动过缓(有时心动过速)、房室传导阻滞、心室颤动、心脏停搏、呼吸暂停(见阿斯利康制药有限公司药品说明书)。

(3) 予可乐定150 μg tid po(12月3日—12月12日)。可乐定消除半衰期约13个小时,肾功能不全时延长。12月9日肌酐上升至232 μmol/L,加上84岁高龄,消除半衰期可延长,不排除可乐定在体内蓄积的可能。可乐定减少交感神经冲动传出,抑制外周交感神经活动,可减慢心率。当在体内蓄积时可造成心脏传导障碍(见常州制药厂有限公司药品说明书)。加上12月9日予美托洛尔缓释片0.25 mg qd po(12月9日—12月12日),更可能引发严重缓慢性心律失常,心脏停搏。

硝苯地平片每日最大剂量可用至 120 mg(见上海信谊天平药业有限公司药品说明书)。予硝苯地平片 20 mg bid po(12 月 5 日—12 月 8 日)相当于最大剂量的 1/3,因此换成非洛地平缓释片(每日最大剂量 10 mg),应该是最多 5 mg qd po。对不稳定型心绞痛、急性冠脉综合征、急性心肌梗死、心力衰竭的患者,建议予氨氯地平。

【病例总结】

65 岁以上的患者,建议非洛地平起始剂量 2.5 mg qd po,根据血压调整剂量。当肌酐清除率<30 ml/min 时慎用非洛地平。对失代偿性心力衰竭、急性心肌梗死、不稳定型心绞痛患者,禁忌使用非洛地平。

未遵守上述用药注意事项,不排除与患者发生严重心律失常有相关性。

参 考 文 献

[1] 张燕,任艺虹,周超飞,等. 经皮冠状动脉介入治疗术后急性、亚急性支架内血栓形成的危险因素分析[J]. 中国循环杂志,2013,28(1):17 - 20.

66. 蛛网膜下腔出血、抗生素相关性肠炎

（2016 年 9 月 15 日）

【概述】

一例因冠心病、缺血性心肌病、心功能Ⅲ级（NYHA）、肺部感染而入院的患者，入院后发生蛛网膜下腔出血、抗生素相关性腹泻。通过此病例分析，探讨以下两点：① 患者发生蛛网膜下腔出血的可能原因；② 患者发生抗生素相关性腹泻或肠炎的抗感染方案分析。

【病史介绍】

患者 60 岁，男性。2016 年 8 月 3 日因冠心病、缺血性心肌病、心功能Ⅲ级（NYHA）、肺部感染而入院。

【临床经过】

8 月 3 日，**予阿司匹林肠溶片 100 mg qd po（8 月 3 日—8 月 13 日），氯吡格雷 75 mg qd po（8 月 3 日—8 月 10 日）**，瑞舒伐他汀钙 10 mg qn po（8 月 3 日—8 月 6 日），阿托伐他汀钙 20 mg qn po（8 月 6 日—8 月 15 日），培哚普利 2 mg qd po（8 月 3 日—8 月 6 日），螺内酯 20 mg bid po（8 月 3 日—8 月 15 日），泮托拉唑钠 40 mg qd iv gtt（8 月 3 日—8 月 10 日），临时予托拉塞米或呋塞米静脉推泵（8 月 3 日—8 月 13 日）。

患者**肌酐 97 μmol/L（58～110 μmol/L）**，咳嗽、咳痰明显，为白色黏痰，诊断肺部感染，**予莫西沙星 0.4 g qd iv gtt（8 月 3 日—8 月 11 日）。**

8 月 4 日，胸部正位（床边）示两肺纹理增多。予复方甘草口服溶液 180 ml（自备）。

8 月 5 日，**肌酐 104 μmol/L（58～110 μmol/L）**。予美托洛尔 6.25 mg qd po（8 月 5 日—8 月 10 日），美托洛尔缓释片 0.25 mg qd po（8 月 10 日—8 月 11 日）。

8 月 6 日，**予肾衰宁 4 粒 tid po（8 月 6 日—8 月 15 日）**。白细胞计数 11.80×10⁹/L（3.5×10⁹/L～9.5×10⁹/L），中性粒细胞百分比 74.5%（40%～75%）。

8 月 8 日，患者无胸闷、气促再发，床边活动无胸痛等不适，无咳嗽、咳痰。血压 104/66 mmHg，双肺未闻及干湿啰音，心率 88 次/min，律不齐。**肌酐 89 μmol/L（58～110 μmol/L）**，予曲美他嗪 20 mg tid po（8 月 8 日—8 月 15 日）。

8 月 9 日，行 CAG，术中共用肝素 3 000 U，见冠脉三支病变。

8 月 10 日，患者神清、气平，血压 114/68 mmHg，心率 66 次/min，律齐，**肌酐 98 μmol/L**

(58～110 μmol/L)。予福辛普利钠 5 mg qd po(8 月 10 日—8 月 11 日)，**停氯吡格雷,改用替格瑞洛 90 mg bid po(8 月 10 日—8 月 13 日)。**

8 月 11 日 16:00,行 PCI 术,术中共用肝素 8 000 U,植入 2 枚支架。患者神清、气平,术后血压 90/60 mmHg(多巴胺静脉推泵中)。

8 月 12 日 9:13,患者 PCI 术后第一天,无胸闷心悸,无气促。体温正常。血压 83/57 mmHg,心率 68 次/min。白细胞计数 11.31×10⁹/L(3.5×10⁹/L～9.5×10⁹/L),中性粒细胞百分比 75.1%(40%～75%),**肌酐 122 μmol/L**(58～110 μmol/L)。

8 月 13 日 12:00,患者突发头痛,颈稍抵抗,血压 104/60 mmHg,心率 90 次/min,可闻及期前收缩。

13:00,头颅 CT 提示蛛网膜下腔出血。神经外科会诊予尼莫地平、甘油果糖、呋塞米、泮托拉唑钠。

14:15,患者突发呼之不应,浅昏迷,血压 150/90 mmHg,心率 95 次/min,双肺可闻及少许湿性啰音。麻醉科急会诊予气管插管,呼吸机辅助通气。

8 月 14 日,白细胞计数 21.76×10⁹/L(3.5×10⁹/L～9.5×10⁹/L),中性粒细胞百分比 89.3%(40%～75%),**肌酐 149 μmol/L**(58～110 μmol/L)。**予头孢哌酮舒巴坦钠 3 g q12h iv gtt(8 月 14 日—8 月 24 日)。**

8 月 15 日,患者目前气管插管、呼吸机辅助通气中,昏迷,双肺可闻及少许湿性啰音,心率 115 次/min,频发室性期前收缩。**肌酐 205 μmol/L**(58～110 μmol/L),**降钙素原 1.28 ng/ml**(0.051～0.5 ng/ml),白细胞计数 20.68×10⁹/L(3.5×10⁹/L～9.5×10⁹/L),中性粒细胞百分比 84.2%(40%～75%),CRP 117 mg/L(0～3 mg/L)。**停用肾衰宁。**

16:15,DSA 结果示颅颈部血管多发硬化,左侧椎动脉颅内段次全闭塞。

8 月 16 日,**肌酐 113 μmol/L**(58～110 μmol/L),白细胞计数 21.5×10⁹/L(3.5×10⁹/L～9.5×10⁹/L),中性粒细胞百分比 94.5%(40%～75%)。

8 月 18 日,患者现呼吸机相关性肺炎,诊断肺部感染,痰培养示 MRSA、鲍曼不动杆菌、白色念珠菌。根据药敏结果**加用利奈唑胺 0.6 g q12h iv gtt(8 月 18 日—8 月 31 日)。**

8 月 19 日,神清,反应稍迟钝,**肌酐 86 μmol/L**(58～110 μmol/L),白细胞计数 18.86×10⁹/L(3.5×10⁹/L～9.5×10⁹/L),中性粒细胞百分比 87.8%(40%～75%),**降钙素原 0.181 ng/ml**(0.051～0.5 ng/ml)。

8 月 22 日,**肌酐 66 μmol/L**(58～110 μmol/L),白细胞计数 18.9×10⁹/L(3.5×10⁹/L～9.5×10⁹/L),中性粒细胞百分比 88%(40%～75%)。

8 月 23 日,真菌(1-3)β-D 葡聚糖<10 pg/ml(<60 pg/ml)。

8 月 24 日,患者目前精神仍差,仍有间断烦躁症状,夜间较明显,腹泻症状略缓解,两肺散在湿啰音。痰培养出 MASA、白色念珠菌、奇异变形杆菌。白细胞计数 16.02×10⁹/L(3.5×10⁹/L～9.5×10⁹/L),中性粒细胞百分比 87.3%(40%～75%)。根据药敏结果**停头孢哌酮舒巴坦钠,改用美洛西林钠舒巴坦钠 5 g q8h iv gtt(8 月 24 日—9 月 2 日)。**

8 月 25 日,真菌(1-3)β-D 葡聚糖 21.2 pg/ml(<60 pg/ml)。

8 月 26 日,患者精神仍差,仍有间断烦躁症状,夜间较明显,腹泻症状仍明显,24 小时腹泻糊样便 10 余次。

8月27日,24小时腹泻糊样便10余次,予小檗碱0.3 g tid po(8月27日—8月31日),临时予甲硝唑0.4 g qd po。

8月29日,白细胞计数10.15×10⁹/L(3.5×10⁹/L～9.5×10⁹/L),中性粒细胞百分比80%(40%～75%)。24小时腹泻糊样便7次,予甲硝唑0.4 g tid po(8月29日—9月6日)。

8月30日,白细胞计数8.87×10⁹/L(3.5×10⁹/L～9.5×10⁹/L),中性粒细胞百分比80%(40%～75%),拔除深静脉置管。8月31日**停利奈唑胺**。

9月2日,停美洛西林钠舒巴坦钠。

9月3日,无腹泻再发,白细胞计数7.04×10⁹/L(3.5×10⁹/L～9.5×10⁹/L),中性粒细胞百分比79.5%(40%～75%)。

9月6日出院。

【病例用药分析】

一、患者发生蛛网膜下腔出血的可能原因

引起蛛网膜下腔出血的最常见原因是先天性颅内动脉瘤和血管畸形,其次为高血压脑动脉粥样硬化、颅内肿瘤、血液病、各种感染引起的动脉炎、肿瘤破坏血管、颅底异常血管网症(moyamoya病)、凝血障碍性疾病、抗凝治疗并发症等。

患者8月13日发生蛛网膜下腔出血的可能原因是:

(1) 8月15日DSA结果示颅颈部血管多发硬化。

(2) 予阿司匹林肠溶片100 mg qd po(8月3日—8月13日),氯吡格雷75 mg qd po(8月3日—8月10日)。8月10日停氯吡格雷,改用替格瑞洛90 mg bid po(8月10日—8月13日)。由氯吡格雷换成替格瑞洛,会使抑制血小板聚集(IPA)增加26.4,而由替格瑞洛换成氯吡格雷时,会使IPA下降24.5。替格瑞洛组发生的出血多于氯吡格雷组。替格瑞洛组由于非操作相关出血而导致停止治疗的发生率(2.9)高于氯吡格雷组(1.2;P<0.001)。替格瑞洛组发生的颅内非操作性出血的数量(26例患者发生27例次出血,0.3)多于氯吡格雷组(N=14例次出血,0.2),其中,替格瑞洛组的11例出血和氯吡格雷的1例出血是致命的。两组的总体致命性出血无差异。对于替格瑞洛或氯吡格雷,均不了解出血风险或血栓形成风险是否与IPA有关[见AstraZeneca AB(瑞典)说明书]。

(3) 予肾衰宁4粒tid po(8月6日—8月15日),肾衰宁包含丹参、大黄、太子参、黄连、牛膝、半夏(制)、红花、茯苓、陈皮、甘草。其中丹参具有活血作用,可扩张外周血管,改善微循环;大黄有肠兴奋作用,能增加推进性肠蠕动,并有抗菌作用;太子参有抗疲劳作用,是升阳药,可引发口鼻等出血;黄连有降血糖、抗菌作用,也有抑制ADP诱导的血小板聚集及释放作用;牛膝具有降低血黏度、抗炎、镇痛、抗衰老作用;半夏有镇咳、催吐、降压及对胰蛋白酶的抑制作用;红花有抗凝血、抗血栓、扩血管作用;茯苓有增强免疫力、利尿作用;陈皮具有刺激胃肠道、祛痰、舒张支气管、收缩肾血管使尿量减少、抗炎作用;甘草具有祛痰镇咳、抗心律失常、降脂、镇静、抗变态反应、抗血小板聚集等作用。由此可见,肾衰宁包含红花、丹参、太子参、牛膝等可能诱发出血的多种成分。因此规定有出血症状者禁止使用肾衰宁(见云南理想药业有限公司药品说明书)。

肾衰宁的适应证为慢性肾功能不全(见云南理想药业有限公司药品说明书),故肾衰宁的

适应证不适宜。

二、患者发生抗生素相关性腹泻或肠炎的抗感染方案分析

患者因冠心病、缺血性心肌病、心功能Ⅲ级(NYHA)、肺部感染入院,8 月 13 日发生蛛网膜下腔出血,予气管插管、呼吸机辅助通气。应及时开始正确的抗菌药治疗。为保证早期抗菌药治疗的正确性,一般应联合应用广谱抗菌药,覆盖耐药革兰阴性杆菌和革兰阳性球菌。患者常见致病菌可能有铜绿假单胞菌,耐甲氧西林金黄色葡萄球菌(MRSA),不动杆菌,肠杆菌属细菌和厌氧菌等,可选择氟喹诺酮类或氨基糖苷类联合下列药物之一:① 抗假单胞菌 β-内酰胺酶类,如头孢他啶,头孢哌酮,哌拉西林等;② 广谱 β-内酰胺类/β-内酰胺酶抑制药,如头孢哌酮/舒巴坦钠,哌拉西林/他唑巴坦等;③ 碳青霉烯类如亚胺培南/西司他丁钠和美罗培南;估计金黄色葡萄球菌感染可能者联合应用万古霉素、替考拉宁、利奈唑胺;估计真菌感染可能者联合应用抗真菌药物如氟康唑、伏立康唑、伊曲康唑、米卡芬净等[1]。

按规定,社区获得性肺炎抗菌药疗程一般 7~10 天,有基础疾病、年老者为 7~14 天。院内获得性肺炎抗菌药疗程一般为至少 10~14 天,金黄色葡萄球菌感染根据情况延长疗程。肺脓肿、吸入性肺炎抗菌药疗程至少 1~2 个月。有 MDR 菌感染风险的推荐至少连续 14 天的疗程[1]。这是以抗菌药有效为前提的,如果无效或疗效不明显,则疗程可能会被拖得更长[1]。MDR 感染风险包括 90 天前的抗生素治疗史、住院时间 5 天以上、MDR 分离率高、本次感染前 90 天内的住院史、定期到医院血液透析、化疗、免疫缺陷、接受免疫抑制剂治疗[2]。

8 月 14 日,白细胞计数 21.76×10⁹/L,中性粒细胞百分比 89.3%,予头孢哌酮舒巴坦钠 3 g q12h iv gtt(8 月 14 日—8 月 24 日)。头孢哌酮舒巴坦钠对肠杆菌科细菌、铜绿假单胞菌、不动杆菌、嗜麦芽窄食单胞菌等院内条件致病菌有强大抗菌作用。

8 月 18 日,患者血象下降不明显,痰培养出 MRSA、鲍曼不动杆菌、白色念珠菌。不排除有混合菌感染的可能,加用利奈唑胺 0.6 g q12h iv gtt(8 月 18 日—8 月 31 日)是适宜的。痰培养出白色念珠菌,WVUH 深部真菌感染的危险因素评估为广谱抗生素治疗≥4 天(5 分)+中心静脉置管(5 分)+人工呼吸机应用＞2 天(3 分)+导尿管(1 分)+白细胞＞10×10⁹/L(3 分)+痰中见真菌寄植(1 分)=18 分。非 ICU 患者＞25 分,立即投用抗真菌药;15~25 分,加强监测;＜15 分,维持和监护。因此无须立即使用抗真菌药。8 月 23 日真菌(1-3)β-D 葡聚糖＜10 pg/ml(＜60 pg/ml)提示可暂时不予抗真菌药。8 月 24 日痰培养出 MASA、白色念珠菌、奇异变形杆菌。血象下降不明显,根据药敏结果停头孢哌酮舒巴坦钠,改用美洛西林钠舒巴坦钠 5 g qd iv gtt(8 月 24 日—9 月 2 日)是适宜的。

8 月 26 日开始 24 小时腹泻糊样便 10 余次,应考虑抗生素相关性腹泻或肠炎,致病菌主要是艰难梭菌。应尽量停用抗生素,并且可予甲硝唑 0.4 g tid po 或(和)万古霉素 0.125 mg qd po(10~14 天)[3]。但此时血象仍高,予利奈唑胺 0.6 g q12h iv gtt(8 月 18 日—),第九天,予美洛西林钠舒巴坦钠 5 g q8h iv gtt(8 月 24 日—)3 天。按药品说明书规定:利奈唑胺对社区获得性肺炎(包括伴发的菌血症),建议疗程为 10~14 天;院内获得性肺炎,建议疗程为 10~14 天;对万古霉素耐药的屎肠球菌感染(包括伴发的菌血症),建议疗程为 14~28 天(见 Freseni us Kabi AS 药品说明书)。美洛西林钠舒巴坦钠对各种感染如呼吸系统感染、泌尿生殖系统感染、腹腔感染、皮肤及软组织感染、盆腔感染疗程通常 7~14 天(见海南通用三洋药业

有限公司药品说明书)。此时利奈唑胺和美洛西林钠舒巴坦钠疗程均不足,加上血象仍高,故不宜停用这两种抗生素。盐酸小檗碱对细菌只有微弱的抑菌作用,但对痢疾杆菌、大肠杆菌引起的肠道感染有效(见广东华南药业集团有限公司药品说明书),故对抗生素相关性肠炎不适用。

8 月 29 日腹泻症状未改善,白细胞计数 $10.15×10^9/L$、中性粒细胞百分比 80%。予甲硝唑 0.4 g tid po(8 月 29 日—9 月 6 日)。

8 月 31 日,血象降至正常,此时予利奈唑胺(8 月 18 日—)已经 14 天,疗程已足予停用。9 月 2 日,予美洛西林钠舒巴坦钠 5 g q8h iv gtt(8 月 24 日—)已经 10 天。疗程已足予停用。9 月 3 日无腹泻再发。9 月 6 日,予甲硝唑 0.4 g tid po(8 月 29 日—)已 9 天,疗程已足予停用。

【病例总结】

肾衰宁的适应证为慢性肾功能不全。

未遵守上述用药注意事项,不排除与患者发生蛛网膜下腔出血有相关性。

参 考 文 献

[1] 刘琳,张湘燕.加拿大成人医院获得性肺炎和呼吸机相关肺炎临床诊治指南要点和解读[J].临床内科杂志,2016,33(1):21-22.

[2] 曹彬,蔡柏蔷.美国胸科协会和美国感染协会对医院内获得性肺炎诊治指南的修订[J].中华内科杂志,2005,44(12):945-948.

[3] 范洪伟,吕玮,吴东,等.桑德福抗微生物治疗指南[M].第 43 版.北京:中国协和医科大学出版社,2014,17-18.

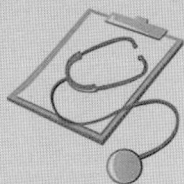

Part 5
2017 年临床病例用药分析

67. 急性心肌梗死合并吸入性肺炎死亡

（2017 年 3 月 5 日）

【概述】

一例冠心病患者,因吸入性肺炎、Ⅰ型呼吸衰竭、急性非 ST 段抬高型心肌梗死、心功能Ⅱ~Ⅲ级、高钾血症、肾功能不全而入院。入院第二天,患者经抗感染等治疗后,血象有下降,但最终死亡。通过此病例分析,探讨患者快速死亡的可能原因。

【病史介绍】

患者 68 岁,女性。2 型糖尿病史 20 多年,高血压史 10 多年,冠心病史 4 年多。2015 年 1 月 6 日行 CAG 术,确诊急性非 ST 段抬高型心肌梗死。

2017 年 2 月 20 日开始出现咳嗽咳痰,服用复方甘草合剂。2 月 27 日晚饭后,患者悲怆哭泣后出现胸闷胸痛,咳嗽咳痰加重,有痰咳不出伴气促,自服阿司匹林+阿卡波糖+保心丸未能缓解,遂来院急诊。予抗炎、利尿、平喘等治疗,吸痰治疗吸出物见少量食物残渣,呕吐胃内容物约 500 ml。急诊予气管插管呼吸机辅助通气,心电图示 ST 段改变,心肌酶上升。查白细胞计数 $16.7×10^9/L(3.5×10^9/L~9.5×10^9/L)$,血红蛋白 94 g/L(130~175 g/L),血小板计数 $235×10^9/L(125×10^9/L~350×10^9/L)$,肌酐 179 μmol/L(46~92 μmol/L),尿素氮 23.0 mmol/L(2.5~6.1 mmol/L),尿酸 578 μmol/L(149~369 μmol/L),钾 6.4 mmol/L(3.5~5.1 mmol/L),**血糖 17.3 mmol/L(4.11~6.05 mmol/L)**。急诊予莫西沙星、克林霉素抗感染等治疗后,2 月 28 日 11:00 因吸入性肺炎、Ⅰ型呼吸衰竭、急性非 ST 段抬高型心肌梗死、心功能Ⅱ~Ⅲ级、高钾血症、肾功能不全收入院。查体神清,双肺可闻及散在湿啰音,心率 90 次/min,血压 160/97 mmHg。

【临床经过】

2 月 28 日,予泮托拉唑钠 40 mg+NS 100 ml qd iv gtt(2 月 28 日—3 月 1 日),左卡尼丁 2 g bid iv(2 月 28 日—3 月 1 日),托拉塞米 20 mg bid iv(2 月 28 日—3 月 1 日),前列地尔 10 μg+NS 100 ml qd iv gtt(2 月 28 日—3 月 1 日),硫辛酸 0.3 g+NS 100 ml qd iv gtt(2 月 28 日—3 月 1 日),**甲泼尼龙琥珀酸钠 40 mg+NS 50 ml qd iv gtt(2 月 28 日—3 月 1 日)**,二羟丙茶碱 0.5 g+5% GS 100 ml+胰岛素 2 U qd iv gtt(2 月 28 日—3 月 1 日),20%中长链脂肪乳 250 ml qd iv gtt(2 月 28 日—3 月 1 日),脂溶性维生素Ⅱ2 瓶+转化糖 12.5 g qd iv gtt(2 月

28日—3月1日),环磷腺苷葡胺180 mg＋果糖12.5 g qd iv gtt(2月28日—3月1日),8.5％复方氨基酸250 ml＋丙氨酰谷氨酰胺10 g qd iv gtt(2月28日—3月1日),肠内营养混悬液SP短肽型(百普力)500 ml qd胃管内注射(2月28日—3月1日),阿司匹林肠溶片100 mg qd po(2月28日—3月2日),氯吡格雷75 mg qd po(2月28日—3月2日),低分子肝素钠2 125 U q12h ih(2月28日—3月2日),**硝苯地平控释片30 mg qd po(2月28日—3月1日)**,缬沙坦80 mg qd po(2月28日—3月1日),单硝酸异山梨酯缓释片40 mg qd po(2月28日—3月1日),瑞舒伐他汀钙10 mg qn po(3月1日)阿托伐他汀钙20 mg qn po(3月1日—3月2日),**多烯磷脂酰胆碱465 mg＋NS 20 ml iv(3月1日)**,利奈唑胺0.6 g q12h iv gtt(2月28日—3月3日),亚胺培南西司他丁钠1 g＋NS 100 ml q12h iv gtt(2月28日—3月3日)。

15:00,予留置导尿,予生物合成人胰岛素50 U＋NS 50 ml静脉推泵。患者呕吐鼻饲液,予胃肠减压。

18:00,血糖25.2 mmol/L。

22:00,血糖21.1 mmol/L,予生物合成人胰岛素50 U＋NS 50 ml静脉推泵,硝酸甘油20 mg＋NS 50 ml静脉推泵。

3月1日10:00,患者咳嗽咳白黏痰,胸闷好转,双肺闻及少许湿啰音,心率90次/min,血压123/42 mmHg。查血糖8.2 mmol/L,INR 1.26(0.8～1.5),降钙素原1.38 ng/ml(0.047～0.5 ng/ml低风险脓毒血症,＞2 ng/ml高风险脓毒血症)。

15:00,咳嗽咳红色泡沫痰,转CCU。血糖21.9 mmol/L。17:00,血糖25.2 mmol/L。

19:00,血糖26.7 mmol/L,予生物合成人胰岛素50 U＋NS 50 ml静脉推泵。

3月2日8:00,血糖19.1 mmol/L。有恶心呕吐、咳嗽咳痰,痰中带血。

17:05,输红细胞悬液1 U。

22:00,血糖24.8 mmol/L。

3月3日8:40,白细胞计数11.85×10⁹/L(3.5×10⁹/L～9.5×10⁹/L),血红蛋白72 g/L(130～175 g/L),血小板计数129×10⁹/L(125×10⁹/L～350×10⁹/L),肌酐207 μmol/L(46～92 μmol/L),尿素氮24.8 mmol/L(2.5～6.1 mmol/L),尿酸653 μmol/L(149～369 μmol/L)。

18:00,血压82/40 mmHg,心率80次/min。

19:00,血压80/50 mmHg,心率60次/min,血氧饱和度85％,随即心搏呼吸骤停,血压下降至测不出。

20:02,经抢救无效,死亡。

【病例用药分析】

患者因吸入性肺炎、急性心肌梗死等疾病入院,经抗感染等治疗后,血象有下降,但最终死亡的可能原因:

(1) 存在Ⅰ型呼吸衰竭、陈旧性心肌梗死、急性非ST段抬高型心肌梗死、心功能Ⅱ～Ⅲ级、肾功能不全、2型糖尿病、高血压3级(极高危)、高钾血症等疾病基础,没有条件开通罪犯血管,急性心肌梗死等疾病进展。

(2) 予甲泼尼龙琥珀酸钠40 mg＋NS 50 ml qd iv gtt(2月28日—3月1日),二羟丙茶碱

0.5 g＋5％ GS 100 ml＋胰岛素 2 U qd iv gtt(2 月 28 日—3 月 1 日)。根据《急性心力衰竭诊断和治疗指南》[1],若有明显哮鸣音者予茶碱类以减轻支气管痉挛,予糖皮质激素抗过敏抗渗出。而根据《急性心肌梗死诊断和治疗指南》[2],急性心肌梗死基础上并发的急性左心衰竭,茶碱类和糖皮质激素不宜使用。患者老年,若静脉滴注速度掌握不好,容易使茶碱在体内过量。二羟丙茶碱舒张支气管的作用机制之一是促进内源性肾上腺素释放,使交感神经兴奋性增加,有直接兴奋心肌,加强心肌收缩力的作用,剂量大时可加快心率,使左心室负荷加重,使急性心肌梗死加重,使患者易激动、惊厥,严重时甚至可使呼吸心搏骤停(见上海现代哈森药业有限公司药品说明书)。甲泼尼龙琥珀酸钠为糖皮质激素,可升高血糖(患者入院后血糖极高不易控制,予胰岛素静脉推泵),降低抗凝作用,形成栓塞性脉管炎、血栓;增加儿茶酚胺的血管收缩效应,盐皮质激素样作用引起水钠潴留,使血压升高,左心室负荷加重;还有诱发速发型变态反应致冠状动脉痉挛。糖皮质激素可抑制蛋白质的合成,促进蛋白质的分解,引发类固醇肌病,可延缓甚至阻止急性心肌梗死坏死心肌的修复,可引发心肌梗死后的心肌断裂,引发严重心律失常(见 Pfizer Manufacturing Belgium NV)。

(3) 予 20％中长链脂肪乳 250 ml qd iv gtt(2 月 28 日—3 月 1 日)。成年患者滴注速度应控制在 20 滴/min(见广州白云山桥光制药有限公司产品说明书),这样慢的滴速在临床是比较难做到的,目前通常 250 ml 的液体在 2 小时甚至更短的时间内就已经滴完。在这样的滴速下,加上患者老年脂肪廓清能力可能降低,因此尽管患者总胆固醇、甘油三酯在正常范围,但仍有可能在滴注脂肪乳时发生脂肪超载,在血管内形成泥状物,使血黏度增高,甚至损伤血管内皮,形成血栓。在此需要指出的是,患者发生了急性心肌梗死,而血栓栓塞者禁用中长链脂肪乳(见广州白云山桥光制药有限公司产品说明书)。类似患者尽可能予肠内营养。

(4) 予脂溶性维生素 II 2 瓶＋转化糖 12.5 g qd iv gtt(2 月 28 日—3 月 1 日)。每瓶所含组分为：维生素 A 0.69 mg;维生素 D 210 μg;维生素 E 6.4 mg;维生素 K_1 0.20 mg。2 瓶含维生素 K_1 0.40 mg。对 INR 在 5～9,出血危险性较高的患者给予口服维生素 K_1(1～2.5 mg)。由此可见静脉滴注维生素 K_1 0.40 mg 可能缩短 PT、APTT 时间,存在使栓塞加重的风险。

(5) 予转化糖 12.5 g qd iv gtt(2 月 28 日—3 月 1 日)、果糖 12.5 g qd iv gtt(2 月 28 日—3 月 1 日)。每 250 ml 转化糖含果糖 12.5 g 与葡萄糖 12.5 g。果糖进入细胞内快速代谢,使三磷酸腺苷的生成速度增加。随着三磷酸腺苷的分解,血尿酸及尿尿酸均增加,对本身有高尿酸血症者可能加重肾功能损害。患者存在高尿酸血症,而痛风和高尿酸血症患者禁用转化糖和果糖(见四川美大康佳乐药业有限公司药品说明书)。

(6) 予多烯磷脂酰胆碱 465 mg＋NS 20 ml iv(3 月 1 日)。多烯磷脂酰胆碱严禁用电解质溶液稀释,只能用不含电解质的葡萄糖溶液稀释。实际上与生理盐水配伍,可能产生较多不溶性微粒,导致输液中不溶性微粒的数量大大增加,并且体积增大(见成都天台山制药有限公司药品说明书),从而可能造成局部血管供血不足,血管栓塞,包括冠状动脉[3]。可能使心肌缺血加重。

【病例总结】

(1) 急性心肌梗死基础上并发的急性左心衰竭,茶碱类和糖皮质激素不宜使用。

（2）血栓栓塞者禁用中长链脂肪乳。

（3）脂溶性维生素Ⅱ2瓶含维生素 K_1 0.40 mg，可能增加栓塞风险。

（4）痛风和高尿酸血症患者禁用转化糖和果糖。

（5）多烯磷脂酰胆碱严禁用电解质溶液稀释。

未遵守上述用药注意事项，不排除与患者病情恶化有相关性。

参 考 文 献

［1］中华医学会心血管病学分会，中华心血管病杂志编辑委员会.急性心力衰竭诊断和治疗指南[J].
2010,38(3)：195－208.

［2］中华医学会心血管病学分会，中华心血管病杂志编辑委员会，中国循环杂志编辑委员会.急性心肌梗
死诊断和治疗指南[J].2001,29(12)：705－720.

［3］卢海儒，文友民.中药注射剂的不良反应[M].北京：中国医药科技出版社,71－72.

68. 患者 INR 飙升至 1 000
（2017 年 4 月 25 日）

【概述】

一例心脏瓣膜病患者，拟房颤（快室率）、心功能 Ⅱ 级、二尖瓣关闭不全、三尖瓣关闭不全、凝血功能异常、贫血、桥本甲状腺炎、甲状腺功能亢进收入院。治疗过程中患者 INR 飙升至 1 000，在停用华法林并予维生素 K_1 后，INR 降至 2.06，然而在未用华法林的情况下，INR 又上升至 5.38。通过此病例分析，主要探讨以下两点：① 患者 INR 飙升至 1 000 的主要原因；② 患者未服用华法林时，INR 继续上升的主要原因。

【病史介绍】

患者 60 岁，女性。自述有心脏瓣膜病，贫血数十年。

2017 年 4 月 3 日查心电图示异位心律、房颤（快室率），查血红蛋白 83 g/L（130～175 g/L）。急诊予以华法林 2.5 mg qd po、比索洛尔 2.5 mg qd po，胺碘酮 150 mg iv、300 mg iv gtt 后症状稍好转。

4 月 10 日，患者心悸不适再发，于门诊查心电图示异位心律、房颤（快室率）、ST 段异常（V5～V6 水平压低 0.5～1.5 mm）、T 波改变（Ⅱ、Ⅲ、aVF 倒置）；查心脏超声示右房室及左房增大、二尖瓣中大量反流、三尖瓣中大量反流、微量心包积液；肌酐 43 μmol/L（46～92 μmol/L）、GPT 87 U/L（11～72 U/L）。4 月 11 日，凝血酶原时间＞100 s，INR 1 000（0.8～1.5），拟房颤（快室率）、心功能 Ⅱ 级、二尖瓣关闭不全、三尖瓣关闭不全、凝血功能异常、贫血、桥本甲状腺炎、甲状腺功能亢进收入院。

【临床经过】

4 月 11 日，予维生素 K_1 10 mg＋NS 100 ml iv gtt。

4 月 12 日，予螺内酯 20 mg qd po（4 月 11 日—4 月 12 日），加量为 20 mg bid po（4 月 12 日—），继续减量为呋塞米 20 mg qd po（4 月 11 日—4 月 12 日），再次加量为 20 mg bid po（4 月 12 日—），单硝酸异山梨酯缓释片 40 mg qd po（4 月 11 日—4 月 12 日），硝酸异山梨酯片 5 mg tid po（4 月 12 日—），泮托拉唑钠 40 mg qd po（4 月 11 日—），美托洛尔 6.25 mg bid po（4 月 12 日—4 月 14 日），加量为 12.5 mg bid po（4 月 14 日—），地高辛 0.13 mg qd po（4 月 12 日—），氯化钾片 0.5 g tid po（4 月 12 日—4 月 17 日），琥珀酸亚铁 0.1 g tid po（4 月 12

日—),多烯磷脂酰胆碱 2 g tid po(4 月 12 日—),甲巯咪唑 10 mg qd po(4 月 12 日—),生血宁 12 粒自理(4 月 12 日),予去乙酰毛花苷 0.2 mg iv,托拉塞米 10 mg iv。

4 月 14 日 6:53,凝血酶原时间 22 s(9.8～12.1 s),INR 2.06(0.8～1.5)。予酪酸梭菌活菌 1 片 tid po(4 月 14 日—)。

16:00,予盐酸小檗碱 0.6 g po。

4 月 15 日 6:00,予蒙脱石散剂 9 g po。

4 月 17 日,白蛋白 31 g/L(40～55 g/L),**凝血酶原时间 61.4 s(9.8～12.1 s),INR 5.38 (0.8～1.5)**。予维生素 K_1 5 mg+NS 100 ml iv gtt,10 分钟后患者突发全身发抖不适,血压 117/70 mmHg,立即予停用,予甲泼尼龙琥珀酸钠 40 mg iv。

4 月 18 日,血压 103/59 mmHg,心率 95 次/min,律绝对不齐,二尖瓣、三尖瓣可闻及收缩期吹风样杂音。双下肢无水肿。自动出院。

【病例用药分析】

一、患者 INR 飙升至 1 000 的主要原因

华法林日均剂量[1](mg)=1.087+2.226×VKORCl-1 639 AG+3.844×VKORCl-1 639 GG-1.284×CYP2C9 * 1/ * 3-2.182×CYP2C9 * 3/ * 3+0.221×CYP4F2CT+0.336×CYP4F2TT-0.018×年龄(岁)+0.015×体质量(kg)+0.013×身高(cm)-0.777×胺碘酮-0.379×地高辛(R^2=0.652,P<0.001)。

4 月 11 日,凝血酶原时间>100 s,INR 1 000(0.8～1.5),其主要原因:

(1) 患者可能存在 VKORCL 及 CYP2C9 的基因多态性差异[1]。

(2) 患者极其消瘦,体质量小,身高较矮,所需华法林剂量小[1]。

(3) 患者肝功能较差(GPT 偏高),合成维生素 K 及凝血因子的能力较差,对华法林的敏感性增大[2]。

(4) 患者甲状腺功能亢进,可增加华法林与受体的亲和力,使凝血因子的合成降低,并促进维生素 K 依赖的凝血因子的分解代谢增加[2]。

(5) 予胺碘酮 150 mg iv、300 mg iv gtt。胺碘酮与华法林合用可抑制华法林在肝脏代谢并减少其肾脏清除,使出血风险增加 3.2 倍,是引发华法林出血的极高危因素。合用时应将华法林减量 50%并密切观察[3]。胺碘酮每日维持剂量为 400 mg、300 mg、200 mg 和 100 mg 时,华法林每日剂量降幅分别约为 40%、35%、30%和 25%。因此两药的相互作用与胺碘酮的剂量呈显著相关性[3]。

二、患者未服用华法林时,INR 继续上升的主要原因

4 月 11 日,在停用华法林并予维生素 K_1 10 mg+NS 100 ml iv gtt 后,4 月 14 日 6:53 INR 降至 2.06。然而在未用华法林的情况下,4 月 17 日 INR 又上升至 5.38,其主要原因是:

(1) 患者甲状腺功能亢进,可增加华法林与受体的亲和力,使凝血因子的合成降低,并促进维生素 K 依赖的凝血因子的分解代谢增加[2]。

(2) 予地高辛 0.13 mg qd po(4 月 12 日—),4 月 12 日 00:35 予去乙酰毛花苷 0.2 mg iv,洋地黄可增加华法林的抗凝作用[1]。

（3）4 月 14 日 16：00 予盐酸小檗碱 0.6 g po，可竞争结合血浆蛋白，加上患者白蛋白本身低下，可使游离的华法林增加，抗凝作用增强[4]。

（4）消旋华法林的半衰期是 20～60 小时，其中 R - 华法林对映异构体的半衰期为 20～89 小时，因此个别患者停用华法林 450 个小时体内仍可能残留有华法林（见上海信谊药厂有限公司药品说明书）。故 4 月 11 日停华法林，至 4 月 17 日经过了 168 个小时后，患者体内仍可能有华法林未被代谢完。

【病例总结】

（1）胺碘酮与华法林合用可抑制华法林在肝脏代谢并减少其肾脏清除，使出血风险增加 3.2 倍。

（2）洋地黄可增加华法林的抗凝作用。

（3）盐酸小檗碱可使游离的华法林增加，抗凝作用增强。

未遵守上述用药注意事项，不排除与患者 INR 飙升有相关性。

参 考 文 献

［1］娄莹，华潞，韩璐璐，等.中国汉族人群华法林稳定剂量预测模型的建立与验证[J].中华心血管杂志，2014,42(5)：384 - 388.

［2］郑策，梅丹.影响华法林抗凝作用的有关因素[J].药物不良反应杂志,2007,9(4)：256 - 261.

［3］Hirsh J, Fuster V, Ansell J, et al. American heart association/American college of cardiology foundation guide to warfarin therapy[J]. Circulation, 2003, 107：1692 - 1711.

［4］张海英，张斌，李玉珍.华法林的相互作用及其安全应用[J].药物不良反应杂志,2007,9(2)：112 - 116.

69. 急性心肌梗死、急性左心衰竭加重最终死亡

(2017 年 2 月 27 日)

【概述】

一例高血压合并房颤史、脑梗死史患者，因急性冠脉综合征、急性左心衰竭、慢性支气管炎肺部感染而入院，入院当天患者急性心肌梗死、急性左心衰竭加重最终死亡。通过此病例分析，主要探讨该患者迅速死亡的主要原因。

【病史介绍】

患者 84 岁，男性。高血压史 1 年，血压最高 180/100 mmHg，口服奥美沙坦血压控制在 140/90 mmHg；房颤史 20 年；脑梗死病史 10 年；2014—2015 年曾服华法林，2015 年 10 月发生脑出血而停华法林至今；有慢性支气管炎史 4 年多，近 3 天有咳嗽、咳黄痰。

2017 年 2 月 21 日出现胸闷气促，伴有咳嗽咳痰，咳粉红色泡沫痰，遂来院急诊。查白细胞计数 15.14×10⁹/L(3.5×10⁹/L～9.5×10⁹/L)，中性粒细胞百分比 71.9%(40%～75%)，心电图示异位心律、房颤(快室率)、ST 段改变(V3～V6 下斜压低 1～2 mm)、T 波改变(Ⅱ、Ⅲ、aVF 低平)，D-二聚体 15 mg/L (0～0.55 mg/L)、cTnT 0.251 ng/ml(0～0.014 ng/ml)、CK-MB 7.42 ng/ml(0.3～6.22 ng/ml)、MYO 58.16 ng/ml(28～72 ng/ml)、PRO-BNP 5 555.0 ng/L(0～450 ng/L)。予呋塞米、硝酸甘油、二羟丙茶碱、甲泼尼龙琥珀酸钠等治疗后，患者胸闷、气促稍缓解。复查 cTnT 0.403 ng/ml(0～0.014 ng/ml)、CK-MB 24.75 ng/ml(0.3～6.22 ng/ml)、MYO 233.6 ng/ml(28～72 ng/ml)。2 月 22 日因急性冠脉综合征、急性左心衰竭、慢性支气管炎肺部感染而入院。

【临床经过】

2 月 22 日，予阿司匹林肠溶片 100 mg qd po、氯吡格雷 75 mg qd po、低分子肝素钙 4 250 U q12h ih、奥美沙坦酯 20 mg qd po、螺内酯 20 mg bid po、瑞舒伐他汀钙 10 mg qn po、头孢呋辛钠 1.5 g+NS 100 ml bid iv gtt。

查体神清、气促，端坐位，房颤心室率 117 次/min，血压 177/90 mmHg，口唇及四肢发绀，双肺闻及广泛湿啰音，双下肢中度水肿。于呋塞米 20 mg iv，硝酸甘油 20 mg+NS 50 ml 静脉推泵后，患者血压 150/70 mmHg，双肺湿啰音较前减轻。

11:44，查白细胞计数 22.03×10⁹/L(3.5×10⁹/L～9.5×10⁹/L)，中性粒细胞百分比

93.4%（40%～75%），血红蛋白 163 g/L（130～175 g/L），血小板计数 $154×10^9/L$（$125×10^9/L～350×10^9/L$）。肌酐 97 μmol/L（57～111 μmol/L）。

16:10，予头孢呋辛钠 1.5 g＋NS 100 ml iv gtt。

21:20，患者突发烦躁、胸闷气促加重、拒绝用呼吸机，血压 80/40 mmHg，血氧饱和度降至 30%，室性逸搏心律 40 次/min。

22:09，经抢救无效死亡。

【病例用药分析】

患者急性心肌梗死、急性左心衰竭加重最终死亡的主要原因除急性冠脉综合征、脑梗死脑出血后遗症、房颤、高血压 3 级（极高危组）、没有条件开通罪犯血管等原因外，还有：

（1）慢性阻塞性肺疾病（COPD）急性加重、慢性支气管炎急性发作具备下列 2 条或 2 条以上标准，有铜绿假单胞菌感染可能：最近住院史；经常（每年 4 次）或最近 3 个月使用抗菌药；病情严重（FEV1＜30%预计值）；既往急性加重时曾分离出铜绿假单胞菌；有结构性肺病（如支气管扩张）；使用糖皮质激素者[1]。患者很可能有铜绿假单胞菌风险。应首选（头孢他啶、头孢吡肟、β-内酰胺类/β-内酰胺酶抑制剂、碳青霉烯类）±（环丙沙星、左氧氟沙星）或者氨基糖苷类[1]。头孢呋辛钠对铜绿假单胞菌作用弱。

（2）传统抗生素治疗方法是升阶梯，即逐代升级，先用级别较低的抗生素，当体温不降，症状无改善时再换用高一级抗生素。实践证明，该方法只适用于轻中度感染，但不适用于重症感染或严重基础疾病并发的感染。若不能及时而有效地控制感染，会使炎症进展，使基础疾病恶化，一方面由于病情加重，使患者营养状况每况愈下，机体抵抗力、免疫力日益降低，此时即使更换更强力的抗菌药物治疗，也未必能改善预后；另一方面，频繁更换抗菌药物容易诱导细菌耐药性。实验结果证实，如起始抗生素治疗不当，即使根据药敏结果改变治疗方案所致的病死率高于从一开始就选用最佳广谱抗生素的患者。通常认为以下条件为降阶梯治疗适宜人群：① 既往有抗生素治疗史；② 有侵袭性处置操作史；③ 长期住院，有耐药菌产生的危险因素；④ 机械通气 7 天以上；⑤ 老年人、生理指数高者、合并多脏器衰竭或有休克表现者。

患者慢性支气管炎合并肺部感染，并伴有严重心力衰竭、急性心肌梗死、脑梗死脑出血后遗症等多种严重基础疾病，应及早开始正确的经验性抗生素治疗（通常应在入院后 5 小时之内开始抗生素治疗），早期治疗若不能覆盖所有可能致病菌，会显著增加死亡率。为保证早期抗生素治疗的正确性，需要联合应用广谱抗生素，覆盖耐药革兰阴性杆菌和革兰阳性球菌[2]。如果参照社区获得性肺部感染（入 ICU）经验型治疗，可予抗假单胞 β-内酰胺类＋呼吸喹诺酮类（或氨基糖苷类）；估计金黄色葡萄球菌感染可能者联合应用万古霉素、替考拉宁、利奈唑胺，估计真菌感染可能者联合应用抗真菌药物如氟康唑、伏立康唑、伊曲康唑、米卡芬净等[3]；抗感染 2～3 天效果不佳应及时更换抗生素。而实际予头孢呋辛钠一种抗菌药，抗菌效力可能不足，且不能覆盖 MRSA 等致病菌，况且是在入院后 16:10 之后才开始应用。可能使感染得不到有效控制，促使患者死亡。

【病例总结】

（1）慢性阻塞性肺疾病（COPD）急性加重、慢性支气管炎急性发作有铜绿假单胞菌风险患者,应首选(头孢他啶、头孢吡肟、β-内酰胺类/β-内酰胺酶抑制剂、碳青霉烯类)±(环丙沙星、左氧氟沙星)或者氨基糖苷类[1]。头孢呋辛钠对铜绿假单胞菌作用弱。

(2)患者慢性支气管炎合并肺部感染,并伴有严重心力衰竭、急性心肌梗死、脑梗死脑出血后遗症等多种严重基础疾病,抗菌药适用降阶梯。

未遵守上述用药注意事项,不排除与患者病情恶化死亡有相关性。

参 考 文 献

[1] 抗菌药物临床应用指导原则修订工作组.抗菌药物临床应用指导原则2015版.北京:人民卫生出版社,2015,72-75.

[2] 刘洋,孟彦苓,杜斌.呼吸机相关肺炎[J].协和医学杂志,2010,1(1):103-107.

[3] 范洪伟,吕玮,吴东,等.桑德福抗微生物治疗指南[M].第43版.北京:中国协和医科大学出版社,2013,40-42.

70. 疾病迅速恶化、呼吸心搏骤停

（2017 年 5 月 23 日）

【概述】

一例高血压合并糖尿病患者，因胆囊炎胆囊结石、2 型糖尿病、高血压 1 级（高危组）、腔隙性脑梗死而入院。入院后患者突发呼吸、心搏骤停，临床死亡。通过此病例分析，主要探讨该患者病情迅速恶化死亡的主要原因。

【病史介绍】

患者 71 岁，女性。既往有高血压病史 5 年，血压最高 160/90 mmHg，长期口服福辛普利钠，血压偏低；有糖尿病史 2 年，口服格列苯脲。2016 年 9 月确诊为双侧基底节区及侧脑室旁腔隙性梗死。2017 年 3 月 17 日社区卫生服务中心诊断两肺支气管炎，主动脉弓粥样硬化。3 月 19 日颈部血管彩超示双侧颈动脉粥样硬化并右侧锁骨下动脉斑块形成。3 月 21 日因泌尿系统感染等疾病入院，经治疗好转。出院后口服阿司匹林肠溶片、阿托伐他汀钙片、氨氯地平片、苏黄止咳胶囊。

2017 年 5 月 17 日因"食欲缺乏伴恶心、呕吐 2 天"再次入院，入院诊断为胆囊炎胆囊结石、2 型糖尿病、高血压 1 级（高危组）、腔隙性脑梗死。查体神清，呼吸平稳，两肺未闻及明显干湿啰音，心率 78 次/min，律齐，右上腹可及轻压痛，双下肢无水肿。CRP 119 mg/L（0～3 mg/L），白细胞计数 10.17×10^9/L（3.5×10^9/L～9.5×10^9/L），中性粒细胞百分比 78.5%（40%～75%），血红蛋白 85 g/L（130～175 g/L），肌酐 215 μmol/L（57～111 μmol/L），钙 1.93 mmol/L（2.10～2.55 mmol/L），尿酸 626 μmol/L（208～506 μmol/L）。肺 CT 提示两肺多发结节，纵隔多发小淋巴结，胆囊多发结石。血压偏低 79/46 mmHg。

【临床经过】

5 月 17 日，予乳酸钠林格注射液 500 ml iv gtt，5% GS 500 ml＋生物合成人胰岛素 8 U＋10%氯化钾 15 ml iv gtt，**转化糖（英凡舒）250 ml＋甲氯芬酯 0.5 g＋复合磷酸氢钾 2 ml＋复方维生素(3)5 ml＋脂溶性维生素 2 瓶＋三磷酸腺苷辅酶胰岛素 1 支 iv gtt**，予腺苷钴胺 1.5 mg qd im（5 月 17 日 17：32—5 月 17 日 22：34），硫辛酸 0.45 g＋NS 100 ml qd iv gtt（5 月 17 日 17：32—5 月 17 日 22：34），依达拉奉 30 mg＋NS 100 ml qd iv gtt（5 月 17 日 17：32—5 月 17 日 22：34），**甲硝唑氯化钠 0.5 g bid iv gtt（5 月 17 日 17：32—5 月 17 日 22：34），头孢唑肟钠 3 g＋**

NS 100 ml bid iv gtt(5 月 17 日 17：32—5 月 17 日 22：34)，奥美拉唑钠 40 mg＋NS 100 ml qd iv gtt(5 月 17 日 17：32—5 月 17 日 22：34)。

心电图提示下壁及后壁急性心肌梗死，急查心肌酶各项均异常升高，CK－MB 189.0 ng/ml(0.10～4.94 ng/ml)，高敏肌钙蛋白 4.10 ng/ml(＜0.014 ng/ml)，BNP 9 178 ng/L(＜450 ngL)，肌红蛋白 333.70 ng/ml(28～72 ng/ml)。

23：00，心内科会诊，查体患者暂无胸痛、胸闷等不适，心电监测示心率 89 次/min，律齐，血氧饱和度 100%，血压 85/52 mmHg。呼吸平稳，两肺未闻及明显干湿啰音，双下肢无水肿。诊断急性下壁、后壁心肌梗死。转心内科。

23：30，患者仍有胸闷气急，查体血压测不出，意识清，精神萎靡，双肺散在湿性啰音，心率 90 次/min，心律齐，双下肢无水肿。

23：35，予抗凝、抗血小板聚集、降脂、稳定斑块，择期行冠脉介入治疗。CK－MB 300.00 ng/ml(0.10～4.94 ng/ml)，高敏肌钙蛋白 10.00 ng/ml(＜0.014 ng/ml)，肌红蛋白 3 000 ng/ml(28～72 ng/ml)，BNP 25 751 ng/L(＜450 ngL)。

23：51，患者突发意识丧失，呼之不应。查体血压测不出，瞳孔散大，对光放射消失，呼吸浅慢，心率下降至 55 次/min，为室性逸搏心律，心音及脉搏弱。立即予胸外按压，多巴胺及肾上腺素反复静推，请麻醉科气管插管。请床边心脏超声检查提示全室壁运动减弱，EF 20%左右，经抢救后心率恢复至 75 次/min，为逸搏心律，上肢血压测不出，下肢血压 90/60 mmHg，继续多巴胺及去甲肾上腺素维持血压，有创呼吸机辅助通气。

5 月 18 日 7：30，心脏超声示左室心尖部室壁瘤形成。患者意识不清，呼之不应，血压 75/39 mmHg，气管插管呼吸机辅助通气中，SPO$_2$ 83%，两肺未闻及明显啰音，心率 67 次/min，律齐。

7：58，患者突发呼吸、心搏骤停。

9：00，宣布临床死亡。

【病例用药分析】

患者因胆囊炎胆囊结石入院后确诊为下壁及后壁急性心肌梗死，病情进展迅速，转入心内科后不久死亡，其主要可能原因：

(1) 存在 2 型糖尿病、高血压 1 级(高危组)、腔隙性脑梗死、颈动脉粥样硬化、冠心病、下壁及后壁急性心肌梗死等疾病基础[1]。

(2) 存在胆囊炎，胆囊结石，血象高，但入院后头孢哌酮舒巴坦钠和甲硝唑开的是长期医嘱，患者可能未用上。感染得不到控制可增加患者死亡风险。

(3) 患者在未被诊断为急性心肌梗死前，已确定有 2 型糖尿病、高血压 1 级(高危组)、腔隙性脑梗死、颈动脉粥样硬化。应予阿司匹林肠溶片、阿托伐他汀钙片等。实际上未给予，可能使病情加重[1]。

(4) 予转化糖(英凡舒)250 ml＋甲氯芬酯 0.5 g＋复合磷酸氢钾 2 ml＋复方维生素(3)5 ml＋脂溶性维生素 2 瓶＋三磷酸腺苷辅酶胰岛素 1 支 iv gtt。脂溶性维生素 1 瓶含维生素 A 0.69 mg；维生素 D 210 μg；维生素 E 6.4 mg；维生素 K$_1$ 0.20 mg。2 瓶含维生素 K$_1$ 0.40 mg，INR 在 5～9 出血危险性较高的患者规定给予口服维生素 K$_1$(1～2.5 mg)，由此可见

静脉滴注维生素 K_1 0.40 mg 可能缩短 PT、APTT 时间,存在使栓塞加重的风险。甲氯芬酯单次剂量最大为 0.25 g,实际予 0.5 g。剂量过大可引起心率加快、血压升高,增加心脏负荷(见山西普德药业有限公司药品说明书)。每 250 ml 转化糖含果糖 12.5 g 与葡萄糖 12.5 g。果糖进入细胞内快速代谢,使三磷酸腺苷的生成速度增加。随着三磷酸腺苷的分解,血尿酸及尿尿酸均增加,对本身有高尿酸血症者可能加重肾功能损害。患者存在高尿酸血症,而痛风和高尿酸血症患者禁用转化糖和果糖(见四川美大康佳乐药业有限公司药品说明书)。此外,上述配伍还对患者有诸多不利。① 维生素 K_1 含 α-萘醌结构,化学性质不够稳定;复合磷酸氢钾主要成分是磷酸二氢钾和磷酸氢二钾,磷酸氢二钾呈略碱性,α-萘醌在碱性条件下易产生显色反应,加之维生素 K_1 辅料中含有吐温-80,为大分子表面活性剂,内含聚氧乙烯基,能与含酚羟基化合物氢键结合形成复合物[2]。② 另有实验表明,复合磷酸氢钾与不含维生素 K_1 的 12 种复合维生素存在配伍禁忌[3]。③ 甲氯芬酯分子结构中具有不稳定的酯键,极易水解,与转化糖配伍在 2 小时内分解了 4.5%[4]。④ 复合磷酸氢钾应稀释 200 倍以上静脉滴注(见天津金耀氨基酸有限公司药品说明书),实际上仅稀释了 125 倍。上述不合理配伍可产生大量的不溶性微粒,从而可能造成局部血管供血不足,血管栓塞,包括冠状动脉[5],可能使心肌缺血加重。

【病例总结】

(1) 存在胆囊炎,胆囊结石,血象高,应及时予抗菌药控制感染。

(2) 2 型糖尿病、高血压 1 级(高危组)、腔隙性脑梗死、颈动脉粥样硬化患者,应予阿司匹林肠溶片、阿托伐他汀钙片等。

(3) 痛风和高尿酸血症患者禁用转化糖和果糖。

(4) 复合磷酸氢钾与维生素 K_1 及复合维生素存在配伍禁忌。

未遵守上述用药注意事项,不排除与患者病情恶化死亡有相关性。

参 考 文 献

[1] 中华医学会心血管病学分会,中华心血管病杂志编辑委员会,中国循环杂志编辑委员会.急性心肌梗死诊断和治疗指南[J].2001,29(12):705-720.

[2] 龙杰.维生素 K_1 与复合磷酸氢钾存在配伍禁忌的实验分析[J].北方药学,2015,12(6):101.

[3] 顾燕萍,沈海珍,陆赟.复合磷酸氢钾注射液与 12 种复合维生素(卫美佳)存在配伍禁忌[J].医疗装备,2015,7:63.

[4] 林洁,吴明钗,林晖,等.盐酸甲氯芬酯与 3 种含果糖输液配伍的稳定性考察[J].海峡药,2010,22(12):18-19.

[5] 卢海儒,文友民.中药注射剂的不良反应[M].北京:中国医药科技出版社,71-72.

71. 尖端扭转型室性心动过速反复发作

（2017 年 2 月 13 日）

【概述】

一例既往瓣膜关闭不全病史患者，因肺部感染、Ⅱ型呼吸衰竭、急性冠脉综合征、心房颤动、阵发性尖端扭转型室性心动过速、瓣膜关闭不全、心功能Ⅲ级（NYHA）、肝功能不全而入院。患者在急诊室突发尖端扭转型室性心动过速，入院后尽管予 25% 硫酸镁，但仍有尖端扭转型室性心动过速反复发作。通过此病例分析，主要探讨该患者两度尖端扭转型室性心动过速发作的主要原因。

【病史介绍】

患者 68 岁，女性。既往瓣膜关闭不全病史，2016 年 12 月 5 日—12 月 13 日因冠心病？二尖瓣关闭不全、心房颤动、心功能Ⅱ级（NYHA）而入院。出院后予地高辛 0.125 mg qd po，华法林 2.5～3.125 mg qd po，美托洛尔缓释片 23.75 mg qd po，螺内酯 20 mg qd po，呋塞米 20 mg qd po。

2017 年 1 月 7 日—1 月 12 日因冠心病？二尖瓣关闭不全、心房颤动、心功能Ⅲ级（NYHA）再次入院。出院后继续上述治疗。

1 周前因反复出现咳嗽，为干咳，伴胸闷气端，2017 年 2 月 8 日于某院急诊，查白细胞 11.71×10^9/L（3.5×10^9/L～9.5×10^9/L），中性粒细胞百分比 54.1%（50%～70%），CRP 2 mg/L（0～3 mg/L），BNP 6 276 ng/L（<450 ng/L）。**急诊予莫西沙星 0.4 g iv gtt，胺碘酮 450 mg iv gtt**，予气管插管呼吸机辅助通气。入院诊断：肺部感染、Ⅱ型呼吸衰竭、急性冠脉综合征、心房颤动、阵发性尖端扭转型室性心动过速、瓣膜关闭不全、心功能Ⅲ级（NYHA）、肝功能不全。

【临床经过】

2 月 8 日，予莫西沙星 0.4 g+5% GS 250 ml qd iv gtt（2 月 8 日—2 月 9 日），异甘草酸镁 150 mg+转化糖 12.5 g qd iv gtt（2 月 8 日—），特布他林 0.5 mg+溴己新 8 mg 雾化吸入（2 月 8 日—），前列地尔 10 μg+NS 100 ml qd iv gtt（2 月 8 日—），二羟丙茶碱 0.5 g+甲泼尼龙琥珀酸钠 40 mg qd iv gtt（2 月 8 日—），**复合磷酸氢钾 2 ml**+环磷腺苷葡胺 180 mg+转化糖 12.5 g qd iv gtt（2 月 8 日—），泮托拉唑钠 40 mg+NS 100 ml qd iv gtt（2 月 8 日—），8.5%复

方氨基酸 250 ml＋丙氨酰谷氨酰胺 10 g qd iv gtt(2 月 8 日—),低分子肝素钠 4 250 U qd ih (2 月 8 日—),25％硫酸镁 5 g 静脉推泵(2 月 8 日 10:21,15:04)。

12:25,**患者反复室性心动过速**,心电图示 Q－T 间期延长,心内科会诊予 25％硫酸镁静脉滴注,继续予胺碘酮。

13:00,予 10％氯化钾 2 g 静脉推泵。

14:16,神清,气管插管中,两肺可闻及少许湿性啰音。心率 102 次/min,可闻及期前收缩,血压 109/56 mmHg。

15:55,**予胺碘酮 600 mg 静脉推泵**,美托洛尔 25 mg po。

16:05,心电监护示持续性室性心动过速,心率 190～200 次/min,呼之无反应,血压最低 32/12 mmHg。予 5％碳酸氢钠 250 ml iv gtt,同时予双向 200 J 电除颤一次。之后患者神志转清,心率为窦性心律,维持于 100 次/min 左右,血压 179/102 mmHg。

19:13,心电监护示持续性室性心动过速,心率 170～195 次/min,血压迅速下降至 55/42 mmHg,血氧饱和度 94％,立即予双向 200 J 电除颤一次。心率在 45～52 次/min,律不齐,血压 122/52 mmHg。

21:05,予 10％氯化钾 3 g 静脉推泵。

2 月 9 日 10:17,患者气管插管呼吸机辅助通气中,心电监护示血压 112/65 mmHg,心率 96 次/min,律不齐,可闻及期前收缩。神清,气略促,两肺可闻及肺底湿啰音。肌酐 91 μmol/L(46～92 μmol/L),钾 4.1 mmol/L(3.5～5.1 mmol/L),镁 1.65 mmol/L(0.75～1.02 mmol/L),Ca^{2+} 1.8 mmol/L(2.11～2.52 mmol/L)。予 5％氯化钙 10 ml＋10％氯化钾 30 ml 静脉推泵(2 月 9 日 9:04,17:09,18:46)。

11:30,心内科再次会诊诊断尖端扭转型室性心动过速,停胺碘酮。予异丙肾上腺素 1 mg 静脉推泵。

2 月 10 日转心内科。

【病例用药分析】

一、患者突发尖端扭转型室性心动过速的可能原因

2017 年 2 月 8 日患者在急诊突发尖端扭转型室性心动过速的可能原因是将胺碘酮与莫西沙星合用,两药均可延长 Q－T 间期,增加室性心律失常风险(见拜耳医药保健有限公司药品说明书)。莫西沙星能够延长一些患者心电图的 Q－T 间期,该药应避免用于 Q－T 间期延长的患者、患有无法纠正的低钾血症患者及接受Ⅲ类(如胺碘酮,索他洛尔)抗心律失常药物治疗的患者(见拜耳医药保健有限公司药品说明书)。

二、患者再次尖端扭转型室性心动过速发作的主要原因

患者入院后尽管予 25％硫酸镁 5 g 静脉推泵(2 月 8 日 10:21,15:04),但仍有尖端扭转型室性心动过速反复发作的主要原因:

(1) 继续予莫西沙星 0.4 g＋5％ GS 250 ml 250 ml qd iv gtt(2 月 8 日—2 月 9 日),并且 2 月 8 日 15:55 予胺碘酮 600 mg 静脉推泵,16:05 再次尖端扭转型室性心动过速发作,提示胺碘酮与莫西沙星合用诱发的可能性。

(2) 2月9日10:17查 Ca^{2+} 1.8 mmol/L,低钙血症主要影响心肌的复极过程,使 Q-T 间期延长,增加尖端扭转型室性心动过速的发生风险[1]。而发生低钙血症的主要原因是予复合磷酸氢钾 2 ml+环磷腺苷葡胺 180 mg+转化糖 12.5 g qd iv gtt(2月8日—),复合磷酸氢钾主要用于完全胃肠外营养疗法中作为磷的补充剂,如中等以上手术或其他创伤需禁食5天以上患者的磷补充剂。磷补充剂可引发低钙血症(见天津金耀药业有限公司药品说明书)。

(3) 予异甘草酸镁 150 mg+转化糖 12.5 g qd iv gtt(2月8日—),可引发假性醛固酮症,降低血钾,使 Q-T 间期延长。心力衰竭者禁用异甘草酸镁(见正大天晴药业集团股份有限公司药品说明书)。

【病例总结】

(1) 胺碘酮禁止与莫西沙星合用。

(2) 复合磷酸氢钾适用于需禁食5天以上患者的磷补充剂,磷补充剂可引发低钙血症。

(3) 心力衰竭者禁用异甘草酸镁。

未遵守上述用药注意事项,不排除与患者发生尖端扭转型室性心动过速有相关性。

参 考 文 献

[1] 王礼振.临床输液学[M].北京:人民卫生出版社,1998,103-104.

72. 脑梗死、上消化道出血、致死性心律失常

（2017 年 5 月 27 日）

【概述】

一例因冠心病、**急性下壁＋右室心肌梗死**、心功能Ⅱ级（Killip）、2 型糖尿病而入院的患者，治疗过程中患者发生脑梗死、上消化道出血、交界性逸搏、短阵室性心动过速、Q-T 间期延长等情况。通过此病例分析，主要探讨以下三点：① 患者发生脑梗死的主要原因；② 患者发生上消化道的主要原因；③ 患者发生交界性逸搏、短阵室性心动过速、Q-T 间期延长的主要原因。

【病史介绍】

患者 85 岁，女性。2017 年 4 月 28 日因冠心病、**急性下壁＋右室心肌梗死**、心功能Ⅱ级（Killip）、2 型糖尿病而入院。有咳嗽咳痰，血压 139/87 mmHg，双肺可闻及散在湿啰音，心率 91 次/min，律齐，双下肢轻度凹陷性水肿。查血红蛋白 130 g/L（115～150 g/L），血细胞比容 40%（35%～45%）。

【临床经过】

4 月 28 日，予阿司匹林肠溶片 100 mg qd po（4 月 28 日—5 月 14 日），氯吡格雷 75 mg qd po（4 月 28 日—5 月 15 日），低分子肝素钙 2 125 U q12h ih（4 月 28 日—4 月 29 日），阿托伐他汀钙 20 mg qn po（4 月 28 日—5 月 20 日），培哚普利 2 mg qd po（4 月 28 日—4 月 29 日），**泮托拉唑钠 40 mg＋NS 50 ml qd iv gtt**（4 月 28 日—5 月 5 日），螺内酯 20 mg bid po（4 月 28 日—5 月 5 日），减量为 20 mg qd po（5 月 5 日—5 月 8 日），再加量为 20 mg bid po（5 月 8 日—5 月 9 日），再次减量为 20 mg qd po（5 月 9 日—5 月 11 日），**托拉塞米 20 mg＋NS 50 ml qd iv gtt**（4 月 28 日—5 月 8 日），改为 10 mg bid po（5 月 8 日—5 月 12 日），莫西沙星 0.4 g＋5% GS 250 ml＋生物合成人胰岛素 2 U qd iv gtt（4 月 28 日—5 月 3 日）。予硝酸甘油 10 mg＋NS 50 ml bid iv gtt（4 月 28 日）10 mg＋NS 50 ml qd iv gtt（5 月 4 日—5 月 7 日），托拉塞米 30 mg＋NS 50 ml qd iv gtt（4 月 28 日），减量为 20 mg＋NS 50 ml qd iv gtt（4 月 29 日），加量为 40 mg＋NS 50 ml qd iv gtt（5 月 3 日），**再减量为 20 mg＋NS 50 ml qd iv gtt**（5 月 6 日—5 月 7 日）。

4 月 29 日，两肺未闻及明显干湿性啰音，双下肢无水肿。肌酐 161 μmol/L（46～92 μmol/L），BNP＞35 000 ng/L（＜450 ng/L）。心脏超声示 EF 27%。予多巴胺 180 mg＋NS 50 ml

bid iv gtt(4 月 29 日—4 月 30 日),减量为 180 mg＋NS 50 ml qd iv gtt(5 月 1 日—5 月 3 日),继续减量为 160 mg＋NS 50 ml qd iv gtt(5 月 4 日—5 月 7 日)。

4 月 30 日,24 小时入/出液量 2 050/1 990 ml。血压 98/62 mmHg,心率 100 次/min,可闻及期前收缩 5～6 次/min,双下肢不肿。钠 140 mmol/L(137～145 mmol/L),钾 3.5 mmol/L(3.5～5.1 mmol/L)。予还原型谷胱甘肽 1.2 g＋NS 100 ml qd iv gtt(4 月 30 日—5 月 9 日),前列地尔 10 μg＋NS 100 ml qd iv gtt(4 月 30 日—5 月 3 日)(5 月 9 日—5 月 12 日)。**予呋塞米 60 mg＋NS 50 ml qd iv gtt(4 月 30 日),加量为 80 mg＋NS 50 ml qd iv gtt(5 月 3 日,5 月 5 日)。**

5 月 2 日,予氯化钾片 0.5～1 g tid po(5 月 2 日—5 月 5 日)。

5 月 3 日,**血红蛋白 144 g/L(115～150 g/L),血细胞比容 43%(35%～45%)。D-二聚体 2.44 mg/L(<0.55 mg/L)**,INR 1.10(0.5～1.8)。

5 月 5 日,神清呼吸平稳,血压 100/65 mmHg,两肺底呼吸音低,心率 95 次/min,律不齐,可闻及期前收缩 5～6 次/min,双下肢不肿。**停泮托拉唑钠 40 mg 静脉推泵,改用泮托拉唑钠肠溶胶囊 40 mg qd po(5 月 5 日—5 月 14 日)。予胺碘酮 0.2 g tid po(5 月 5 日—5 月 8 日),减量为 0.2 g bid po(5 月 8 日—5 月 9 日),继续减量为 0.2 g qd po(5 月 9 日—5 月 12 日),再加量为 0.2 g tid po(5 月 13 日—5 月 17 日),再减量为 0.2 g bid po(5 月 17 日—5 月 19 日)。**

5 月 6 日,尿培养提示大肠埃希菌感染,根据药敏结果予头孢吡肟 2 g＋NS 100 ml bid iv gtt(5 月 6 日—5 月 9 日),减量为 1 g＋NS 100 ml q12h iv gtt(5 月 9 日—5 月 12 日)。

5 月 7 日,**血红蛋白 152 g/L(115～150 g/L),血细胞比容 44.2%(35%～45%)。**

5 月 8 日,患者目前血压控制稳定,暂停硝酸甘油及多巴胺,**予硝酸异山梨酯片 5 mg tid po(5 月 8 日—5 月 10 日)。**

5 月 9 日 10:00,BNP 23 149 ng/L(<450 ng/L),肌酐 237 μmol/L(46～92 μmol/L),**血红蛋白 151 g/L(115～150 g/L),血细胞比容 43.9%(35%～45%)。**

16:00,**患者出现口角歪斜,吞咽困难伴呛咳,头颅 CT 平扫示双侧基底节区、半卵圆中心、侧脑室旁多发腔隙性脑梗死灶。予依达拉奉 30 mg＋NS 100 ml bid iv gtt(5 月 9 日—5 月 14 日)。**

5 月 10 日 10:00,**钠 146 mmol/L(137～145 mmol/L)。**予肠内营养乳剂(瑞能)800 ml qd 胃管内注入(5 月 10 日—5 月 14 日)。

17:40,**患者突发意识丧失,心电监护示室性心动过速,经抢救数分钟后患者神志转清**,心率 85 次/min,心电监护示窦性心律,频发室性期前收缩,血压 130/70 mmHg,继续予胺碘酮静脉泵入。

5 月 11 日,昨 24 小时入/出液量 1 300/1 500 ml。浅昏迷,呼吸稍促。肌酐 305 μmol/L(46～92 μmol/L)。予米汤 400 ml(5 月 11 日—5 月 14 日)。

5 月 12 日,予哌拉西林他唑巴坦钠 4.5 g＋NS 100 ml q8h iv gtt(5 月 12 日—5 月 20 日)。

5 月 13 日,浅昏迷,呼吸稍促,血压 110/70 mmHg,双肺未闻及干湿性啰音,心率 74 次/min,律齐。白细胞计数 20.78×10⁹/L(3.5×10⁹/L～9.5×10⁹/L),肌酐 425 μmol/L(46～92 μmol/L)。予托拉塞米 80 mg、呋塞米 100 mg 静脉推泵。解黑色稀便数次。

5 月 14 日,解黑便 8 次,停阿司匹林肠溶片。予泮托拉唑钠 40 mg＋NS 50 ml q8h iv gtt

（5 月 14 日—5 月 19 日），减量为 40 mg＋NS 50 ml bid iv gtt（5 月 19 日—5 月 20 日）。予 10% GS 500 ml＋50% GS 20 ml＋10%氯化钾 15 ml＋三磷酸腺苷辅酶胰岛素 1 支 qd iv gtt（5 月 14 日—5 月 17 日），10% GS 500 ml＋50% GS 20 ml＋10%氯化钾 15 ml＋三磷酸腺苷辅酶胰岛素 1 支＋10%氯化钠 30 ml qd iv gtt（5 月 18 日—5 月 19 日），10% GS 500 ml＋维生素 C 2 g＋维生素 B_6 0.2 g＋10%氯化钾 15 ml＋生物合成人胰岛素 6 U qd iv gtt（5 月 14 日—5 月 17 日），10% GS 500 ml＋维生素 C 2 g＋维生素 B_6 0.2 g＋10%氯化钾 15 ml＋＋10%氯化钠 30 ml＋生物合成人胰岛素 6 U qd iv gtt（5 月 18 日—5 月 20 日）。予托拉塞米 90 mg、呋塞米 200 mg 静脉推泵。

5 月 15 日，患者解黑便 3 次，停氯吡格雷。予托拉塞米 60 mg、呋塞米 400 mg 静脉推泵。

5 月 16 日，患者解黑便 3 次，一般情况差。予托拉塞米 100 mg。

5 月 17 日，患者解黑便 2 次，一般情况差。血细胞比容 29.4%（35%～45%），血红蛋白 99 g/L（115～150 g/L），镁 0.61 mmol/L（0.7～1.0 mmol/L）。予呋塞米 200 mg 静脉推泵。

5 月 18 日，患者神清，呼吸平稳，血压 90/50 mmHg，双肺未闻及干湿性啰音，心率 80 次/min，律齐。钾 4.2 mmol/L（3.5～5.1 mmol/L），**镁 0.53 mmol/L（0.7～1.0 mmol/L）**，钙 2.13 mmol/L（2.10～2.55 mmol/L）。予托拉塞米 50 mg、呋塞米 200 mg 静脉推泵。

5 月 19 日 10:00，患者未再解黑便，神清呼吸平稳，血压 106/60 mmHg，双肺未闻及干湿性啰音，心率 71 次/min，律齐。血红蛋白 100 g/L（115～150 g/L），肌酐 338 μmol/L（46～92 μmol/L），钾 4.0 mmol/L（3.5～5.1 mmol/L），钠 131 mmol/L（137～145 mmol/L）。**镁 0.51 mmol/L（0.7～1.0 mmol/L）**，钙 2.06 mmol/L（2.10～2.55 mmol/L），予呋塞米 240 mg 静脉推泵。

16:07，患者突发胸闷、气促，心电监护示心率 45～65 次/min，可见交界性逸搏，短阵室性心动过速，Q-T 间期延长。查体神清呼吸促，血压 85/45 mmHg，两肺散在哮鸣音及湿啰音。予甲泼尼龙琥珀酸钠 40 mg、二羟丙茶碱 0.75 g，多巴胺升压，异丙肾 1 mg 静脉滴注，5%碳酸氢钠 250 ml 静脉滴注，停胺碘酮。患者恢复窦性心律 70 次/min，血压 110/54 mmHg。

5 月 20 日 22:00，患者血压心跳停止，宣布临床死亡。

【病例用药分析】

一、患者发生脑梗死的主要原因

（1）患者为 85 岁高龄女性，有 2 型糖尿病，其脑动脉、颈动脉可能已有粥样硬化，有脑血栓形成的疾病基础[1]。

（2）患者急性下壁＋右室心肌梗死、心功能 Ⅱ 级（Killip），可能导致血循环淤滞形成附壁血栓，栓子脱落形成脑栓塞[1]。

（3）患者 85 岁高龄，认知能力差，加上因严重疾病而饮食很少，食欲缺乏，故每日食物中的水分（正常情况下约 800 ml）以及钠的摄入可不计入或计入较少，患者饮水也较少，加上因控制心力衰竭需要予托拉塞米 20 mg qd（4 月 28 日—5 月 12 日），托拉塞米 30 mg qd iv gtt（4 月 28 日），减量为 20 mg qd iv gtt（4 月 29 日），加量为 40 mg qd iv gtt（5 月 3 日），再减量为 20 mg qd iv gtt（5 月 6 日—5 月 7 日），予呋塞米 60 mg qd iv gtt（4 月 30 日），加量为 80 mg qd iv gtt（5 月 3 日，5 月 5 日），可能引发低血容量。4 月 28 日血红蛋白 130 g/L，血细胞比容 40%。

5月9日,血红蛋白上升至151 g/L,血细胞比容上升至43.9%。可估算出5月9日发生脑梗死时,患者脱水量(与入院时比较)＝体重(kg)×0.6×(1－正常 Ht/脱水后 Ht)＝60×0.6×(1－0.40/0.439)＝3.2 L[2]。还加上予硝酸甘油 10 mg bid iv(4 月 28 日) 10 mg qd iv(5 月 4 日—5 月 7 日),予硝酸异山梨酯片 5 mg tid po(5 月 8 日—5 月 10 日),可能引发容量不足,使血压降得较低(需要多巴胺维持),从而诱发脑梗死[3]。

指南规定,患者急性下壁＋右室心肌梗死合并低血压时应避免使用硝酸酯类和利尿剂,需积极扩容治疗,若补液 1～2 L 血压仍不回升,应静脉滴注正性肌力药物多巴胺[4]。

二、患者发生上消化道出血的主要原因

5月14日,患者发生上消化道出血的主要原因是对具备一个应激原＋2 个及以上危险因素的非 ICU 患者,应予奥美拉唑钠 40 mg q12h iv 或泮托拉唑钠 40 mg q12h iv 或兰索拉唑 30 mg q12h iv 或埃索美拉唑 40 mg q12h iv[5]。患者 5 月 9 日发生脑梗死,5 月 10 日突发意识丧失、室性心动过速,经抢救好转。存在脑血管意外,心肺复苏后 2 个应激原,加上口服阿司匹林肠溶片、肾功能衰竭等危险因素,按规定应予泮托拉唑钠 40 mg q12h iv gtt。实际上 5 月 5 日停泮托拉唑钠 40 mg 静脉推泵,改用泮托拉唑钠肠溶胶囊 40 mg qd po(5 月 5 日—5 月 14 日)。显然质子泵抑制剂的量是不足的。

三、患者发生交界性逸搏、短阵室性心动过速、Q－T 间期延长的主要原因

5 月 19 日 16:07,心电监护示心率 45～65 次/min,可见交界性逸搏、短阵室性心动过速、Q－T 间期延长。其主要原因:

(1) 存在冠心病、急性下壁＋右室心肌梗死、2 型糖尿病、心力衰竭加重、肾功能衰竭、脑梗死、上消化道出血、贫血、肺部感染等诱发严重心律失常的疾病基础[4]。

(2) 5 月 19 日 10:00 镁 0.51 mmol/L,低镁血症可引发室性心动过速、心室颤动、交界性心律等各种难治性心律失常,还可引发尖端扭转型室性心动过速[4]。加上与胺碘酮合用,更使尖端扭转型室性心动过速的发生风险增加(见赛诺菲制药有限公司药品说明书)。发生低镁血症的主要原因是从 5 月 13 日到 5 月 19 日,每日予大剂量的呋塞米和托拉塞米,医师予补钠、补钾以防止低钠血症、低钾血症,但未予补充镁。

【病例总结】

(1) 急性下壁＋右室心肌梗死合并低血压时应避免使用硝酸酯类和利尿剂,需积极扩容治疗。

(2) 血细胞比容上升提示脱水,可根据公式体重(kg)×0.6×(1－正常 Ht/脱水后 Ht)估算脱水量。

(3) 具备一个应激原＋2 个及以上危险因素的非 ICU 患者,应予奥美拉唑钠 40 mg q12h iv 或泮托拉唑钠 40 mg q12h iv 或兰索拉唑 30 mg q12h iv 或埃索美拉唑 40 mg q12h iv。

(4) 低镁血症加上与胺碘酮合用,使尖端扭转型室性心动过速的发生风险增加。

未遵守上述用药注意事项,不排除与患者病情恶化死亡有相关性。

参 考 文 献

［1］贾建平,陈生弟.神经病学［M］.第 7 版.北京：人民卫生出版社,2014,170 - 186.

［2］王礼振.临床输液学［M］.北京：人民卫生出版社,1998,8 - 21,46 - 48,143 - 158.

［3］苏庆杰,陈志斌,蔡美华,等.院内降压过度诱发急性脑梗死 7 例分析［J］.中国误诊学杂志,2007,
　　7(1)：174 - 175.

［4］中华医学会心血管病学分会,中华心血管病杂志编辑委员会,中国循环杂志编辑委员会.急性心肌梗
　　死诊断和治疗指南［J］.2001,29(12)：705 - 720.

［5］应激性溃疡防治专家组.应激性溃疡防治专家建议（2015 版）［J］.中华医学杂志,2015,95(20)：
　　1555 - 1557.

73. 上消化道出血、INR 升高
(2017 年 4 月 23 日)

【概述】

一例因冠心病、陈旧性前壁心肌梗死 PCI 术后急性左心衰竭、心功能 III 级（NYHA）而入院的患者，治疗过程中患者上消化道出血，INR 升至 5.32。通过此病例分析，主要探讨以下两点：① 患者发生上消化道出血的主要原因；② 患者 INR 升高的主要原因。

【病史介绍】

患者 74 岁，女性。2015 年 8 月诊断急性前壁心肌梗死，于 LAD 植入支架 2 枚，后择期开通右冠，植入 2 枚支架，术后规律抗血小板等治疗；1 年余前诊断有下肢深静脉血栓，规律服用华法林 2.5 mg qd po。

2017 年 3 月 28 日因冠心病、陈旧性前壁心肌梗死 PCI 术后急性左心衰竭、心功能 III 级（NYHA）而入院。意识清精神可，两肺未闻及明显干湿性啰音。心界不大，心率 102 次/min，律齐，血压 126/74 mmHg，双下肢无水肿。INR 2.25(0.8~1.5)。

【临床经过】

3 月 28 日，予**华法林** 2.5 mg qd po(3 月 28 日—4 月 20 日)，**氯吡格雷** 75 mg qd po(3 月 28 日—4 月 20 日)，**地高辛** 0.13 mg qd po(3 月 28 日—4 月 13 日)(4 月 19 日)，螺内酯 20 mg bid po(3 月 28 日—)，呋塞米 20 mg qd po(3 月 28 日—4 月 3 日)，托拉塞米 10 mg bid po(4 月 3 日—4 月 20 日)，**呋塞米** 100~300 mg iv gtt(3 月 28 日—4 月 12 日)，曲美他嗪 20 mg tid po(3 月 28 日—)。

3 月 30 日，患者胸闷气喘较前缓解，血压 96/57 mmHg，双肺未闻及明显干湿啰音，心率 97 次/min，律齐，双下肢轻度水肿，右侧为甚。胸部 CT 示右肺中叶炎症，双侧胸腔积液伴叶间积液。BNP 22 534 ng/L($<$450 ng/L)，K^+ 3.4 mmol/L(3.5~5.1 mmol/L)，Na^+ 147 mmol/L(137~145 mmol/L)。

3 月 31 日，患者咳嗽咳痰，肺部 CT 示炎症，诊断肺部感染，**予莫西沙星 0.4 g qd iv gtt (3 月 31 日—4 月 3 日)**，美托洛尔 0.5 g qd po(3 月 31 日—4 月 2 日)，减量为 0.25 g qd po (4 月 2 日—4 月 7 日)，再加量为 0.5 g qd po(4 月 7 日—4 月 19 日)。

4 月 1 日，BNP 16 873 ng/L($<$450 ng/L)，钠 146 mmol/L(137~145 mmol/L)，INR

2.56(0.8~1.5),钾 4.5 mmol/L(3.5~5.1 mmol/L)。

4月3日,患者仍胸闷气促,咳嗽咳痰,痰不易咳出,下肢轻度水肿。血压103/71 mmHg,心率87次/min,律齐,双肺未闻及明显干湿啰音。**停莫西沙星**。

4月5日,予比沙可啶 5 g bid po(4月5日—4月19日)。

4月6日,INR 1.92(0.8~1.5)。

4月9日,INR 1.91(0.8~1.5),尿素氮 26.2 mmol/L(3.20~7.10 mmol/L),肌酐 158 μmol/L(58~110 μmol/L),尿酸＞1 011 μmol/L(208~506 μmol/L)。予碳酸氢钠片 1 g tid po(4月9日—)。

4月10日,患者食欲缺乏,情绪状态差,仍胸闷气促,下肢仍水肿,咳嗽咳痰,为白痰。血压106/71 mmHg,心率97次/min,未闻及明显干湿啰音。予比阿培南 0.3 g＋NS 100 ml q12h iv gtt(4月10日—4月20日),氨溴索 30 mg bid iv(4月10日—4月21日),泮托拉唑钠 40 mg＋NS 100 ml qd iv gtt(4月10日—4月13日),改为 40 mg qd po(4月13日—4月20日)。

4月11日,**予肾衰宁 4 粒 tid po(4月11日—4月20日)**。

4月12日,患者食欲缺乏,饮食呛咳,仍胸闷气促,下肢无水肿,咳嗽咳痰。血压98/71 mmHg,心率87次/min,双肺未闻及明显干湿啰音。

4月13日,INR 1.82(0.8~1.5),**地高辛浓度 2.27 μg/L(0.9~2.0 μg/L)**,尿素氮 23.1 mmol/L(3.20~7.10 mmol/L),肌酐 157 μmol/L(58~110 μmol/L),停地高辛,**重新予莫西沙星 0.4 g qd iv gtt(4月13日—)**。

4月16日,患者食欲缺乏,仍胸闷气促,咳嗽咳白痰,血压98/71 mmHg,双肺未闻及明显干湿啰音,心率87次/min 双下肢稍水肿。

4月17日,患者情绪状态差,心理科会诊考虑抑郁状态,**予舍曲林 25 mg qn po(4月17日—4月19日),加量为 50 mg qn po(4月19日—4月20日),奥氮平 2.5 mg qd po(4月17日—4月19日)**。

4月19日10:00,患者今日嗜睡状态,家属诉患者今日食欲缺乏,仍气促,无明显咳嗽咳痰,血压90/71 mmHg,双肺可闻及肺部湿啰音,心率124次/min,律齐,双下肢稍水肿。

15:34,患者目前血压 69/48 mmHg,心率107次/min,血氧饱和度79%。予生理盐水 250 ml 扩容、升压。BNP 13 736 ng/L(＜450 ng/L),白细胞计数 12.58×10⁹/L(3.5×10⁹/L~9.5×10⁹/L),中性粒细胞百分比 93.3%(50%~70%),血细胞比容 HCT 42.5%(35%~45%),尿素氮＞42.83 mmol/L(3.20~7.10 mmol/L),肌酐 254 μmol/L(58~110 μmol/L)。

4月20日9:53,神经内科急会诊认为患者血压低、低灌注状态,积极维持内环境稳定。12:00,患者仍嗜睡,一般情况差,今晨解黑便1次。粪便 OB4＋。查体呼之不应,呼吸稍促,无创呼吸机辅助通气中,SPO₂ 95%,血压90/57 mmHg,两肺听诊未闻及明显干湿性啰音,心界不大,心率110次/min,律不齐,右侧肢体肌力偏低。INR 5.32(0.8~1.5),尿隐血 4＋,K⁺ 3.3 mmol/L(3.5~5.1 mmol/L),Na⁺ 153 mmol/L(137~145 mmol/L),总胆红素 30.5 μmol/L(0~21 μmol/L)。Ca²⁺ 1.89 mmol/L(2.15~2.55 mmol/L),mg²⁺ 1.07 mmol/L(0.65~1.05 mmol/L)。**停华法林、肾衰宁、氯吡格雷**。予泮托拉唑钠 40 mg＋NS 50 ml q6h iv gtt(4月20日—),托拉塞米 10 mg qd po(4月20日—)。

予禁食、补液扩容、抑酸、止血、输血浆、利尿、改善心功能、抗感染、止咳祛痰、纠正水电解质酸碱平衡紊乱及对症支持治疗。

【病例用药分析】

一、患者发生上消化道出血的主要原因

（1）患者存在陈旧性前壁心肌梗死 PCI 术后急性左心衰竭、肾功能不全急性加重等应激原[1]。

（2）因陈旧心肌梗死 PCI 术后长期予氯吡格雷 75 mg qd po，入院后继续予氯吡格雷 75 mg qd po（3 月 28 日—4 月 20 日）抗血小板聚集，可能造成胃肠道溃疡和出血（见杭州赛诺菲安万特民生制药有限公司产品说明书）。

（3）因肾功能不全加重予肾衰宁 4 粒 tid po（4 月 11 日—4 月 20 日）。肾衰宁包含丹参、大黄、太子参、黄连、牛膝、半夏（制）、红花、茯苓、陈皮、甘草。其中丹参具有活血作用，可扩张外周血管，改善微循环；大黄有肠兴奋作用，能增加推进性肠蠕动，并有抗菌作用；太子参有抗疲劳作用，是升阳药，可引发口鼻等出血；黄连有降血糖、抗菌作用，也有抑制 ADP 诱导的血小板聚集及释放作用；牛膝具有降低血黏度、抗炎、镇痛、抗衰老作用；半夏有镇咳、催吐、降压及对胰蛋白酶的抑制作用；红花有抗凝血、抗血栓、扩血管作用；茯苓有增强免疫力、利尿作用；陈皮具有刺激胃肠道、祛痰、舒张支气管、收缩肾血管使尿量减少、抗炎作用；甘草具有祛痰镇咳、抗心律失常、降脂、镇静、抗变态反应、抗血小板聚集等作用。由此可见，肾衰宁包含红花、丹参、太子参、牛膝等可能诱发出血的多种成分。因此规定有出血症状者禁止使用肾衰宁（见云南理想药业有限公司药品说明书）。

（4）予螺内酯 20 mg bid po（3 月 28 日—），对胃肠道有刺激性，可引发恶心、呕吐、胃痉挛，有引发消化道溃疡的报道（见上海信谊药厂有限公司药品说明书）。

（5）予氨溴索 30 mg bid iv（4 月 10 日—4 月 21 日），对胃肠道有刺激性，可引发恶心、呕吐、腹部疼痛，规定胃溃疡患者禁用（见上海勃林格殷格翰药业有限公司药品说明书）。

（6）因下肢深静脉血栓，长期规律服用华法林 2.5 mg qd po，入院后继续予华法林 2.5 mg qd po（3 月 28 日—4 月 20 日），为间接作用的抗凝剂，通过抑制维生素 K 在肝脏细胞内合成凝血因子 Ⅱ、Ⅷ、Ⅸ、Ⅹ，从而发挥抗凝作用。4 月 20 日 INR 上升至 5.32（0.80～1.50），提示华法林过量（见上海信谊药厂有限公司药品说明书）。

二、患者 INR 升高的主要原因

2017 年 3 月 28 日 INR 2.25，4 月 20 日 INR 上升至 5.32 的主要原因：

（1）4 月 11 日，予肾衰宁 4 粒 tid po（4 月 11 日—4 月 20 日）。肾衰宁包含丹参，可增强华法林的抗凝作用[2]。

（2）4 月 17 日予舍曲林 25 mg qn po（4 月 17 日—4 月 19 日），加量为 50 mg qn po（4 月 19 日—4 月 20 日）。舍曲林与华法林合用可引起较小的但有统计学意义的凝血酶原时间的延长，其临床意义尚不明确。因此，舍曲林与华法林联合应用或停用时应密切监测凝血酶原时间。舍曲林本身可引发异常出血如鼻出血、胃肠出血或血尿（见辉瑞制药有限公司药品说明书）。

（3）4 月 13 日重新予莫西沙星 0.4 g qd iv gtt(4 月 13 日—)。曾有报道患者同时服用抗凝剂和包括莫西沙星在内的抗生素抗凝活性升高。其危险因素包括感染（及其炎症过程），年龄和患者的一般情况。尽管莫西沙星和华法林的相互作用在临床试验中未经证实，但应监测 INR，如有必要应调整口服抗凝剂的剂量（见拜耳医药保健有限公司药品说明书）。

（4）患者入院后肾功能不全加重，伴有肝功能损害，可减少华法林的代谢和排泄，增加其抗凝作用[2]。

住院患者口服华法林 2～3 天后开始每日或隔日监测 INR，直到 INR 达到治疗目标并维持至少 2 天。此后根据 INR 结果的稳定性数天至 1 周监测 1 次，根据情况可延长[2]。但患者予肾衰宁、舍曲林、莫西沙星，按规定应加强 INR 监测，实际上从 4 月 14 日至 4 月 20 日 7 天未监测。

【病例总结】

（1）肾衰宁包含丹参，可增强华法林的抗凝作用。

（2）舍曲林与华法林联合应用或停用时应密切监测凝血酶原时间。舍曲林本身可引发异常出血如鼻出血、胃肠出血或血尿。

（3）尽管莫西沙星和华法林的相互作用在临床试验中未经证实，但应监测 INR，如有必要应调整口服抗凝剂的剂量。

未遵守上述用药注意事项，不排除与患者病情恶化死亡有相关性。

参 考 文 献

[1] 葛均波，徐永健. 内科学[M]. 第 8 版. 北京：人民卫生出版社，2014，99 - 106，369 - 374，634 - 637.

[2] 中华医学会心血管疾病分会，中国老年学学会心脑血管病专业委员会. 华法林抗凝治疗的中国专家共识[J]. 中华内科杂志，2013，52(1)：76 - 82.

74. 肾功能不全加重、低钾血症、室性心动过速
（2017 年 1 月 3 日）

【概述】

一例高血压合并糖尿病患者，因冠心病 CABG 术后、急性非 ST 段抬高型心肌梗死、心功能 Ⅱ 级（Killip）、糖尿病足、左下肢动脉闭塞支架术后而入院，治疗过程中患者发生肾功能不全加重、低钾血症、室性心动过速等情况。通过此病例分析，主要探讨以下几点：① 患者因急性非 ST 段抬高型心肌梗死入院的主要原因；② 患者肾功能不全加重的主要原因；③ 患者发生低钾血症的主要原因；④ 患者发生室性心动过速的主要原因。

【病史介绍】

患者 71 岁，女性。既往有高血压病史 20 余年，口服替米沙坦 40 mg qd po；2 型糖尿病史 9 年，平素服用瑞格列奈 0.5 mg tid po，格列吡嗪控释片 5 mg bid po，2 年前出现足部坏疽，诊断为糖尿病足；有乳腺癌病史 8 年，行左乳切除术，后规律放疗；既往有左下肢动脉闭塞史 2 年，植入支架 1 枚。

2016 年 11 月 20 日患者开始觉得胸闷不适，11 月 21 日自服替米沙坦 160 mg，并继续口服瑞格列奈 0.5 mg tid po、格列吡嗪控释片 5 mg bid po 后来我院急诊，测血压偏低，心肌梗死三项偏高，血糖 1.75 mmol/L（4.56～6.38 mmol/L），BNP＞35 000 ng/L（＜125 ng/L），**肌酐 177 μmol/L（46～92 μmol/L）**，尿素氮 15 mmol/L（2.5～6.1 mmol/L），11 月 21 日因冠心病 CABG 术后、**急性非 ST 段抬高型心肌梗死**、心功能 Ⅱ 级（Killip）、糖尿病足、左下肢动脉闭塞支架术后入院。

【临床经过】

11 月 21 日，予阿司匹林肠溶片 100 mg qd po（11 月 21 日—11 月 25 日），氯吡格雷 75 mg qd po（11 月 21 日—12 月 1 日），阿托伐他汀钙 20 mg qn po（11 月 21 日—12 月 1 日），**螺内酯 20 mg qd po（11 月 21 日—12 月 1 日）**，呋塞米 20 mg qd po（11 月 21 日—11 月 27 日），托拉塞米 10 mg qd po（11 月 27 日—11 月 30 日），碳酸氢钠片 0.5 g tid po（11 月 21 日—11 月 24 日），加量为 1 g tid po（11 月 24 日—12 月 1 日），泮托拉唑钠 40 mg qd iv gtt（11 月 21 日—11 月 28 日），减量为 40 mg qd po（11 月 28 日—12 月 1 日），前列地尔 10 μg＋NS 100 ml qd iv gtt（11 月 21 日—12 月 1 日）。

11 月 22 日。心电图示 Q‑T 间期延长。

11 月 23 日 9:00,予美托洛尔 6.25 mg bid po(11 月 23 日—11 月 25 日)。

11 月 24 日,CRP 113 mg/L(0～3 mg/L),**肌酐 193 μmol/L(46～92 μmol/L)**,尿素氮 15.13 mmol/L(2.5～6.1 mmol/L)。患者体温 37.5℃,取消今日冠脉造影,目前考虑关节炎,予头孢呋辛钠 1.5 g+NS 100 ml q12h iv gtt(11 月 24 日—11 月 26 日),**塞来昔布 0.2 g qd po(11 月 24 日—11 月 25 日)**。内分泌会诊暂不予降糖药或胰岛素治疗。

11 月 25 日,BNP>35 000 ng/L(<125 ng/L),**肌酐 267 μmol/L(46～92 μmol/L)**,尿素氮 19.34 mmol/L(2.5～6.1 mmol/L),尿酸 736 μmol/L(149～369 μmol/L)。心脏超声示中大量二尖瓣反流、中量三尖瓣反流,肺动脉收缩压 54 mmHg,EF 30%。停阿司匹林肠溶片,改用西洛他唑 50 mg bid po(11 月 25 日—12 月 1 日)。患者肌酐上升,肾内科会诊建议予肾衰宁,但未给予。

11 月 27 日,患者神清气平,血压 108/72 mmHg,心率 87 次/min,律齐,双肺未闻及干湿啰音,BNP 26 945 ng/L(<125 ng/L)。**肌酐 167 μmol/L(46～92 μmol/L)**,尿素氮 12.44 mmol/L(2.5～6.1 mmol/L)。

11 月 28 日,患者神清气平,双肺未闻及干湿啰音,血压 104/66 mmHg,心率 106 次/min,律齐。CRP 39.9 mg/L(0～3 mg/L),血红蛋白 95 g/L(115～150 g/L),考虑肾性贫血,查贫血全套提示铁不足,予琥珀酸亚铁片 0.1 g qd po(11 月 28 日—12 月 1 日)。患者现心率偏快,**予伊伐布雷定(可兰特)5 mg bid po(11 月 28 日—12 月 1 日)**减慢心率。因病情稳定,转普通病房。

11 月 30 日,**将托拉塞米加量至 10 mg bid po(11 月 30 日—12 月 1 日)**。

12 月 1 日 8:47,昨日 12 小时尿量 400 ml。神清气平,双肺未闻及干湿啰音,心率 76 次/min,律齐,血压 106/75 mmHg。查心肌梗死三项恢复正常。尿素氮 3.98 mmol/L,**肌酐 53 μmol/L(46～92 μmol/L)**,**钾 3.0 mmol/L(3.5～5.1 mmol/L)**,钠 147 mmol/L(137～145 mmol/L)。

10:00,因尿量少,予呋塞米 60 mg+NS 50 ml iv gtt。

12:50,**予氯化钾片 0.5 g tid po(12:50—14:51)**。

13:50,**予氯化钾片 0.5 g tid po(8:00—12:00—18:00)**,门冬氨酸钾镁口服液 10 ml tid po(8:00—12:00—18:00)。

15:29,患者突发呼之不应,自主呼吸存在,血压测不出,测血糖 11.1 mmol/L(4.56～6.38 mmol/L),急查床旁心电图提示**室性心动过速**。予心电监护,鼻导管吸氧 8 L/min,立即反复予心外按压、电除颤及血管活性药物推注。请麻醉科协助气管内气管插管及呼吸机辅助呼吸,患者血氧饱和度逐渐下降,心电图示心脏电活动逐渐减弱消失,后患者瞳孔散大固定,大动脉搏动消失,自主呼吸消失,心电图波形呈一直线,16:20,宣布临床死亡。

【病例用药分析】

一、患者因急性非 ST 段抬高型心肌梗死入院的主要原因

急性心肌梗死的基本病因是交感神经兴奋性增加,血压、心率增高,左心室负荷明显加重;循环量不足等致心排量骤降,冠状动脉灌流量锐减;血黏度增高等因素导致在冠状动脉粥样硬

化的基础上斑块破裂出血及血栓形成[1]。

患者因急性非 ST 段抬高型心肌梗死入院,其主要原因:

(1) 患者存在冠心病 CABG 术后、2 型糖尿病、糖尿病足、左下肢动脉闭塞支架术后、心功能 II 级(Killip)、乳腺癌左乳切除术后、中度贫血等诱发急性心肌梗死的高危因素[1]。

(2) 入院前自服替米沙坦 160 mg 而引发低血压,可导致循环量不足、心排量骤降、冠状动脉灌流量锐减而引发急性心肌梗死[1]。

(3) 口服瑞格列奈 0.5 mg tid po、格列吡嗪控释片 5 mg bid po,因患者发生急性肾功能不全,可能使瑞格列奈和格列吡嗪在体内蓄积而引发严重低血糖。严重低血糖可因显著减少心肌供氧量而诱发急性心肌梗死[1]。

二、患者肾功能不全加重的主要原因

11 月 25 日,肌酐上升至 267 μmol/L,肾功能不全加重的主要原因:

(1) 患者存在 2 型糖尿病、糖尿病足、急性非 ST 段抬高型心肌梗死、冠心病 CABG 术后、左下肢动脉闭塞支架术后、心功能 II 级(Killip)、乳腺癌左乳切除术后、中度贫血等诱发肾功能不全的高危因素[1]。入院后心力衰竭加重,可引发肾脏血流灌注不足[1]。

(2) 予塞来昔布 0.2 g qd po(11 月 24 日—11 月 25 日),可导致前列腺素生成的剂量依赖性减少,随之发生肾血流量减少,这将促成明显的肾脏失代偿。长期使用非甾体抗炎药(NSAIDs)会导致肾乳头坏死和其他的肾脏损害。对本身存在肾功能不全、心力衰竭、使用利尿剂的患者、老年患者,使肾功能不全加重的风险大大增加。如果肾功能异常持续存在或加重,应停用塞来昔布(见辉瑞制药公司药品说明书)。在口服塞来昔布之前的 11 月 24 日肌酐 193 μmol/L,予塞来昔布 0.2 g qd po(11 月 24 日—11 月 25 日)后,肌酐上升至 267 μmol/L,在停药后肌酐即下降,在一定程度上提示塞来昔布促进肾损害的可能性。

三、患者发生低钾血症的主要原因

12 月 1 日 8:47 钾 3.0 mmol/L,发生低钾血症的主要原因:

(1) 在心力衰竭而肾功能正常情况下,螺内酯:呋塞米＝2:1 对血钾影响最小,因此螺内酯 40 mg qd po 联合呋塞米 20 mg qd po 通常不会引发高钾血症[2]。患者入院后,医师开具螺内酯 20 mg qd po(11 月 21 日—12 月 1 日),11 月 30 日将托拉塞米加量至 10 mg bid po(11 月 30 日—12 月 1 日)。20 mg 托拉塞米相当于 40～60 mg 呋塞米,因此螺内酯:呋塞米＝1:2～3。

(2) 12 月 1 日 8:47 肌酐 53 μmol/L,肾功能恢复正常,可促进钾离子从肾脏排出。

四、患者发生室性心动过速的主要原因

12 月 1 日 15:29 患者发生室性心动过速的主要原因:

(1) 患者存在冠心病 CABG 术后、2 型糖尿病、糖尿病足、左下肢动脉闭塞支架术后、心功能 II 级(Killip)、乳腺癌左乳切除术后、中度贫血等诱发室性心动过速的高危因素[1]。

(2) 12 月 1 日 8:47 钾 3.0 mmol/L,仍予呋塞米 60 mg＋NS 50 ml iv gtt,可使低钾血症进一步加重,使室性心动过速发生风险增加[1]。

(3) 予伊伐布雷定(可兰特)5 mg bid po(11月28日—12月1日),是第一个窦房结 If 电流选择特异性抑制剂,它单纯减缓心率的作用是近20年来稳定型心绞痛治疗药物最重要的进步。适用于窦性心律且心率≥75次/min、伴有心脏收缩功能障碍的 NYHA Ⅱ～Ⅳ 级慢性心力衰竭患者。与排钾利尿剂(噻嗪利尿剂和髓袢利尿剂)合用引发低钾血症会增加心律失常的危险。因为伊伐布雷定可能会引发心动过缓,低钾血症和心动过缓的联合作用是发生严重心律失常的易感因素,特别是长 Q-T 综合征(不论先天性或药物诱发性)的患者。伊伐布雷定治疗前静息心率<70次/min、急性心肌梗死者禁用。如果心率持续<50次/min 或者心动过缓症状持续,应停用伊伐布雷定(见法国施维雅制药有限公司药品说明书)。

(4) 12月1日 12:50 予氯化钾片 0.5 g tid po(12:50—14:51),13:50 予氯化钾片 0.5 g tid po(8:00—12:00—18:00),门冬氨酸钾镁口服液 10 ml tid po(8:00—12:00—18:00)。按照住院药房处方调配流程,如不开具临时医嘱,15:29 患者发生室性心动过速时是口服不到氯化钾片和门冬氨酸钾镁口服液的。

【病例总结】

(1) 如果肾功能异常持续存在或加重,应停用塞来昔布。

(2) 在心力衰竭而肾功能正常情况下,螺内酯∶呋塞米=2∶1对血钾影响最小。低钾血症患者呋塞米不宜使用。

(3) 急性心肌梗死者禁用伊伐布雷定,伊伐布雷定与排钾利尿剂合用引发低钾血症会增加心律失常的危险。

(4) 为使患者能及时服药,医师应了解临时医嘱和长期医嘱的关系。

未遵守上述用药注意事项,不排除与患者病情恶化死亡有相关性。

参 考 文 献

[1] 葛均波,徐永健. 内科学[M]. 第8版. 北京:人民卫生出版社,2014,200-204,242-255,518-523.

[2] 代铁成,赵月. 不同剂量利尿剂联合应用对心力衰竭患者血钾的影响[J]. 心血管康复医学杂志,2010,19(6):636-638.

75. 突发急性心肌梗死、抗感染不佳、肾衰竭

（2017年5月7日）

【概述】

一例高血压、糖尿病史、慢性心力衰竭史、脑梗死史患者，拟慢性心功能不全、心功能Ⅳ级（NYHA）、肺部感染被收入院。患者入院第二天发生急性心肌梗死，抗感染效果不佳，肾衰竭。通过此病例分析，主要探讨以下三点：① 患者突发急性心肌梗死的可能原因；② 患者抗感染效果不佳的原因分析；③ 患者发生肾衰竭的主要原因。

【病史介绍】

患者81岁，女性。有高血压、2型糖尿病史10多年，慢性心力衰竭史5年余，有脑梗死史无后遗症。5年前有股骨骨折手术史，2015年8月腰椎骨折。

2017年4月14日因气促加重伴胸痛来院急诊。CT示肺气肿，**两肺散在炎症**，纵隔多发小淋巴结。查肌红蛋白62.5 ng/ml（25～58 ng/ml），肌钙蛋白-T 0.025 ng/ml（0～0.014 ng/ml），CKMB 2.0 ng/ml（0.3～4.88 ng/ml）。尿素氮6.8 mmol/L（2.5～6.1 mmol/L），肌酐62 μmol/L（46～92 μmol/L）。血象、CRP基本正常，BNP 14 323 ng/L（<450 ng/L），血细胞比容39.8%（35%～45%）。**予头孢他啶预防感染，甲泼尼龙琥珀酸钠、二羟丙茶碱**平喘止咳，低分子肝素钙、银杏达莫预防血栓，呋塞米、米力农抗心力衰竭等治疗。4月16日拟慢性心功能不全、心功能Ⅳ级（NYHA）、肺部感染被收入院。心率107次/min，血压140/78 mmHg。

【临床经过】

4月16日，予托拉塞米20 mg bid iv（4月16日—4月17日），前列地尔10 μg qd iv（4月16日—4月17日），米力农20 mg＋NS 30 ml qd 静脉推泵（4月16日—4月17日），**头孢唑肟钠2 g＋NS 100 ml q12h iv gtt**（4月16日—4月17日），泮托拉唑钠40 mg＋NS 100 ml qd iv gtt（4月16日—4月17日），低分子肝素钠4 250 U qd ih（4月16日—4月17日），参芎葡萄糖200 ml qd iv gtt（4月16日—4月17日），格列齐特缓释片30 mg qd po（4月16日—4月21日），二甲双胍500 mg bid po（4月16日—4月17日），**转化糖（英凡舒）12.5 g＋环磷腺苷葡胺180 mg＋复合磷酸氢钾2 ml qd iv gtt（4月16日—4月17日）**，硝酸异山梨片5 mg qd po（4月16日—4月17日），阿托伐他汀钙20 mg qd po（4月16日—4月21日），美托洛尔25 mg qd po（4月16日—4月17日）。

4 月 17 日 8:30,患者咳嗽、咳白黏痰,有胸痛,两肺未闻及明显干湿啰音。肌红蛋白 63.41 ng/ml(25～58 ng/ml),肌钙蛋白-T 1.060 ng/ml(0～0.014 ng/ml),CKMB 29.57 ng/ml(0.3～4.88 ng/ml),BNP 24 397 ng/L(<450 ng/L),降钙素原 0.040 ng/ml(0.047～0.50 ng/ml)。

15:25,患者气促伴胸痛,心内科会诊考虑急性前壁心肌梗死可能,白细胞计数 10.54× 10^9/L(3.69× 10^9/L～9.16× 10^9/L),中性粒细胞百分比 73%(50%～70%),血小板计数 137× 10^9/L(101× 10^9/L～320× 10^9/L)。转心内科,查 EF 28%。

19:00,行 CAG,成功 PCI to RCA。予阿司匹林肠溶片 100 mg qd po(4 月 17 日—5 月 4 日),氯吡格雷 75 mg qd po(4 月 17 日—5 月 4 日),托拉塞米 10 mg qd po(4 月 17 日—4 月 20 日),螺内酯 20 mg qd po(4 月 17 日—4 月 20 日)。另外予精蛋白生物合成人胰岛素等治疗。

4 月 20 日,心率 74 次/min,血压 123/84 mmHg。**咳嗽咳痰**,两下肺可闻及少许湿啰音。查 CRP 46.8 mg/L(0～3 mg/L),白细胞计数 11.19× 10^9/L(3.69× 10^9/L～9.16× 10^9/L),中性粒细胞百分比 78.5%(50%～70%),血小板计数 137× 10^9/L(101× 10^9/L～320× 10^9/L)。**予头孢呋辛钠 1.5 g+NS 100 ml bid iv gtt(4 月 20 日—4 月 26 日)**。

4 月 21 日,转普通病房。予瑞舒伐他汀钙 10 mg qn po(4 月 21 日—4 月 28 日),托拉塞米 10 mg bid iv(4 月 21 日—5 月 3 日),减量为 10 mg qd iv(5 月 3 日—5 月 4 日),螺内酯 20 mg bid po(4 月 21 日—4 月 28 日),二甲双胍 500 mg bid po(4 月 21 日—4 月 28 日),培哚普利 2 mg qd po(4 月 21 日—4 月 28 日)。

4 月 24 日,**肌酐 86 μmol/L(46～92 μmol/L)**。

4 月 25 日 8:42,患者精神萎,体温 37.4℃,痰多,考虑肺部感染。予托拉塞米 30 mg+NS 50 ml 静脉推泵。

4 月 26 日 8:40,予托拉塞米 50 mg+NS 50 ml 静脉推泵,去乙酰毛花苷 0.4 mg iv。

14:42,患者精神萎,CRP 14.3 mg/L(0～3 mg/L),白细胞计数 16.36× 10^9/L(3.69× 10^9/L～9.16× 10^9/L),中性粒细胞百分比 88.7%(50%～70%),血小板计数 205× 10^9/L(101× 10^9/L～320× 10^9/L),降钙素原 0.057 ng/ml(0.047～0.50 ng/ml),血细胞比容 43.8%(35%～45%),**钠 152 mmol/L(137～145 mmol/L)**。**转回 CCU**。予比索洛尔 1.25 mg qd po(4 月 26 日—)。**停头孢呋辛钠**,改用莫西沙星氯化钠 0.4 g qd iv gtt(4 月 26 日—5 月 4 日),头孢哌酮舒巴坦钠 3 g+5% GS 100 ml bid iv gtt(4 月 26 日—4 月 28 日)。低分子肝素钠 2 125 U q12h ih(4 月 26 日—5 月 2 日)。

4 月 27 日,予 8.5%复方氨基酸 250 ml qd iv gtt(4 月 27 日—5 月 4 日)。予托拉塞米 80 mg+NS 50 ml 静脉推泵。

4 月 28 日 12:49,患者一般情况差,精神萎靡。血压 109/60 mmHg,心率 72 次/min。**钠 150 mmol/L(137～145 mmol/L)**,钾 5.5 mmol/L(3.5～5.1 mmol/L),白细胞计数 17.12× 10^9/L(3.69× 10^9/L～9.16× 10^9/L),中性粒细胞百分比 87.6%(50%～70%),血小板计数 140× 10^9/L(101× 10^9/L～320× 10^9/L),降钙素原 1.24 ng/ml(0.047～0.50 ng/ml),尿素氮 41.5 mmol/L(2.5～6.1 mmol/L),**肌酐 353 μmol/L(46～92 μmol/L)**。

14:00,患者神志尚清,但反应迟钝,表情淡漠。停瑞舒伐他汀钙,改用阿托伐他汀钙

20 mg qn po(4月28日—5月4日)。

17:09,因抗感染效果不佳,ICU医师会诊停头孢哌酮舒巴坦钠及莫西沙星,改用美罗培南0.5 g+NS 100 ml q8h iv gtt(4月28日—5月4日)。予5% GS 500 ml+生物合成人胰岛素6 U qd iv gtt(4月28日—5月4日)。

4月29日,予多巴胺140 mg+NS 50 ml静脉推泵(4月29日—5月3日),托拉塞米50 mg+NS 50 ml静脉推泵(4月29日—4月30日)。

5月2日,患者萎靡、食欲缺乏,双肺闻及少量湿啰音。血红蛋白98 g/L(115～150/L),白细胞计数10.84×10⁹/L(3.69×10⁹/L～9.16×10⁹/L),中性粒细胞百分比92.6%(50%～70%),血小板计数102×10⁹/L(101×10⁹/L～320×10⁹/L),降钙素原1.18 ng/ml(0.047～0.50 ng/ml),BNP>35 000 ng/L(0～450 ng/L),尿素氮52.4 mmol/L(2.5～6.1 mmol/L),肌酐460 μmol/L(46～92 μmol/L),CRP 15.6 mg/L(0～5 mg/L)。予氯化钾片0.5 g tid po(5月2日—5月4日),泮托拉唑钠40 mg+NS 100 ml qd iv gtt(5月2日—5月4日)。

5月3日,钾3.1 mmol/L(3.5～5.1 mmol/L),钠146 mmol/L(137～145 mmol/L)。

5月4日8:00,患者昏睡。血压95/54 mmHg,心率126次/min。

9:30,患者呼之不应,双侧瞳孔散大,对光反射消失,心电监护示血氧饱和度降至52%,心率60次/min,血压81/45 mmHg。

13:18,经抢救无效,死亡。

【病例用药分析】

一、患者突发急性心肌梗死的可能原因

心肌梗死的基本病因之一是交感神经兴奋性增加,血压、心率增高,左心室负荷明显加重,血黏度增高等因素导致在冠状动脉粥样硬化的基础上斑块破裂出血及血栓形成[1]。因此推测入院第二天(4月17日)发生急性心肌梗死的可能原因:

(1)患者有高血压、2型糖尿病、慢性心力衰竭、脑梗死史,又因股骨腰椎骨折长期卧床而增加血栓形成风险,加上肺部感染可加重心脏负荷,存在诱发急性心肌梗死的疾病基础[1]。

(2)入院前急诊予甲泼尼龙琥珀酸钠、二羟丙茶碱平喘止咳。患者81岁高龄,若静脉推注速度掌握不好,容易使茶碱在体内过量。二羟丙茶碱舒张支气管的作用机制之一是促进内源性肾上腺素释放,使交感神经兴奋性增加,有直接兴奋心肌,加强心肌收缩力的作用,剂量大时可加快心率,加重心脏负荷,使急性心肌梗死加重(见上海现代哈森药业有限公司药品说明书)。甲泼尼龙琥珀酸钠为糖皮质激素,可降低抗凝作用,形成栓塞性脉管炎、血栓;增加儿茶酚胺的血管收缩效应,盐皮质激素样作用引起水钠潴留,使血压升高,左心室负荷加重;还有诱发速发型变态反应致冠状动脉痉挛。糖皮质激素可抑制蛋白质的合成,延缓甚至阻止急性心肌梗死坏死心肌的修复,引发严重心律失常(见Pfizer Manufacturing Belgium NV)。

(3)予前列地尔10 μg qd iv(4月16日—4月17日)。前列地尔有阻滞交感神经作用,可以使心排血量减少,对严重心力衰竭者可能引发低血压,加重心力衰竭,诱发肺水肿。故规定严重心力衰竭患者禁用(见北京泰德制药有限公司药品说明书)。

（4）患者高血压、2型糖尿病合并心力衰竭，有使用ACEI的强适应证，且没有低血压、肌酐>265 μmol/L、高钾血症等禁忌证[2]。实际上未予ACEI。另外有阿司匹林的适应证而没有禁忌证[2]，实际上未给予。

（5）予转化糖（英凡舒）12.5 g(250 ml)＋环磷腺苷葡胺180 mg＋复合磷酸氢钾2 ml qd iv gtt(4月16日—4月17日)。复合磷酸氢钾应稀释200倍以上静脉滴注（见天津金耀氨基酸有限公司药品说明书），实际上仅稀释了125倍。上述不合理配伍可产生大量的不溶性微粒，从而可能造成局部血管供血不足，血管栓塞，包括冠状动脉[3]，可能使心肌缺血加重。

二、患者抗感染效果不佳的原因分析

MDR感染风险包括90天前的抗生素治疗史、住院时间5天以上、MDR分离率高、本次感染前90天内的住院史、定期到医院血液透析、化疗、免疫缺陷、接受免疫抑制剂治疗[4]。没有MDR菌危险因素、早发性的HAP、VAP和HCAP的患者，可能的病原体为肺炎链球菌、流感嗜血杆菌、甲氧西林敏感金黄色葡萄球菌和对抗生素敏感的肠杆菌科细菌（如大肠埃希菌、肺炎克雷伯菌、变形杆菌、沙雷菌等）。可选择头孢曲松，或左氧氟沙星、莫西沙星或环丙沙星，或氨卞西林/舒巴坦，或厄他培南[4]。迟发性、有MDR菌危险因素的HAP、VAP和HCAP的患者，可能的病原体为铜绿假单胞菌、产超广谱β-内酰胺酶（ESBL）的肺炎克雷伯菌、不动杆菌属等。可选择抗假单胞菌头孢菌素（头孢吡肟，头孢他啶）、碳青霉烯类（亚胺培南，美罗培南），或β-内酰胺类/β-内酰胺酶抑制剂（哌拉西林/他唑巴坦），加用一种抗假单胞菌喹诺酮类（环丙沙星或左氧氟沙星），或氨基糖苷类（阿米卡星，庆大霉素，或妥布霉素）。怀疑MRSA加用利奈唑胺或万古霉素。疑为嗜肺军团菌加用大环内酯类，或氟喹诺酮类[4]。

大量的循证医学证据表明，不适当的初始经验性治疗可以增加抗生素耐药性、HAP死亡率和医疗费用，延长住院时间。而且，即使以后根据细菌培养结果调整抗生素治疗也不能降低初始不适当抗生素治疗相关的高死亡率[4]。

对MDR病原菌，初始必须接受联合治疗，以保证广谱覆盖和减少不适当初始经验性抗生素治疗可能性。但应当注意，如果患者新近曾使用过一种抗生素治疗，经验性治疗时应避免使用同一种抗生素，否则易产生对同类抗生素的耐药性。所有治疗都必须根据当地抗生素的耐药情况来选择药物，建立自己的"最佳经验治疗方案"，才能真正做到适当治疗[4]。

美国ATS和IDSA的指南要求患者入院4小时或感染发生4小时内即开始正确的经验性抗生素治疗。为了达到充分治疗HAP的目的，不仅需要使用正确的抗生素，而且需要使用合理的剂量、疗程和正确的给药途径。严重HAP或VAP患者必须使用充足剂量的抗生素以保证最大的疗效[4]。

患者2017年4月14日急诊CT示两肺散在炎症，予头孢他啶。4月16日10:20因心功能Ⅳ级(NYHA)、肺部感染被收入院，予头孢唑肟钠2 g＋NS 100 ml q12h iv(4月16日—4月17日)。结合患者有2型糖尿病、骨折长期卧床史，脑梗死史，高血压史，患者有MDR感染风险，但4月17日停用了抗菌药（可能患者肺部感染症状体征不明显）。4月20日，患者咳嗽咳痰，两下肺可闻及少许湿啰音，查CRP、血象显著上升，予头孢呋辛钠1.5 g＋NS 100 ml bid iv

(4 月 20 日—4 月 26 日)。即使是没有 MDR 菌危险因素,选择头孢呋辛钠也是不适宜的,可能会加重感染,延误抗感染治疗。

4 月 24 日,患者精神萎,体温 37.4℃,痰多,应考虑肺部感染加重,此时就应及时更换抗菌药。但直到 4 月 26 日血象进一步上升后才停头孢呋辛钠,改用莫西沙星氯化钠 0.4 g qd iv(4 月 26 日—5 月 4 日),头孢哌酮舒巴坦钠 3 g+5% GS 100 ml bid iv(4 月 26 日—4 月 28 日),在细菌培养及药敏结果出来之前是适宜的。4 月 28 日,患者精神萎靡,反应迟钝,表情淡漠,血象进一步上升,停莫西沙星及头孢哌酮舒巴坦钠,更换为美罗培南也是适宜的,倘若加上抗 MASA 或 MASE 的利奈唑胺或万古霉素则更适宜。

三、患者发生肾衰竭的主要原因

(1) 存在高血压、2 型糖尿病史 10 多年,慢性心力衰竭史 5 年余,有脑梗死史,入院后心力衰竭加重,有引发肾功能衰竭的疾病基础[1]。

(2) 肺部感染得不到控制而加重,严重感染脓毒血症,加上因控制心力衰竭而利尿以及呼吸急促呼出水分,可引发有效容量不足(4 月 26 日钠 152 mmol/L,4 月 28 日钠 150 mmol/L),肾动脉收缩而致肾脏较长时间缺血,可诱发肾前性急性肾衰竭[5]。

【病例总结】

(1) 高龄患者予二羟丙茶碱,若静脉推注速度掌握不好,容易使茶碱在体内过量,增加心脏负荷。

(2) 甲泼尼龙琥珀酸钠可能促进血栓形成。

(3) 严重心力衰竭患者禁用前列地尔。

(4) 高血压、2 型糖尿病合并心力衰竭,有使用 ACEI 的强适应证,只要没有禁忌证就应给予。

(5) 复合磷酸氢钾应稀释 200 倍以上静脉滴注。

(6) 没有 MDR 菌危险因素、早发性的 HAP、VAP 和 HCAP 的患者,可选择头孢曲松、呼吸喹诺酮类、氨苄西林/舒巴坦、厄他培南。迟发性、有 MDR 菌危险因素的 HAP、VAP 和 HCAP 的患者,可选择抗假单胞菌头孢菌素(头孢吡肟,头孢他啶)、碳青霉烯类(亚胺培南,美罗培南),或 β-内酰胺类/β-内酰胺酶抑制剂(哌拉西林/他唑巴坦),加用一种抗假单胞菌喹诺酮类,或氨基糖苷类。怀疑 MRSA 加用利奈唑胺或万古霉素。

未遵守上述用药注意事项,不排除与患者病情恶化死亡有相关性。

参 考 文 献

[1] 葛均波,徐永健. 内科学[M]. 第 8 版. 北京:人民卫生出版社,2013,236-255,518-523,634-637.

[2] 中华医学会心血管病学分会,中华心血管病杂志编辑委员会. 急性心力衰竭诊断和治疗指南[J]. 2010,38(3):195-208.

[3] 卢海儒,文友民. 中药注射剂的不良反应[M]. 北京:中国医药科技出版社,71-72.

[4] 曹彬,蔡柏蔷. 美国胸科协会和美国感染协会对医院内获得性肺炎诊治指南的修订[J]. 中华内科杂

志,2005,44(12):945 - 948.

[5] 中华医学会心血管病学分会,中华心血管病杂志编辑委员会,中国循环杂志编辑委员会.急性心肌梗死诊断和治疗指南[J].2001,29(12):705 - 720.

76. 消化道出血、抗感染不及时

（2017 年 4 月 15 日）

【概述】

一例因老年瓣膜病、心房颤动、心功能Ⅲ级（NYHA）、贫血而入院的患者，治疗过程中患者发生消化道出血，抗感染不及时。通过此病例分析，主要探讨以下两点：① 患者发生消化道出血的主要原因；② 患者抗感染方案的点评。

【病史介绍】

患者 84 岁，男性。2017 年 3 月 11 日因老年瓣膜病、心房颤动、心功能Ⅲ级（NYHA）、贫血而入院。白细胞计数 3.51×10^9/L（3.69×10^9/L～9.16×10^9/L），中性粒细胞百分比 65.6%（50%～70%），CRP<1 mg/L（0～5 mg/L），血小板计数 61×10^9/L（101×10^9/L～320×10^9/L），血红蛋白 73 g/L（130～175 g/L）。总胆红素 76 μmol/L（3～22 μmol/L），INR 1.92（0.8～1.5），尿素氮 12.4 mmol/L（2.5～6.1 mmol/L），肌酐 119 μmol/L（58～110 μmol/L）。

【临床经过】

3 月 11 日，予低分子肝素钙 2 000 U q12h ih（3 月 11 日—3 月 18 日），**地高辛 0.13 mg qd po（3 月 11 日—3 月 22 日），螺内酯 20 mg bid po（3 月 11 日—4 月 15 日）**。予托拉塞米 60 mg 静脉推泵（3 月 11 日—3 月 12 日）。

3 月 13 日，血压 140/70 mmHg，心率 72 次/min，检验值提示甲状腺功能减退。予氢氯噻嗪 25 mg qd po（3 月 13 日—3 月 22 日），前列地尔 10 μg＋NS 100 ml qd iv gtt（3 月 13 日—3 月 23 日），**氯化钾片 0.5 g bid po（3 月 13 日—4 月 7 日）**，予呋塞米 200 mg 静脉推泵。

3 月 14 日，予呋塞米 20 mg tid po（3 月 14 日—3 月 15 日），左甲状腺素片 25 μg qd po（3 月 14 日—4 月 12 日）。

3 月 15 日，予呋塞米 200～600 mg 静脉推泵（3 月 15 日—3 月 28 日）。

3 月 21 日，B 超示双侧下肢动脉粥样硬化伴斑块形成。

3 月 22 日 8:45，白细胞计数 8.22×10^9/L（3.69×10^9/L～9.16×10^9/L），中性粒细胞百分比 80.8%（50%～70%），CRP 9 mg/L（0～5 mg/L），血小板计数 94×10^9/L（101×10^9/L～320×10^9/L），血红蛋白 96 g/L（130～175 g/L）。**INR 1.57（0.8～1.5）**，尿素氮 16.6 mmol/L

(2.5～6.1 mmol/L),肌酐 153 μmol/L(58～110 μmol/L)。**予华法林 0.63 mg qn po(3 月 22 日—3 月 27 日)。**

20:00,患者反应迟钝,呼之不应,血压 126/65 mmHg,心率 62 次/min,血氧饱和度 73%,停诊双肺痰鸣音。吸出大量黄浓痰。转 CCU,**停地高辛。**

3 月 23 日,患者嗜睡,反应迟钝,血压 88/65 mmHg,心率 65 次/min,血氧饱和度 88%。**予无创呼吸机辅助通气(3 月 23 日—4 月 1 日)。**吸出黄浓痰。床旁胸片示**右肺炎症**,右侧胸腔积液。**予头孢呋辛钠 1.5 g+NS 100 ml bid iv gtt(3 月 23 日—3 月 28 日)。**

3 月 24 日,咳嗽咳黄痰,痰不易咳出。血压 80/54 mmHg,血氧饱和度 96%。

3 月 25 日,咳嗽咳黄痰,痰不易咳出。CVP 28～33 cmH$_2$O(3 月 25 日—3 月 29 日)。

3 月 27 日,床旁胸片示**右肺炎症**,右侧胸腔积液。**停华法林。**

3 月 28 日,白细胞计数 4.58×10^9/L(3.69×10^9/L～9.16×10^9/L),中性粒细胞百分比 75.2%(50%～70%),**血小板计数 53×10^9/L(101×10^9/L～320×10^9/L)**,CRP 13.1 mg/L(0～5 mg/L),血红蛋白 70 g/L(130～175 g/L)。INR 1.37(0.8～1.5)。予盐酸溴己新 4 mg bid iv(3 月 28 日—4 月 11 日),**复方甲氧那明胶囊 12.5 mg tid po(3 月 28 日—4 月 12 日)。**

3 月 29 日,咳嗽咳黄痰,痰不易咳出。**停头孢呋辛钠,改用头孢他啶 1 g+NS 100 ml q12h iv gtt(3 月 29 日—4 月 5 日),莫西沙星氯化钠 0.4 g qd iv gtt(3 月 29 日—4 月 5 日)**,予呋塞米 40 mg bid iv(3 月 29 日—3 月 30 日),减量为 20 mg tid iv(3 月 30 日—4 月 3 日),加量为 80 mg qd po(4 月 3 日—4 月 5 日),再减量为 40 mg qd po(4 月 5 日—4 月 6 日),再加量为 40 mg bid po(4 月 6 日—4 月 12 日)。

4 月 3 日,患者有黑便,予泮托拉唑钠 40 mg+NS 100 ml qd iv gtt(4 月 3 日—4 月 5 日)。4 月 4 日,予环磷腺苷葡胺 180 mg+5% GS 250 ml qd iv gtt(4 月 4 日—4 月 12 日)。

4 月 5 日,患者仍有黑便,**既往有反复黑便病史**,CRP 11.0 mg/L(0～5 mg/L),血红蛋白 74 g/L(130～175 g/L)。考虑上消化道出血。予埃索美拉唑钠 40 mg+NS 100 ml q12h iv gtt(4 月 5 日—4 月 7 日),加量为 40 mg+NS 100 ml q8h iv gtt(4 月 7 日—4 月 12 日)。

4 月 6 日,CRP 4.19 mg/L(0～5 mg/L),血红蛋白 67 g/L(130～175 g/L),**血小板计数 57×10^9/L(101×10^9/L～320×10^9/L)。**

4 月 8 日,予 8.5% 复方氨基酸 250 ml qd iv gtt(4 月 8 日—4 月 12 日)。

4 月 12 日,患者无黑便,心率 95 次/min,血压 105/75 mmHg,双肺呼吸音清。一般情况可,予出院。

【病例用药分析】

一、患者发生消化道出血的主要原因

患者房颤,CHA$_2$DS$_2$-VASc 栓塞风险积分[1]=1 分(心力衰竭)+2 分(84 岁)+1 分(下肢动脉粥样硬化伴斑块形成)=4 分,≥1 分就应予华法林抗凝。HAS-BLED 出血风险积分[1]=1 分(肾功能异常)+1 分(肝功能异常)+1 分(INR 易波动)+1 分(84 岁)=3 分,1 年内严重出血发生率为 3.74%,予华法林应谨慎。建议予华法林,但应将 INR 值控制在 1.6～2.0。3 月 27 日停华法林,3 月 28 日血小板计数 53×10^9/L,这不是华法林的禁忌证。停华法林可使栓塞的风险大大增加。

　　4月3日患者发生消化道出血的主要原因:

　　(1) 3月22日20:00,患者反应迟钝,呼之不应,血氧饱和度73%,出现急性呼吸衰竭,发生低血压,经无创呼吸机辅助通气(3月23日—4月1日)等抢救措施后好转。4月3日在出血黑便后,询问患者既往有反复黑便病史。因此患者存在休克,肺、脑复苏后这个应激原[2],机械通气超过48小时、原有消化道溃疡或出血史两个危险因素。

　　(2) 根据专家共识,具备一个应激原＋2个(或以上)危险因素的非ICU患者,应予奥美拉唑钠40 mg q12h iv gtt或泮托拉唑钠40 mg q12h iv gtt或兰索拉唑30 mg q12h iv gtt或埃索美拉唑40 mg q12h iv gtt[2]。实际上从3月11日入院,直到4月3日发生消化道出血,始终未予质子泵抑制剂。

　　(3) 予氯化钾片0.5 g bid po(3月13日—4月7日),有胃肠道刺激症状,如胸痛(食管刺激)、腹痛、腹泻甚至消化性溃疡及出血。在空腹、剂量较大及原有胃肠道疾病者更易发生(见北京顺鑫祥云药业有限公司药品说明书)。

　　(4) 予螺内酯20 mg bid po(3月11日—4月15日)。螺内酯对胃肠道刺激较大,可引发恶心、呕吐、胃痉挛,尚有报道可致消化性溃疡(见上海信谊药厂有限公司药品说明书)。

　　(5) 3月28日血小板计数53×10^9/L,4月6日血小板计数57×10^9/L,血小板计数下降可诱发和加重消化道出血。

二、患者抗感染方案的点评

　　MDR感染风险包括90天前的抗生素治疗史、住院时间5天以上、MDR分离率高、本次感染前90天内的住院史、定期到医院血液透析、化疗、免疫缺陷、接受免疫抑制剂治疗[3]。没有MDR菌危险因素、早发性的HAP、VAP和HCAP的患者,可能的病原体为肺炎链球菌、流感嗜血杆菌、甲氧西林敏感金黄色葡萄球菌和对抗生素敏感的肠杆菌科细菌(如大肠埃希菌、肺炎克雷伯菌、变形杆菌、沙雷菌等)。可选择头孢曲松,或左氧氟沙星、莫西沙星或环丙沙星,或氨苄西林/舒巴坦,或厄他培南[3]。迟发性、有MDR菌危险因素的HAP、VAP和HCAP的患者,可能的病原体为铜绿假单胞菌、产超广谱β-内酰胺酶(ESBL)的肺炎克雷伯菌、不动杆菌属等。可选择抗假单胞菌头孢菌素(头孢吡肟,头孢他啶)、碳青霉烯类(亚胺培南,美罗培南),或β-内酰胺类/β-内酰胺酶抑制剂(哌拉西林/他唑巴坦),加用一种抗假单胞菌喹诺酮类(环丙沙星或左氧氟沙星),或氨基糖苷类(阿米卡星,庆大霉素,或妥布霉素)。怀疑MRSA加用利奈唑胺或万古霉素。疑为嗜肺军团菌加用大环内酯类,或氟喹诺酮类[3]。

　　患者3月11日入院,3月22日吸出大量黄浓痰。转CCU,3月23日床旁胸片示右肺炎症,可能属于迟发性、有MDR菌危险因素的HAP,应立即予头孢他啶＋抗假单胞菌喹诺酮类。实际上先予头孢呋辛钠1.5 g＋NS 100 ml bid iv gtt(3月23日—3月28日),直到3月29日改用头孢他啶1 g＋NS 100 ml q12h iv gtt(3月29日—4月5日)＋莫西沙星氯化钠0.4 g qd iv gtt(3月29日—4月5日),可能使病情加重。

【病例总结】

　　(1) 具备一个应激原＋2个(或以上)危险因素的非ICU患者,应予奥美拉唑钠40 mg q12h iv gtt或泮托拉唑钠40 mg q12h iv gtt或兰索拉唑30 mg q12h iv gtt或埃索美拉唑

40 mg q12h iv gtt。

（2）没有 MDR 菌危险因素、早发性的 HAP、VAP 和 HCAP 的患者，可选择头孢曲松、呼吸喹诺酮类、氨苄西林/舒巴坦、厄他培南。迟发性、有 MDR 菌危险因素的 HAP、VAP 和 HCAP 的患者，可选择抗假单胞菌头孢菌素（头孢吡肟，头孢他啶）、碳青霉烯类（亚胺培南，美罗培南），或 β-内酰胺类/β-内酰胺酶抑制剂（哌拉西林/他唑巴坦），加用一种抗假单胞菌喹诺酮类，或氨基糖苷类。怀疑 MRSA 加用利奈唑胺或万古霉素。

未遵守上述用药注意事项，不排除与患者病情加重有相关性。

参 考 文 献

［1］马长生.心房颤动抗凝治疗的新观点和新指南[J].中国循环杂志,2011,26(5)：3-6.

［2］应激性溃疡防治专家组.应激性溃疡防治专家建议(2015 版)[J].中华医学杂志,2015,95(20)：1555-1557.

［3］曹彬,蔡柏蔷.美国胸科协会和美国感染协会对医院内获得性肺炎诊治指南的修订[J].中华内科杂志,2005,44(12)：945-948.

77. 治疗中发生Ⅱ型房室传导阻滞致死

（2017 年 2 月 17 日）

【概述】

一例因冠心病、急性 ST 段抬高型下壁心肌梗死、心功能Ⅱ级（Killip）、高血压病 3 级（极高危）、先天性左肾萎缩、慢性肾功能不全 CKD 4 期、痛风而入院的患者，治疗过程中患者发生Ⅱ型房室传导阻滞，临床死亡。通过此病例分析，主要探讨该患者发生Ⅱ型房室传导阻滞的主要原因。

【病史介绍】

患者 87 岁，女性。2017 年 2 月 10 日因冠心病、急性 ST 段抬高型下壁心肌梗死、心功能Ⅱ级（Killip）、高血压病 3 级（极高危）、先天性左肾萎缩、慢性肾功能不全 CKD 4 期、痛风而入院。心电图示窦性心动过缓。查钾 4.5 mmol /L（3.50～5.1 mmol /L），钠 144 mmol /L（137～145 mmol /L），肌酐 193 μmol /L（46～92 μmol /L）。

【临床经过】

2 月 10 日，予阿司匹林肠溶片 100 mg qd po（2 月 10 日—2 月 12 日），氯吡格雷 75 mg qd po（2 月 10 日—2 月 12 日），阿托伐他汀钙 20 mg qn po（2 月 10 日—2 月 13 日），泮托拉唑钠 40 mg＋NS 100 ml qd iv gtt（2 月 10 日—2 月 11 日）40 mg＋NS 100 ml bid iv gtt（2 月 11 日—2 月 12 日），肾衰宁 4 粒 tid po（2 月 10 日—2 月 11 日）。

14：10，患者呼之能应，对答切题，心率 63 次/min，血压 110/52 mmHg。**予 5% GS 500 ml＋10％氯化钾 15 ml＋三磷酸腺苷辅酶胰岛素 1 支＋25％硫酸镁 10 ml iv gtt。**

17：30，予呋塞米 20 mg po。

20：00，心率 49 次/min，血压 98/41 mmHg。**心电监护示Ⅱ度Ⅱ型房室传导阻滞。**

20：30，**予异丙肾上腺素 1 mg＋NS 50 ml iv gtt**，硝酸甘油 0.5 mg po，阿普唑仑 0.4 mg po，予复方对乙酰氨基酚片（Ⅱ）1 片 po。

21：00，心率 53 次/min，**血压 63/39 mmHg。**予多巴胺 160 mg＋NS 50 ml iv gtt，NS 500 ml iv gtt。

22：25，呕吐胃内容物 2 次 40 ml。

23：00，心率 54 次/min，血压 87/55 mmHg，予吗啡 5 mg im。

2 月 11 日 0:00—2:00,心率 45～59 次/min,血压 78～86/33～39 mmHg。呕吐胃内容物 20 ml。

3:15,予 5% GS 500 ml+10%氯化钾 15 ml+生物合成人胰岛素 6 U iv gtt。

4:10,**钾 5.3 mmol/L(3.5～5.1 mmol/L)**,钙 1.07 mmol/L(2.11～2.52 mmol/L),予呋塞米 40 mg+NS 50 ml iv gtt。

8:00,心率 57 次/min,血压 75/39 mmHg,**肌酐 216 μmol/L(46～92 μmol/L)**。

8:30,呕吐胃内容物 100 ml,予甲氧氯普胺 10 mg im。

9:15,**钾 5.7 mmol/L(3.5～5.1 mmol/L)**,钙 1.14 mmol/L(2.11～2.52 mmol/L)。心率 52 次/min,血压 63/32 mmHg,血氧饱和度 72%。予去甲肾上腺素 10 mg+NS 50 ml iv gtt。患者不能平卧,予有创呼吸机辅助通气。**粪隐血++**。

11:40,患者呕吐胃内容物 50 ml,四肢皮肤湿冷。予 5% GS 500 ml+维生素 C 2 g+维生素 B₆ 0.2 g iv gtt。

12:00,心率 87 次/min,血压 114/54 mmHg,血氧饱和度 91%。予多巴胺 160 mg+NS 50 ml iv gtt。

12:15,患者心率 93 次/min,血压 127/47 mmHg。

15:00,予头孢哌酮舒巴坦钠 1.5 g+NS 100 ml q12h iv gtt(2 月 11 日—2 月 12 日)。

16:50,予呋塞米 40 mg+NS 50 ml iv gtt。

19:30,心率 84 次/min,血压 99/40 mmHg,予多巴胺 160 mg+NS 50 ml iv gtt。

23:45,予托拉塞米 20 mg iv。

2 月 12 日 2:10,心率 68 次/min,血压 85/38 mmHg,予多巴胺 160 mg+NS 50 ml iv gtt。

6:35,予多巴胺 160 mg+NS 50 ml iv gtt,呋塞米 40 mg+NS 50 ml iv gtt。

8:00,肌酐 316 μmol/L(46～92 μmol/L),予去甲肾上腺素 10 mg+NS 50 ml iv gtt。

10:00,患者尿少,95/60 mmHg,心率 75 次/min,律齐,神欠清,呼吸机辅助通气中,双肺闻及少量细湿啰音。

19:30,予 5% GS 500 ml+维生素 C 2 g+维生素 B₆ 0.2 g iv gtt。

21:23,患者现神志欠清,查体可见瞳孔略散大 0.4 cm,心电监护示 40 次/min,血压 75/40 mmHg,多巴胺、去甲肾上腺素静脉维持中,予以加用肾上腺素静脉推泵。

2 月 13 日 00:28,心电监护示一直线,宣布临床死亡。

【病例用药分析】

患者入院后 2 月 10 日 20:00 发生 Ⅱ 型房室传导阻滞的主要原因:

(1) 存在冠心病、急性 ST 段抬高型下壁心肌梗死、心功能 Ⅱ 级(Killip)、高血压病 3 级(很高危)等诱发缓慢性心律失常的疾病基础[1]。

(2) 14:10,予 5% GS 500 ml+10%氯化钾 15 ml+三磷酸腺苷辅酶胰岛素 1 支+25%硫酸镁 10 ml iv gtt。正常人肾脏排镁能力很强,尿镁排泄量相当于肾小球滤过量的 3%～5%,因此肾功能正常者一般不容易发生高镁血症。尿镁排泄量与肌酐清除率相平行,但发生急慢性肾功能不全,且肌酐清除率下降至 30 ml/min 以下时(患者入院时肌酐清除率为 17 ml/min,之后肾功能不全加重,肌酐清除率更低),则高镁血症的发生率极高。镁离子可拮抗钙离子,抑制神经末梢运动终板释放乙酰胆碱,严重时可抑制心肌收缩力,使血管扩张而致血压下降,抑制呼吸中枢和呼吸机而致呼吸衰竭[2]。一般血镁上升至 2 mmol/L 时,可引发低血压;达到 3 mmol/L 时,心脏传导系统受到明显抑制,可发生房室传导阻滞[2]。Dyckner 报告 342 例发生明显高镁血症的急性心肌梗死与血清镁正常的急性心肌梗死相比,在高镁血症患者,心动过缓、房室传导阻滞和心源性休克的发生率显著增高[2]。呼吸系统疾病患者、有心肌损害、心脏传导阻滞患者禁用 25% 硫酸镁,静脉滴注过程中应警惕心力衰竭肺水肿的发生(见上海旭东海普药业有限公司药品说明书)。2 月 11 日 4:10 钾 5.3 mmol/L,9:15 钾 5.7 mmol/L。患者因严重肾功能不全加重静脉补钾引发高钾血症,可增加心脏房室传导阻滞的发生风险[2]。三磷酸腺苷辅酶胰岛素 1 支含三磷酸腺苷二钠 20 mg、辅酶 A 50 U、胰岛素 4 U。三磷酸腺苷二钠对窦房结有明显抑制作用(见马鞍山丰原制药有限公司药品说明书)。

（3）异丙肾上腺素作用于心脏 β_1 受体,使心肌收缩力增强,心率加快,传导加速,心输出量增加的同时,使心肌耗氧量增加,可能使心肌梗死者冠状动脉缺血加重,梗死面积增大。异丙肾上腺素的心血管作用导致收缩压升高,舒张压降低(见上海禾丰制药有限公司药品说明书)。应将异丙肾上腺素 0.5~1 mg 加在 5% 葡萄糖 200~300 ml 内缓慢静脉滴注(见上海禾丰制药有限公司药品说明书),而实际上溶解在 50 ml 生理盐水中,不合理配伍导致输液中不溶性微粒的数量大增,并且体积增大,从而可能造成局部血管供血不足,血管栓塞,包括冠状动脉阻塞[2]。异丙肾上腺素药品说明书规定:心绞痛、心肌梗死者禁用(见上海禾丰制药有限公司药品说明书)。违反此禁忌证也可能与患者心搏骤停有一定的相关性。对不稳定型心绞痛伴发的缓慢性心律失常,可用硫酸阿托品 0.5~1 mg 肌内或静脉注射[1]。

（4）另外,2 月 11 日 11:40、2 月 12 日 19:30,两次予 5% GS 500 ml+维生素 C 2 g+维生素 B_6 0.2 g iv gtt。维生素 C 促进胶原蛋白合成,降低毛细血管的通透性,加速血液的凝固,刺激凝血功能,每日 1~4 g 可促进血管内凝血,引发深静脉血栓形成(见上海禾丰制药有限公司药品说明书)。有每日予 2 g 维生素 C 静脉滴注,几天后引发深静脉血栓、使原有栓塞加重的报道[3]。

【病例总结】

（1）肌酐清除率下降至 30 ml/min 以下时高镁血症的发生率极高。呼吸系统疾病患者、有心肌损害、心脏传导阻滞患者禁用 25% 硫酸镁,静脉滴注过程中应警惕心力衰竭肺水肿的发生。

（2）心绞痛、心肌梗死者禁用异丙肾上腺素。

（3）维生素 C 每日 1~4 g,可促进血管内凝血,引发深静脉血栓形成。

未遵守上述用药注意事项,不排除与患者病情恶化死亡有相关性。

参 考 文 献

［1］葛均波,徐永健.内科学［M］.第 8 版.北京：人民卫生出版社,2014,204 - 209,242 - 255.

［2］王礼振.临床输液学［M］.北京：人民卫生出版社,1998,67 - 78,159 - 165.

［3］范永莉.大剂量维生素 C 致深静脉血栓形成 1 例［J］.药物与临床,2014,8,63 - 64.

78. 治疗中发生急性冠脉综合征

（2017 年 3 月 27 日）

【概述】

一例因黑便、腹水、高血压病 3 级（极高危组）、脑梗死病史（置入支架一枚）、冠心病 PCI 术后而入院的患者，入院第四天患者发生急性冠脉综合征。通过此病例分析，主要探讨该患者发生急性冠脉综合征的主要原因。

【病史介绍】

患者 63 岁，男性。冠心病病史，平素口服阿司匹林 100 mg qd po，葛兰心宁软胶囊 2 粒 tid po；脑梗死病史，命名性失语；高血压病病史 3 年余；血糖升高病史。2013 年 5 月、2017 年 2 月各行冠脉造影术并置入支架一枚，之后口服氯吡格雷。

2017 年 2 月 7 日外院肠镜示溃疡性结肠炎？2017 年 2 月 17 日外院颅脑 CT 示左侧额颞叶及右顶叶软化灶；脑内多发缺血灶；胸部 CT 示右上肺小结节，考虑炎性病变，双肺肺气肿，腹水。

3 月 23 日因黑便、腹水、高血压病 3 级（极高危组）、脑梗死病史（置入支架一枚）、冠心病 PCI 术后而入院。查体神清气平，无贫血貌，双下肢未见水肿。肌红蛋白 153.6 ng/ml（28～72 ng/ml），高敏肌钙蛋白 0.034 ng/ml（＜0.014 ng/ml），CK-MB 2.51 ng/ml（0.10～4.94 ng/ml），BNP 4 904 ng/L（＜450 ngL）。INR 1.26（0.8～1.5），APTT 30.8 s（25.0～31.3 s），肌酐 120 μmol/L（57～111 μmol/L），尿素氮 9.9 mmol/L（3.6～9.5 mmol/L），Na^+ 130 mmol/L（137～147 mmol/L），白细胞计数 11.47×10^9/L（3.5×10^9/L～9.5×10^9/L），中性粒细胞百分比 85.6%（40%～75%），血小板计数 516×10^9/L（125×10^9/L～350×10^9/L），血红蛋白 65 g/L（130～175 g/L）。

【临床经过】

3 月 23 日，予 5% GNS 500 ml＋维生素 C 2 g＋维生素 B_6 0.2 g＋10% 氯化钾 10 ml qd iv gtt（3 月 23 日—3 月 24 日）（3 月 27 日）静脉营养，奥美拉唑钠 40 mg＋NS 100 ml bid iv gtt（3 月 23 日—3 月 27 日），埃索美拉唑 40 mg bid iv gtt（3 月 27 日）抑酸护胃，10% GS 500 ml＋生物合成人胰岛素 8 U＋10% 氯化钾 10 ml qd iv gtt（3 月 23 日—3 月 27 日），5% GS 500 ml＋还原型谷胱甘肽 1.8 g＋10% 氯化钾 10 ml qd iv gtt（3 月 23 日—3 月 24 日）静脉营

养,溴己新 4 mg＋NS 100 ml bid iv gtt(3 月 23 日—3 月 27 日)、复方异丙托溴铵 5 ml(异丙托溴铵 1 mg＋沙丁胺醇 5 mg)＋氨溴索 60 mg＋糜蛋白酶 4 000 U 雾化吸入(3 月 23 日—3 月 27 日)化痰。

3 月 24 日,**予呋塞米 20 mg bid po(3 月 24 日—3 月 27 日)**利尿,螺内酯 20 mg bid po(3 月 24 日—3 月 27 日)。

3 月 27 日 9:33,白细胞计数 10.51×10^9/L(3.5×10^9/L～9.5×10^9/L),中性粒细胞百分比 82.4%(40%～75%),血小板计数 524×10^9/L(125×10^9/L～350×10^9/L),血红蛋白 61 g/L(130～175 g/L)。

10:20,需行无痛胃镜检查,麻醉科会诊考虑麻醉可诱发再次心肌梗死,风险极大,不建议麻醉。

19:10,患者诉右肩放射至后背部的疼痛,急性心肌梗死不能除外,转心内科。诊断急性冠脉综合征、陈旧性心肌梗死、缺血性心肌病 PCI 术后。

经治疗于 3 月 30 日好转出院。

【病例用药分析】

心肌梗死的基本病因之一是交感神经兴奋性增加,血压、心率增高,左心室负荷明显加重,血黏度增高等因素导致在冠状动脉粥样硬化的基础上斑块破裂出血及血栓形成[1]。因此推测 3 月 27 日 19:10,患者入院后第四天发生急性冠脉综合征的主要原因有:

(1) 患者冠心病 PCI 术后、脑梗死病史(置入支架一枚)、高血压病 3 级 (极高危组)、血糖升高史,存在诱发急性冠脉综合征的基础[1]。

(2) 患者入院后白细胞、中性粒细胞均偏高,CT 显示肺部有炎症,不能排除感染加重心脏负荷的可能性[1]。

(3) 患者入院当天 3 月 23 日查血红蛋白 65 g/L,3 月 27 日血红蛋白降至 61 g/L,未能及时纠正严重贫血,可加重心脏负荷,导致容量不足血压偏低,心肌供血不足,增加急性冠脉综合征的发生风险[1]。

(4) 患者存在冠心病 PCI 术后、脑梗死支架术后等疾病,但入院后未使用阿司匹林、氯吡格雷、ACEI、β 受体阻滞剂等有强适应证的药物,可增加急性冠脉综合征的发生风险[1]。

(5) 单独予呋塞米 20 mg bid po(3 月 24 日—3 月 27 日)利尿,可降低抗凝药物的作用,主要是利尿后血容量下降,致血中凝血因子浓度升高,以及利尿使肝血液供应改善、肝脏合成凝血因子增多有关(见上海复星朝晖药业有限公司药品说明书)。

(6) 予 5% GNS 500 ml＋维生素 C 2 g＋维生素 B_6 0.2 g＋10%氯化钾 10 ml qd iv gtt(3 月 23 日—3 月 24 日)(3 月 27 日)。维生素 C 参与胶原蛋白的合成,可降低毛细血管的通透性,加速血液的凝固,刺激凝血功能。每日予维生素 C 1～4 g,可引起深静脉血栓形成,血管内凝血,可干扰抗凝药的抗凝效果(见上海禾丰制药有限公司药品说明书)。维生素 C 主要用于治疗坏血病,急慢性传染病及紫癜的辅助治疗,适用于血液透析、长期腹泻、胃肠道手术、结核病、癌症、溃疡病、发热、创伤、泌尿系统酸化尿液等(见上海禾丰制药有限公司药品说明书)。故对照患者诊断,维生素 C 适应证不是很强。

(7) 予奥美拉唑钠 40 mg＋NS 100 ml bid iv gtt(3 月 23 日—3 月 27 日)埃索美拉唑

40 mg bid iv gtt(3 月 27 日)。埃索美拉唑、奥美拉唑与氯吡格雷合用时,可使负荷剂量氯吡格雷活性代谢物的血药浓度下降 45%,这种血药浓度下降可导致血小板聚集抑制率降低 39%。因此不推荐埃索美拉唑、奥美拉唑与氯吡格雷合用(见赛诺菲制药有限公司药品说明书)。氯吡格雷疗效下降可能使急性冠脉综合征的发生风险增加。

【病例总结】

(1) 冠心病 PCI 术后、脑梗死支架术后,有使用 ACEI、β 受体阻滞剂的强适应证。对消化道出血患者,应权衡利弊,视出血情况尽快使用氯吡格雷、阿司匹林。

(2) 单独予呋塞米可降低抗凝药物的作用,增加栓塞风险。

(3) 每日予维生素 C 1～4 g,可引起深静脉血栓形成,血管内凝血,可干扰抗凝药的抗凝效果。

(4) 不推荐埃索美拉唑、奥美拉唑与氯吡格雷合用,因会降低氯吡格雷疗效。

未遵守上述用药注意事项,不排除与患者发生急性冠脉综合征有相关性。

参 考 文 献

[1] 葛均波,徐永健.内科学[M].第 8 版.北京:人民卫生出版社,2013,236 - 255.

79. 治疗中发生急性下壁心肌梗死
（2017 年 1 月 29 日）

【概述】

一例高血压合并心房颤动患者，拟心房扑动、高度房室传导阻滞、心功能Ⅱ级（Kiliip）收入院。入院后患者发生急性下壁心肌梗死。通过此病例分析，探讨患者发生急性下壁心肌梗死的主要原因。

【病史介绍】

患者 86 岁，女性。高血压病史 30 年，房颤病史 3 年，老年痴呆 3 年，陈旧性腔梗病史数年。

2017 年 1 月 22 日因嗜睡 3 天，自觉乏力胸闷就诊，查心电图示异位心律、心房扑动（不等比房室传导）提示房室传导阻滞，ST 段异常（V4、V5、V6 水平压低 0.5～1 mm），拟心房扑动、高度房室传导阻滞、心功能Ⅱ级（Kiliip）收入院。神清，血压 123/68 mmHg，心率 38 次/min，律齐。肌酐 81 μmol/L（46～92 μmol/L），尿素氮 9.7 mmol/L（2.5～6.1 mmol/L）。高敏肌钙蛋白 0.024 ng/ml（<0.014 ng/ml），BNP 323 ng/L（<450 ng/L）。

【临床经过】

1 月 22 日，予非洛地平缓释片 5 mg qd po（1 月 22 日—1 月 23 日），前列地尔 10 μg＋NS 100 ml qd iv gtt（1 月 22 日—1 月 25 日），泮托拉唑钠肠溶胶囊 40 mg qd po（1 月 22 日—1 月 23 日）。

15:26，心率 42 次/min，血压 139/59 mmHg。**予异丙肾上腺素 1 mg＋NS 50 ml iv gtt。**

22:00，血糖 20.6 mmol/L（<7.8 mmol/L），予生物合成人胰岛素 6 U ih。

1 月 23 日 00:40，**予异丙肾上腺素 1 mg＋NS 50 ml iv gtt**，硝酸甘油 10 mg＋NS 50 ml iv gtt。

8:00，**高敏肌钙蛋白 1.29 ng/ml（<0.014 ng/ml），BNP 5 399 ng/L（<450 ng/ml）。**

9:50，患者有咳嗽，心率 56 次/min，律齐，血压 125/70 mmHg，自觉胸闷不适。心电图提示房颤伴高度房室传导阻滞、**急性下壁心肌梗死**。查白细胞 11.28×10^9/L（3.5×10^9/L～9.5×10^9/L），中性粒细胞百分比 75%（50%～70%），血红蛋白 125 g/L（115～150 g/L），CRP 140 mg/L（0～3 mg/L）。予头孢他啶 1.5 g＋NS 100 ml bid iv gtt（1 月 23 日—1 月 24 日），**沙**

丁胺醇缓释胶囊 4 mg bid po(1 月 23 日—1 月 25 日),二甲双胍 850 mg qd po(1 月 23 日—1 月 24 日),托拉塞米 10 mg qd,后增加至 bid po(1 月 23 日—1 月 25 日),螺内酯 20 mg qd po(1 月 23 日—1 月 25 日),氯化钾片 1 g tid po(1 月 23 日—1 月 25 日),泮托拉唑钠 40 mg+NS 50 ml qd iv gtt(1 月 23 日—1 月 25 日),阿托伐他汀钙 20 mg qn po(1 月 23 日—1 月 25 日),氯吡格雷 75 mg qd po(1 月 23 日—1 月 25 日),西洛他唑 50 mg qd po(1 月 23 日—1 月 25 日)。

11:30,**予异丙肾上腺素 1 mg+NS 50 ml iv gtt。**

16:35,心率 40 次/min,血压 132/61 mmHg,血糖 14.3 mmol/L(<7.8 mmol/L)。**予阿托品 2 mg+NS 50 ml iv gtt,**呋塞米 40 mg+NS 50 ml iv gtt。

23:20,**阿托品 2 mg+NS 50 ml iv gtt。**

1 月 24 日 1:00—2:00,心率 52~58 次/min,血压 151~159/65~75 mmHg。

4:30,患者面色潮红,体温 38.1℃,予物理降温。

6:00,体温 37.6℃,血压 155/76 mmHg,心率 58 次/min,**予托拉塞米 20 mg+NS 50 ml iv gtt。**

6:50,**患者诉排尿困难,**予留置导尿。

9:00,患者可平卧位休息,仍觉胸部不适,精神食欲及一般情况较差,双下肺可闻及少许湿性啰音。心电监护提示房颤心律,心室率约 50 次/min,血压 135/58 mmHg,指尖血氧饱和度为 98%。查肌酐 97 μmol/L(46~92 μmol/L),尿素氮 9.7 mmol/L(2.5~6.1 mmol/L)。

17:10,体温 37.6℃。予呋塞米 40 mg+NS 50 ml iv gtt,美罗培南 1 g+NS 100 ml iv gtt。

22:00,心率 89 次/min,房颤心律,血压 125/64 mmHg。血糖 21.2 mmol/L(<7.8 mmol/L)。

23:00,心率 80 次/min,房颤心律,血压 145/88 mmHg。

1 月 25 日 00:02,患者突发意识不清,呼之不应,点头样呼吸,心电监护示房颤心律,心率 66 次/min,随即心电监护提示心室颤动。经抢救无效,00:38,宣布临床死亡。考虑死亡原因左室游离壁破裂可能性大。

【病例用药分析】

患者因心房扑动、高度房室传导阻滞、心功能 Ⅱ 级(Kiliip)等疾病于 2017 年 1 月 22 日收入院。1 月 23 日 8:00 发生急性下壁心肌梗死,其主要原因:

(1)患者高血压病史 30 年,房颤病史 3 年,陈旧性腔梗病史数年,入院后血糖极高,可确诊糖尿病。存在诱发急性心肌梗死的疾病基础[1]。CHA$_2$DS$_2$-VASc 评分为 8 分,HAS-BLED 评分为 4 分,至少应予阿司匹林。

(2)根据《中国高血压防治指南 2010》[2],高血压伴糖尿病、心血管高风险者(10 年心血管总风险≥10%)可用小剂量阿司匹林(75~100 mg/d)进行一级预防,阿司匹林不能耐受者可以应用氯吡格雷(75 mg/d)代替。患者有高血压伴糖尿病和冠心病,故应该口服小剂量阿司匹林(75~100 mg/d)或氯吡格雷(75 mg/d)。但实际上入院第一天未服用阿司匹林或氯吡格雷,可能增加冠状动脉血栓形成的风险[2]。

(3)入院后连续三次予异丙肾上腺素 1 mg+NS 50 ml 静脉推泵(1 月 22 日 15:26,1 月

23 日 00:40,11:30)。异丙肾上腺素作用于心脏 β_1 受体,使心肌收缩力增强,心率加快,传导加速,心排血量增加的同时,使心肌耗氧量增加,可能使心肌梗死者冠状动脉缺血加重,梗死面积增大。异丙肾上腺素的心血管作用导致收缩压升高,舒张压降低(见上海禾丰制药有限公司药品说明书)。应将异丙肾上腺素 0.5～1 mg 加在 5‰ 葡萄糖 200～300 ml 内缓慢静脉滴注(见上海禾丰制药有限公司药品说明书),而实际上溶解在 50 ml 生理盐水中,不合理配伍导致输液中不溶性微粒的数量大大增加,并且体积增大,从而可能造成局部血管供血不足,血管栓塞,包括冠状动脉阻塞[3]。

(4) 患者院外口服非洛地平缓释片,入院后仍予非洛地平缓释片 5 mg qd po(1 月 22 日—1 月 23 日),药品说明书规定:65 岁以上的患者,非洛地平的血浆清除率下降,仅为年轻患者的 45%,故血药浓度会上升。建议起始剂量 2.5 mg qd po,根据血压调整剂量。对失代偿性心力衰竭、急性心肌梗死、不稳定型心绞痛患者,禁忌使用非洛地平(见阿斯利康制药有限公司药品说明书)。患者 86 岁高龄,入院后出现肾功能损害,非洛地平可能在体内蓄积和过量,加上患者本身存在高度房室传导阻滞,就有可能加重严重缓慢性心律失常,降低心排血量,加重心肌缺血(见阿斯利康制药有限公司药品说明书)。

1 月 23 日 8:00 在发生了急性下壁心肌梗死后,11:30 仍予异丙肾上腺素 1 mg+NS 50 ml 静脉推泵,就违反了禁忌证。因为异丙肾上腺素药品说明书规定:心绞痛、心肌梗死者禁用(见上海禾丰制药有限公司药品说明书)。对不稳定型心绞痛伴发的缓慢性心律失常,可用硫酸阿托品 0.5～1 mg 肌内或静脉注射[1]。

药品说明书规定:阿托品静脉注射成人常用量:每次 0.3～0.5 mg,一日 0.5～3 mg;极量:一次 2 mg。静脉注射:用于治疗阿-斯综合征,每次 0.03～0.05 mg/kg,必要时 15 分钟重复 1 次,直至面色潮红、循环好转、血压回升、延长间隔时间至血压稳定。抗心律失常成人静脉注射 0.5～1 mg,按需可 1～2 小时一次,最大量为 2 mg。用于有机磷中毒时,肌注或静注 1～2 mg(严重有机磷中毒时可加大 5～10 倍),每 10～20 分钟重复,直到青紫消失,继续用药至病情稳定,然后用维持量,有时需 2～3 天(见上海禾丰制药有限公司药品说明书)。

实际上 1 月 23 日 16:35 予阿托品 2 mg+NS 50 ml iv gtt,23:20 阿托品 2 mg+NS 50 ml iv gtt。对于治疗心律失常超过了每日规定的成人常用量 3 mg。加上患者 86 岁高龄,可能引发阿托品在体内过量。予阿托品 5 mg,可出现烦躁不安、皮肤干燥发热(对老年人尤易致汗液分泌减少,影响散热)、小便困难、肠蠕动减少。

1 月 24 日 4:30,患者面色潮红,体温 38.1℃;6:00 **予托拉塞米 20 mg+NS 50 ml iv gtt。**6:50 出现排尿困难,可能与阿托品在体内过量有关。另外有严重排尿困难者禁用托拉塞米(见南京海辰药业股份有限公司药品说明书)。

【病例总结】

(1) 高血压伴糖尿病和冠心病,CHA_2DS_2-VASc 评分为 8 分,HAS-BLED 评分为 4 分,至少应予小剂量阿司匹林(75～100 mg/d)或氯吡格雷(75 mg/d)。

(2) 急性心肌梗死患者禁用异丙肾上腺素,其心血管作用导致收缩压升高,舒张压降低。

(3) 失代偿性心力衰竭、急性心肌梗死、不稳定型心绞痛患者禁忌使用非洛地平缓释片。

(4) 阿托品治疗心律失常一般每日常用量为 3 mg。

（5）有严重排尿困难者禁用托拉塞米。

未遵守上述用药注意事项,不排除与患者病情恶化死亡有相关性。

参 考 文 献

［1］葛均波,徐永健.内科学［M］.第8版.北京：人民卫生出版社,2013,236-255.

［2］中国高血压防治指南修订委员会.中国高血压防治指南2010［J］.中华心血管病杂志,2011,39(7)：579-616.

［3］卢海儒,文友民.中药注射剂的不良反应［M］.北京：中国医药科技出版社,71-72.

本书中的医学常用缩略词

A

ACEI	angiotensin-converting enzyme inhibitors	血管紧张素转换酶抑制剂
ACS	acute coronary syndrome	急性冠脉综合征
ADP	aortic diastolic pressure	主动脉舒张压
AMI	acute myocardial infarction	急性心肌梗死
APTT	activate partial thromboplastin time	激活部分凝血原时间
ARB	angiotensin Ⅱ receptor blocker	血管紧张素Ⅱ受体拮抗剂
ARDS	acute respiratory distress syndrome	急性呼吸窘迫综合征
AT-Ⅲ	antithrombin-Ⅲ	抗血凝酶-Ⅲ
AUC	area under the concentration time curve	浓度-时间曲线下面积

B

BE	base excess	剩余碱
BiPAP	bi-phasic positive airway pressure	双气道正压通气
BNP	brain natriuretic peptide	脑钠肽

C

CABG	coronary artery bypass grafting	冠脉旁路移植术（冠脉搭桥术）
CAG	coronary angiogram	冠脉造影
CCB	calcium channel blocker	钙离子通道阻滞
CCU	coronary heart disease intensive care unit	冠心病重症监护治疗病房
CHA$_2$DS$_2$-VASc	congestive heart failure, hypertension, age ≥ 75y (doubled), diabetes mellitus, stroke(doubled)— vascular disease, age 65-74 and sex category (female) 《欧洲心脏病协会(ESC)心房颤动处理指南》(2010 年版)提出的评分系统,项目包括充血性心力衰竭,高血压,血管疾病(包括心肌梗死、复杂主动脉斑块、周围血管疾病),年龄(65～74 岁)及性别(女性)	
CKD	chronic kidney disease	慢性肾脏疾病
CK-MB	MB isoenzyme of creatine kinase	肌酸激酶同工酶

COPD	chronic obstructive pulmonary disease　慢性阻塞性肺疾病
CRP	C-reactive protein　C 反应蛋白
CRRT	continuous renal replacement therapy　持续性肾替代治疗
CRTD	cardiac resynchronization therapy and implantable cardioverter defibrillator 心脏再同步化治疗及埋藏式心脏自动除颤器
CTA	computed tomography angiography　非创伤性血管成像技术
CVP	central venus pressure　中心静脉压

D

| DIC | disseminated or diffuse intravascular coagulation　弥散性血管内凝血 |

E

| EF | ejection fraction　射血分数 |

F

| FT_3 | free 3;5;3′- triiodothyronine　游离三碘甲腺原氨酸 |
| FT_4 | free thyroxine　游离甲状腺素 |

G

GFR	glomerular filtration rate　肾小球滤过率
GPT	glutamic-pyruvic transaminase　丙氨酸转氨酶
GS	glucose　葡萄糖

H

HOCM	hypertrophic obstructive cardiomyopathy　梗阻性肥厚型心肌病
HPF	high power field　高倍视野
Ht	hematocrit　血细胞比容

I

IABP	intra-aortic ballon pump　主动脉内球囊反搏
ICU	intensive care unit　重症监护病房
INR	international normalized ratio　国际标准化比率
IPA	interpleural regional analgesia　胸膜间局部镇痛
IPB	interpleuralblock　胸膜间阻滞
Ito	transient outward potassium current　瞬时外向钾电流
IVUS	intravascular ultrasound　血管内超声心动图

L

| LAD | left anterior descending　左前降支 |

LCX   left circumflex 左回旋支

M

MRI   magnetic resonance imaging 磁共振成像

MRSA   methicillin resistant staphylococcus aureus 抗甲氧西林金黄色葡萄球菌

MRSE   methicillin resistant staphylococcus epidermidis 抗甲氧西林表皮葡萄球菌

N

NO   nitric oxide 一氧化氮

NS   normal saline 生理盐水(0.9％氯化钠注射液)

NSTEMI   non-ST-elevation myocardial infarction 非 ST 段抬高型心肌梗死

P

PCI   percutaneous coronary intervention 经皮冠状动脉介入治疗

PCO_2 partial pressure of carbon dioxide 二氧化碳分压

PCT   prothrombin consumption test 凝血酶原消耗试验

PDE3   phosphodiesterase 3 磷酸二酯酶 3

PEA   pulseless electrical activity 无脉性电活动

PO_2 partial pressure of oxygen 氧分压

PT   prothrombin time 凝血酶原时间

R

RI   regular insulin 普通胰岛素

S

SM   systolic murmur 收缩期杂音

SPO_2 pulse oxygen saturation 血氧饱和度

T

TIA   transient ischemic attack 短暂性脑缺血发作

TSH   thyroid stimulating hormone 促甲状腺激素

T2DM   type 2diabetes mellitus 2 型糖尿病

T_3 3;5;3'- triiodothyronine 三碘甲腺原氨酸

T_4 thyroxine 甲状腺素

U

UA   unstable angina 不稳定型心绞痛

用药缩略语

bid	每日 2 次
biw	每周 2 次
ih	皮下注射
im	肌内注射
iv	静脉注射
iv gtt	静脉滴注
po	口服
qd	每日 1 次
qn	每晚 1 次
qod	隔日 1 次
qw	每周 1 次
q8h	每 8 小时 1 次
q12h	每 12 小时 1 次
tid	每日 3 次
tiw	每周 3 次